プライム脳神経外科

1

脳動脈瘤

監修
木内博之
斉藤延人

編集
木内博之

三輪書店

注 意

　この分野の知識と技術は常に変化しています．新たな知識や技術の広がりに伴い，研究や治療の手法に適正な変更が必要となることがあります．読者の皆様には，医療に関する最新情報や製薬会社から提供される薬剤の推奨用量，投与方法，投与期間，禁忌等に関する最新情報について十分に確認することを推奨いたします．

出版者

―― プライム脳神経外科 ――
監修のことば

　本シリーズは名前に「プライム」を冠することからもおわかりのように，脳神経外科の最高の手術書を目指して企画いたしました．現在，第一線で活躍されているエキスパートの先生方を執筆陣にお迎えし，次世代を担う脳神経外科医のために，執筆者自身の経験と知識そして役立つ技術を余すところなく伝えていただいたと考えております．

　本シリーズは代表的疾患である脳動脈瘤，脳梗塞（虚血），脳（脊髄）動静脈奇形，グリオーマ，頭蓋底腫瘍，機能外科的疾患を取り上げ，それらの治療に必要な，戦略，アプローチ，手術手技を実際の臨床の場でイメージできるような実践的な手順書となるよう配慮しました．そのため，本シリーズではイラストをより多く掲載し，ビジュアル面を充実させました．イラストを用いる利点は，実際の描写を強調あるいは省略できること，また，本来見えない死角部分を描き加えられることです．これにより，執筆者の意図をより的確に伝えることができると思っています．また，本文の記述スタイルを簡潔な箇条書きとし，合間に，見やすい BOX を配置して，手術のコツ，強調したいポイント，落とし穴，トラブルシューティングなどを明記しました．これらの工夫により，通読しなくとも必要に応じてページを開けば，すぐに欲しい情報にアクセスすることが可能となり，利便性がより高まったと考えております．そして，本シリーズの最大の特色は，執筆陣に比較的若い世代の先生をお迎えした点です．実臨床における通常の治療から難易度の高い手術まで，実際に手術している目線からの適切な示唆に富む内容をご執筆いただきました．素晴らしい玉稿を賜りました執筆者の先生のご協力なくして本シリーズの刊行は成りえませんでした．第一級の先生方を執筆者にお迎えすることができたことに心より感謝申し上げます．この場をお借りして厚く御礼申し上げます．

　本シリーズの作成にあたり，監修の立場からは，シリーズ全体の構成と最低限押さえるべき内容を提示するにとどめ，各巻の詳細な内容や執筆者の人選は各巻の編集の先生に一任しました．監修者として最も傾注した点は，編集者の人選であったと言っても過言ではありません．各エキスパートの独自の編集により，その領域に必須な事項を余すところなく的確に掲載できたと考えております．全巻をとおして，「マニュアルとしての手術書を目指す」との当初の目的を全うしつつも，編集者の個性が光るバラエティーに富んだシリーズとなったものと思います．ご多忙のなか快く編集をお引き受けくださった，中瀬裕之先生，隈部俊宏先生，河野道宏先生，三國信啓先生には深く感謝申し上げます．

　また，読者の皆様におかれましてはどうか『プライム脳神経外科』全巻を座右の書としていただき，これからの脳神経外科を担う新たなエキスパートとして活躍されますことを心より祈念しております．

木内博之　　　斉藤延人

第1巻の序

　脳神経外科医の治療技術の向上に貢献するため"これまでにない斬新な手術書を"という方針に基づいて始動した『プライム脳神経外科』シリーズの第1巻として「脳動脈瘤」をここに上梓いたします．本書の表紙には，フクロウが大きく描かれています．フクロウは森の守り神とされ，知性や賢者の象徴とされています．本シリーズの脳神経外科手術書としての方向性を表わしているとご理解いただければ幸いです．

　さて，脳神経外科は顕微鏡の導入によりマイクロサージェリーとして飛躍的な発展を遂げ，現在に至っております．疾患の性状とその部位に応じた最適なアプローチが開発され，その的確な選択，さらには頭蓋底外科技術や神経内視鏡を用いた神経損傷予防の手術技術の導入により，安全で確実な外科治療が確立されてきました．一方，この間，脳血管障害の治療は，血管内治療の導入により，大きな変革がもたらされました．脳動脈瘤や脳動静脈奇形の塞栓術，頸部あるいは脳主幹動脈狭窄症に対するステント留置術による血行再建術に加えて急性期血栓回収療法など，低侵襲性と簡便性の観点から広く普及するようになり，そして，その治療成績も，治療機器の革新と技術の進歩により急速に向上しております．この血管内治療の役割が最も顕著に拡大した疾患が本書で取り上げた脳動脈瘤であり，年々その重要性が増しております．しかし，根治性の観点からすると，血管内治療の適応の幅が広がり，治療成績が向上したとはいえ，部位や形状から外科治療がより有利なものも決して少なくありません．また，穿通枝の分岐，ネックの形状，血栓化あるいは，血管内治療後の再発など，外科治療でなければ根治できない症例にもたびたび遭遇します．脳動脈瘤の外科治療は，今もって日常臨床において，極めて重要な役割を果たしています．また，血管内治療の増加は，外科治療数の減少と対象症例の難易度の上昇につながります．今後も，これまで以上に，本邦の高い外科治療技術を維持しつつ，さらに発展させていかなければなりません．そのためには，これからの脳血管障害の医療を考えるうえで，先端技術革新により進化し続ける血管内治療の習得はもとより，外科治療の教育と伝承が極めて重要な課題となっております．

　この現状に鑑み，外科治療と血管内治療の双方の視点から，現在実際に治療を担当されているエキスパートを執筆陣にお招きし，本邦における最高レベルの脳動脈瘤治療の実際を紹介したいと考え，本書を企画いたしました．外科治療においては，まず適切なアプローチの選択が重要で，安全に到達したうえで，動脈瘤周囲の操作となります．同じアプローチでも，術者によって工夫も異なります．そこで，できるだけ多くの手術方法を学べるよう，複数の手術手技を載せております．また，血管内治療については，カテーテルから最新のフローダイバーターに至る治療機器の特性からその使用法，さらにはトラブル回避の工夫についてもわかりやすく記載していただきました．すなわち，外科治療と血管内治療による脳動脈瘤攻略の戦略，方法，そして著者が特に後輩に伝授したいテクニックまで，脳動脈瘤の治療のすべてをコンパクトながらぎっしりと収めています．外科治療と血管内治療のどちらにおいても，これからの臨床に大いに参考になるものと思っております．また，脳動脈瘤治療に必要な最新の知識を余すところなく網羅していますので，通読しなくとも必要に応じてページを開けば，すぐ欲しい情報に到達できます．手術のバイブルとして大いに役立つものと考えています．

ここに本書を上梓するにあたり，ご執筆いただきました著者の先生方に篤く御礼申し上げます．ときには編集者からの無理難題にも真摯に向き合ってくださり，的確な答えを導き出してくださいました．この場を借りて深く御礼申し上げます．また，編集者自身も本書の編集をとおして大変勉強になりました．お陰様で，第1巻を飾るにふさわしい内容とすることができ，シリーズとして上々のスタートが切れたと確信しております．

　最後になりましたが，何より本書を手に取ってくださった読者の皆様に，心よりの感謝を申し上げます．本書は皆様のためのものです．ぜひ本書を手もとに置いていただき，日々の臨床にお役立ていただけましたならば，編集者としてこれ以上の喜びはありません．

2017年　早春

　　　　　　　　　　　　　　　　　　　　　　　　　　　　　　　　　　　　　木内博之

執筆者一覧

監 修

木内 博之　山梨大学大学院医学工学総合研究部 脳神経外科 教授
斉藤 延人　東京大学大学院医学系研究科 脳神経外科学 教授

編 集

木内 博之　山梨大学大学院医学工学総合研究部 脳神経外科 教授

執 筆（掲載順）

清水 立矢	群馬大学医学部 脳神経外科 助教	
好本 裕平	群馬大学医学部 脳神経外科 教授	
青木 友浩	京都大学大学院医学研究科 次世代免疫制御を目指す創薬医学融合拠点 特定准教授	
野崎 和彦	滋賀医科大学医学部 脳神経外科 教授	
鈴木 倫明	東京慈恵会医科大学 脳神経外科学講座 助教	
村山 雄一	東京慈恵会医科大学 脳神経外科学講座 主任教授	
石原 秀行	山口大学医学部 脳神経外科 講師	
鈴木 倫保	山口大学医学部 脳神経外科 教授	
本山 靖	奈良県立医科大学 脳神経外科 准教授	
中瀬 裕之	奈良県立医科大学 脳神経外科 教授	
鈴木 恭一	福島赤十字病院 脳神経外科 第1脳神経外科部長	
市川 剛	福島赤十字病院 脳神経外科 第2脳神経外科部長	
渡部 洋一	福島赤十字病院 脳神経外科 院長	
若井 卓馬	山梨大学大学院医学工学総合研究部 脳神経外科 助教	
吉岡 秀幸	山梨大学大学院医学工学総合研究部 脳神経外科 学部内講師	
木内 博之	山梨大学大学院医学工学総合研究部 脳神経外科 教授	
堀内 哲吉	信州大学医学部 脳神経外科 准教授	
金丸 和也	山梨大学大学院医学工学総合研究部 脳神経外科 講師	
秋山 恭彦	島根大学医学部 脳神経学講座 教授	
伊藤 靖	新潟大学脳研究所 脳神経外科 臨床准教授	
石井 暁	京都大学大学院医学研究科 脳神経外科 講師	
今村 博敏	神戸市立医療センター中央市民病院 脳神経外科 医長	
坂井 信幸	神戸市立医療センター中央市民病院 脳神経外科 部長	
吉村 紳一	兵庫医科大学 脳神経外科学講座 主任教授	
田中 雄一郎	聖マリアンナ医科大学 脳神経外科 教授	
藤井 幸彦	新潟大学脳研究所 脳神経外科 教授	
大石 誠	新潟大学脳研究所 脳神経外科 准教授	
森 健太郎	防衛医科大学校 脳神経外科学講座 教授	
藤村 幹	東北大学医学部 脳神経外科 准教授	
冨永 悌二	東北大学医学部 脳神経外科 教授	
石川 達哉	秋田県立脳血管研究センター 脳神経外科 センター長	
幸治 孝裕	岩手医科大学 脳神経外科 助教	
久保 慶高	岩手医科大学 脳神経外科 准教授	
小笠原邦昭	岩手医科大学 脳神経外科 教授	
横上 聖貴	宮崎大学医学部 臨床神経科学講座脳神経外科学分野 講師	
竹島 秀雄	宮崎大学医学部 臨床神経科学講座脳神経外科学分野 教授	
八木 伸一	関東脳神経外科病院 脳神経外科 副院長	
仙北谷伸朗	山梨大学大学院医学工学総合研究部 脳神経外科 助教	
清水 庸夫	関東脳神経外科病院 脳神経外科 院長	
西山 義久	市立甲府病院 脳神経外科 科長	
勝野 亮	帝京大学医学部 脳神経外科学 講師	
松野 彰	帝京大学医学部 脳神経外科学 主任教授	
小久保安昭	山形大学医学部 脳神経外科 准教授	
園田 順彦	山形大学医学部 脳神経外科 教授	
井川 房夫	広島大学大学院医歯薬保健学研究院 脳神経外科学 准教授	
大熊 洋揮	弘前大学大学院医学研究科 脳神経外科学 教授	
波出石 弘	亀田総合病院 脳神経外科 主任部長	
中山 若樹	北海道大学大学院医学研究科 脳神経外科 講師	
宇野 昌明	川崎医科大学 脳神経外科 教授	
吉岡正太郎	徳島大学大学院医歯薬学研究部 脳神経外科学	
里見淳一郎	徳島大学大学院医歯薬学研究部 脳神経外科学 准教授	
長島 久	信州大学医学部 脳神経外科 准教授	
江面 正幸	仙台医療センター 脳神経外科 脳血管診療部長，脳卒中センター長	
田中美千裕	亀田総合病院 脳神経外科 部長	
宮地 茂	大阪医科大学 脳神経外科学・脳血管内治療科 准教授	
松丸 祐司	筑波大学 脳神経外科脳卒中予防・治療学講座 教授	
伊達 勲	岡山大学医学部 脳神経外科 教授	
太田 仲郎	札幌禎心会病院 脳神経外科	
谷川 緑野	札幌禎心会病院 脳神経外科 センター長，副院長	
清水 宏明	秋田大学医学部 脳神経外科 教授	
國分 康平	秋田大学医学部 脳神経外科 助教	
大石 英則	順天堂大学医学部 脳神経外科学講座/脳神経血管内治療学講座 教授	
安部 洋	福岡大学医学部 脳神経外科 診療准教授	
井上 亨	福岡大学医学部 脳神経外科 教授	
髙木 康志	京都大学大学院医学研究科 脳神経外科 准教授	
佐藤 健一	広南病院 血管内脳神経外科 医長	
松本 康史	広南病院 血管内脳神経外科 部長	
中冨 浩文	東京大学大学院医学系研究科 脳神経外科学 准教授	
三上 毅	札幌医科大学 脳神経外科 講師	
鰐渕 昌彦	札幌医科大学 脳神経外科 准教授	
三國 信啓	札幌医科大学 脳神経外科 教授	
森田 健一	新潟市民病院 脳神経外科 副部長	
飯原 弘二	九州大学大学院医学研究院 脳神経外科 教授	
橋本 幸治	山梨大学大学院医学工学総合研究部 脳神経外科 助教	
水谷 徹	昭和大学 脳神経外科学講座 主任教授	
近藤 竜史	北里大学医学部 脳神経外科 講師	
岩間 亨	岐阜大学医学部 脳神経外科 教授	
杉生 憲志	岡山大学医学部 脳神経外科 准教授

目　次

第Ⅰ章　脳動脈瘤の病態と診断

1. 未破裂と破裂脳動脈瘤の本邦における疫学　〈清水立矢，好本裕平〉 002
2. 脳動脈瘤の発生と破裂の分子生物学的メカニズム　〈青木友浩，野崎和彦〉 005
3. 脳動脈瘤の発生と破裂の血行力学的メカニズム：CFD解析　〈鈴木倫明，村山雄一〉 012
4. 脳動脈瘤の治療指針　〈石原秀行，鈴木倫保〉 018

第Ⅱ章　クリッピング術におけるモニタリングと基本手技

1. 術中神経モニタリング：MEP，VEP，SEPなど（麻酔法を含む基本手技と注意点）
　〈本山　靖，中瀬裕之〉 024
2. 術中蛍光脳血管撮影　〈鈴木恭一，市川　剛，渡部洋一〉 029
3. 内視鏡：クリッピングにおける内視鏡の有用性　〈若井卓馬，吉岡秀幸，木内博之〉 035
4. クリップの選択と基本手技　〈堀内哲吉〉 042

第Ⅲ章　血管内治療

1. 周術期抗血栓療法　〈金丸和也，木内博之〉 050
2. 各種器具の特性と使用法　〈秋山恭彦〉 055
3. 各種コイルの特性　〈伊藤　靖〉 064
4. 各種アシストテクニック　〈石井　暁〉 074
5. フローダイバーター　〈今村博敏，坂井信幸〉 082
6. 母血管試験閉塞と母血管閉塞術　〈石原秀行，鈴木倫保〉 087
7. トラブルシューティング　〈吉村紳一〉 093

第Ⅳ章　脳動脈瘤クリッピングのアプローチ

1. 前床突起の削除：傍前床突起部動脈瘤のクリッピングを目的とする前床突起の削除
　〈田中雄一郎〉 102
2. Transsylvian approach (Pterional approach)　〈藤井幸彦，大石　誠〉 107
3. Supraorbital approach　〈森　健太郎〉 113
4. Bifrontalおよびunifrontal interhemispheric approach　〈藤村　幹，冨永悌二〉 119
5. Anterior temporal approach　〈石川達哉〉 124
6. Subtemporal approach　〈幸治孝裕，久保慶高，小笠原邦昭〉 129
7. Lateral suboccipital approach　〈横上聖貴，竹島秀雄〉 134

第Ⅴ章　脳動脈瘤クリッピング

1. 内頸動脈傍前床突起部動脈瘤　〈八木伸一，仙北谷伸朗，清水庸夫，木内博之〉 140
2. 内頸動脈瘤（後交通動脈瘤・前脈絡叢動脈瘤）　〈西山義久，木内博之〉 147
3. 中大脳動脈瘤　〈勝野　亮，松野　彰〉 154
4. 前交通動脈瘤：Interhemispheric approachによるクリッピング　〈小久保安昭，園田順彦〉 160
5. 前交通動脈瘤：Pterional approachによるクリッピング　〈井川房夫〉 165

	6	遠位部前大脳動脈瘤　（大熊洋揮）	171
	7	脳底動脈先端部動脈瘤のクリッピング術　（波出石 弘）	179
	8	脳底動脈先端部動脈瘤：Anterior temporal approach　（中山若樹）	185
	9	脳底動脈先端部動脈瘤：Subtemporal approach　（吉岡秀幸，木内博之）	191
	10	椎骨動脈後下小脳動脈分岐部動脈瘤　（宇野昌明）	197

第VI章　脳動脈瘤コイル塞栓術

	1	内頚動脈瘤（海綿静脈洞部・傍床突起部）　（吉岡正太郎，里見淳一郎）	206
	2	内頚動脈瘤（後交通動脈瘤・前脈絡叢動脈瘤）　（長島 久）	211
	3	中大脳動脈瘤　（江面正幸）	216
	4	前交通動脈瘤・前大脳動脈瘤　（田中美千裕）	221
	5	脳底動脈先端部動脈瘤の血管内治療　（宮地 茂）	229
	6	脳底動脈本幹部・椎骨動脈の動脈瘤に対するコイル塞栓術　（松丸祐司）	236

第VII章　難易度の高い動脈瘤の治療

	1	巨大内頚動脈瘤のクリッピング：Suction decompression 法の併用とクリップの選択 　　（伊達 勲）	244
	2	内頚動脈瘤の橈骨動脈グラフトを用いた治療　（太田仲郎，谷川緑野）	250
	3	内頚動脈瘤の静脈グラフトを用いた治療　（清水宏明，國分康平）	257
	4	硬膜内大型・巨大内頚動脈瘤に対する血管内治療　（大石英則）	263
	5	STA-MCA anastomosis を用いた中大脳動脈瘤の治療　（安部 洋，井上 亨）	267
	6	血栓化大型・巨大脳底動脈先端部瘤の外科治療：Flow alteration　（髙木康志）	273
	7	大型・巨大脳底動脈瘤の血管内治療　（佐藤健一，松本康史）	279
	8	ハイフローバイパスによる脳底動脈瘤の治療：V3-RA-PCA　（中冨浩文）	284
	9	OA-PICA anastomosis による椎骨動脈瘤の治療　（三上 毅，鰐渕昌彦，三國信啓）	292
	10	再発動脈瘤に対する外科治療　（森田健一，飯原弘二）	297

第VIII章　特殊な動脈瘤

	1	内頚動脈血豆状動脈瘤のラップクリップ　（橋本幸治，吉岡秀幸，木内博之）	306
	2	椎骨脳底動脈解離性動脈瘤の外科治療：腹臥位による mid lateral suboccipital approach 　　（水谷 徹）	311
	3	椎骨脳底動脈解離性動脈瘤の血管内治療　（近藤竜史，松本康史）	317
	4	部分血栓化巨大脳動脈瘤の外科治療　（岩間 亨）	323
	5	血栓化巨大脳動脈瘤の血管内治療　（杉生憲志）	328

索　　引 　335

イラスト：彩考（大桑あずさ，佐藤良孝）
今﨑和広

第 I 章

脳動脈瘤の病態と診断

I-1 未破裂と破裂脳動脈瘤の本邦における疫学

清水立矢, 好本裕平

破裂脳動脈瘤

発症率, 年齢, 大きさ, 合併症率

- 日本のくも膜下出血の発症率：15〜25人/10万人と推定される[1〜3].
- わが国の大規模な登録研究である『脳卒中データバンク 2015』のデータを引用する[4]. くも膜下出血患者 5,112 人中, 確実なデータ登録があった 3,623 人の解析.
  - 発症年齢・性差：発症のピークは男性では 50 歳代, 女性では 70 歳代. 男女比はおよそ 1：2.
  - 破裂脳動脈瘤の大きさと部位：6 mm 未満が 57％, 6〜14 mm が 38％. また, 部位別頻度では, 前交通動脈瘤が 33％, 内頚動脈後交通動脈瘤が 29％, 中大脳動脈瘤が 21％, 前大脳動脈瘤が 6.5％であった.
  - 遅発性血管攣縮（VS）：根治術が行われた 2,903 例のうち, 画像上の VS を 823 例 (28.3％), 一過性神経所見を伴う VS を 368 例（12.7％）, 永続性神経脱落症状を伴う VS を 202 例（7.0％）に認めた.
  - くも膜下出血後の正常圧水頭症（NPH）：解析可能な 1,546 例中, NPH は 554 例 (35.8％) に発生. 「発症急性期の水頭症」, 「年齢 60 歳以上」, 「Fisher 分類 group 3」, 「重症度」が NPH 発生の関連因子であった.

死亡率, 予後

- 厚生労働省によると（e-Stat〔www.e-stat.go.jp〕）, 2014 年のくも膜下出血による死亡率は, 10 万人あたり 10.1 人である.
- 後述の UCAS Japan の経過観察中に 111 個の動脈瘤が破裂したが, 39 例（35％）は死亡, 32 例（29％）は modified Rankin Scale 3〜5 の自立不可能な状態となった[5].
- Nieuwkamp らの系統的レビューによると, くも膜下出血患者の致死率は, 8.7〜67％と大きなばらつきを伴う報告がなされており, 文献ごとのデータ集積方法の差異や地域差の存在が示唆される. 日本での致死率は 26.7％と報告されている[6].

未破裂脳動脈瘤

- 未破裂脳動脈瘤の有病率：年齢とともに上昇し, 成人の 1〜4％と推測される[3,7,8].
- 未破裂脳動脈瘤の自然歴に関する多施設共同前向き研究を表1にまとめる. 以下に概略を

記す．

ISUIA (International Study of Unruptured Intracranial Aneurysm)[9]

- 欧米61施設での前向き観察研究．4,060例の登録のうち，治療を行わなかった1,692例，2,686個の動脈瘤を解析．
- 平均4.1年（6,544人/年）の観察期間で51例が破裂（33例が死亡）．
- 年間破裂率は大きさ，部位，くも膜下出血既往別に解析：7 mm未満では0〜0.68％/年．
- 破裂に関連する因子：大きさ❶，動脈瘤の部位❷．
- フォローアップ中の死亡：193例❸．

SUAVe (Small Unruptured Aneurysm Verification) study[10]

- 5 mm未満の未破裂小型脳動脈瘤全例（374例，448病変）を治療介入せずに前向きに観察．現時点では唯一の悉皆調査と思われる．
- 1,306人/年の経過観察で7例が破裂．
- 年間破裂率：0.54％/年．
- 破裂に関連する因子：多発性，高血圧，4 mm以上の大きさ，50歳未満の年齢❹．

Memo 1
動脈瘤の大きさによる破裂の相対危険度（95％信頼区間：p値）
7〜12 mm：
　3.3（1.3-8.2：p = 0.01）
＞12 mm：
　17.0（8.0-36.1：p ＜ 0.0001）

Memo 2
5 mm内頚動脈瘤をreferenceとしたときの破裂相対危険度（95％信頼区間：p値）
脳底動脈先端部瘤：
　2.3（1.1-4.8：p = 0.025）
内頚動脈後交通動脈瘤：
　2.1（1.1-4.2：p = 0.02）
内頚動脈海綿静脈洞部瘤：
　0.15（0.04-0.64：p = 0.01）

Memo 3
フォローアップ中の死亡原因（193例）の内訳
癌：44例，頭蓋内出血：52例（内，33例が動脈瘤破裂による死亡と思われる），心筋梗塞：14例，呼吸器疾患：16例，脳梗塞：5例，うっ血性心不全：7例，その他の原因：44例，不明：11例

表1. 未破裂脳動脈瘤に対する多施設共同前向き研究

Study（発表年）	施設	登録期間	症例数	平均瘤径（±SD）	大型瘤の割合	破裂数	動脈瘤の定義		年間破裂率	破裂関連因子
ISUIA (2003)	61施設	1991〜1998年	1,692例 2,686個	7.4 ± 6.9 mm	14.9%（＞12 mm）	51個	＜ 7 mm	SAH（−）：IC, AC, MC	0%	大きさ，部位（BA tip, IC-Pcom, IC-cavernous）
								SAH（−）：Post-Pcom	0.5%	
								SAH（＋）：IC, AC, MC	0.3%	
								SAH（＋）：Post-Pcom	0.68%	
							7〜12mm	IC, AC, MC	0.52%	
								Post-Pcom	2.9%	
							13〜24mm	IC, AC, MC	2.9%	
								Post-Pcom	3.68%	
SUAVe Study (2010)	12施設	2000〜2004年	374例 448個	3.3 ± 0.9 mm	0%	7個	total：(1〜5mm)		0.54%	多発瘤，高血圧，4 mm以上，50歳未満
							多発瘤		0.95%	
							単発瘤		0.34%	
UCAS Japan (2012)	283施設	2001〜2004年	5,720例 6,697個	5.7 ± 3.7 mm	10.4%（＞10 mm）	111個	total		0.95%	大きさ，部位（Acom, IC-Pcom），daughter sac
							3〜4 mm		0.36%	
							5〜6 mm		0.50%	
							7〜9 mm		1.69%	
							10〜24 mm		4.37%	

UCAS (Unruptured Cerebral Aneurysm Study) Japan[5)]

- わが国の脳神経外科283施設から5,720例，6,697個の動脈瘤を前向きに登録した．治療介入された3,050個の動脈瘤は，治療までを観察期間とした．
- 11,660動脈瘤/年の経過観察で111例が破裂（内，39例が死亡）．
- 年間破裂率：0.95％/年．
- 破裂に関連する因子：大きさ❺，動脈瘤の部位❻，daughter sac ❼．
- くも膜下出血以外の要因での死亡：131例．

筆者らの研究

- 小型の動脈瘤の破裂率は低いという前述の研究結果と，破裂瘤の大多数は小型であるという事実は矛盾するように思われる．
- 数学モデルを用いたシミュレーションを行うと，「破裂率が，動脈瘤の発生当初は高く，その後低い状態で安定する」としたモデルが最も疫学データと一致する[3)]．
- 偶発的に発見された小型の未破裂脳動脈瘤の予防的治療は，慎重に判断されるべきであろう[11)]．
- 動脈瘤の存在を告げられる患者側の心理としては，理論的に想定されるリスクに比し過度な心理的負担を感じる傾向があり，注意が必要である[12)]．
- また，年齢の上昇に伴い，くも膜下出血以外の要因による死亡も増加する．
- UCAS Japanでも動脈瘤破裂による死亡39例に対して，131例は動脈瘤以外の原因により死亡している[5)]．
- こうした総合的な疾患リスクや自然歴を考慮した未破裂脳動脈瘤の治療方針決定が望まれる．

Memo 4

多変量解析による破裂関連因子：ハザード比（95％信頼区間：p値）
年齢＜50歳：
　5.23（1.03-26.52：p = 0.046）
動脈瘤サイズ 4〜5mm：
　5.86（1.27-26.95：p = 0.023）
高血圧：
　7.98（1.33-47.42：p = 0.023）
多発動脈瘤：
　4.87（1.62-14.65：p = 0.0048）

Memo 5

5 mm未満の動脈瘤の破裂危険率に対してのハザード比（95％信頼区間：p値）
5〜6 mm：
　1.13（0.58-2.22：p = 0.71）
7〜9 mm：
　3.35（1.87-6.00：p < 0.001）
10〜24 mm：
　9.09（5.25-15.74：p < 0.001）
≧ 25 mm：
　76.26（32.76-177.54：p < 0.001）

Memo 6

中大脳動脈瘤の破裂危険率に対してのハザード比（95％信頼区間：p値）
前交通動脈瘤：
　2.02（1.13-3.58：p = 0.02）
内頚動脈後交通動脈瘤：
　1.90（1.12-3.21：p = 0.02）

Memo 7

Daughter sacを有する動脈瘤のハザード比（95％信頼区間：p値）
1.63（1.08-2.48：p = 0.02）

I-2 脳動脈瘤の発生と破裂の分子生物学的メカニズム

青木友浩, 野崎和彦

脳動脈瘤の臨床病理

脳動脈の特殊性（図1）❶

- 筋性血管．
- 外弾性板がなく内弾性板で強度保持．

ヒト脳動脈瘤の特徴的な病理所見（図2）❷

- 内弾性板の消失，中膜平滑筋細胞の菲薄化・消失，外膜の菲薄化（破裂部位）．

Memo 1
- 大動脈は弾性血管で，内・外弾性板および中膜にも弾性線維がある．
- 脳血管には外弾性板がない．
- 外弾性板は内頸動脈では海綿静脈洞部，椎骨動脈では頭蓋内移行部より遠位で消失．

Memo 2
腹部動脈瘤の病理として，炎症細胞浸潤，弾性線維の断裂・菲薄化，平滑筋細胞の減少が認められる．

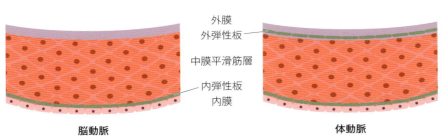

図1 脳動脈壁と体動脈壁の違い

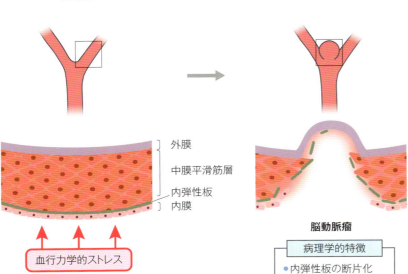

図2 脳動脈瘤の形成

内皮細胞

- 光学顕微鏡レベルでは，進展しているも構造は保たれていることが多い．
- 電子顕微鏡では，ballooning や vacuole formation など形態学的変化がみられる．
  → 脳動脈瘤壁では，内皮細胞の機能障害を示唆．

内弾性板

- 光学顕微鏡レベルでは，完全に消失．
- 電子顕微鏡レベルでは，弾性線維は断裂し線維状の構造が失われている．
  → 脳動脈瘤壁の脆弱化に関与．

中 膜

- 平滑筋層は，菲薄化・脱落している．
  → 脳動脈瘤壁の脆弱化に関与．

外 膜

- 好中球，リンパ球やマクロファージなどの炎症細胞の浸潤．
- 外膜から中膜にかけて補体や免疫グロブリンの沈着．
- コラーゲン線維の断裂・減少．
  → 脳動脈瘤壁における免疫反応・炎症反応の関与．

破裂瘤と未破裂瘤の違い

- 破裂瘤では未破裂瘤と比べて，内皮構造障害，血管平滑筋細胞変性脱落，マクロファージや好中球など炎症細胞浸潤が顕著．

動物モデル

頭蓋内主幹動脈分岐部の嚢状動脈瘤誘発モデル

- 頚動脈の片側結紮による血行力学的負荷および高血圧負荷により，脳主幹動脈分岐部に脳動脈瘤が形成される．
- 腎動脈血流低下による高血圧誘導，deoxycorticosterone 負荷による高血圧誘導など，いくつかの方法がある．また，血管壁の退行性変化を促進させ瘤形成増大過程を加速させるために，コラーゲン架橋酵素阻害薬 3-aminopropionitrile（BAPN）を使用することもある．

代表的方法（図3）[13]

- 7週齢オス SD ラットの片側の総頚動脈および両側腎動脈後枝の結紮を一期的に行い，高塩分食による塩分負荷をかける．
- 1〜3ヵ月後に，結紮側とは対側の anterior cerebral artery-olfactory artery（ACA／OA）分岐部をはじめ，頭蓋内の血管分岐部に，嚢状動脈瘤の形成を誘発できる．
- 当モデルでの脳動脈瘤誘発率は高く，誘発術後3ヵ月では100％の個体に ACA／OA 分岐部の脳動脈瘤を誘発でき，このうち90％は進行した脳動脈瘤である．
- BAPN を使用すると，動脈瘤形成は誘発術後1週間でも認められる．

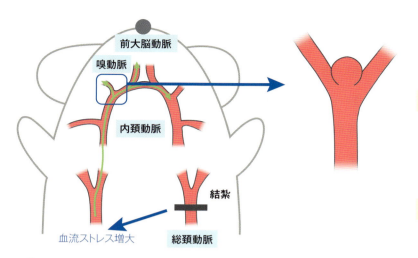

図3. ラット脳動脈瘤誘発モデル

- このモデルによる脳動脈瘤では，組織学的に内弾性板の消失，中膜平滑筋細胞層の菲薄化・脱落などがみられ，ヒトの脳動脈瘤に類似した所見を有している❸．

その他の頭蓋内主幹動脈分岐部の嚢状動脈瘤誘発モデル

- エストロゲンに関連した頭蓋内実験的脳動脈瘤モデルがある．

代表的方法

- 7週齢のメスのラットに，2〜4%のイソフルランの吸入による全身麻酔を行い，右側の総頸動脈および両側腎動脈後枝を結紮する．1週間後より1%塩化ナトリウムの飲水投与を行い，その1ヵ月後に両側の卵巣摘出術を行う．
- その3ヵ月後に，頭蓋内主幹動脈分岐部に嚢状脳動脈瘤の形成を認める．

- これらの複数回手術を1回同時手術として行う方法として，片側の総頸動脈および両側腎動脈後枝の結紮と両側の卵巣摘出術を同時に行い，術後より高塩分負荷をかける．頭蓋内主幹動脈分岐部の嚢状脳動脈瘤の形成のみならず，non-branching siteにも，蛇行や拡張のほか紡錘状動脈瘤，外側壁動脈瘤などを認める．
- ラビットを用い，脳底動脈先端部に脳動脈瘤を誘導するモデルがある．ラビットの両側総頸動脈を結紮すると，12週間後には脳底動脈先端部に脳動脈瘤形成の初期変化を認める．

遺伝子改変マウスへの応用

- Hashimotoらによるラット脳動脈瘤誘発モデルと同様の処置を行い，遺伝的改変が可能なマウスにおいて脳動脈瘤を誘発できる．

代表的方法

- 7〜9週齢のC57/BL6マウスに対し，1〜2%のハロセンによる全身麻酔下にて，左総頸動脈および左腎動脈後枝を10-0ナイロン糸にて結紮し，その1週間後に右腎動脈後枝を10-0ナイロン糸にて結紮する．その後，1%塩化ナトリウムを飲水投与する．
- 誘発処置5ヵ月後に，頭蓋内主幹動脈分岐部に嚢状脳動脈瘤の形成を認める．

> **Memo 3**
> - 動脈壁への外科処置または損傷による方法には，Patch graftを用いた実験的動脈瘤の形成モデル，エラスターゼを用いた実験的動脈瘤の形成モデルなどがある．
> - これらのモデルでの脳動脈瘤は，通常脳動脈瘤が発生する分岐部には形成されずヒトの病変と組織学的にも異なる．

- 遺伝的改変マウスを用い，特定遺伝子が脳動脈瘤形成，増大に関与するかどうかの検討を行うことが可能である．

霊長類への応用

- サルにおける頭蓋内実験的脳動脈瘤の形成は，基本的にラットの方法と同じである．

代表的方法

- 3〜3.5 kg 重のメスのカニクイザル（Macaca fascicularis）を用い，ケタミンによる全身麻酔下に，左総頸動脈の結紮と右腎動脈後枝の結紮を同時に行い，その1週間後，全身麻酔下に，左腎動脈後枝の結紮を行う．
- 手術終了後より，1%塩化ナトリウムを含んだ飲水による塩分負荷を継続し，最終手術1週間後より0.2%のBAPNが添加された標準飼料の投与を継続する．

- サルのモデルは費用や実験期間の面からの制限もあり汎用性はないが，ヒトへの応用を考慮した新たな治療の開発を目的とする研究のための実験動物としては有用と思われる．

脳動脈瘤の発生と破裂の分子機構

脳動脈瘤形成・破裂に関連する遺伝子群[14]

- 未破裂脳動脈瘤の破裂危険因子に家族内発症があり，遺伝因子は破裂に関与する．多発性嚢胞腎など一部の遺伝性疾患に脳動脈瘤が合併しやすい．
- DNA連鎖研究では，6領域（1p34-36, 4q32, 7q11, 14q22, 19q13, Xp22）が複数から発表されている．
- Candidate gene analysis および Genome-wide association study（GWAS）のメタ解析から19の一塩基多型（SNPs）が脳動脈瘤関連遺伝子として報告されている．
- 脳動脈瘤関連遺伝子として報告されている遺伝子のうち，COL1A2（rs42524），COL3A1（rs1800255），HSPG2（rs3767137），SERPINA3（rs4934），VCAN（rs251124, rs173686）は細胞外基質に関与し，IL6（rs1800796）は炎症性サイトカインである．
- GWASにおいて脳動脈瘤との相関が強い遺伝子のSNPsは，9p21のCDKN2B-AS1（rs10757278, rs1333040, rs6475606），8q11のSOX17（rs9298506, rs10958409），4q31のEDNRA（rs6841581）などであり，内皮維持などに関連している❹．
- 脳動脈瘤サンプルを用いた複数のマイクロアレイによる網羅的遺伝子発現解析から，7つの発現遺伝子（BCL2, COL1A2, COL3A1, COL5A2, CXCL12, TIMP4, TNC）の関与が示され，その多くは細胞外基質に関連している．
- 破裂脳動脈瘤11個および未破裂脳動脈瘤8個をサンプルとしてマイクロアレイによる網羅的遺伝子発現解析を行った検討では，破裂脳動脈瘤においては686の遺伝子座で発現亢進しており，740の遺伝子座において低下していた．変化を示す遺伝子群として，血流乱流，細胞遊走，白血球遊走，酸化ストレス，血管リモデリング，細胞外基質分解などに関するものが含まれ，特にToll-like receptor signaling, Nuclear factor κB（NF-κB），hypoxia-induced factor-1A, ETS transcription factor に制御される遺伝子群が有意に増加していた．
- 同定された脳動脈瘤感受性遺伝子には多くの細胞外基質関連遺伝子群や炎症関連遺伝子群が含まれており，脳動脈瘤における細胞外基質減少や炎症反応の関連を裏付けている．

> **Memo 4**
> 9p21遺伝子座は脳動脈瘤関連遺伝子とされるが，同部位は心筋梗塞や腹部大動脈瘤の関連遺伝子としても報告されている．

脳動脈瘤の形成機序

- 脳動脈瘤の発生・増大・破裂にかかわる因子として，患者側，動脈瘤側，生活環境などさまざまなものがある（図4）．
- 脳動脈瘤はヒト，動物モデルともに血行力学的負荷がかかる部位に生じる（図5）．
- 脳動脈瘤は，血行力学的負荷に対する正常な血管リモデリングが障害され，退行変化が増殖性変化を上回ったときに生じると考えられる．
- ヒトにおいては，マクロファージなどの炎症細胞が破裂脳動脈瘤および未破裂脳動脈瘤壁に集族している．
- 炎症細胞の浸潤が脳動脈瘤壁にみられる中膜平滑筋細胞の脱落や，コラーゲン線維の変性や消失に関連する．
- 炎症反応やアポトーシスと並んで，細胞外基質の分解や血管内皮細胞の機能障害が大きな役割を果たしていることが予想される．
- 脳動脈瘤壁では tissue plasminogen activator（t-PA），matrix metalloproteinase(MMP)-2,9 などのプロテアーゼの発現が亢進し，血管壁の細胞外基質の分解を促進している．

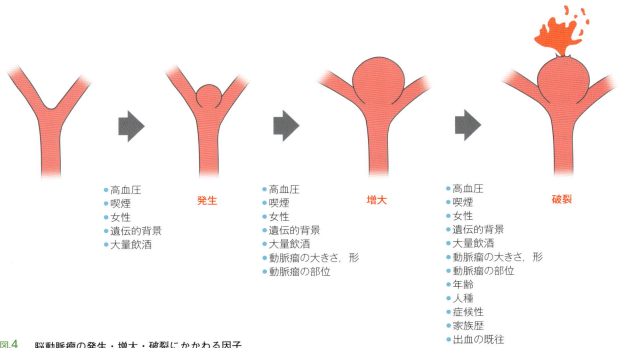

図4．脳動脈瘤の発生・増大・破裂にかかわる因子

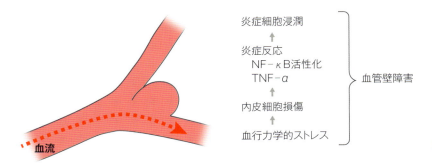

図5．脳動脈瘤発生のプロセス
脳動脈瘤は，血管分岐部のやや遠位（juxta-apical region）から発生する．

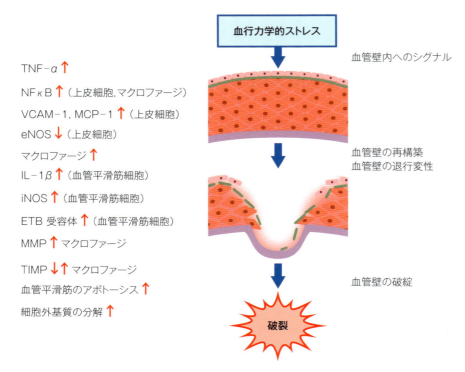

図6. 脳動脈瘤形成・破裂の分子機構

- 炎症に関与する因子として，NF-κB, tumor necrosis factor-α (TNF-α)が注目されている．
- 血管のリモデリングにおいて重要な役割を果たしていると考えられている局所 rennin-angiotensin system (RAS) は，動脈瘤壁で抑制されているとの報告がある．
- アポトーシスや蛋白分解酵素による細胞外基質の分解も炎症反応の下流に存在しているため，脳動脈瘤形成の機序は，血行力学的ストレスに伴う炎症反応とその結果としての血管壁の退行変化であると定義できる❺（図6）．

> **Memo 5**
> 腹部大動脈瘤においても遺伝的背景に加え，炎症細胞浸潤，各種プロテアーゼの活性化，細胞外基質分解の関与が指摘されている．

アポトーシス

- ラットに誘発された実験的脳動脈瘤壁の中膜平滑筋細胞にアポトーシスが起こっている．
- アポトーシスを誘導する因子として，inducible nitric oxide synthase (iNOS) と interleukin-1β (IL-1β) などがある．
- iNOS は血管壁の恒常性の維持や炎症反応にかかわる重要な因子である一酸化窒素 (NO)を合成する酵素であり，マクロファージなどの炎症細胞でサイトカインなどの刺激下で誘導的に発現し，血管壁障害作用やアポトーシス誘導作用がある．
  → 脳動脈瘤壁での炎症反応およびそれに引き続くアポトーシスを介した中膜平滑筋細胞脱落が脳動脈瘤増大を促進しており，iNOS, IL-1β がその主要な仲介因子の一つである可能性がある．

NF-κB

- NF-κB は脳動脈瘤形成のごく初期の段階から，脳血管分岐部の内皮細胞層で活性化され，血行力学的ストレスによる内皮細胞損傷に起因すると推定されている．
- 活性化された NF-κB が，その下流に存在する種々の炎症関連遺伝子を転写レベルで活性化していると考えられる（図7）．
- 動物モデルを使用した検討では，NF-κB を抑制することにより下流の炎症関連遺伝子群の発現が抑制され，結果として脳動脈瘤形成はほぼ完全に抑制される[15]．

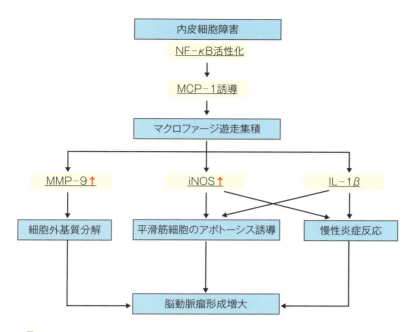

図7. 脳動脈瘤発生とNF-κB

表1. TNF-αの活性に関与する因子

誘導する因子
血行力学的負荷
高血圧
加齢
喫煙
飲酒
遺伝的背景　など

抑制する因子
女性ホルモン　など

- Monocyte chemoattractant protein-1（MCP-1）はNF-κBの標的の一つで，マクロファージが病変部に遊走してくる際に必須の因子である．
- 脳動脈瘤壁においてMCP-1は，NF-κBの活性化に伴い脳動脈瘤形成の初期から主に内皮細胞層で発現亢進している．
- MCP-1ノックアウトマウスでは，脳動脈瘤壁へのマクロファージ浸潤がほぼ完全に抑制され，結果として脳動脈瘤形成は著明に抑制される．
- NF-κBにより制御される因子としてはほかに，iNOSやIL-1βが存在するが，これら両因子とも前述のように炎症反応に関与しアポトーシスを誘導することが知られている．
- 以上の結果は，NF-κB－MCP-1系の亢進に伴うマクロファージ浸潤が脳動脈瘤形成に必須であることを示唆している．

TNF-α

- TNF-αは，脳動脈瘤の発生に関するいくつかの危険因子と関連している（表1）[16]．
- 脳動脈瘤壁では，TNF-α遺伝子の発現誘導によりTNF-α分泌が亢進している．
- TNF-αはサイトカイン経絡を介して血管壁の透過性を増加させ，炎症部位へマクロファージや好中球を誘導し，最終的に血管内皮細胞の脱落，内弾性板，平滑筋細胞の変性が誘導される．
- TNF-α遺伝子の発現抑制が生じたり，抗炎症性サイトカインの増加などが生じた場合は，脳動脈瘤は安定化するが，TNF-α遺伝子の発現が続いた場合，脳動脈瘤の破裂を誘導すると推測される．

今後の研究の方向性

- ヒトの臨床病理を再現できる動物モデルの解析により脳動脈瘤の発生・増大・破裂の分子機構の解明が進みつつあり，脳動脈瘤治療においても先制医療への応用が期待される．

I-3 脳動脈瘤の発生と破裂の血行力学的メカニズム：CFD解析

鈴木倫明，村山雄一

はじめに

- CFD（computational fluid dynamics）とは，コンピュータを用いた数値流体力学的手法による流体のシミュレーションである．
- CFDは主に航空工学や建築設計，人間工学などの分野において用いられている．脳動脈瘤に関しては，2003年に最初の解析報告がされている❶．
- CFDによって脳動脈瘤の血行力学的特徴を可視化することで，脳動脈瘤の発生や増大，破裂にかかわる病理学的メカニズムを解析する．
- AHA（American Heart Association）ガイドラインやわが国における脳卒中治療ガイドライン2015において，近年，脳動脈瘤における血行力学的因子の重要性が強調されてきている❷．

脳動脈瘤における血流解析

- 脳動脈瘤のCFD解析では，「血液」という流体の流れをシミュレーションして血行力学的パラメータを計算する．
- 脳動脈瘤の発生・増大・破裂は，脳血流の動脈瘤壁に与える血行力学的因子が引き金となった退行性リモデリングの結果として考えられている[17]．
- 脳血流の持続的な血行力学的刺激によって，血管内皮細胞などの血管壁を構成する細胞が形態学的に変化して，生理学的に機能の変化を起こすメカノトランスダクションが生じる．
- 脳動脈瘤と血行力学的因子との関係は以前より議論されているが，後述する壁面ずり応力（wall shear stress：WSS）が脳動脈瘤の増大や破裂に強く関係しているとの報告が多い．
- CFDを用いて空間的および時間的に血行力学的特徴を解析することで，脳血流が脳動脈瘤に及ぼす病態生理の解明を可能とする．

代表的な血行力学的パラメータ[18]

壁面ずり応力（wall shear stress：WSS）

- 粘性（粘り気）によって物体表面に働く力（正確には単位面積あたりの力）で，この力の働く方向は物体表面の接線方向（表面に平行な方向）である（図1，図2）．
- WSSの単位は単位面積あたりの力（$N/m^2 = Pa$）であり，生理的範囲内の値は1～10 Pa❸になる．

> **Memo 1**
> 2003年にSteinmanが巨大脳動脈瘤の症例でCFD解析を行ったのが最初の論文報告である．

> **Memo 2**
> 脳卒中治療ガイドライン2015では，脳動脈瘤の血流動態解析（CFD）による安定，非安定動脈瘤の評価の試みについて記載されている．

脳動脈瘤の病態と診断

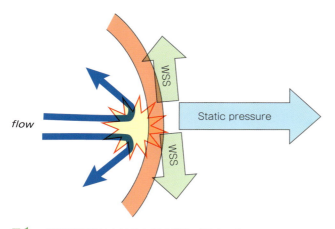

図.1. 脳動脈瘤壁における血行力学的パラメータ
WSS は動脈瘤壁の平行方向に，圧力は垂直方向に作用する．

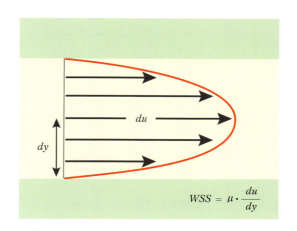

図.2. WSS（壁面ずり応力）
WSS を近似的に表現すると壁近傍における速度勾配に比例する（μ：粘性係数）．

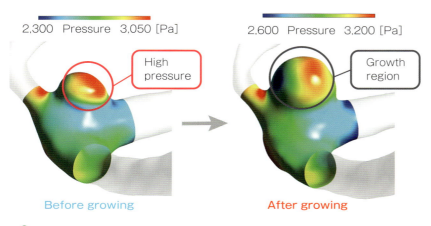

図.3. 圧力が高い部位における脳動脈瘤の増大例

Memo 3
1 Pa＝0.0075 mmHg
133 Pa≒1 mmHg

Memo 4
Meng ら[17] は，脳動脈瘤の発生は血流が直接衝突する部位における high WSS が関与していると報告している．その後 WSS の高い状態が継続すると細胞外基質の変性や細胞のアポトーシスを起こし，それが動脈瘤壁の菲薄化を招き，小さい脳動脈瘤にも破裂の可能性をもたらすとしている．一方，WSS が低い状態となった場合は slow recirculation によって炎症が惹起され，動脈瘤壁に動脈硬化を生じ血栓化をもきたし，大きい脳動脈瘤となる可能性があるとしている．

- WSS の機械的刺激によって，血管内皮細胞の生理学的活性が調節されている．
- 異常な WSS が血管内皮細胞の障害を引き起こすことで炎症反応を惹起し，破裂まで至るといわれている．
- WSS は最大値や最小値，時間平均や母血管の WSS との比をみた NWSS（normalized WSS）などの値を評価する．
- WSS は脳動脈瘤の発生・増大・破裂に関して最も重要な血行力学的パラメータであり，数多くの報告がされてきている❹．
- 脳動脈瘤の発生に関しては高い WSS が関与していて増大に関しては低い WSS が関与していると考えられている．
- 脳動脈瘤の破裂に関しては，WSS が高いか低いか，いまだに一定の見解を得られていない．

圧力（static pressre）

- 物体表面の垂直方向に働く力である（図1）．
- 単位は WSS と同じ Pa である．
- 脳動脈瘤の増大や瘤壁の菲薄部に関与するパラメータとしての報告がある[19]（図3）．

Wall shear stress gradient (WSSG)

- WSS は動脈瘤壁の場所において変化するが，WSSG はその空間における WSS の変化率を表わしたパラメータである．
- WSS とともに，高い場所において動脈瘤の発生が報告されている．

Oscillatory shear index (OSI)

- 1 周期（1 拍動）における WSS の働く方向の変化をみるパラメータである❺．
- WSS の働く方向の変化が大きければ OSI は大きい値となり，変化が小さければ OSI は小さい値となる（図 4）．
- 高い OSI が動脈瘤の破裂に関与しているとの報告がある．

エネルギー損失（energy loss：EL）

- 流体が流れることで損失する全エネルギーである❻．
- 流体には粘性があり，物体表面での粘性摩擦や渦などによる流体の粘性摩擦によって徐々にエネルギーが失われる．
- 管を流体が流れる場合，管が長くなればなるほど壁面における粘性摩擦によって流体が流れにくくなるといえる．
- Side wall type の内頚動脈瘤と bifurcation type の中大脳動脈瘤の両 type における破裂例と未破裂例の EL を比較したところ，有意差はないものの，どちらの type でも破裂例で EL が高い傾向があった[20]．

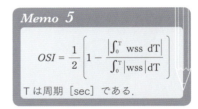

Memo 5

$$OSI = \frac{1}{2}\left[1 - \frac{\left|\int_0^T wss\, dT\right|}{\int_0^T |wss|\, dT}\right]$$

T は周期［sec］である．

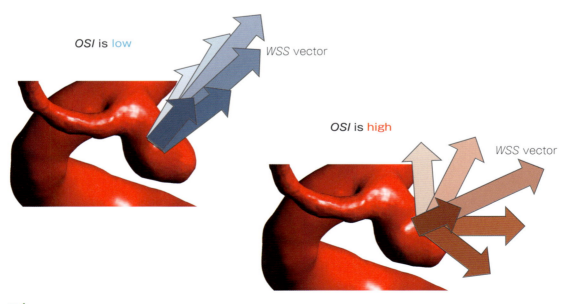

図 4．OSI と WSS
OSI は WSS の 1 拍動におけるベクトルの変化をみている．

圧力損失係数（pressure loss coefficient：PLC）

- 流体のもつエネルギーの損失のしやすさを数値的に表したものである❼.
- PLC は，管の形状によるエネルギー損失の度合いなどを把握するために用いられる．
- この数値が高ければエネルギーを損失しやすく，数値が低ければ損失しにくいことを示す．
- PLC は計測区間内で形成される圧力損失を計測区間入口の動圧で規格化しており，血流量の個人差の影響を排除しているため，EL と比較してより顕著にその有意性が表れやすい．
- Side wall type の内頚動脈瘤と bifurcation type の中大脳動脈瘤の両 type においていずれも破裂例で有意に低い値をとっていた．破裂しやすい脳動脈瘤は瘤内に血液が流れやすい形状となっていると考えられる[20]．

CFD シミュレーションの実際

- CFD の解析方法は主に，有限差分法，有限要素法，有限体積法の3つがある．
- 物理量の保存性と任意形状への適合性がよい有限体積法を用いた解析が行われている．
- ナビエ・ストークス方程式と質量保存則から導かれる連続の式を連立して数値解析によって近似的に解を求める❽．

Memo 6

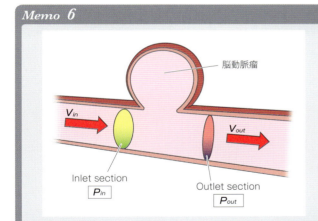

$$EL = \frac{v_{in} A \cdot \left\{\left(\frac{1}{2}\rho v_{in}^2 + P_{in}\right) - \left(\frac{1}{2}\rho v_{out}^2 + P_{out}\right)\right\}}{V_m}$$

ρ は流体密度 [kg/m³]，V_m は損失を求める領域（動脈瘤および動脈瘤近傍の母血管）の体積 [m³]，A，V_{in}，P_{in} は損失を求める領域における動脈瘤手前の母血管断面積 [m²]，平均流速 [m/sec] および平均静圧 [Pa] であり，V_{out}，P_{out} は損失を求める領域における動脈瘤後方の母血管断面の平均流速 [msec] および平均静圧 [Pa] である．なお，添え字の in および out は損失を求める領域の入口と出口を表している（図5）．

図5 脳動脈瘤前後における速度，圧力

Memo 7

$$PLC = \frac{\left\{\left(\frac{1}{2}\rho v_{in}^2 + P_{in}\right) - \left(\frac{1}{2}\rho v_{out}^2 + P_{out}\right)\right\}}{\frac{1}{2}\rho v_{in}^2}$$

ρ は流体密度 [kg/m³]，V_{in}，P_{in} は損失を求める領域における動脈瘤手前の平均流速 [m/sec] および平均静圧 [Pa] であり，V_{out}，P_{out} は損失を求める領域における動脈瘤後方の母血管断面の平均流速 [msec] および平均静圧 [Pa] である．なお，添え字の in および out は損失を求める領域の入口と出口を表している（図5参照）．

Memo 8

非圧縮性流れに対するナビエ・ストークス方程式は未知数として圧力 p と流速 v を含んでいる．

$$\frac{\partial v}{\partial t} + (v \cdot \nabla)v = -\frac{1}{\rho}\nabla p + \nu\nabla^2 v + F$$

質量保存則から導かれる連続の式と連立することによって一般解を求める．

$$\nabla \cdot v = \mathrm{div}\, v = 0 \quad \text{(for incompressible flow)}$$

しかしいまだに一般解が発見されていないため，数値解析によって近似的に解を求めることになる．

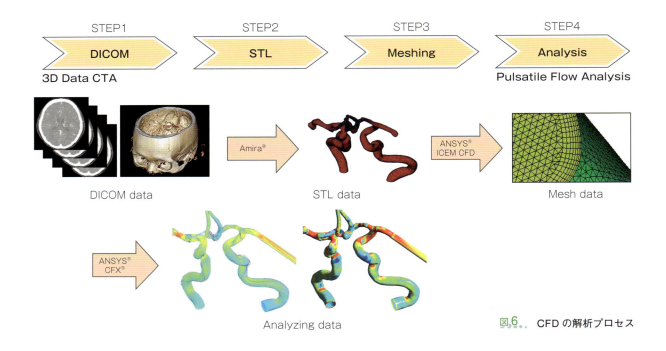

図6. CFDの解析プロセス

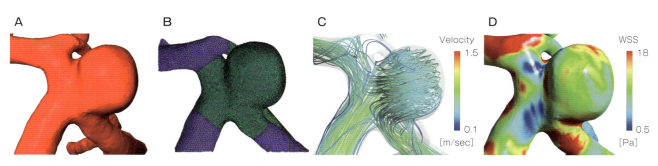

図7. 脳動脈瘤のCFD解析例
3D形状モデル（A）よりメッシュを作成（B）．解析結果である流線（C）とWSSの分布（D）．

- CFDシミュレーションによる解析は，主に「形状作成」「解析」「可視化」の3つのプロセスに分かれる（図6）．
- 脳動脈瘤の症例より得られた三次元造影水平断面画像（digital imaging and communication in medicine：DICOM）から3Dデータを作成する．
- 3Dデータから抽出したデータをSTL（standard triangulated language）に変換して，Amira®（FEI社）を用いて形状のスムージング処理を行う．
- STLからANSYS® ICEM CFD（ANSYS社）を用いてシミュレーションに必要な要素分割のために解析用メッシュを作成する．
- メッシュは四面体形状を主とした非構造格子で構成されており，壁面近傍は境界層の解析精度向上のため数層のプリズムメッシュで構成されている．
- メッシュ数はおよそ50万〜100万点である．
- 作成したメッシュを用いてCFD解析を実行する．解析に関しては，ソルバーを用いて適切な境界条件を設定して数値シミュレーションが行われる．
- ソルバーには，有限体積法に基づく汎用熱流体解析ツールANSYS® CFX®（ANSYS社）を用いる（図7）．
- 脳血管径の代表的な長さを適用した場合，レイノルズ数は約500であるため層流と仮定する．
- 流入条件は論文[21]における一般成人の血流量を採用し，流出条件は静圧0 Paとした（表1）．

表1 解析における条件設定

Time step	5.0×10^{-4} [sec]
Computational model	Laminar (Re is around 500)
Inlet condition	Cardiac beat condition (mass flow rate)
Outlet condition	Fixed static pressure (0 [Pa])

- 母血管や動脈瘤壁面は剛体壁とし，滑りなし条件としている．
- 血液密度 1,100 kg/m³，粘性係数 0.0036 Pa・sec のニュートン流体とする．
- 心拍動2回（時間換算で1.8 sec）の非定常解析❾を行う．
- 非定常解析の初期条件として，定常解析で得られた流速および圧力情報を適用している．

CFDの現状と今後の展望

- 未破裂と破裂脳動脈瘤とを比較したCFD解析の研究は，WSSなどのパラメータを中心として世界的に続けられている．
- 近年，血管内治療においてステントをシミュレーションした解析の報告が増えてきている[22]．
- 開頭手術においても，CFDによって脳動脈瘤の壁の菲薄部や動脈硬化部と血行力学的因子との関係を解析した報告もされている[19, 23]．
- CFDの汎用ソフトもみられてきており，臨床現場においてもその有用性が期待される．
- CFDでは脳動脈瘤の壁を剛体として扱っていたり，流入する血流量を一般成人のデータを用いて一様に設定していたりする．
- 脳動脈瘤壁を弾性体として扱う解析方法として，流体構造連成解析（fluid structure interaction：FSI）❿がある．
- 頸部超音波やphase contrast MRIなどを用いて内頚動脈に流入する血流量を実際に計測して解析を行った報告がある．
- 個々の患者の血液密度や血液粘性度を測定するなど，よりリアルなシミュレーションが求められる．
- 血行力学的特徴を可視化するCFDはあくまでもシミュレーションツールであり，その結果を検証するために組織病理学的なアプローチなどが必要である．
- 臨床において脳動脈瘤におけるCFDの有効性はいまだ確立されていない．もし将来的にCFDにより脳動脈瘤の増大や破裂などの予測が可能となれば，形態学的な情報からでしか判断できなかった手術適応にも大きな影響を与えることになる．
- 今後もコンピュータの性能向上や各種画像モダリティの進歩などによって，CFDが脳動脈瘤の病態解明により重要な情報を与えてくれることが期待できる．

> **Memo 9**
> 流体の流れが時間経過とともに変化するなかで，ある時刻における状態を解析するのが非定常解析である．流体の流れが一定の条件下で，長時間経過して安定した状態を解析するのが定常解析である．

> **Memo 10**
> 流体の流れが及ぼす力によって固体構造物が変形する現象を解析する手法．応力や変位量を計算する．

I-4 脳動脈瘤の治療指針

石原秀行，鈴木倫保

破裂脳動脈瘤の治療指針

- くも膜下出血の初期診療は，時間との勝負ではなく，全身状態を管理し，再破裂をきたすことなく安全に動脈瘤を診断し根治術へ運ぶことが重要である．
- 再出血予防処置後も全身管理は重要で，脳血管攣縮予防を行い，症候性脳血管攣縮をきたした場合には遅れることなく治療を行う．

破裂脳動脈瘤の病態

- 脳動脈瘤破裂によるくも膜下出血の病態には，出血による頭蓋内圧亢進，髄液循環障害，出血による脳実質へのダメージなどが大きく関与する．
- 脳実質損傷のみならず，たこつぼ型心筋症，神経原性肺水腫，上部消化管出血など，全身状態に大きな影響を及ぼす❶．
- これらは脳循環障害や低酸素症を惹起し，状態をさらに悪化させる．
- 再破裂は，この病態を悪化させる最大の因子である．

全身管理

- 呼吸，循環を安定させるため，除痛と鎮静を行う．
- 再破裂防止と脳灌流圧を意識した降圧と循環の管理を行う．降圧目標は明確な基準はないが，収縮期血圧 140 mmHg 以下が一般的と考えられる．
- 低酸素状態にならないように，呼吸管理を行う．必要であれば，十分な鎮静管理下に気道確保を行う．
- 根治術までの短期間であれば止血剤を使用する❷．
- ストレス潰瘍予防のため抗潰瘍薬を投与する．

診　断

- くも膜下出血の診断は computed tomography（CT）で行う．
- 出血が軽度で CT で診断できない場合には，MR FLAIR 像がより鋭敏である．FLAIR 画像では，くも膜下出血は高信号として捉えられる．軸状断だけでなく冠状断が診断に有効な場合もある．
- 動脈瘤の診断は，CT angiography（CTA）または，脳血管造影 digital subtraction angiography（DSA）で行う．
- Flat panel detector（FPD）を使用した 3D rotational angiography が，動

Memo 1

カテコラミンサージ
視床下部，脳幹へのストレスはノルアドレナリンとアドレナリンの急激な上昇をきたし，心筋傷害，神経原性肺水腫を惹起する．

Memo 2

トラネキサム酸
急性期短期間の抗線溶療法が，遅発性脳血管攣縮を増加させることなく再破裂予防に有効であることが示され，くも膜下出血の初期診療ではトラネキサム酸使用が一般的になっている．

- 脈瘤の検出においては最も精度が高いと考えられる．
- くも膜下出血の重症度の判定は重要で，重症度分類には Hunt & Hess 分類[24]（表1），Hunt & Kosnik 分類，世界脳神経外科連合（WFNS）による分類[25]（表2）が用いられる．

治療適応

- 重症でない例（重症度分類の Grade I～III）および，比較的重症（重症度分類の Grade IV）では，全身合併症，治療の難度などの制約がない限り，発症 72 時間以内に再出血予防処置を行う．
- 最重症例（重症度分類の Grade V）においても，脳室ドレナージなどの頭蓋内圧管理により改善を認める例があり，慎重な管理が必要である．改善を認める場合には，積極的に再出血予防処置を行う[26]．

治療法選択

- 再出血予防処置を行うにあたっては，開頭外科手術と血管内治療のそれぞれの立場から患者と脳動脈瘤の所見を総合的に判断して決定する．
- 安全性と永続性について考慮し，個々の症例で判断する．

一般的な方針

- 動脈瘤の部位では，脳底動脈瘤などの後方循環系の動脈瘤では血管内治療を優先し，中大脳動脈瘤では開頭外科手術を優先する．
- 動脈瘤の大きさでは，大型の動脈瘤は開頭外科手術を優先する．
- 年齢では，高齢者（75歳以上）には血管内治療を優先し，若年者には開頭外科手術を優先する．
- 重症度では，重症例には血管内治療を優先し，血腫が形成されている場合には開頭外科治療を優先する．

表1. Hunt & Hess 分類（1968）

Grade I	無症状か，最小限の頭痛および軽度の項部硬直をみる
Grade II	中等度から重篤な頭痛，項部硬直をみるが，脳神経麻痺以外の神経学的失調はみられない
Grade III	傾眠状態，錯乱状態，または軽度の巣症状を示すもの
Grade IV	昏迷状態で，中等度から重篤な片麻痺があり，早期除脳硬直および自律神経障害を伴うこともある
Grade V	深昏睡状態で除脳硬直を示し，瀕死の様相を示すもの

（文献 24 を参照して作成）

表2. WFNS 分類（1988）

Grade	GCS score	主要な局所神経症状（失語あるいは片麻痺）
I	15	なし
II	14～13	なし
III	14～13	あり
IV	12～7	有無は不問
V	6～3	有無は不問

（文献 25 を参照して作成）

脳血管攣縮の予防と治療

- くも膜下出血後遅発性脳血管攣縮は，出血発症後4〜14病日に発生し，2〜4週間かけて徐々に改善する．
- その病態は未解明であるが，くも膜下腔の血腫量が多いほど血管攣縮が生じやすく，血管外に出た血液の崩壊産物に攣縮起因物質があると考えられている．
- 脳血管攣縮の管理上重要なことは，予防，早期診断と治療である．
- 予防にはまずドレナージによる頭蓋内圧管理と血腫の排液を行い，循環動態を肺経由動脈熱希釈法による連続心拍出量モニタリング装置（PiCCO™ plus；Pulsion Medical Systems 社）などを指標に正常循環を維持する．
- 薬物療法としては，ミオシン軽鎖リン酸化酵素活性化阻害薬である塩酸ファスジルの投与やトロンボキサン A_2 合成酵素阻害薬のオザグレルナトリウムの投与を行う．
- 低ナトリウム血症❸，低アルブミン血症，貧血の補正は常に行う．
- 早期診断には，慎重な神経所見の観察と，経頭蓋的ドップラー検査（transcranial Doppler ultrasonography：TCD）が有用である．
- 症候性脳血管攣縮を発症した場合には，循環動態を評価しながら triple H 療法❹に準じ輸液の負荷と昇圧を行う．
- 血管内治療として，血管拡張薬（塩酸ファスジルなど）の選択的動注療法や経皮的血管形成術（PTA）を考慮する．

正常圧水頭症の治療

- くも膜下出血慢性期に約20％で水頭症を発症する❺．
- 歩行障害，認知障害，尿失禁が三主徴である．
- 脳室－腹腔短絡術または腰椎－腹腔短絡術を行う．

未破裂脳動脈瘤の治療指針

- 脳動脈瘤は，破裂した場合の重篤さから破裂のリスクと治療による合併症のリスクを考慮し，予防的に外科的治療が検討されるが，絶対的な基準はない．
- 脳卒中治療ガイドラインや，脳ドックのガイドライン，AHA / ASA ガイドライン[27]の中で指標が示されている．
- 外科的治療法は，開頭外科手術（クリッピング術）と血管内治療（コイル塞栓術）である．それぞれ長所と短所があり，部位や形状などの動脈瘤の要素と，年齢や全身状態などの患者側の要素から，個々に治療方法は検討される．
- 脳動脈瘤があることを知った患者の不安は非常に大きく，動脈瘤が発見された場合の対応は非常に大切である．自然歴などの正確なデータを示し，方針についてインフォームドコンセントを行う．必要に応じ，カウンセリングやセカンドオピニオンを考慮する．

Memo 3

低ナトリウム血症
くも膜下出血重症例では，脳血管攣縮期に低ナトリウム血症をきたすことが多い．原因として，中枢性塩類喪失症候群（cerebral salt wasting syndrome：CSWS）や抗利尿ホルモン分泌異常症候群（syndrome of inappropriate secretion of antidiuretic hormone：SIADH）がある．この2つの病態は治療方針が異なるので，水分バランスとナトリウムバランスを監視し管理を行う．

Pitfalls 4

triple H 療法
循環血液量増加（hypervolemia），血液希釈（hemodilution），人為的高血圧（hypertension）からなる triple H 療法は，以前は脳血管攣縮予防として行われていたが，特に hypervolemia による肺水腫，うっ血性心不全などのリスクなどから，予防的治療としては行わない．triple H 療法の役割は，脳血管攣縮が症候性になったときの治療オプションである．

Pitfalls 5

非痙攣性てんかん発作
（nonconvulsive seizure：NCS）
症候性てんかんは，くも膜下出血の一つの後遺症として挙げられる．てんかん発作は一般的に痙攣を伴うと考えられがちであるが，痙攣を伴わないてんかん発作があり，非痙攣性てんかん発作と呼ばれる．痙攣がない発作が5分以上持続する状態を非痙攣性てんかん重積状態と呼ぶ．治療により管理できる病態であり，異常行動，意識障害などの原因疾患として認識する必要がある．

治療適応

- 未破裂動脈瘤に関しては，絶対的な基準はない．
- 部位，大きさなど動脈瘤の要素だけではなく，患者側の性格，人生観などを総合的に考慮する必要がある．
- 動脈瘤の要素としては，破裂のリスクが高いと考えられる動脈瘤には外科的治療を検討する．
- 脳卒中治療ガイドライン2015，脳ドックのガイドライン2014を基本とする．

> **Memo 6**
> **Dome neck aspect 比**
> Dome neck aspect 比：(動脈瘤の高さ)／(茎部の幅)で，Ujiieらは破裂脳動脈瘤では未破裂動脈瘤に比べ有意に高いことを示し，未破裂脳動脈瘤で dome neck aspect 比が高いものは破裂のリスクが高いと結論している[28]．

一般的な方針

- 大きさとしては，5〜7 mm 以上を治療適応の基準と考えるが，5 mm 未満であっても，以下のようにリスクが高いと考えられるものは積極的治療を検討する．
- 症候性の場合は，動脈瘤が急速に大きくなった状態（動脈瘤壁が薄い）と考えられ，早急な対応が必要と考えられる．画像フォロー中に増大するものも破裂のリスクが高まっていると解釈される．
- 部位としては，前交通動脈瘤，内頚動脈-後交通動脈分岐部は特に破裂率が高いことが UCAS Japan で示されている．また，これまでの報告でも後方循環は破裂率が高いと考えられている．
- 動脈瘤の形状では，dome neck aspect 比❻が大きい，不整形，bleb を有するものは破裂率が高いと考えられ，外科的治療を検討する要素となる．
- くも膜下出血の既往がある場合は，破裂率は高いと考えられる．
- 家族歴（2親等以内）がある場合も，外科的治療を検討する要素である．

治療法選択

- 未破裂脳動脈瘤に対する開頭外科手術と血管内治療の無作為比較試験はない．
- 疾患の性質上，患者側の意向も考慮に入れるが，患者側の要素（年齢，部位，大きさなど）と，治療法の安全性，有効性，永続性を個々の症例で検討し治療方法は選択されるべきである．

一般的な方針

- 永続性は開頭外科手術で優るので，手術の難易度が高くなく，比較的若年症例には開頭外科手術を考慮する．
- 大型の動脈瘤は同様の理由で開頭外科手術が優先される．
- 後方循環は血管内治療を優先する．
- 比較的高齢者においては，永続性と安全性のバランスから血管内治療が考慮される．
- 脳梗塞発症で見つかった動脈瘤の開頭外科手術は，合併症のリスクが高いので血管内治療が優先される．

第 I 章 文　　献

1) Inagawa T : What are the actual incidence and mortality rates of subarachnoid hemorrhage? *Surg Neurol* **47** : 47-52, 1997.
2) de Rooij NK, Linn FH, van der Plas JA, et al. : Incidence of subarachnoid haemorrhage : a systematic review with emphasis on region, age, gender and time trends. *J Neurol Neurosurg Psychiatry* **78** : 1365-1372, 2007.
3) Sato K, Yoshimoto Y : Risk profile of intracranial aneurysms : rupture rate is not constant after formation. *Stroke* **42** : 3376-3381, 2011.
4) 小林祥泰 編：脳卒中データバンク 2015．東京，中山書店，2015, pp. 154-178.
5) Morita A, Kirino T, Hashi K, et al. : The natural course of unruptured cerebral aneurysms in a Japanese cohort. *N Engl J Med* **366** : 2474-2482, 2012.
6) Nieuwkamp DJ, Setz LE, Algra A, et al. : Changes in case fatality of aneurysmal subarachnoid haemorrhage over time, according to age, sex, and region : a meta-analysis. *Lancet Neurol* **8** : 635-642, 2009.
7) Rinkel GJ, Djibuti M, Algra A, et al. : Prevalence and risk of rupture of intracranial aneurysms : a systematic review. *Stroke* **29** : 251-256, 1998.
8) Iwamoto H, Kiyohara Y, Fujishima M, et al. : Prevalence of intracranial saccular aneurysms in a Japanese community based on a consecutive autopsy series during a 30-year observation period. The Hisayama study. *Stroke* **30** : 1390-1395, 1999.
9) Wiebers DO, Whisnant JP, Huston J 3rd, et al. : Unruptured intracranial aneurysms : natural history, clinical outcome, and risks of surgical and endovascular treatment. *Lancet* **362** : 103-110, 2003.
10) Sonobe M, Yamazaki T, Yonekura M, et al. : Small unruptured intracranial aneurysm verification study : SUAVe study, Japan. *Stroke* **41** : 1969-1977, 2010.
11) Yoshimoto Y : A mathematical model of the natural history of intracranial aneurysms : quantification of the benefit of prophylactic treatment. *J Neurosurg* **104** : 195-200, 2006.
12) Yoshimoto Y, Tanaka Y : Risk perception of unruptured intracranial aneurysms. *Acta Neurochir* **155** : 2029-2036, 2013.
13) Hashimoto N, Handa H, Hazama F : Experimentally induced cerebral aneurysms in rats. *Surg Neurol* **10** : 3-8, 1978.
14) Tromp G, Weinsheimer S, Ronkainen A, et al. : Molecular basis and genetic predisposition to intracranial aneurysm. *Ann Med* **46** : 597-606, 2014.
15) Aoki T, Kataoka H, Shimamura M, et al. : NF-kappa B is a key mediator of cerebral aneurysm formation. *Circulation* **116** : 2830-2840, 2007.
16) Jayaraman T, Berenstein V, Li X, et al. : Tumor necrosis factor alpha is a key modulator of inflammation in cerebral aneurysms. *Neurosurgery* **57** : 558-564, 2005.
17) Meng H, Tutino VM, Xiang J, et al. : High WSS or low WSS? Complex interactions of hemodynamics with intracranial aneurysm initiation, growth, and rupture : toward a unifying hypothesis. *Am J Neuroradiol* **35** : 1254-1262, 2014.
18) 髙尾洋之，山本　誠，大塚　忍，他：数値流体力学（CFD）を用いた脳動脈瘤解析．脳外誌 **21** : 298-305, 2012.
19) Suzuki T, Takao H, Suzuki T, et al. : Determining the Presence of Thin-Walled Regions at High-Pressure Areas in Unruptured Cerebral Aneurysms by Using Computational Fluid Dynamics. *Neurosurgery* **79** : 589-595, 2016.
20) Takao H, Murayama Y, Otsuka S, et al. : Hemodynamic differences between unruptured and ruptured intracranial aneurysms during observation. *Stroke* **43** : 1436-1439, 2012.
21) Ford MD, Alperin N, Lee SH, et al. : Characterization of volumetric flow rate waveforms in the normal internal carotid and vertebral arteries. *Physiol Meas* **26** : 477-488, 2005.
22) Xiang J, Damiano RJ, Lin N, et al. : High-fidelity virtual stenting: modeling of flow diverter deployment for hemodynamic characterization of complex intracranial aneurysms. *J Neurosurg* **123** : 832-840, 2015.
23) Kadasi LM, Dent WC, Malek AM : Colocalization of thin-walled dome regions with low hemodynamic wall shear stress in unruptured cerebral aneurysms. *J Neurosurg* **119** : 172-179, 2013.
24) Hunt WE, Hess RM : Surgical risk as related to time of intervention in the repair of intracranial aneurysms. *J Neurosurg* **28** : 14-20, 1968.
25) Report of World Federation of Neurological Surgeons Committee on a Universal Subarachnoid Hemorrhage Gradeing Scale. *J Neurosurg* **68** : 985-986, 1988.
26) Suzuki M, Otawara Y, Doi M, et al. : Neurological grades of patients with poor-grade subarachnoid hemorrhage improve after short-term pretreatment. *Neurosurgery* **47** : 1098-1104, 2000.
27) Thompson BG, Brown RD Jr, Amin-Hanjani S, et al. : Guidelines for the Management of Patients With Unruptured Intracranial Aneurysms : A Guidelinefor Healthcare Professionals From the American Heart Association / American Stroke Association. *Stroke* **46** : 2368-2400, 2015.
28) Ujiie H, Tachibana H, Hiramatsu O, et al. : Effects of size and shape（aspect ratio）on the hemodynamics of saccular aneurysms : a possible index for surgical treatment of intracranial aneurysms. *Neurosurgery* **45** : 119-129, 1999.

第II章
クリッピング術における
モニタリングと基本手技

II-1 術中神経モニタリング：MEP, VEP, SEP など（麻酔法を含む基本手技と注意点）

本山　靖，中瀬裕之

はじめに

- クリッピング術に伴う合併症として，親動脈の狭窄や穿通枝の閉塞，あるいは脳神経への侵襲によって麻痺，視力視野障害，意識障害が生じる可能性がある．全身麻酔下で行われる手術中にすみやかに異常を検出して，合併症を予防することが術中神経モニタリングの目的である．
- クリッピング術で行われる術中神経モニタリングには，運動誘発電位（motor evoked potential：MEP），視覚誘発電位（visual evoked potential：VEP），体性感覚誘発電位（somatosensory evoked potential：SEP）があり，動脈瘤の局在によって選択される．近年，高い感度と簡便性により術中 MEP が広く普及している．

術中神経モニタリングに必要な麻酔

- 揮発性ガス麻酔薬は神経モニタリングに影響を与えるために，基本的には静脈麻酔薬を麻酔維持に用いる❶．
- 合成麻薬（フェンタニル，レミフェンタニル〔アルチバ®〕）を併用し，筋弛緩薬は気管挿管時に投与した後は，原則使用しない．
- 静脈麻酔薬はモニタリングへの影響が少ないプロポフォールが主に用いられるが，蓄積するとモニターに対する影響が出てくるため，効果器濃度を一定に保つ target controlled infusion（TCI）や，麻酔深度をモニターする bispectral index（BIS）を用いて投与量をコントロールする．
- VEP においても揮発性ガス麻酔薬による再現性の悪化が報告されており，術中神経モニタリングを行うときは，静脈麻酔を基本とする．
- それでもガス麻酔が必要な場合には，濃度を下げるために静脈麻酔薬を併用する[1]．
- 残存する筋弛緩薬の影響を評価するために，末梢神経刺激（正中神経）による筋電図（短母指外転筋）を測定する．
- 術中に筋弛緩薬を併用する必要のあるときは，正中神経を刺激し，短母指外転筋から M-response を記録し，単収縮反応の振幅 T1 を麻酔導入前の 25〜50% 程度になるように調節する[2]．

Memo 1

術中モニタリング向上には，静脈麻酔薬の開発が重要な役割を果たしている．プロポフォールは，揮発性ガス麻酔によるモニタリングへの影響を払拭し，超短時間作用型の合成麻薬であるレミフェンタニルの登場は，筋弛緩薬や麻酔薬の減量を可能にした．しかし，長時間の手術における麻酔薬の蓄積による抑制効果（anesthetic fade）や，血圧の低下による MEP の影響など，新たな課題も指摘されている．

運動誘発電位（MEP）

- 一次運動野に電気刺激を加え，上肢あるいは下肢からの誘発筋電図を記

録する．錐体路の運動神経の評価を行うモニターで，術後の麻痺を予防するために有用である❷．

刺　激

- 刺激方法として，経頭蓋刺激と直接脳表刺激の2種類の方法がある．経頭蓋刺激に用いるスクリュー電極は，麻酔導入後 C_3/C_4（国際10-20）の位置で頭皮に設置する（図1）．直接脳表刺激電極は開頭が終わり硬膜を切開した後，シート電極を硬膜下に挿入し運動野を直接電気刺激する（図2）．
- 経頭蓋刺激によるMEPは検出率が高い一方，刺激強度が強くなるための体動，刺激部位が深部に到達することによる偽陰性の可能性を考慮する❸．
- 直接脳表刺激によるMEPは感度が良い．電極挿入時の架橋静脈損傷の危険性や，髄液吸引による脳の沈下によって電極と脳表の接触不良をきたすことがある．
- 刺激条件は5連発のトレイン刺激で，刺激間隔は2 msec[2]．刺激強度は再現性のある波形を得るために閾値刺激＋20%を目安とする（図3）．

記録法 ❹

- 記録電極は両側の短母指外転筋（APB）に設置する．前大脳動脈瘤の手術では母趾外転筋（AH）にも電極を設置する（図4）．誘発電位は，潜時約20 msecの複合筋活動電位として得られる．
- 振幅の最大値を測定し，クリッピングや一時遮断の前に必ずコントロールを測定し，50%以上の低下を有意な変化とする．

モニタリングの有用性

- 内頸動脈瘤の手術において，最も注意すべき合併症は前脈絡叢動脈の閉塞である．前脈絡叢動脈は，通常のpterional approachでは内頸動脈の

Tips 2
挿管後に留置するゴムやプラスチックで作られた固いバイトブロックは歯牙損傷の原因になるため，ガーゼを巻いて気管チューブの横に留置する．MEPによる気管チューブの損傷を予防する．

Memo 3
術中MEPの刺激強度は閾値より少し強い強度（閾値上刺激：supra-threshold stimulation）に設定する．閾値上刺激を行う理由は，刺激が強すぎると，マイクロ操作の妨げになるような体動が生じ，脳深部，場合によっては延髄が刺激され，虚血による錐体路障害を見逃してしまう（偽陰性）ことを避けるためである．

Troubleshooting 4
アラームは手術の進行に大きな影響を及ぼす．偽陽性を減らすために，multi-monitoringで比較を行う．直接MEPで異常が出たときには，経頭蓋MEPとの比較を行う．経頭蓋刺激MEPで異常が出たときには，反対側の刺激による対側MEPとの比較を行う．また，末梢神経刺激によるM-responseを参照する．チェックの結果，麻酔薬や血圧の影響，電極の脱落などの原因を抽出することが可能になる．

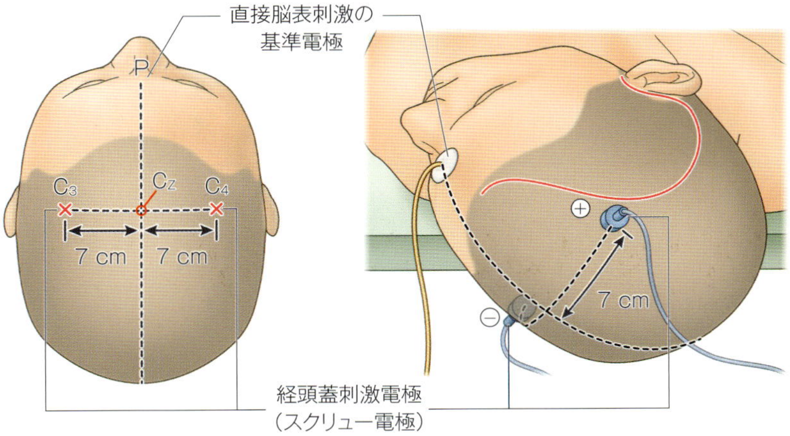

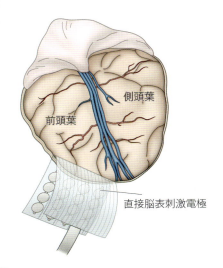

図1．右前頭側頭開頭時の経頭蓋刺激電極の設置
麻酔導入後，体位を取った後 C_3/C_4 の位置にスクリュー電極を留置する．

図2．直接脳表刺激電極の設置
右前頭側頭開頭後に，硬膜を切開し電極を硬膜下に挿入する．一次運動野の手の領域に向けてシリコン電極を留置する．16個の電極が配置されており，最も大きな誘発電位が得られた電極をモニタリングに使用する．

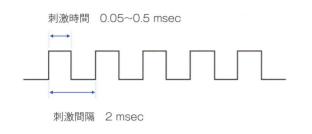

図3 トレイン刺激：500 Hz 矩形刺激波
刺激間隔 2 msec で 500 Hz の 5 連発刺激を行う.

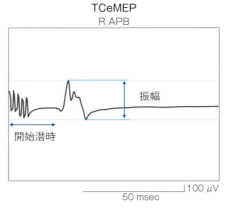

図4 MEP 波形の計測
短母指外転筋からの複合筋活動電位を測定する. 潜時はおよそ 20 msec で陰性頂点から陽性頂点までの間で振幅を測定する.

背後に位置し観察しづらい．術中 ICG 蛍光脳血管撮影やドップラー血流計で温存を確認することが困難なときは，術中 MEP がきわめて重要である．

- 中大脳動脈瘤においては，M2 狭窄予防だけでなく M1 からの穿通枝の温存に有用である．特に，M1 portion が短い（short M1）の例やレンズ核線条体動脈（LSA）との分岐部に発生した動脈瘤のクリッピングで特に重要である．
- 前大脳動脈の動脈瘤では，A1 穿通枝および Heubner 反回動脈の虚血による麻痺を予防するために有用である．
- 椎骨脳底動脈瘤の錐体路障害予防のために有用である．

モニタリングの実際 ❺ ❻

- 連続して 50％以下の低下が記録されたときは，有意な変化として術者に報告する（アラーム・ポイント）．
- 一時的な 50％以上の振幅低下は不可逆的錐体路障害を意味しない．消失した MEP もすみやかに対応されることによって正常に復しうる．
- アラームが出されたら，進行中の操作を中断しすみやかに術野の観察を行い，原因を探索する．そのうえで基本的には動脈瘤の手術においては，操作の "step back" を行う，つまり一つ前の操作に戻る．例えば，①テンポラリー（一時遮断）がなされていれば，これを解除する．②動脈瘤にクリップがかけられたら，これをはずす．③へらで脳を牽引していれば，これを解除する．
- 脊椎脊髄や腫瘍の手術で行うような "wait and see or cool down" すなわち操作を止めて待つ，さらに生理食塩水をかけて待つということはしない．

> **Pitfalls 5**
> **虚血早期の MEP 波形増大**
> 虚血早期に一時的な振幅の増大を認めることがある（時に 2 倍以上）．波形の増大がみられた後 2〜3 分で振幅低下に転じる．したがって，想定外の波形増大や，動脈瘤クリップ後に振幅の上昇がみられた場合には，少なくとも数分にわたる経過観察が必要である．

> **Pitfalls 6**
> **開閉頭時のコントロールの変化**
> 頭蓋骨は非常に大きな電気抵抗を有するために，開閉頭の前後で MEP の振幅に変化が生じる．マイクロ操作が終了した後，硬膜を閉鎖して頭蓋骨を閉鎖するときに振幅が大きく低下することがある．遅発性の虚血イベントと誤認しないように注意が必要である．

視覚誘発電位（VEP）

- 術中視機能の評価を行う．動脈瘤では，主に前床突起近傍の手術において視力障害を予防するために用いられる[3]．

刺激

- 高輝度赤色発光ダイオード（LED）を搭載したシリコンプローベ（ユニークメディカル社）

を眼瞼の上に設置する．外眼角外側に網膜電位（ERG）測定用の針電極を設置し，記録電極は外側後頭隆起の 4 cm 上方，4 cm 外側に設置する（図 5）．
- 刺激方法は，500～20,000 ルクスの強度で 1 Hz の反復刺激を行い，100 回加算を行う．測定に 2 分弱を要する．

記　録 ⑦

- 評価は 100 msec 付近に観察される多相波の中で最大陰性波をコントロールとして，50% 低下を有意な変化とする（図 6）．
- 頭皮翻転などにより光刺激が網膜に到達しないことを防ぐために，網膜電位（ERG）を測定してフォールスポジティブを予防する．

有用性

- 前床突起近傍の動脈瘤，視神経に直接圧迫所見のある動脈瘤において，視神経障害の予防に有用である（図 7）．

> **Tips 7**
> 視力障害のある患者では，誘発電位を得ることが困難になる．視力が 0.1 を下回ると有意な波形が得られない場合が多い．

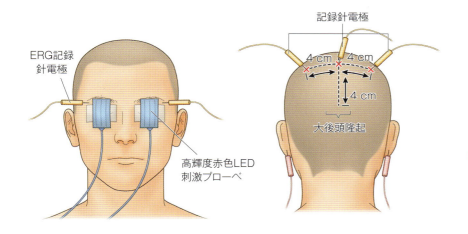

図.5. VEP のセッティング
高輝度赤色 LED 刺激プローベを透明パッチでカバーされた閉眼状態の眼球の上に設置する．ガーゼと銀紙でさらに被覆し，光漏れを防止して左右刺激の独立性を確保する．

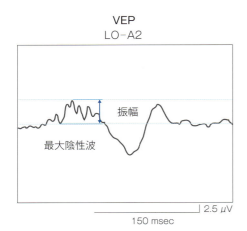

図.6. VEP の波形
潜時 100 msec 付近の多相波のうち，最大陰性波を振幅として測定する．

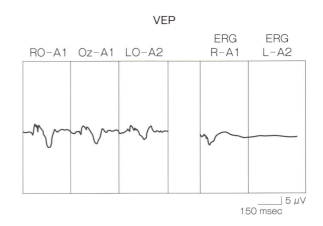

図.7. 実際に誘発された VEP
右眼球刺激で右の網膜電位（ERG）が検出されている．後頭部のいずれの記録電極からも誘発電位が記録されており，右視神経の評価が可能である．

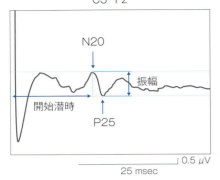

図8. SEPの波形
左正中神経の刺激によって誘発されたSEP波形.

> **Memo 8**
> SEP単独でのモニタリングが行われることは少ないが，MEPが消失した場合や，虚血負荷が大きく麻酔深度を強くして脳保護を行う必要性が高いときなどは，MEPが測定できないために，SEPがバックアップ・モニターとして重要な役割を担うことになる．

> **Tips 9**
> 神経モニタリングを行う際には，麻酔科医や臨床検査技師，看護師との協力が非常に重要である．症例について，病状とその日行われる治療，モニタリングの目的と予想される合併症について，情報を共有できるようあらかじめ相談しておくことが望ましい．

体性感覚誘発電位（SEP）

- 脊髄後索から脳幹を経由し視床から一次感覚野に投射する上行性感覚路の障害を評価することが可能である．
- 特に，脳幹部や視床の虚血に対するモニタリングとして，椎骨脳底動脈瘤手術時に主幹動脈を一時遮断する際の虚血耐性の評価に有用である．

刺激と記録方法

- また，MEPでの評価が不十分な前大脳動脈の虚血を評価するために，前交通動脈や前大脳動脈遠位部の動脈瘤に対するクリッピングに用いられる．
- 脳動脈瘤の手術では上肢SEPを用いる．正中神経に刺激電極を設置し，頭皮上から誘発電位を測定する．記録電極はCzから7 cm外側，2 cm後方のCP_3とCP_4に針電極を設置する．SEPは誘発電位が小さいために，250〜500回の加算を行い評価する（図8）．

有用性 ⑧

- 最大の利点は麻酔薬の影響を受けにくいことであり，脳保護を行いながらモニタリングを行うことが可能である．
- 椎骨脳底動脈の動脈瘤に対するクリッピングにおいて有用である．

術中神経モニタリングを実施する際の注意点

- 術中神経モニタリングを成功させる鍵は，外科医と麻酔科医，臨床検査技師，看護師を含めたチームワークにある ⑨．
- あらかじめ，モニタリングの目的とターゲットを明確にする必要がある．
- モニタリングが必要な操作の認識や重要なタイミングの情報を共有することも重要である．また，モニタリングを行うために最適な環境を作り出し，周到に準備するために，前もってカンファレンスを行うことも有用である．
- 術中所見，モニタリングの結果，麻酔および患者の状態を常に双方向性に情報伝達を行う環境作りができれば，円滑なモニタリングが可能になる．

II-2 術中蛍光脳血管撮影

鈴木恭一, 市川 剛, 渡部洋一

概 論

- 開頭手術中の予期せぬ合併症を回避するための各種モニタリングの一つとして, 術中脳血管撮影がある❶.
- 術中脳血管撮影には, X線を用いたもの❷と蛍光色素を用いたもの[4)]❸があり, それぞれに利点と欠点がある.
- 蛍光脳血管撮影 (fluorescence cerebral angiography: FCAG) を行う際に用いられる蛍光色素には, インドシアニングリーン (indocyanine green: ICG) とフルオレセインNa (fluorescein) がある.
- FCAG機能を内蔵した手術用顕微鏡が市販されている.
- FCAG機能を内蔵していない手術用顕微鏡でも, 工夫によりfluoresceinを用いてFCAGを施行することが可能である.
- 蛍光脳血管撮影で用いるICGおよびfluoresceinの投与量は, 蛍光眼底撮影検査で用いる投与量と同等あるいはそれ以下である. まれではあるが薬物投与による合併症が報告されており[5)]❹, 注意が必要である.

原 理

- 蛍光色素とは, 特定の波長の光 (励起光) が照射されると異なる波長の光 (蛍光) を発する物質である.
- 対象の血管に励起光を照射した状態で蛍光色素を血管内に投与すると, 血流がある血管内には蛍光色素が流入し, 励起されて蛍光を発する.
- 蛍光のみを通過させるフィルターを手術用顕微鏡の観察光軸上に設置すると, 蛍光色素の流れが明瞭に観察可能となる. この蛍光色素の流れを手術用顕微鏡で直接観察するとともに, 各種の記憶媒体に記録することで血流を評価する手法が, FCAGである❺.
- Fluoresceinの励起光は450〜510 nm (青色光), 蛍光は490〜570 nm (緑色光) の波長である (図1).
- ICGの励起光は700〜850 nm (近赤外光), 蛍光は780〜950 nm (近赤外光) の波長である (図1).
- 可視光線の波長が380〜780 nmであるため, fluoresceinの蛍光は裸眼で観察可能である.
- ICGの蛍光は可視光域外であり, FCAGに際しては赤外線カメラなど

Memo 1
術中に手術用顕微鏡下で血管の外観を観察しても, 血流の状況を評価することは困難である. 内頸動脈など径の大きな動脈であれば, 視覚的確認やドップラー血流計によりある程度の評価は可能であるが, 穿通動脈など径の小さい動脈の血流評価には蛍光脳血管撮影が有用である.

Memo 2
X線を用いた血管撮影
利点:①手術用顕微鏡で見えない術野外の血管も評価しうる.
欠点:①カテーテル留置に伴う合併症のリスクや準備に労力を要する, ②径の小さい動脈の描出能に限界がある.

Memo 3
蛍光脳血管撮影
利点:①穿通動脈など径の小さい血管でも血流を確認することが可能, ②施行するための準備が簡便, ③手技に伴う合併症が少ない, ④血流を直接観察することが可能.
欠点:①手術用顕微鏡で観察しうる血管の血流評価に限られる.

Memo 4
Fluorescein sodiumの静注による合併症に関して, 220,000回を超える蛍光眼底撮影検査症例の検討が報告されている. 循環器系合併症が1/1,300, 呼吸器系合併症が1/3,800, 痙攣が1/13,900で認められた. 前処置なしに座位で施行される蛍光眼底撮影に対し, 全身麻酔管理下で施行される蛍光脳血管撮影での合併症発生率はより低いと思われるが, 麻酔科医と連携をとるなど注意を払うべきである.

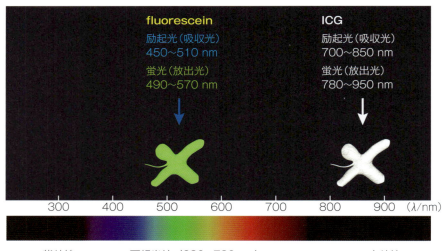

図1. FluoresceinとICGの励起光と蛍光のスペクトル
Fluoresceinの励起光と蛍光の波長は，450〜510 nmと490〜570 nm．ICGの励起光と蛍光の波長は，700〜850 nmと780〜950 nm．可視光線の波長は380〜780 nmであり，ICGを用いる場合には赤外線カメラなどの器材が必要となる．一方，fluoresceinを用いる場合には，術者が手術用顕微鏡で血流を直接観察することが可能である．

Pitfalls 5
蛍光が確認できれば血流が存在するといえるが，その血流量がはたして十分量であるか否かは判断し得ない．蛍光が観察され始めるタイミングが周囲血管と比較して遅れていないかなど，注意深く観察する必要がある．

の器材が必要となる．

手技

FCAG機能を内蔵した手術用顕微鏡を用いる場合

- 現在市販されている主たるメーカーの手術用顕微鏡には，蛍光血管撮影が追加機能として内蔵されている．これらの手術用顕微鏡では，使用手順書に従い容易にFCAGが施行可能である．
- Carl Zeiss社とLeica社の手術用顕微鏡では，ICGとfluoresceinをそれぞれ用いたFCAGが施行可能である．オリンパス社の手術用顕微鏡では，ICGを用いたFCAGのみが施行可能である．

FCAG機能を内蔵していない手術用顕微鏡を用いる場合

- ICGを用いたFCAGを施行するには，高輝度の近赤外光を照射し，近赤外光を感受するカメラが必要となる．外付けの設備に高額な投資が必要となるため，現実的ではない．
- Fluoresceinを用いた蛍光撮影は，波長が450〜510 nmの光（青色光）を通過させるフィルターを照射光路上に設置して術野に励起光を照射し，青色光を遮断して波長が490〜570 nmの光（緑色光）を通過させるフィルターを観察光路上に設置すれば可能となる．
- SS式FAGフィルター（サイメンデザイン社）は，励起光フィルターと濾過フィルターを組み入れたリング状の小さな器具であるが，顕微鏡鏡筒底面に当てるだけで簡便にfluorescein-FCAGが施行可能であり有用である（図2，図3）．

クリッピング術におけるモニタリングと基本手技

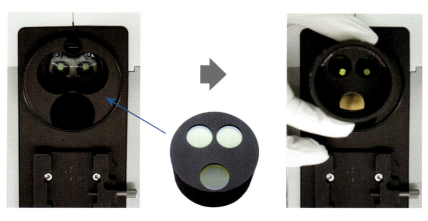

図2. Carl Zeiss社製Pentero®用のSS式FAGフィルターと，フィルターの顕微鏡鏡筒底面への設置

SS式FAGフィルターには3つの孔があり，2種類のフィルターが組み込まれている．一つは450～510 nmの青色光を通過させるフィルター（励起フィルター）で，もう一つは青色光を遮断してそれより長い波長の光（緑色光を含む）を通過させるフィルター（濾過フィルター）である．顕微鏡光源からの照射光路上に励起光フィルターが設置され，観察光路上に濾過フィルターが設置されるように設計されている．顕微鏡鏡筒底面の3つの孔の位置は手術用顕微鏡の機種ごとに異なることから，各種の顕微鏡に合わせたフィルターが作られている．

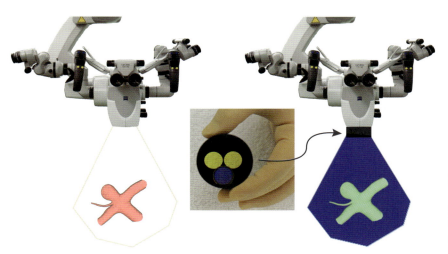

図3. Leica社製M500N用のSS式FAGフィルターと蛍光血管撮影

励起フィルターが照射光路上に設置されて術野は青色光で照射される．濾過フィルターが観察光路上に設置されて，血管内を流れる蛍光が観察される．

蛍光色素を静脈内投与する場合

- 蛍光色素を点滴ルートから投与するため，簡便である．
- ジアグノグリーン®注射用25 mg（第一三共社）12.5～25 mgをボーラス投与した後に10 mLの生理食塩水で後押しする．
- フルオレサイト®静注500 mg（日本アルコン社）250～500 mgをボーラス投与した後に10 mLの生理食塩水で後押しする．
- 投与後20秒ほどで，観察血管を流れる蛍光が確認できる．
- 1回の検査で投与する蛍光色素量が多いため5～6分後も血管内に色素が残存し，繰り返しの検査に制約が生じることが難点である❻．

蛍光色素を動脈内投与する場合

- 蛍光色素を投与して数秒後に，動脈，毛細血管，静脈を順次観察しうる．
- 蛍光色素の1回投与量が少ないため血管内からの洗い出しが早く，静脈からの蛍光も1分程度で消失するため，FCAGを繰り返し施行する症例に有用である．

> **Tips 6**
> 血流不全を生じた場合，特に穿通枝の灌流領域では短時間で脳梗塞を生じてしまう．複雑な動脈瘤など繰り返しの検査が予想される症例では，静脈内投与ではなく動脈内投与を検討すべきである．

> **Tips 7**
> 頭皮の切開縁で確保した浅側頭動脈の断端から3Frのカテーテルを5～10 cm挿入し，内腔をヘパリン加生理食塩水で満たしておく．5～10 cm挿入したカテーテル先端は，浅側頭動脈の頬骨弓付近に位置している．カテーテルを介して外頸動脈内にボーラス投与された蛍光色素は，外頸動脈と内頸動脈との吻合を介した経路や，外頸動脈内を逆流し頸動脈分岐部を介する経路で内頸動脈に流入すると考えられる．

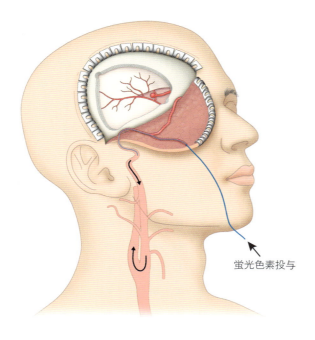

図.4. 浅側頭動脈を用いた動注蛍光脳血管撮影
皮弁の切開縁で確保した浅側頭動脈の断端から 3Fr のカテーテルを 5〜10 cm 挿入する．浅側頭動脈に投与された蛍光色素は，外頚動脈と内頚動脈との anastomosis を介した経路や，外頚動脈内を逆流し頚動脈分岐部を介する経路で内頚動脈に流入する．

- 頚動脈あるいは大血管内に留置したカテーテルから蛍光色素を投与する方法[6]と，浅側頭動脈に挿入したカテーテルから蛍光色素を投与する方法[7]❼が用いられている（図 4）．
- 頚動脈あるいは大血管内に留置したカテーテルから蛍光色素を投与する場合には，ジアグノグリーン®とフルオレサイト®のいずれも，500〜1,000 倍希釈したうちの 5 mL をボーラス投与する．
- 頚動脈に留置したカテーテルを用いれば，きわめて少量の蛍光色素により明瞭な蛍光画像が得られるが，カテーテル留置による合併症発生のリスクが問題である．
- 浅側頭動脈に留置したカテーテルを用いる場合は，ジアグノグリーン®注射用 25 mg は 100 倍に希釈し 5 mL を，フルオレサイト®静注 500 mg は 10 倍に希釈し 5 mL をそれぞれボーラス投与する．
- カテーテルを浅側頭動脈内に挿入する操作に 10 分程度を要するが，浅側頭動脈からの投与でも洗い出しが早く明瞭な蛍光画像が得られる❽．

> **Troubleshooting 8**
> 浅側頭動脈に挿入したカテーテルを介して蛍光色素を投与しても，蛍光が全く観察されないことがある．この原因として，浅側頭動脈の頭頂枝から挿入したカテーテルが浅側頭動脈の前頭枝に迷入していることが多い．皮弁の裏側で，カテーテルを用手的に浅側頭動脈の本幹に進ませることで蛍光撮影が可能となる．

ICG と fluorescein の使い分け

- ICG と fluorescein は，ともに化学的に安定で毒性が低く，正常な血液脳関門を通過しないので脳血管撮影には理想的な色素であるが，それぞれにいくつかの特徴がある[8]．
- 励起光および蛍光の光量は，石灰化や動脈硬化で肥厚した血管壁を通過する際に減弱する．fluorescein の励起光と蛍光は ICG のそれよりも波長が短いために減弱する割合が大きく，動脈硬化の強い内頚動脈など血管壁の厚い動脈内の血流を観察し得ない可能性がある（図 5）．
- 一方で fluorescein は ICG よりも約 20 倍強い蛍光を発するため，前脈絡叢動脈や脳表の毛細血管，静脈など壁の薄い血管の描出に優れている（図 6）．

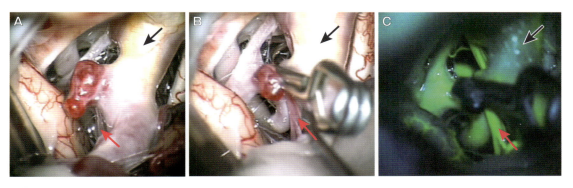

図5. Fluoresceinを用いた術中蛍光脳血管撮影

71歳, 女性. 未破裂左内頚動脈前脈絡叢動脈分岐部動脈瘤 (A). 白色光でクリッピングした後に (B), fluoresceinを用いた蛍光脳血管撮影を施行した. 前脈絡叢動脈 (→) からの明瞭な蛍光を確認したが, 内頚動脈の血管壁が肥厚した部分 (→) からの蛍光は減弱していた (C).

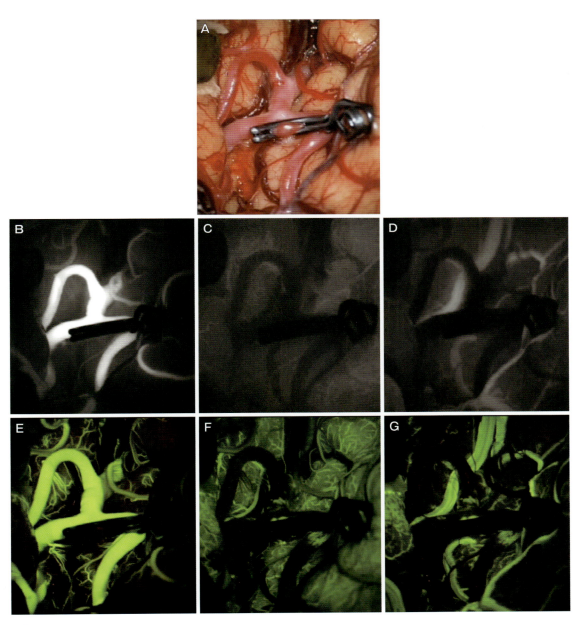

図6. 蛍光脳血管撮影におけるICGとfluoresceinの比較

71歳, 女性. 未破裂左中大脳動脈瘤. 白色光でクリッピングし (A), その後に蛍光脳血管撮影を施行した. ICGを用いた蛍光脳血管撮影における動脈相 (B), 毛細血管相 (C), 静脈相 (D) と, fluoresceinを用いた蛍光脳血管撮影における動脈相 (E), 毛細血管相 (F), 静脈相 (G) の比較. 脳主幹動脈はいずれも明瞭に描出された. fluoresceinはICGに比較して蛍光輝度が強いことから, 血管壁の薄い血管内の血流をより明瞭に描出し, 脳表の血流評価が可能であった.

(文献7より許可を得て転載)

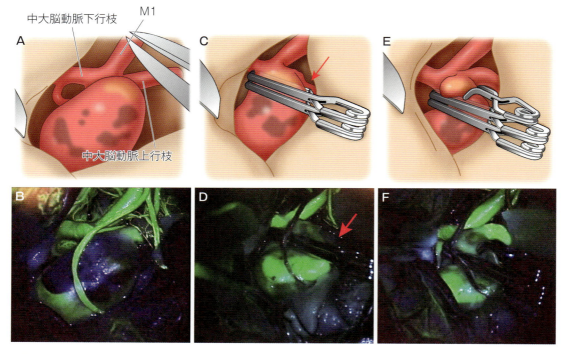

図7　代表症例の術中所見と蛍光脳血管撮影
72歳, 女性. クリッピング前の術野. 白色光での観察 (A) と蛍光撮影画像 (B). 初回クリッピング後の白色光での観察 (C) と蛍光撮影画像 (D). 中大脳動脈下行枝からの蛍光が観察されず (→), 同動脈の屈曲による血流不全が疑われた. クリップをかけ直した後の白色光での観察 (E) と蛍光撮影画像 (F). 中大脳動脈下行枝を含めて周囲血管からの明瞭な蛍光を確認した.

代表症例

症例：72歳, 女性. 右中大脳動脈瘤

- ネック近くの動脈瘤壁は肥厚していた (図7A・B).
- 2本のM2に平行にクリッピングすると (図7C) 運動誘発電位 (MEP) が消失し, FCAGで中大脳動脈下行枝からの蛍光がみられなかった (図7D).
- 中大脳動脈下行枝に狭窄をきたしていることが原因と判断し (→), クリップをかけ直した (図7E). FCAGで中大脳動脈下行枝を含めて周囲正常血管の良好な血流を確認した (図7F).
- 術後に神経脱落症状の出現はなく, 自宅退院した.

II-3 内視鏡：クリッピングにおける内視鏡の有用性

若井卓馬，吉岡秀幸，木内博之

はじめに

- 安全かつ確実な動脈瘤のクリッピングには全周性の確認が不可欠であり，顕微鏡の死角になりやすい頭蓋底部の動脈瘤では内視鏡が威力を発揮する[9, 10] **1**（図1）．
- また，内視鏡は死角の確認のみならず，深部への明るい照明と高倍率の映像をもたらすので，細い穿通枝の状態やクリップの微妙な位置確認に有用である．
- 内視鏡は，徒手保持でもクリッピングの前後に確認が行えるが，固定装置を用いると，顕微鏡との同時観察が行えるため，確実で効率的な手術操作が可能となる．
- 顕微鏡死角での血流確認を目的とした内視鏡下蛍光血管撮影も実用化されている[11]．
- 本稿では，内頚動脈瘤と脳底動脈先端部動脈瘤を例に，その実際について解説する．

術前準備

内視鏡および周辺装置の準備（セッティング）

- 動脈瘤手術における内視鏡支援には，硬性内視鏡（光学視管），光源，内視鏡用モニターが必要となる．

> **Memo 1**
> テント上動脈瘤では，①内頚動脈瘤（傍前床突起部，後交通動脈，前脈絡叢動脈，内頚動脈分岐部），②前交通動脈瘤がよい適応である．テント下動脈瘤では，①脳底動脈瘤（先端部，本幹），②椎骨動脈瘤が適応となる．

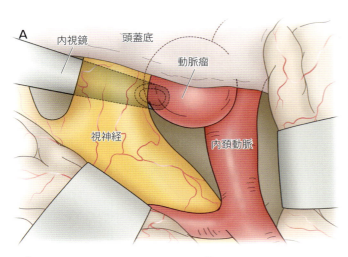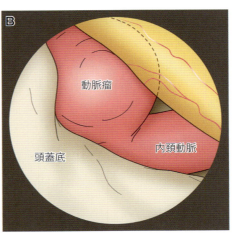

図1. 手術用顕微鏡と内視鏡の視野の比較
右前頭側頭開頭による傍前床突起部動脈瘤の手術例を示した．視交叉槽内に内視鏡の先端を固定し観察した．顕微鏡の視野が及ばない内側からの観察が可能である．
A：右内頚動脈前内側に突出する動脈瘤を認め一部は視神経に覆われている．内視鏡は視交叉槽に挿入されている．B：内視鏡により，動脈瘤および内頚動脈の内側が観察できる．

- 筆者らは，0°，30°，70°の3種類の硬性内視鏡（オリンパス社〔外径2.7 mm あるいは 4.0 mm〕）を用いている．
- 光源には，キセノンライトを用いる．内視鏡単独で用いる場合は，L型カメラアダプター（AR-TL12S；オリンパス社）でCCDカメラと接続し，大型ビデオモニターに画像を描出する．
- 後述の内視鏡固定装置，エンドアームでは，専用のクランク型硬性内視鏡が装備されている．CCDカメラおよびアダプターも内蔵されており，光源とモニターに接続するだけで使用可能である．
- 顕微鏡内に内視鏡画像が表示される picture in picture 機能をもった顕微鏡もあるが，通常，内視鏡のモニターは，術者と助手が見やすいよう顕微鏡の前側方に設置する．

内視鏡固定装置

- 内視鏡と一体化し任意の位置で固定可能なエンドアーム（オリンパス光学工業社）と，機種を問わずいずれの内視鏡にも対応できるユニアーム（三鷹光器社）がある．
- 側視の内視鏡を支持装置に固定し，顕微鏡の死角に挿入すると，顕微鏡では全く見えなかった反対側のネックや穿通枝とクリップの関係がリアルタイムに把握できる．

術野における操作

- 内視鏡を術野に挿入する際は，顕微鏡で内視鏡の進入位置や方向を確認しなければならない❷❸❹❺．
- 内視鏡を動かすときは，必ず顕微鏡下に内視鏡の先端部を確認しながら行う．
- 内視鏡は，顕微鏡の視野と術者の手術操作に支障をきたさぬよう，反対側の開頭縁から挿入することが多い．

前頭側頭開頭によるアプローチ

- 内視鏡を内側かつ前方の頭蓋底側から挿入し，顕微鏡の死角が観察できる位置を選択する．
- そこで内視鏡を固定したうえで先端を微動で位置調整し，動脈瘤の性状，母血管との境界，ネック近傍の穿通枝を観察する．
- 症例によっては内視鏡を外側から挿入し，動脈瘤や穿通枝を観察する場合もある❻❼❽（図2）．

内視鏡下蛍光血管撮影

- 最近では，ICG や fluorescein を用いた内視鏡下蛍光血管撮影の有用性も報告されている[11]．
- これまで顕微鏡下蛍光血管撮影では観察できなかった死角における血流の評価が可能である（図3）．
- ICG内視鏡下血管撮影で十分な輝度の画像を得るには，外径4.0 mmの内視鏡が必要である．

Tips 2
- 内視鏡のフォーカスおよびホワイトバランスを調節しておく．
- 内視鏡モニター映像の上下左右を確認する．
- ドクターフォグ（アムコ社）で内視鏡のくもりを予防する．

Pitfalls 3
モニター映像の左右方向を確認し，必要な場合には反転画像（mirror image）とする．それにより，顕微鏡と内視鏡における左右の移動方向が一致する．顕微鏡の視野を基準とした見え方になる．

Pitfalls 4
内視鏡の先端視野角度が大きくなるにつれてレンズの中央から内視鏡先端までの距離が長くなる．そのため，対象物を視野の中心に捕らえた場合，先端はそのレンズの中心部よりもさらに深部に達している．先端で神経や血管を損傷しないように注意する．

Tips 5
内視鏡が術野に導入されると，手術範囲が狭くなり，クリッピングが困難となる場合がある．そこで pterional approach の際に蝶形骨縁の骨削除を十分に行い，前頭部では前頭洞近くまで広く開けるようにしている．これにより，内視鏡が顕微鏡手術に干渉することを極力避けることができる．

Tips 6
術者が顕微鏡操作に集中するために，助手は内視鏡モニター映像を観察し，内視鏡の所見を逐次，術者へ的確に伝えられるよう習熟しなければならない．

Tips 7
破裂動脈瘤の急性期にはくも膜下腔に血腫があるので，そのままでは内視鏡は機能しない．血腫の洗浄と吸引が必要となる．

Pitfalls 8
顕微鏡下に破裂部位を確認するまでは，血腫を吸引するなどの操作を顕微鏡の死角となる部位へむやみに加えることは厳に慎むべきである．内視鏡で見えることと，その部位を処置できることは全く異なることを認識しなければならない．

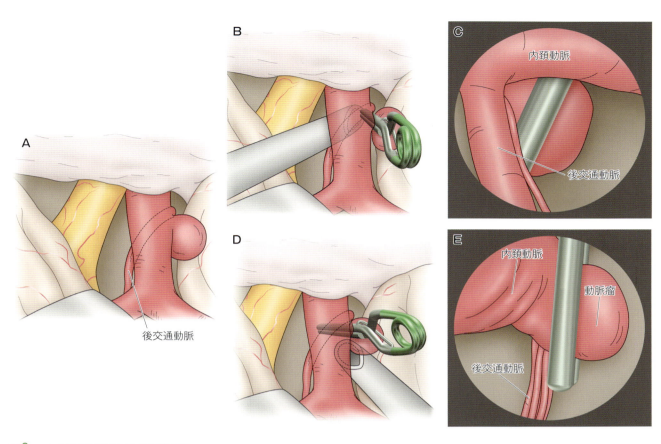

図2 内視鏡挿入部位による視野の違い

右前頭側頭開頭による後交通動脈瘤の手術例を示した．動脈瘤と周囲構造物に応じて，適した部位に内視鏡を挿入する必要がある．
A：後交通動脈分岐部に外側へ突出する動脈瘤を認める．B：クリッピング後に内頸動脈の内側から内視鏡を挿入した．C：内視鏡にて，内頸動脈，後交通動脈の起始部およびクリップの一部が観察された．D：内頸動脈の外側から内視鏡を挿入した．E：内視鏡にて，内頸動脈，後交通動脈，さらにわずかな動脈瘤の残存頸部も確認された．

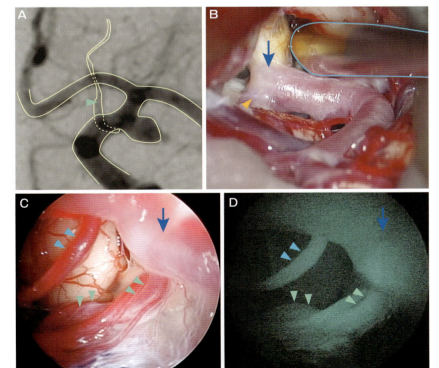

図3 内視鏡下蛍光血管撮影

左前頭側頭開頭による後交通動脈瘤の手術例を示した．内頸動脈の内側より内視鏡を挿入し観察した．
A：後交通動脈分岐部に外側へ突出する動脈瘤を認める．B：動脈瘤は左側頭葉に埋没していた．内頸動脈の内側から内視鏡を挿入した．C：内視鏡にて，内頸動脈，後交通動脈および前脈絡叢動脈が観察された．D：ICG内視鏡下蛍光血管撮影にて，内頸動脈，後交通動脈および前脈絡叢動脈の血流が確認できる．

□：内視鏡，➡：内頸動脈，▶：動脈瘤の頸部，
▶：前脈絡叢動脈，▶：後交通動脈．

手術手技

内頚動脈瘤クリッピングにおける内視鏡支援

傍前床突起部動脈瘤（図4）

- この部位の動脈瘤は，前方突出型の anterior paraclinoid aneurysm を除き，前床突起に近接した内頚動脈の内側～後方向きに発生するため，術野では視神経の下面に位置することが多い．
- 動脈瘤はこれらの構造物に視野を遮られ，顕微鏡のみでは全貌の確認は困難である．
- 前床突起の削除や視神経管の削開など，頭蓋底外科手技が必要となる．
- 側視である内視鏡を用いることにより，あたかも反対側からアプローチしたように，顕微下

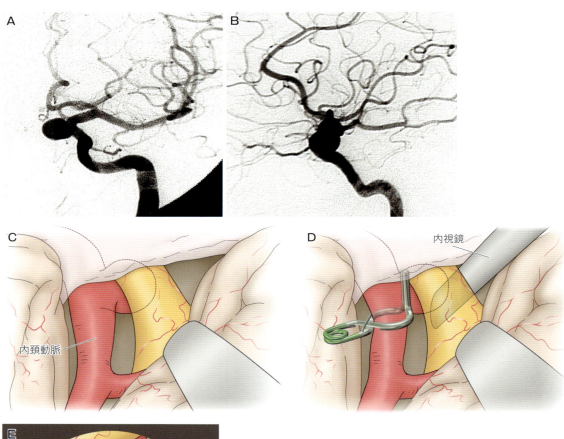

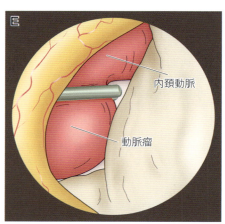

図4．傍前床突起部動脈瘤

左前頭側頭開頭による傍前床突起部動脈瘤の手術例を示した．
A・B：動脈瘤は内頚動脈の後方に突出している．C：顕微鏡の視野では動脈瘤の一部しか観察できない．D：動脈瘤は，有窓クリップにて閉塞させた．内視鏡は視交叉槽に挿入した．E：内視鏡にて，内頚動脈および動脈瘤を内側から観察できた．

II クリッピング術におけるモニタリングと基本手技

では見えなかった部位も容易に観察することが可能となる場合がある[12]．

- 30°あるいは70°の内視鏡を開頭部内側縁から視交叉槽あるいは視神経と内頚動脈との間に挿入すると，内頚動脈の硬膜輪付近から眼動脈，上下垂体動脈そして後交通動脈方向まで明瞭に把握できる．
- 内視鏡を固定し，動脈瘤ネックを直接観察しながらクリップをかけられるので，確実性と安全性に寄与する．

後交通動脈瘤（図5）と前脈絡叢動脈瘤

- これらの動脈瘤は通常ドームが外側方向に突出し，分岐母血管や穿通枝は内側後面に存在していることが多い．
- クリッピングに際しては，穿通枝の温存が重要である．
- 動脈瘤が比較的小さく，穿通枝の剥離が容易な場合には，動脈瘤や親血管を圧排することにより全周を確認することができ，顕微鏡下に確実にクリッピングできる．しかし，このような場合でも内視鏡を内頚動脈の内側に挿入すると，顕微鏡ではまず見ることのできない裏のネックと穿通枝起始部の位置関係が描出でき，ネックの残存（dog ear型残存）の程度や穿通枝の細枝の血流状態を把握できる．
- さらに動脈瘤が後方内側に突出したり大きさが増してくると，顕微鏡のみでは内側面の確認が一段と困難になる．加えて穿通枝が動脈壁に癒着している頻度も高くなる ❾ ❿．

Memo 9
後交通動脈の穿通枝のなかで，乳頭体から視床前核を栄養するtuberothalamic artery, polar arteryあるいはpremammillary arteryと称される動脈を損傷すると，永続する短期記憶障害を発症する危険性がある．

Pitfalls 10
後交通動脈の本幹とその穿通枝の走行は異なるので，ブレードで細い穿通枝を挟んでいないか十分注意して観察しなければならない．

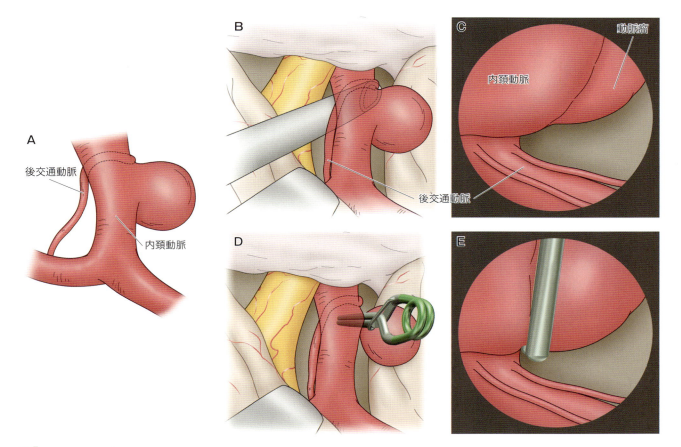

図5．後交通動脈瘤
右前頭側頭開頭による後交通動脈瘤の手術例を示した．
A：後交通動脈分岐部に外側へ突出する動脈瘤を認める．B：内頚動脈の内側より内視鏡を挿入し，動脈瘤および後交通動脈の起始部を観察した．C：内視鏡にて，動脈瘤の遠位頚部および後交通動脈の起始部が確認できた．D：内頚動脈に垂直にストレートクリップをかけ動脈瘤を閉塞させた．E：内視鏡にて，クリップの先端の位置と後交通動脈およびその穿通枝が確認できる．

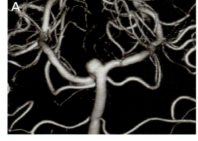
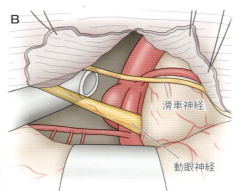
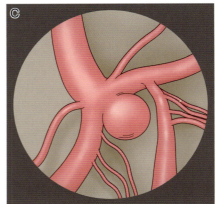
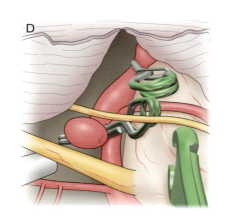
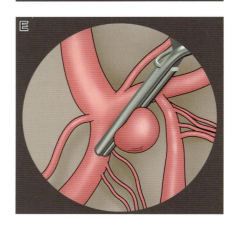

図6　脳底動脈先端部動脈瘤
右側頭下開頭による脳底動脈先端部動脈瘤の手術例を示した．
A：脳底動脈先端部に動脈瘤を認める．B：動眼神経越しに動脈瘤が観察された．内視鏡は脳底動脈前方より挿入し，観察した．C：左後大脳動脈およびその穿通枝も確認できた．D：動眼神経と滑車神経の間からクリップをかけた．左後大脳動脈の一部は観察できたが，動脈瘤の遠位の頸部とクリップの先端部は確認できなかった．E：内視鏡によりクリップの先端部が観察でき，左後大脳動脈およびその穿通枝の温存が確認できた．

- このような動脈瘤においては，内視鏡による観察がいっそう有用性を増す．
- 穿通枝が動脈瘤に接している場合，固定装置を用いれば，内視鏡下に安全に穿通枝との剝離が行えることに加え，穿通枝を避けながらクリップすることも可能である（図5D・E）．
- ただし，万が一出血した場合には対応ができないので，癒着しているときには血管損傷を起こさないよう無理をしないことが肝要である．

脳底動脈先端部動脈瘤（図6）

- 脳底動脈先端部動脈瘤は深部に存在するため，いずれのアプローチを用いても治療が難しい．

▶ Transsylvian approach

- 前方から内頸動脈越しに脳底動脈に到達するので，動脈瘤後面が死角となる．
- 動脈瘤の後面から分岐する視床穿通動脈の確認が困難となる．
- 内視鏡でこの後面の観察を行いながらクリッピングすることが理想であるが，なかなかスペースに余裕のない場合が多い．
- 内頸動脈の外側に内視鏡を固定し同側から動脈瘤の後面を観察する方法と，内頸動脈の内側から内視鏡を挿入し動脈瘤の対側から後面の観察を行いながらクリッピングをする方法があり，症例により使い分けている．

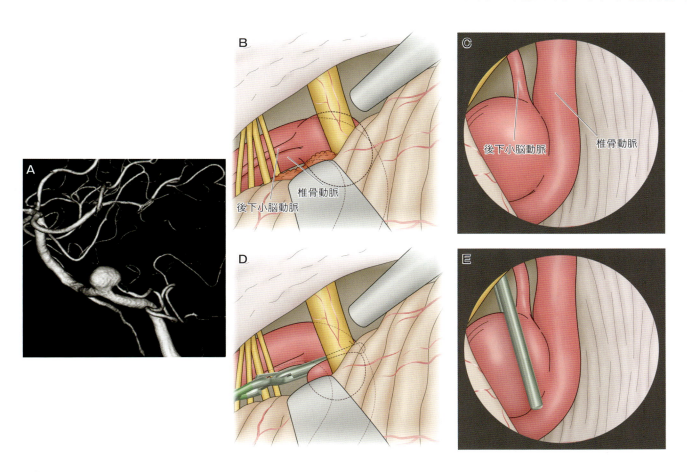

図7.. 後下小脳動脈分岐部動脈瘤
左後頭下開頭による椎骨動脈－後下小脳動脈分岐部動脈瘤の手術例を示した．
A：動脈瘤の頚部から左後下小脳動脈が分岐する．B：左聴神経の奥に動脈瘤を認めた．C：内視鏡により，動脈瘤の反対側が観察できた．D：後下小脳動脈を温存するように動脈瘤にクリップをかけた．E：クリップの先端が動脈瘤の反対の頚部に到達していることと椎骨動脈の温存が確認できた．

▶ Subtemporal approach
- 側方からのアプローチであり，同側のネック，後交通動脈，およびP1の穿通枝の把握は容易であるが，対側の血管系の確認が困難である．
- この場合，動脈瘤前方の脳底槽にゆとりがあるため，側視の内視鏡を脳底動脈先端部の前面に固定して，観察するとよい．

後下小脳動脈分岐部動脈瘤（図7）

- 椎骨動脈瘤の中では，後下小脳動脈分岐部動脈瘤が最も一般的である．
- 深在性の場合には，内視鏡による観察が有効である．
- 後頭下開頭によりアプローチする．
- 顕微鏡では観察困難な動脈瘤の反対側のネックが観察可能となる．

II-4 クリップの選択と基本手技

堀内哲吉

はじめに

- 脳動脈瘤治療の最終目標は完全閉塞であるが，患者の年齢や全身状態，また動脈瘤の部位や形状によっても治療目標は変化する．
- 完全閉塞にこだわりすぎて，母血管の血流不全や穿通枝損傷などの合併症を引き起こすことは回避しなければならない．よって破裂例では，再破裂の防止が第一目標となる❶．
- 未破裂例の第一目標は，患者の生存期間中の破裂と症候性増大の防止となる．もちろん，完全閉塞を目指す努力は常に必要である．

クリッピング操作をする前に

- 動脈瘤直達手術では，動脈瘤より心臓側の血管確保は不可欠な操作である❷．
- テンポラリークリッピングの是非にはさまざまな意見があるが，筆者は多用している．特に内頚動脈瘤手術では，使用する頻度が高い．
- テンポラリークリッピングを用いると動脈瘤内圧が低下し，剝離が容易となり❸，またクリップのスリップアウト❹も予防できる．
- テンポラリークリッピングで注意すべきこととして，①1回の遮断は5分以内にとどめる，②繰り返し行うときは，閉塞していた時間以上の間隔をあける，③穿通枝が分岐している部位では行わない，④電気生理モニタリング（SEPやMEP）下で行う，などが挙げられる．

クリップの種類と特性

- 臨床で主に使用されているのは，Yasargil®とSugitaのチタン合金クリップである．チタン合金クリップの材質は，チタンのほかに6％のアルミニウムと4％のバナジウムが含まれている[13]．
- これまで，チタン合金クリップに関する金属アレルギーの報告はないものと思われる．しかし，整形外科領域ではアレルギー症状の報告がある．
- クリップには，目的に応じてテンポラリー用，パーマネント用，ブースター用がある．閉鎖力がそれぞれ異なるので，目的にあった使用が重要である[13]❺．
- クリップのブレード部分は，長さや形に多くのバリエーションがあり，

Memo 1
破裂例では，根治術より未破裂化が優先される．そのため，治療困難な破裂動脈瘤でも，施設によりcoil firstまたはclip firstにて未破裂動脈瘤化する努力が必要である．

Pitfalls 2
傍鞍部内頚動脈瘤では，頚部内頚動脈の確保が必須である．方法は，頚部切開または血管内でのバルーン留置のどちらでもよい．頭部切開と同時または先行して行う．外頚動脈経由の側副血行路のため，総頚動脈のみの確保では不十分である．内頚動脈の確保が難しい場合は，総頚動脈と外頚動脈の両方を確保して対応する．

Troubleshooting 3
動脈瘤内圧が高い状態での動脈瘤体部と周囲血管の剝離は危険な操作である．Sharpな方法とBluntな方法があるが，必ず，癒着が弱い部位から強い部位へと剝離する．

Troubleshooting 4
動脈瘤内圧が低い状態であれば，意図している部位にクリップを留置しやすい．しかし，内頚動脈瘤などではテンポラリークリップを外すとスリップインやスリップアウトが起きる場合があるので注意が必要である．

動脈瘤の部位や形により適正なクリップを選択する必要がある．
- クリップの選択にあたり，閉鎖力・開き幅・シザリング予防の基本的な知識は必須である．
- クリップの閉鎖力は，バネ部から離れるほど低下する[14]．つまり，ブレード先端部分の閉鎖力が一番弱い．
- ブレードが長いクリップの先端部分のみを使用すると，閉鎖力が不十分になることがある．それとともに，シザリング現象も起こりやすいので避けるべきである[15]．
- 以前は，クリップヘッドが妨げになるため，深部のクリッピングではブレードが長いクリップを用いることが多かったが，最近ではクリップヘッドならびにアプライヤーの小型化により，ブレードの先端部分のみ使用したクリッピングは減少している．
- 開き幅は，クリップヘッドが大きくブレードの長いクリップが広い[16]．ブレード長は有窓部分を含まないので，同じブレード長であれば有窓クリップのほうが長くなり開き幅は広くなる（図1）．

クリッピングの考え方

- 動脈瘤頚部は三次元構造であるので，単純な形状のクリップでは二次元の閉鎖となり完全閉塞は難しい．
- 例えばストレートクリップを用いた分岐血管と平行のクリッピングでは，頚部に沿った残存（broad-based remnant）を一側もしくは両側に認める（図2A）．この残存をなくすような深いクリッピングは，母血管の狭窄を引き起こす可能性がある．

> **Pitfalls 5**
> テンポラリークリップは，パーマネントに比べて閉鎖力が弱い．この特徴で血管損傷を防止している．しかし，時に閉鎖力が不十分で出血をコントロールできないことがある．このような場合はパーマネントクリップを用いることがあるが，血管損傷のリスクを考慮しなければならない．また添付文書によれば，テンポラリークリップは単回使用となっている．

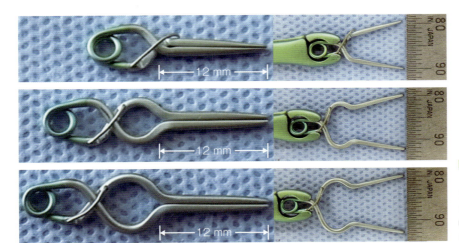

図1．動脈瘤クリップのブレード長と開き幅
ブレード長12 mmのSugitaクリップ3種類（上よりNo.10，No.28，No.31）の比較と開き幅の違い．同じブレード長であるが，窓の大きさ分クリップが長くなっている．

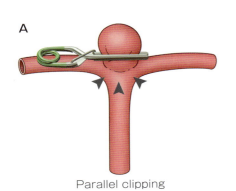

Parallel clipping

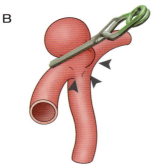

Perpendicular clipping

図2．平行と直交のクリッピング
A：平行，B：直交．どちらも▶部分に残存を認める．

- 分岐血管と直交するようなクリッピングでも，残存（dog-ear remnant）をブレード側かバネ側のどちらかに認める（図2B）．この残存部分は，追加のクリップを用い，血管狭窄を起こさないように閉鎖するとよい（図3）．
- 以前は，分岐血管と平行のクリッピングが推奨されていたが，わが国ではより完全閉塞が可能な直交のクリッピングが主流になってきていると思われる．これは，石川・中山らによる"closure line"という概念が提唱されてからである[17]．
- "Closure line"の概念は，母血管を動脈瘤が発生する前の状態に戻すことを目標としている❻（図4）．どの部位における動脈瘤にとっても完全閉塞を考慮するうえで有用であるが，特に中大脳動脈瘤のbifurcation typeがよい適応となる❼．
- 直交するクリッピングは，血管狭窄を回避するうえでも重要である．特に太い血管と細い分枝の間にできた動脈瘤には，直交するクリッピングが有効である．
- 平行のクリッピングを選択しなければならない動脈瘤もあるので❽，直交するクリッピングに固執するのも問題である．

> **Troubleshooting 6**
> Closure lineを用いたクリッピングでは，動脈瘤より遠位の親血管が近づくように動く．そのため，周囲の血管の剥離が不十分な場合には，クリップの操作部位とは離れた部位での血管損傷が起きる可能性があり注意が必要である．

> **Tips 7**
> 筆者らの施設では，クランクシャフト型のクリップを用いてshank clippingを多用している．この方法は，1本のクリップで三次元の閉鎖を可能とする（図3）．経験年数の浅い医師にお勧めの方法である．

> **Memo 8**
> 平行のクリッピングを必要とする代表例は，大型の内頸動脈瘤である．有窓クリップで血管形成を必要とする（図6参照）．

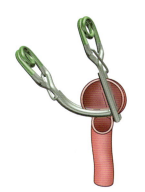
Tandem clipping

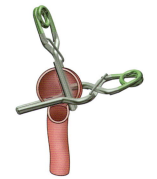
Interlocking tandem clipping

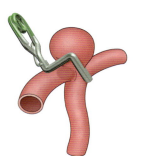
Shank clipping

図3 Closure lineを意識したクリッピング例

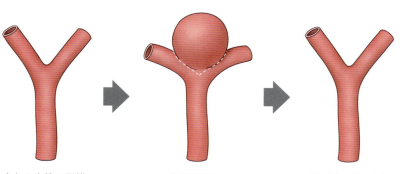

もとの血管の形態 → 動脈瘤発生 → クリッピングでもとの血管の形態へ

図4 Closure lineの考え方
動脈瘤が発生する前の血管の形態をクリッピングで形成する．この形態ができれば，完全閉塞が達成できる．

動脈瘤によるクリップの選択

- クリップの選択は，同じ部位の動脈瘤でもアプローチの方向・動脈瘤の大きさ・形状などにより変更する．
- クリップ選択のポイントは，①可能ならシンプルな形状を用いる（悩んだらストレートクリップをまず使用してみる），②少ない数でのクリップ使用を心がける（かけ直しによる頸部損傷のリスクなどがあるため），③動脈瘤頸部の大きさにあったブレード長のクリップを選択する **9**，などが挙げられる．
- 小型から中型の中大脳動脈瘤と interhemispheric approach での前交通動脈瘤治療は，クリップの入る自由度が高い．よって，さまざまなクリップが使用でき "closure line" の考えに即した治療が可能である．
- Pterional approach による前交通動脈瘤や内頸動脈瘤の治療においては，穿通枝・視神経・骨構造などによる制約があるため，クリップの進入方向が制限されるので，比較的シンプルな形状のクリップが用いられることが多い．

クリッピングテクニック

- 1本のクリップによる完全閉塞が理想であるが，前述したように複数本用いたクリッピング（multiple clipping）が必要な場合が多い．
- Formation clipping は大型の動脈瘤に対して，母血管や血管分岐を形成するようなクリッピング方法である（図5）．
- 母血管形成の場合は，有窓クリップを用いることが多い **10**（図6）．
- 複数の有窓クリップ使用には図6A～Cに示すような3通りの方法があるが，tandem clipping の使用頻度が高い．大型内頸動脈瘤には，有窓クリップが用いられることが多い．
- 内頸動脈瘤の圧は高いので，しばしばブレードのスリップインやスリップアウトが起こる．また，有窓クリップを複数本使用する場合は，ブレード先端の位置関係が重要である．
- スリップアウトが危惧される場合は，2本目のクリップブレード先端は1本目のブレードより母血管に近い位置に置く．逆にスリップインが危惧される場合は，反対に2本目のクリップブレードは外側にくるように配置する（図6A）．

> **Pitfalls 9**
> ブレード長の選択で注意すべきことは，動脈瘤頸部と同じ長さのクリップでは長さが足りないことである．つまり5 mm の動脈瘤の治療では，ブレード長が5 mmでは閉鎖できない．これは，動脈瘤が閉鎖されると最大径は長くなるからである．そのため，動脈瘤頸部より長いクリップが必要になる．

> **Troubleshooting 10**
> 有窓クリップを的確に使いこなすのは難しい．動脈瘤頸部を形成するようにクリップをアプライするとどうしても狭窄してしまう．そのため，有窓の部分に血管を作るイメージで使用するとよい．Sugita クリップでは，直径3.5 mm と5 mm の窓があるので，3.5 mm または5 mm の血管を作るイメージである．つまり，微調整はそれほど考えずに窓部分を最大限利用するような使用方法をお勧めしたい．

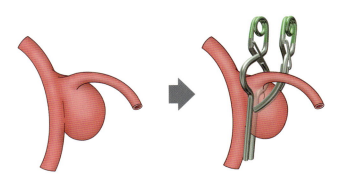

Formation clipping　図5　動脈瘤より血管が分岐している場合のクリッピング例

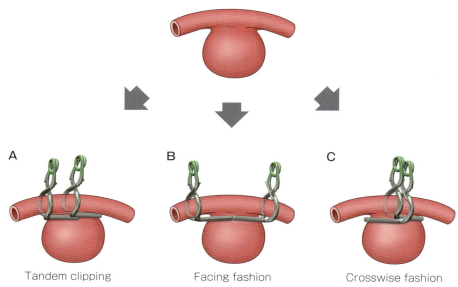

図6. 母血管形成を必要とするクリッピング例

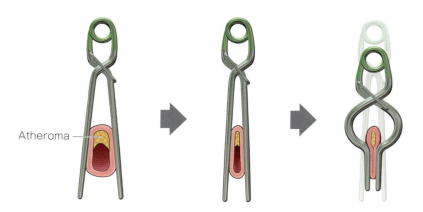

図7. 動脈瘤頸部に動脈硬化性変化を伴うクリッピングでの有窓クリップの使用

- 有窓クリップを複数使用すると，母血管の走行が変位（直線化）し，遠位部で屈曲して狭窄を起こす場合があるので，遠位部の血管まで十分に剝離しておくことが重要である．
- 有窓クリップのその他の使用方法として，動脈硬化性変化のある動脈瘤への応用が挙げられる．
- 動脈瘤頸部に動脈硬化性変化があり1本のクリップで閉鎖することが困難な場合は，2本のクリップを平行に留置することが多いが，これでは閉鎖できないことがある．この場合，有窓クリップの有窓部で硬化性部分をジャンプして閉鎖するとよい（図7）．
- Tentative clipping とは body clipping などを行ってから neck clipping を行う方法である（図8A）．
- 破裂例などで破裂点をまずクリップして未破裂化する方法も tentative clipping の一つである．
- 反対に深い位置に一時的にクリップを留置し，平行に置いた2本目を neck clipping とするような方法もある（図8B）．これは，スリップインが起こるような症例に有用である．

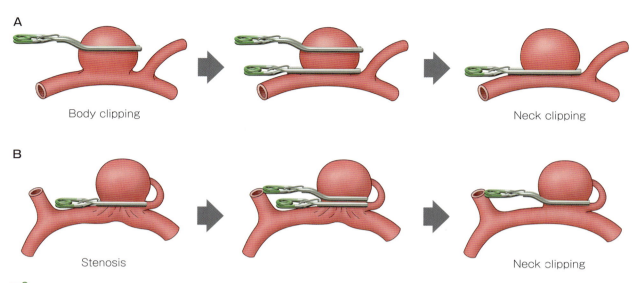

図8. Tentative clipping の例

クリッピング後の注意点

- ドップラー血流計や ICG 蛍光血管撮影にて血流確認するのは当然であるが，動脈瘤全周が直視できない場合は，神経内視鏡などを使用して穿通枝の損傷がないことを確認する．
- 閉創後にクリップヘッドの位置がずれて血管狭窄・損傷する場合があるので，クリップヘッドと脳の位置関係にも注意が必要である．
- 術後 CT でクリップの位置・角度が変位していないことを確認するのも重要である．

第 II 章 文　献

1) Kawaguchi M, Sakamoto T, Ohnishi H, et al. : Intraoperative myogenic motor evoked potentials induced by direct electrical stimulation of the exposed motor cortex under isoflurane and sevoflurane. *Anesth Analg* **82** : 593-599, 1996.
2) Taniguchi M, Cedzich C, Schramm J, et al. : Modification of cortical stimulation for motor evoked potentials under general anesthesia: technical description. *Neurosurgery* **32** : 219-226, 1993.
3) Sasaki T, Itakura T, Suzuki K, et al. : Intraoperative monitoring of visual evoked potential : introduction of a clinically useful method. *J Neurosurg* **112** : 273-284, 2010.
4) Suzuki K, Kodama N, Sasaki T, et al. : Confirmation of blood flow in perforating arteries using fluorescein cerebral angiography during aneurysm surgery. *J Neurosurg* **107** : 68-73, 2007.
5) Yannuzzi LA, Rohrer KT, Tindel LJ, et al. : Fluorescein angiography complication survey. *Ophthalmology* **93** : 611-617, 1986.
6) Kuroda K, Kinouchi H, Kanemaru K, et al. : Intra-arterial injection fluorescein videoangiography in aneurysm surgery. *Neurosurgery* **72** : 141-150, 2013.
7) Ichikawa T, Suzuki K, Watanabe Y : Intra-arterial fluorescence angiography with injection of fluorescein sodium from the superficial temporal artery during aneurysm surgery : Technical notes. *Neurol Med Chir* **54** : 490-496, 2004.
8) 鈴木恭一, 市川　剛, 渡部洋一：動注蛍光脳血管撮影による脳表血流評価：インドシアニン・グリーンとフルオレセインの3症例における比較検討. 脳卒中の外科 **42**：207-213, 2014.
9) Yoshioka H, Kinouchi H : The Roles of Endoscope in Aneurysmal Surgery. *Neurol Med Chir* **55** : 469-478, 2015.
10) Kalavakonda C, Sekhar LN, Ramachandran P, et al. : Endoscope-assisted microsurgery for intracranial aneurysms. *Neurosurgery* **51** : 1119-1127, 2002.
11) Nishiyama Y, Kinouchi H, Senbokuya N : Endoscopic indocyanine green video angiography in aneurysm surgery: an innovative method for intraoperative assessment of blood flow in vasculature hidden from microscopic view. *J Neurosurg* **117** : 302-308, 2012.
12) Kinouchi H, Futawatari K, Mizoi K, et al. : Endoscope-assisted clipping of a superior hypophyseal artery aneurysm without removal of the anterior clinoid process. Case report. *J Neurosurg* **96** : 788-791, 2002.
13) 堀内哲吉, 本郷一博：動脈瘤クリップ. *Clinical Neuroscience* **29** : 434-436, 2011.
14) Horiuchi T, Rahmah NN, Yanagawa T, et al. : Revisit of aneurysm clip closing forces: comparison of titanium versus cobalt alloy clip. *Neurosurg Rev* **36** : 133-138, 2013.
15) Horiuchi T, Hongo K, Shibuya M : Scissoring of cerebral aneurysm clips: mechanical endurance of clip twisting. *Neurosurg Rev* **35** : 219-224, 2012.
16) Horiuchi T, Ito K, Hongo K, et al. : Mechanical evaluation of long titanium alloy clip-comparison of cobalt alloy clip. *Neurol Med Chir* **54** : 176-179, 2014.
17) Ishikawa T, Nakayama N, Moroi J, et al. : Concept of ideal closure line for clipping of middle cerebral artery aneurysms. Technical note. *Neurol Med Chir* **49** : 273-277, 2009.

第III章

血管内治療

III-1 周術期抗血栓療法

金丸和也，木内博之

はじめに

- 脳動脈瘤の血管内治療の合併症には，術中破裂などの出血性合併症と虚血性合併症がある．
- 虚血性合併症の低減には抗血栓療法が有効で，術中の血栓形成に伴う分枝閉塞などへの対応も確立されてきている．これらに習熟して治療に臨むことが肝要である．

抗血栓薬について

- わが国で現在使用されている抗血栓薬についてまとめる（表1）．

術前抗血小板薬投与

未破裂脳動脈瘤コイル塞栓術

- 虚血性合併症回避のため，術前から抗血小板薬を投与するのが一般的である．
- 大型/広頚の動脈瘤や複雑な手技が必要な場合は，2剤併用を考慮する[1]．
- ステント併用コイル塞栓術を行う場合には，クロピドグレルとアスピリンの2剤併用が原則である．

表1. わが国で使用される抗血栓薬

薬剤名	作用機序	半減期	効果発現	副作用	術前通常投与量
クロピドグレル	$P2Y_{12}$受容体不可逆的阻害	7時間	3〜5日	肝機能障害	1〜2週間前から，1回75 mg，1日1回
シロスタゾール	PDE3可逆的阻害	10〜13時間	3〜6時間	頭痛，頻脈	1〜2週間前から，1回100 mg，1日2回
アスピリン	COX-1不可逆的阻害	20〜30分	1時間	消化管潰瘍	1〜2週間前から，1回100 mg，1日1回
オザグレル	TXA_2合成酵素可逆的阻害	40〜50分	即時的	アスピリン喘息	
ヘパリン	トロンビンやXaおよびVIIa，IXa，XIa，XIIa活性阻害	60〜90分	即時的		
アルガトロバン	トロンビン阻害	15〜30分	即時的	ヘパリン起因性血小板減少症（HIT）	
ウロキナーゼ	プラスミノーゲン活性化	5〜10分	即時的		
アルテプラーゼ	プラスミノーゲン活性化（フィブリン親和性高）	6分	即時的		

破裂脳動脈瘤コイル塞栓術

- 術前の抗血小板薬 loading の有効性はいまだ明らかにされていないが，使用例の報告がみられる❶．
- わが国では適応外であるが，諸外国において破裂急性期のステント併用コイル塞栓術に対する術前の抗血小板薬 loading の報告がみられる[2]．

虚血性合併症回避のポイント

- 器具のリンスやフラッシュならびにカテーテル類の持続灌流に，ヘパリン加生理食塩水（3,000～5,000 単位 / 500mL）を用いる．
- シース挿入後，数分してからヘパリン 5,000 単位（100 単位 / kg）程度を静注し，全身ヘパリン化する．ACT は前値の 2 倍または 250～300 秒程度を目安に，適宜 500～2,000 単位を追加静注する．
- ガイディングおよびマイクロカテーテルの挿入時には，血管攣縮やキンクによる血流低下や停止が生じていないか適宜テストインジェクションで確認し対処する．
- 持続灌流ラインの流量（多すぎず少なすぎず）にも注意を払う❷．
- ガイディングカテーテルの Y コネクターの緩めすぎによる血液の逆流に注意する．逆流した場合は，すぐにフラッシュを行う．
- 分枝がよく観察できるワーキングアングルで治療を行う．
- 分枝起始部との間に少しスペースが残るようにコイルを挿入する（図1）．

Memo 1
Loading dose は，シロスタゾールでは 200mg，クロピドグレルでは 300mg，アスピリンでは 200～300mg 程度が一般的である．アスピリンは大量投与を継続すると，抗血小板作用のあるプロスタグランジン I_2 の産生が低下する"アスピリンジレンマ"が生じる可能性があり注意する．

Pitfalls 2
持続灌流ラインの流量が少なすぎると，カテーテル内での血栓形成の危険が高くなる．一方，多すぎるとヘパリン加生理食塩水が気づかないうちになくなり灌流が停止している場合や，万が一バッグ内に空気が存在していると空気塞栓の危険があるため，生理食塩水バッグの空気はプライミング時に抜いておく．筆者らは，成人用点滴セットを用いている．

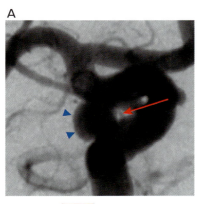
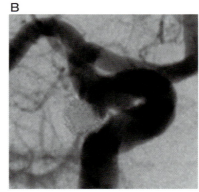
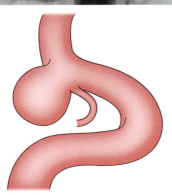
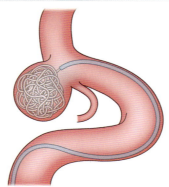

図1 動脈瘤頚部から分岐する分枝を有する場合のコイル塞栓術
A：前脈絡叢動脈分岐部動脈瘤の血管撮影像とそのイラスト．動脈瘤（▶）頚部より前脈絡叢動脈（→）が分岐している．B：分岐部とコイルの間にスペースを残して塞栓している．

- 術後ヘパリンは硫酸プロタミン 3mL 程度で中和させるか，自然消退させる．あるいは，ヘパリンまたはアルガトロバンの持続投与を 1〜2 日間行うこともある．

術中血栓症への対応

- コイルの離脱前に造影し，血栓形成や造影剤の各分枝からの wash out に遅延がないか細心の注意を払う．
- もし，そのような状態が発見された場合はコイルを離脱せずに観察し，改善しないならコイルの回収を考慮する．
- 同時に ACT を再度測定し，適宜ヘパリンを追加する．
- 抗血小板薬の効果が不十分と思われる場合には，抗血小板薬を追加投与する❸．
- 分枝の閉塞や，比較的大きい血栓形成の場合，未破裂例ではウロキナーゼをマイクロカテーテルより注入し，局所血栓溶解を試みる．
- 破裂例では，局所血栓溶解は再破裂の危険があり禁忌とされている．この場合，マイクロカテーテルとガイドワイヤーまたは，バルーンカテーテルによる機械的破砕も選択肢であるが，適応に際してはその利点と危険性を十分考慮する．
- 血栓形成がさらに進行する場合にはヘパリン起因性血小板減少症（heparin-induced thrombocytopenia：HIT）を疑い，緊急で血小板数をチェックする．
- 血小板数に前値の 30%超の低下がみられ，HIT が危惧される場合には，ただちにすべてのヘパリンの使用を中止し，アルガトロバンの投与を開始する❹．
- 術中血栓形成症例（図2）と，術中分枝閉塞症例（図3）を提示する．

> **Tips 3**
> オザグレル 80mg 点滴静注や，シロスタゾール，クロピドグレル，またはアスピリンの loading dose での投与を行う．Glycoprotein Ⅱb/Ⅲa 受容体拮抗薬の有用性が国外から報告されている．

> **Tips 4**
> HIT 患者に対するアルガトロバンの使用法（PCI 施行時を想定したもの）
> 0.1mg/kg を 3〜5 分かけて静脈内投与し，6μg/kg/min から持続投与を開始し，APTT が 2.0〜2.5 倍を目安に調整する．術後は 0.7μg/kg/min 程度として，APTT が 1.5〜2.0 倍を目安とする．

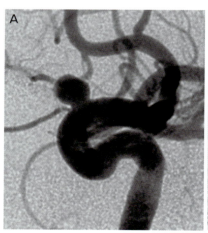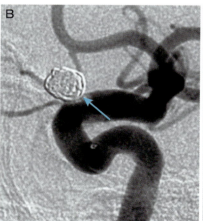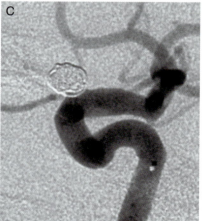

図2. 未破裂眼動脈分岐部動脈瘤例：コイル塞栓術中のコイル周囲血栓化

手術 5 日前より，バイアスピリン® 100 mg とプラビックス® 75mg の内服開始．A：治療前内頸動脈撮影．B：5 本目のコイルを挿入したところ血栓化による陰影欠損（→）が出現した．しばらくしても改善しないためこのコイルを抜去したが，血栓が消退しないためオザグレル 80 mg を点滴静注，プレタール® 200 mg を胃管より注入した．マイクロカテーテルよりウロキナーゼを動注すると血栓は減少するものの，動注を中止すると再形成した．これを繰り返し 1 時間 40 分すぎたところから，血栓が再形成されなくなった．ウロキナーゼは 24 万単位使用した．C：最終の撮影．血栓が消退している．最後に術前抗血小板薬投与期間が不十分だった可能性を考慮し，胃管よりバイアスピリン® 200 mg とプラビックス® 75 mg も追加投与した．

血小板機能検査

- 血小板凝集能検査が最も一般的であるが，検査可能な医療機関が限られている（表2）．
- 光透過法（light transmittance aggregometry：LTA）が最も一般的であるが，検査法が繁雑でかつ標準化されていない．
- VerifyNow®（メディコスヒラタ社）は2016年時点において保険収載されておらず，ランニングコストが高いものの，簡便で有用性が示されている❺．
- シロスタゾールの薬剤効果モニタリング法は，いまだ実用化されていないものの，可能性が示唆されている[5]．

> **Memo 5**
> アスピリンとクロピドグレルによる血小板凝集能の抑制効果を確認可能である．特にクロピドグレルでは，血小板凝集能が抑制されていないと虚血性合併症[3, 4]と関連し，過剰に抑制されていると出血性合併症[3]と関連することが示されている．

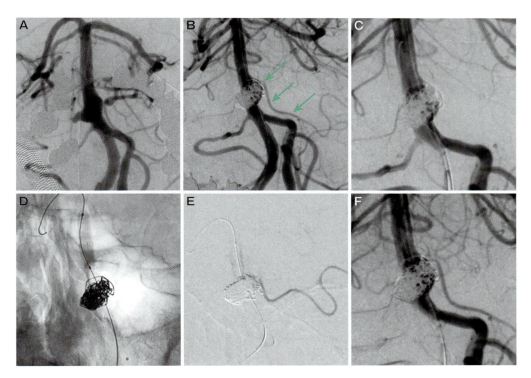

図3．破裂脳底動脈紡錘状動脈瘤慢性期例：ステント併用コイル塞栓術中分枝閉塞
手術10日前よりプラビックス®75 mg, 7日前よりプレタール®200 mgの内服開始．発症40日目に施行した．A：椎骨動脈撮影．脳底動脈近位部の右側にblebを伴う紡錘状動脈瘤を認め，左前下小脳動脈は拡張部分から分岐していた．Enterprise™ VRD 22 mm (Johnson & Johnson社) を留置し，バルーンアシストを併用してコイルを挿入した．B：前下小脳動脈（→）分岐部近傍までコイルを挿入した．C：その後コイル周囲の血栓化が進行し，前下小脳動脈が閉塞した．このためオザグレル80 mgを点滴静注．プレタール®100 mgとアスピリン300 mgを胃管より注入した．さらに動脈瘤内に留置しているマイクロカテーテルよりウロキナーゼを動注した．D：この際，バルーンを動脈瘤の末梢で拡張させ，動注するウロキナーゼが末梢へ流れるのを防ぎ前下小脳動脈へ向かうようにした．E：バルーン閉塞下のマイクロカテーテルからの造影．前下小脳動脈が再開通し造影されている．何度か動注を繰り返し1時間50分すぎから前下小脳動脈の血流が安定した．ウロキナーゼは12万単位使用した．F：ヘパリンをリバースした後の最終の撮影．血栓が消退し安定して前下小脳動脈が描出されている．

表2．血小板凝集能検査

検査名	検体	使用機器	必要時間	デメリット
比濁法による光透過法	多血小板血漿	血小板凝集能測定装置（各社）	約1時間	評価法が統一されていない，検査が繁雑，時間を要す
簡易血小板凝集能検査	全血	VerifyNow®など	10〜40分	高ランニングコスト

薬剤不応症

- CYP2C19遺伝子多型における代謝活性欠損者（poor metabolizer）はクロピドグレル不応症に関連することが示されており，虚血性合併症に注意が必要である．
- アスピリン不応症も報告されているが，臨床的意義は十分に解明されていない．
- シロスタゾール不応症の報告はなされていない．
- 血小板機能検査によって不応症例を検出し抗血小板療法を強化すると，虚血性合併症が減少する可能性が示唆されている[4]．

抗血栓療法時の副作用や合併症とその対応

- 出血性合併症に注意する．抗血小板薬2剤併用療法（DAPT）では頭蓋内出血を避けるため，特に血圧を低めに管理する（130/81 mmHg未満を目標）[6]．
- アスピリン使用時には，消化管潰瘍を合併することがある．消化管出血は抗血小板薬の早期終了の原因となり脳梗塞合併リスクを上昇させるため，プロトンポンプ阻害薬の予防的内服が勧められる．
- シロスタゾール使用時には，頭痛を軽減させるため，1日量100 mgからの開始も考慮する．頻脈および心不全に注意が必要である．

術後継続期間

- 投与期間については，血管内皮がコイルを覆うのに2～3ヵ月を要すとされており，通常の瘤内塞栓術後では，抗血小板薬も1～3ヵ月程度で終了することが多い．
- ステント併用コイル塞栓術では，1～9ヵ月後にDAPTから単剤へ減量するという報告が多い．しかしながら，6ヵ月後の減量でも脳梗塞を発症した例も報告されており，適切なDAPTの継続期間は明らかではない．また，単剤とした後の継続期間も明らかでない[7]．

III-2 各種器具の特性と使用法

秋山恭彦

シース（イントロデューサー）

シースの特性

- カテーテルのサイズ（Fr）は外径を表示しているが，シースではガイディングシースも含め，Fr は内径のサイズを表示する．
- シースの長さは，ショートシースタイプ（7 cm 程度）〜ロングシースタイプ（30 cm 程度）のバリエーションがある．診断カテーテルでは 10 cm 程度を使用するが，血管内治療（特に腸骨動脈の蛇行の強い高齢者）では，ロングシースを用いるとガイディングカテーテルの操作がしやすくなる．
- シースの止血弁の中央からダイレーターをまっすぐ挿入して使用する．中心から外れた位置から挿入すると止血弁を損傷し，治療中にシース止血弁とカテーテルの隙間からの出血に苦しむことがあるので注意を要する．

シースの使用法（挿入と留置）❶❷❸❹

- 血管内治療では治療中にヘパリンを投与するため，イントロデューサー挿入時の血管穿刺は，血管後壁を貫かないように穿刺する．

> **Tips 1**
> 高度肥満の場合，鼠径靱帯や動脈拍動が触れにくいために穿刺に苦労する．わずかな拍動を頼りに，X 線透視下に穿刺針の先端が大腿骨頭の下端（〜中央）レベルで血管を捉えるように穿刺すると総大腿動脈を穿刺できる．これ以上の高さで穿刺を行うと後腹膜下血腫を生じる危険性がある．

> **Tips 2**
> 過去に IVR を繰り返し受けた患者では，総大腿動脈の硬化が著しく，イントロデューサーの挿入が困難な場合がある．この場合には，ガイドワイヤーを X 線透視下に維持しながら，いったんダイレーターのみを挿入して血管の穿刺孔を広げた後に，ダイレーターとシースを再び組み合わせて挿入する．

> **Pitfalls 3**
> 穿刺部の合併症はときに重篤な結果となる．穿刺針を血管内に導入後，穿刺針外套からミニガイドワイヤーを用いて外套を血管内に進めるが，必ず X 線透視下にワイヤーの走行を確認する．ワイヤーの挿入に抵抗を感じる場合は，①血管分枝にワイヤーが迷入している，②解離腔にワイヤーが入っている，のどちらかである．この状態でシースを挿入すると大変危険である（図1）．
>
>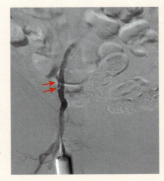
>
> **図1．穿刺のピットフォール**
> 右鼠径部穿刺．穿刺針の外套から穿刺部造影を RAO 45 度で実施．大腿動脈と大腿深動脈の分岐部を避け，外腸骨動脈に穿刺できた．しかし，外腸骨動脈にアテローム性の潰瘍がある（→）．本例では，DSA ロードマップ下にワイヤーを誘導した．

> **Pitfalls 4**
> ミニガイドワイヤーがどうしても分枝血管に入る場合には，ワイヤーの挿入方向を変える．ただし，ミニガイドワイヤーの先端形状形成は，添付文書上禁止されていることが多い．先端形状を変えたい場合には，カテーテル用ガイドワイヤーを使用する．

- 動脈性の逆血を確認したら，穿刺針外套からシース用のミニガイドワイヤーをX線透視下に進め，外套を血管内にしっかりと挿入する．
- 抵抗なく外套が挿入され良好な逆血も確認できたら，穿刺部造影あるいはDSAロードマップ下にミニガイドワイヤーを血管分枝への誤進入を避けながら腹部大動脈下部まで進め（図2），ダイレーターと組み合わせたシースをワイヤーに追従させ挿入する．
- シース挿入時の皮膚切開は，6Fr以下では通常不要．ただし，治療終了時に止血デバイス（アンジオシール™〔セント・ジュード・メディカル社〕など）を使用する場合には，①少し大きめの皮膚切開を行う，②大腿深動脈と大腿動脈の分岐に穿刺していないか，穿刺側45度の斜位で確認撮影する．

ガイディングカテーテル

ガイディングカテーテルの特性（表1）

- 種々のガイディングカテーテルが販売されており，内腔径，柔軟性，支持性，安定性などの点で，それぞれに特徴がある❺．
- バルーンガイドカテーテルは，動脈瘤母血管閉鎖などにおけるフローコントロールに用いられる．

ガイディングカテーテルの使用法（誘導と留置）

- ガイディングカテーテルはできるだけ目的病変の近傍まで進め，安定する位置に留置する．留置後に十分にたわみをとる．
- 血管攣縮や母血管のキンキング，カテーテルアクセスルート途中での血流の途絶がないことを造影によって確認してから，次のステップであるマイクロカテーテル挿入へ進む．
- 高齢者の血管は蛇行が強い場合が多く，誘導にはさまざまなコツがある．代表的な4つの方法を記載する．

> **Memo 5**
> ガイディングシースおよびガイディングカテーテルは，内腔径の確認が必要である．内腔が0.070 inchのガイディングカテーテル（通常6Fr）に，10タイプのマイクロカテーテル（通常2.4Fr以下）とオクルージョンバルーンカテーテル（通常2.8Fr）が2本挿入できる（手元サイズの合計径5.2Frまで使用可能）．

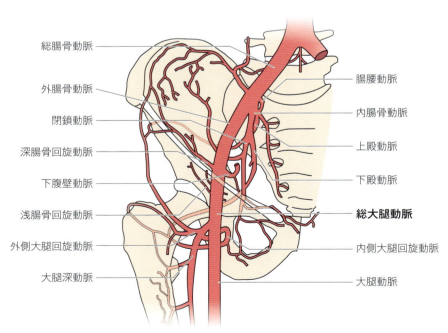

図2. 鼠径穿刺のための血管解剖（シース挿入用ワイヤーの迷入に注意すべき血管）

ガイディングカテーテル誘導の基本手技

▶ Coaxial technique

- 選択したガイディングカテーテルに対して 2 Fr アンダーサイズのコアキシアルカテーテルを使用する．
- 大動脈弓Ⅱあるいは Ⅲ 型や，bovine arch ではシモンズタイプのコアキシアルカテーテルを選択する❻ ❼．

▶ Exchange method

- 目的血管の十分遠位に診断用カテーテルを誘導し，しっかりとたわみをとってから，300 cm のスティッフタイプのロングガイドワイヤーを挿入する．
- カテーテルのみを抜去し，ワイヤーを血管内に維持する．
- このワイヤーを軸にコアキシアルカテーテルとガイディングカテーテルを組み合わせたガイディングシステムを誘導する．

表1．脳動脈瘤の血管内治療に使用される主なガイディングカテーテル

カテーテル名	外径（Fr）	内径（inch）	有効長（cm）	主な特徴
Envoy （Cardinal Health 社）	5 6	0.056 0.070	90, 100 90, 100	先端部が柔らかく内腔が広い．先端形状が豊富 （バックアップサポート力の強い XB タイプがある）
Britetip （Cardinal Health 社）	6 7 8 9 10	0.070 0.078 0.088 0.098 0.110	90 90 90 90 80	先端部が柔らかく内腔が広い 十分なバックアップサポート力を有する
Guider softip （Stryker 社）	6 7 8 9	0.064 0.073 0.086 0.099	90, 100 90, 100 90, 100 90, 100	柔軟先端部分が長く，屈曲した血管へのアクセスが良好 十分なバックアップサポート力を有する
FUBUKI （朝日インテック社）	6 7 8	0.071 0.081 0.090	90, 100 90, 100 90, 100	柔軟先端部分が長く，屈曲した血管へのアクセスが良好 内腔が広い （HARD タイプ〔先端形状はアングル型〕がある）
Chaperon （テルモ社）	5 6	0.059 0.071	95 95	柔軟先端部分が長く，屈曲した血管へのアクセスが良好 十分なバックアップサポートを有し内腔が広い
Launcher （Medtronic 社）	5 6 7 8	0.058 0.071 0.081 0.090	90, 100 90, 100 90, 100 90	バックアップサポート力に優れ内腔が広い
ROADMASTER （グッドマン社）	6 7 8	0.071 0.080 0.090	90, 100 90 80, 90	屈曲した血管へのアクセスが良好 内腔が広い
Slim Guide （メディキット社）	6	0.072	95	柔軟で，6Fr ガイディングカテーテルでは最大の内腔径を有する
OPTIMO （東海メディカルプロダクツ社）	6 7 8 9 9.3	0.051 0.067 0.070 0.088 0.096	100 100 100 90 90	バルーンガイドカテーテル バルーン拡張時の先端が Tipless 柔軟で内腔が広い
CELLO （Medtronic 社）	5 6 7 8 9	0.039 0.051 0.067 0.075 0.085	105 102 102 100 92	バルーンガイドカテーテル 保持力が良好で内腔が広い

Memo 6

コアキシアルシモンズカテーテルの折り返し作成法
①大動脈弁に当て反転させて折り返し形状にする．
②鎖骨下動脈にガイドワイヤーを用いてシモンズカテーテルの彎曲部まで誘導し，彎曲部手前にワイヤーを引き戻した状態でカテーテルを押し進めて鎖骨下動脈から脱落させ折り返し形状にする．
③上行大動脈にシモンズカテーテルを進め，トルクをかけて上行大動脈内でピッグテイル形状とし，ガイドワイヤーを進めてテイル部を伸ばし折り返し形状にする（図3）．

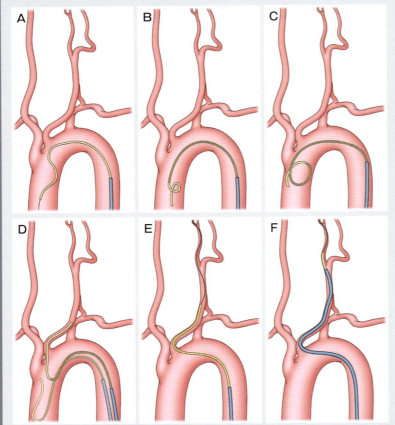

図3．シモンズタイプのコアキシアルカテーテルを使ったガイドカテーテル誘導法
A：ガイドカテーテル（青）にラジフォーカスガイドワイヤー（黒）とシモンズカテーテル（黄）をコアキシアルに組み合わせ，シモンズカテーテルの折れ曲がり部分を上行大動脈まで誘導する．B：ワイヤー先端をシモンズカテーテルの折れ曲がりの部分まで戻して，シモンズカテーテルにトルクをかけ，上行大動脈内でシモンズカテーテルをピッグテイル形状にする．C：シモンズカテーテルのピッグテイル形状を維持した状態で，ガイドワイヤーを再び進め，ピッグテイル形状を開いて（輪を広げるイメージ），シモンズカテーテルを折り返し形状に変化させる．D：シモンズカテーテルの折り返しができたら，折り返し角度をコントロールし，カテーテル全体を引いて，釣り針を引っ掛ける要領でシモンズカテーテルを目的血管に誘導する．シモンズの折り返し角度は，ワイヤー折り返し部分より進めると開き，ワイヤーを折り返し部分よりも手前に引いてトルクをかけると閉じる．E：シモンズカテーテルの折り返し角度を調節して，目的血管に誘導したら，シモンズカテーテルのたわみを十分にとって，DSAロードマップ下にガイドワイヤーを外頚動脈（あるいは内頚動脈）へ進める．F：ガイドワイヤーを支軸にしてガイドカテーテルをシモンズタイプカテーテルと一緒に目的血管（総頚動脈あるいは内頚動脈）へ誘導する．

▶ **Snare technique**
- ガイディングカテーテルが目的位置まで十分に誘導できない，あるいは安定しない場合，上腕動脈から挿入した Goose Neck™ Snare（Medtronic社）でガイディングカテーテルを把持して進める．

▶ **Buddy wire technique**
- 主に椎骨脳底動脈領域の血管内治療において，ガイディングカテーテルを椎骨動脈起始部に挿入できない場合，鎖骨下動脈にガイディングカテーテルを留置し，スティッフワイヤーを上腕動脈まで挿入留置して，ガイディングカテーテルを鎖骨下動脈内に安定維持する❽．

Tips 7

コアキシアルとして使用するシモンズカテーテルは通常145cmあり，ロングワイヤーが必要．硬めのシモンズカテーテルを用いてMemo6③を行う場合には，上行大動脈まではラジフォーカス®（テルモ社）260 cmで誘導し，ピッグテイル形状を折り返し型にする際にジンドー®（Cordis社）などのスティッフワイヤーに交換する．

Pitfalls 8

ガイディングカテーテルの誘導に手間取る場合，コアキシアルカテーテルとの間隙に血栓ができている危険性がある．ガイディングカテーテル誘導中もヘパリン加生理食塩水によるイリゲーションに留意する．

ガイドワイヤー

ガイドワイヤーの特性

- 構造により，コイルタイプとプラスチックタイプに分けられる（図4）．

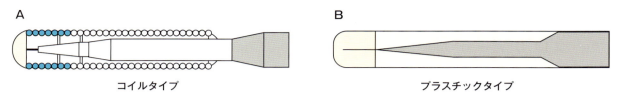

図.4. ガイドワイヤーの特性
A：コイルタイプ．金属のコアの先端部の数cm～数十cmがスプリングコイルで覆われている．柔軟性に優れる．
B：プラスチックタイプ．ステンレス，ニッケルチタン合金などの金属コアがプラスチックポリマーで覆われている．操作性に優れる．

- 頭頸部の診断カテーテルおよびガイディングカテーテル誘導では，操作性に優れ，カテーテルとの摩擦抵抗の少ないプラスチックタイプの0.035 inchサイズ，150cm長のものが使用される．ラジフォーカス®（テルモ社），サーフ®（パイオラックスメディカルデバイス社）が代表的である⑨．
- 硬さにより，フロッピー（ソフト）タイプ，スタンダードタイプ，スティッフ（ハード）タイプに分けられる．ラジフォーカス®では，スーパーフレックス，フレックス，スタンダード，ハーフスティッフ，スティッフの5タイプのほかに，シェイピングの可能なEタイプ（硬さはスタンダードと同様）がある．

ガイドワイヤーの使用法

シェイピングの方法

- 既製のアングル形状ワイヤーで多くの血管に対応可能であるが，右鎖骨下動脈や，左右の椎骨動脈誘導にはシェイピングが必要な場合がある．

▶ **指先シェイピング**
- ガイドワイヤー先端を，曲げたい方向の内側を親指の先端，外側を人差指の腹でつまんで，しごくように形状形成する．

▶ **インサーターシェイピング**
- ワイヤーの先端を曲げたい部分でインサーターから出して折り曲げるようにして形状形成する．
- ダブルアングルに仕上げたいときに便利な方法である⑩．

ワイヤー操作

- 時計方向/反時計方向に180度の範囲でトルクをかける．
- ガイドワイヤーを引きながらトルクをかけると，ワイヤー先端にトルクが伝わりやすい．
- ワイヤーの向きを引き操作で調整し目的血管へ進める．
- トルクをかけながら進める操作は血管壁解離を起こす危険性があり，血管屈曲部では注意して行う．

> **Pitfalls 9**
> プラスチックワイヤーは，親水ポリマーがワイヤー表面にコーティングされカテーテルとの摩擦抵抗を小さくしている．Exchange method（前述）で，ガイドワイヤーに乗せてガイディングシステムを進める際には，ワイヤーをしっかり濡らしておく．ワイヤーが乾き気味であると，摩擦が大きくなりカテーテルが進まないために，ガイドワイヤーが引っ張られて目的血管から脱落する．

> **Tips 10**
> 目的血管の分岐角よりも少し強めに曲げた形状にする．曲げが小さいとワイヤーはまっすぐ進んでしまう．曲げが強すぎるとワイヤーが目的血管に引っかかってJの字になり，やはりまっすぐ進んでしまう．

マイクロカテーテル

マイクロカテーテルの特性（表2）

- カテーテルシャフトに金属線ブレードの編み込みのあるブレードタイプが多く使用される．遠達性，安定性と支持性に優れている．
- ブレードタイプカテーテルの先端形成は，付属のマンドリルを用いて目的角度の2倍の形状に形成し，30〜40秒スチーム加熱した後，冷水につけて作成する．

表2 脳動脈瘤の血管内治療に使用される主なマイクロカテーテル

タイプ	カテーテル名	カテーテル外径 先端部/手元（Fr）	内径（inch）	有効長（cm）	先端形状	主な特徴
10	NEURODEO 10（メディコスヒラタ社）	1.7/2.3	0.0165	157	ST/45/90	操作性に優れる．先端形状保持力が良好 有効長が長く，トリアキシアルとしても使いやすい
10	Echelon 10（Medtronic社）	1.7/2.1	0.017	147	ST/45/90	先端柔軟性と安定性とに優れる
10	Excelsior SL-10（Stryker社）	1.7/2.4	0.0165	150	ST/45/90/J/C/S	先端柔軟性，遠達性に優れ，最もスタンダードな製品
10	Excelsior XT-17（Stryker社）	1.7/2.4	0.017	150	ST/45/90/J	操作性が良好．先端形状保持力が良好でトランスセルアプローチを容易にする先端デザイン．
10	FasTracker 10（Stryker社）	2.0/2.6	0.015	150	ST	ノンブレードマイクロカテーテル．先端形状保持力良好
10	Prowler 10（Cardinal Health社）	1.7/2.3	0.015	150	ST/45/90/J	先端柔軟性，遠達性に優れ，最もスタンダードな製品
10	Headway 17（テルモ社）	1.7/2.4	0.017	150	ST/45/90/J	柔軟で操作性が良好．先端形状保持力が良好 トランスセルアプローチを容易にする先端デザイン
14	Echelon 14（Medtronic社）	1.9/2.4	0.017	147	ST/45/90	先端柔軟性，操作性および安定性に優れる 先端形成保持力が良好
14	Prowler 14（Cardinal Health社）	1.9/2.3	0.0165	150	ST/45/90/J	先端柔軟性，遠達性に優れる
14	Prowler Select Plus LP ES（Cardinal Health社）	1.9/2.3	0.0165	150	ST/45/90/J	先端柔軟性，遠達性，安定性に優れる
14	Tracker Excel 14（Stryker社）	1.9/2.4	0.017	150	ST	先端柔軟性，遠達性に優れる
18	Excelsiol 1018（Stryker社）	20./2.6	0.019	150	ST/45/90/J/C/S	10,18サイズコイルの両方に対応する 遠達性，安定性に優れる
18	Prowler Select Plus（Cardinal Health社）	2.8/2.3	0.021	150	ST/45/90/J	先端柔軟性，遠達性，安定性に優れる
18	Headway 21（テルモ社）	2.0/22.5	0.021	150	ST	柔軟で操作性が良好．先端形状保持力が良好 トランスセルアプローチを容易にする先端デザイン
その他	Penumbra PX SLIM（メディコスヒラタ社）	2.6/2.95	0.025	150	ST/45/90/130	Penumbra Coil 400（コイル径0.020 inch）専用カテーテル

- ノンブレードタイプのマイクロカテーテルは，カテーテルシャフト内にブレードの編み込みが施されていない．先端形成が容易で，先端形状維持力にも優れる．スチーム熱で短縮しうるため，先端形成は3～5秒の加熱で行う．
- 10サイズのコイルには10タイプ，18サイズには18タイプマイクロカテールを使用する．
- 10サイズコイルを用いる治療で，マイクロカテーテルの安定性やデバイス通過時の保持力，あるいは先端形状維持力を重視する場合には，14タイプマイクロカテーテルを使用する．
- 10サイズと18サイズの両方のコイルに対応するマイクロカテーテル（Excelsiol™ 1018™〔Stryker社〕）もある**11**．

マイクロカテーテルの使用法（シェイピング〔先端形状形成〕と挿入）

- マイクロカテーテルの先端形状は，三次元イメージ下に形成する．
- シェイピングには，動脈瘤の部位によりさまざまなtipsがあるが，大まかな原則は以下のとおり．

動脈瘤に対する形成（図5A①・B①）

- 母血管の走行と動脈瘤先端（あるいは動脈瘤中央）の成す角度に形成する．
- 長さは母血管径＋動脈瘤の奥行きの半分を目安に形成する．

母血管に対する形成（図5A②・B②）

- 動脈瘤の一つ手前の母血管のカーブに対応するように形成する．
- マイクロカテーテルの血管内でのたわみを想定（通常カーブの外側が走行位置）して，角度と長さを調節する．
- スチームによるシェイピングは，形成形状がすぐに鈍ってしまう．先端形状角度を強めに形成する場合は，プリシェープタイプを選択するのがよい．
- マイクロカテーテルは止血弁を装着し，マイクロガイドワイヤーを挿入し，ワイヤー先端が少しマイクロカテーテルから出た状態でガイディングカテーテルのYコネクター内に挿入する．

> **Pitfalls 11**
> 18タイプマイクロカテーテルに10サイズのコイルを使用すると，コイルがカテーテル内でたわむ，あるいは，コイルを回収する際に留置済みのコイルをカテーテル内に引き込むことがあり注意．Penumbra PX SLIM™はPenumbra Coil 400™専用．これに通常の10サイズあるいは18サイズコイルを挿入すると，コイルはカテーテル内で折りたたまれて進まない（無理に進めると抜けなくなる）ので注意．

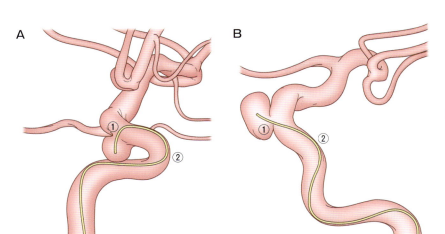

図5．マイクロカテーテルのシェイピング（先端形状形成）

側壁タイプの動脈瘤では，マイクロカテーテルのシェイピングに工夫を要する．
①母血管の走行と動脈瘤先端（あるいは動脈瘤中央）の成す角度に形成．長さは母血管径＋動脈瘤の奥行きの半分を目安とする．
②動脈瘤の一つ手前の母血管のカーブも考慮し形成する．マイクロカテーテルの血管内でのたわみを想定し，角度と長さを調節する．

表3. 脳動脈瘤の血管内治療に使用される主なマイクロガイドワイヤー

カテーテル名	サイズ（inch）	有効長（cm）	主な特徴
GT wire 12（テルモ社）	0.012	180	操作性に優れる
Synchro2（Stryker社）	0.014	200	先端柔軟性，遠達性に優れる ソフトタイプ，スタンダードタイプがある
Transend EX（Stryker社）	0.014	205, 300	操作性に優れる 通常外頸動脈系で使用
Transend EX Soft tip（Stryker社）	0.014	205, 300	先端柔軟性，操作性に優れる
Transend EX floppy（Stryker社）	0.014	205, 300	先端柔軟性，遠達性に優れる
Micromate（テルモ社）	0.014	180, 300	先端柔軟性，遠達性に優れる
Traxcess（テルモ社）	0.014	200	先端部は0.012 inchで細い血管への遠達性に優れる トルクコントロールが良好
CHIKAI（朝日インテック社）	0.014	200, 300	先端柔軟性，遠達性，操作性が良好
CHIKAI Black（朝日インテック社）	0.014	200, 300	先端柔軟性，遠達性，操作性が良好 形成先端維持が良好で，通過性にも優れる
NEUROUTE 14（メディコスヒラタ社）	0.014	190	先端柔軟性，操作性が良好
GT wire 16（テルモ社）	0.016	180	45°，90°，double angleの3種類の形状がある 16サイズであるため，トルクコントロールが良好

- マイクロカテーテル先端の曲げ形成が強い場合，ガイディングカテーテルのYコネクター内に挿入しにくい．ピールアウェイシースを使うと便利である（マイクロカテーテルをインサーター，あるいは，別のYコネクターに通しておいてからシェイピングするのもコツ〔Yコネクターごと交換する〕）．
- マイクロカテーテルは，ガイディングカテーテル先端もX線透視下の同一視野内におさめ，ワイヤー先行で血管内を進める．

マイクロガイドワイヤー

マイクロガイドワイヤーの特性（表3）

- 従来はワイヤーの構造により，コイルスプリングワイヤーと超合金ワイヤーに分けられていた．前者は先端の柔軟性に優れ，後者は操作性に優れる．
- 最近は超合金ワイヤーの先端がスプリングワイヤー形状になっている製品が多く，柔軟性，操作性の両方に優れる．
- マイクロガイドワイヤーは，一般的に，細いもの／先端柔軟部分が長いものが柔軟性に富んでいる．太いもの／先端柔軟部分が短めのものが操作性に優れる．
- 動脈瘤塞栓術のマイクロガイドワイヤーは，操作性の観点から，一般的には0.014 inch径を使用する．
- マイクロガイドワイヤーにはマイクロカテーテルとの相性（ワイヤーとカテーテルのそれぞれのコーティングの相性）があり，ワイヤーの操作性は，カテーテルにも影響を受ける．

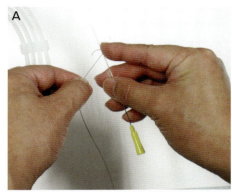 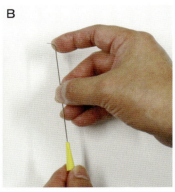

図6 マイクロガイドワイヤーのシェイピング
A：マイクロガイドワイヤーをインサーターと人差し指で挟んで，軽くしごくとインサーター側にカーブがつく．強いカーブをつけるには，力強くしごくのではなく，繰り返し軽くしごいて徐々にカーブをつける．
B：マイクロガイドワイヤーをインサーターに挿入し，ワイヤーを曲げたい位置まで出す．インサーターのエッジを利用して人差し指で折り曲げるようにして先端形状を作成する．ダブルアングル形成がしやすい．

- オクルージョンバルーンカテーテルには，0.010 inch ワイヤーが対応していたが，近年は操作性の良好な 0.014 inch のものが主流になりつつある．

マイクロガイドワイヤーの使用法

シェイピングの方法

①インサーターと人差し指でマイクロガイドワイヤーを把持して，スナップをかけるようにしごくと，インサーター側にカーブ形状が作成できる（図 6A）．
②先端から 1〜2 mm の部分にアングルを作成したり，はっきりとしたアングル形状（ダブルアングルなど）をつけたい場合には，マイクロガイドワイヤーの先端をインサーターから出して，インサーターエッジを利用して人差し指で軽く折り曲げて形成する（図 6B）．

- マイクロガイドワイヤー形状形成の角度が急峻な場合，インサーターへの挿入が困難になる．この場合にはマイクロガイドワイヤーの尾側からインサーターを通して先端まで誘導する．
- マイクロガイドワイヤーには，PTFE や親水ポリマーがコートされているので，インサーターをワイヤーから抜く際には，まっすぐ（優しく）抜去する．

マイクロガイドワイヤーの操作

- マイクロガイドワイヤーにトルクをかける際には，進めながら，あるいは引きながらトルクをかける．
- マイクロガイドワイヤー先行で血管内を進める．
- 個々のワイヤー特性によりワイヤーの操作手技は異なるが，2 つの主な操作法がある．
    ①ワイヤーを遠位まで進めてマイクロカテーテルを追従させる．
    ②マイクロカテーテルで支持しながらワイヤー先端を進める．
- マイクロカテーテル先端からどのくらいマイクロガイドワイヤーを先行させるかにより，ワイヤー特性の発揮のされ方は変わる．
- 数多くのマイクロガイドワイヤーを使うより，2 ないし 3 種類程度のワイヤーをしっかり使いこなすのがスムーズなマイクロカテーテル操作につながる．

II-3 各種コイルの特性

伊藤　靖

はじめに

- 1997年にGDC™ がわが国で導入されて以来，脳動脈瘤の30～40％程度が現在コイル塞栓術により治療されている．
- コイル塞栓術の基本は tight packing により血液が動脈瘤に入ることを防ぎ，動脈瘤の破裂を予防することである．そのために種々のコイルが開発され市場に展開されている．
- 現在は，各社さまざまな特徴のコイルを市場に送り出しており，あまりにバリエーションが多いため選択に苦慮するほどである．
- 本稿では，2016年6月現在わが国で使用可能なコイルすべての特性について言及する．

コイル総論

コイルの基本構造（図1）

- 原材料：プラチナが主原材料である．
- 素線：0.001～0.003 inch 程度のプラチナを主原料とする．金属線を用いている．
- 1次コイル：上記素線を0.010～0.015 inch 程度の径で，さまざまな pitch（素線を巻く密度）でらせん状に巻くことによって，一次コイルを形成する．
- 2次コイル：1次コイルを再びさまざまな径で helical・3D 状の形状をつけることにより，2次コイルを形成する．
- コイルの固さ・柔軟性：素線径，素線の pitch，1次コイル径，2次コイル径，形状に影響される．実際に挿入するときの感覚では，それに加えてコイルの硬さとコイルの後端に接続されているデリバリーワイヤーとの硬さのバランスが影響する．一般的には，細い1次コイル径のコイルを柔らかく感じることが多い．しかし実際は，必ずしも感覚的に柔らかいと感じるわけでもない．

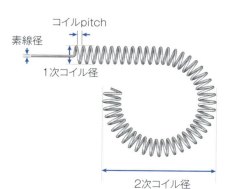

図1　離脱型コイルの基本構造
素線を一定の径と pitch で巻いて1次コイルを形成する．1次コイルを各サイズ，形状をつけて2次コイルが形成される．通常，コイルの太さは1次コイル径，コイルの径は2次コイル径を指す．

コイルの太さによる分類

- 従来は，10 コイル，18 コイルという，それぞれ 10 カテーテル，18 カテーテルに入る 1 次径コイルという概念があった．
- 現在はコイルの 1 次径自体にさまざまな種類があり，かつ 10 カテーテル自体の内腔が SL10 に代表されるように 0.0165 inch 程度の内腔をもち，以前であれば 18 コイルといわれていた 0.015 inch サイズのコイルまで入るようになってきている．
- また，同じ 0.015inch 外径の 1 次コイルでも，離脱部分の形状などで 10 カテーテルに入らず，18 カテーテルや内腔 0.021 inch のカテーテルが必要な場合もある．
- Penumbra coil 400™ はさらに 1 次コイル径が大きく，0.027 inch 内腔の専用カテーテルが必要である．

コイルの形状による分類 ❶

二次元形状のコイル

- 二次元的＝平面的な形状をもつコイルで，いわゆる helical と呼ばれるコイルはこれに属する．

▶ **Helical coil**
- らせん状の構造．最初から表示の 2 次コイル径となっている．初代 GDC™ などはこれにあたる．

▶ **2D（D = diameter）coil**
- 最初の巻きをやや小さくし，巻き出しやすくしたコイル．現在の helical coil では，主流となっている．
- なお，2D の "D" は "diameter" の D で，三次元コイルで使用される 3D の "D" は "dimension" の D である．

特殊な二次元コイル

▶ **MicroVention Complex coil**
- 各ループごとにループの方向が反転し，五輪マークのような形状になる．

▶ **Delta coil**
- 1 次コイルを形成する際，通常の円形ではなく，三角形に巻き，かつその三角形を徐々にずらすことでらせん状の外観となるように作成．その 1 次コイルを helical に巻いて 2 次コイルを作成している．
- 通常の helical coil より方向を転換しやすいとされ，隙間を探すのに有用な場合がある．

三次元形状のコイル

- 3D（この場合の "D" は "dimension"），complex などと呼ばれるコイルがこれにあたる．2 次コイル形状が三次元的な立体を作るよう形状記憶されたコイル．
- ワイドネック型動脈瘤への framing などにも有用性を発揮する．
- 方向転換が立体的に可能なため，コイルの隙間を探す能力が高い．

> **Tips 1**
> **2D と 3D**
> - 2D コイルは 2 diameter ＝ 2 種類の 2 次コイル径をもつコイルを意味する．
> - 3D コイルは 3 dimension ＝ 立体的な 2 次コイル形状をもつコイルを意味する．

- 形状記憶が強いと compartmentalizaton の原因となる場合もある．
- ただし，バルーンアシスト，ステントアシストなどの adjunctive technique が標準治療となってきている現在では，必ずしも当てはまらない．
- 多くの 3D コイルは，ある部位で角度が急峻に変化して三次元構造を形成する．
- 急峻な角度変化がない 3D コイルとして Galaxy® がある．

その他の形状のコイル

- VFC®，ED coil の α spiral®，∞（アンフィニ）® などがある．
- 各々の詳細は各論で述べる．

コイルの表面，内部加工による分類

Bare platinum coil

- コイルの表面，内部加工がないコイル．多くのコイルはこれに属する．
- Tight packing による機械的な塞栓で破裂を防ぐ．

Surface modified coil

- 脳動脈瘤塞栓術の問題点である再開通を減らすため，プラチナコイルにさまざまな表面加工や material を追加したコイル．
- 組織反応の惹起や material 自体の膨潤により，瘤内塞栓の促進および再開通の減少を目的とする．

▶ Matrix coil

- プラチナコイルを PGLA（吸収糸に用いられるグリコール酸 /L-乳酸共重合体）の jacket で覆うことで，経時的に組織反応を惹起し動脈瘤頚部での内膜形成を導き，長期成績の向上を目指したコイル．
- 一定の効果を示したが，PGLA で覆ったことによる coil 同士の摩擦により tight packing が困難，PGLA が吸収された後の core となるプラチナ量が少ないためコイルが弱い，などの問題があり，必ずしも期待通りの効果は得られていない．

▶ Cerecyte coil

- 1 次コイル中心部の SR ワイヤーの素材として PGA（ポリグリコール酸）を用い，組織反応の惹起を期待したもの．
- コイル表面の摩擦は bare platinum coil と変わらず，操作性の弱点はない．
- PGA 自体が占める割合は低く血液への曝露も少ないので，効果は限定的である．

▶ Hydrogel coil

- 初代の HydroCoil は，1 次コイルの表面を覆った hydrogel が血液への曝露後約 3 倍の径に膨潤し，体積が増加することにより高い閉塞率を得られた．
- Hydrogel を押さえるための over coil が必要だが，それによりコイルが固くなり操作性が低下し，tight packing が困難であった．
- 膨潤するとマイクロカテーテル内で動かなくなるため，操作時間が 5 分と制限があった．
- 第二世代の hydrogel coil は，1 次コイルの pitch 内に hydrogel が膨潤し，pitch 間を埋めてさらに少し膨潤する．
- 第一世代より体積増加率は劣るが，操作性は通常の bare platinum coil とほぼ同等である．
- わが国において hydrogel coil と bare platinum coil のランダム化比較試験である Hybrid

study が進行中である（2016年3月末登録終了）.

コイルの離脱方式による分類 ❷

電気式

- いずれも断線により離脱できなくなることがごくまれにあるため，使用前に断線の有無の確認を要するコイルもある.

▶ **Monopolar 型**
- GDC™，ED coil.
- 対極板などのアースが必要である.

▶ **Bipolar 型**
- その他の電気式コイルがすべてこれに属する.

- 通電のため，detach point には何らかの構造物が必要である．その部分がコイル自体より硬くなり，マイクロカテーテルのキックバックの原因になる場合がある.

機械式

▶ **水圧式：Galaxy®**
- 専用のインデフレーターで加圧することにより，コイルが接続されている hypotube の先端が開いて離脱する.
- 離脱時にコイルのわずかな動きが観察される場合があるが，臨床上問題とならない.

▶ **ワイヤー式：Axium™，Penumbra**
- Hypotube であるデリバリーワイヤー内にあるコイルの尾側に接続されたワイヤーを専用の detacher で引っ張ることにより離脱する.
- 離脱時にコイルのわずかな動きが観察される場合があるが，臨床上問題とならない.

SR 機構の有無

- 初代の GDC™ や orbit Galaxy® ではコイルの出し入れで，1次コイルがほつれて伸びてしまうアンラベルが生じた❸．そのため，1次コイルの中心に糸やワイヤーを通してアンラベルを防ぐメカニズムが SR (stretch resistance) 機構である❹.
- SR 機構の導入により，コイルのアンラベルは非常にまれとなった.
- SR 機構を備えないコイルも少ないながら，現在も存在する❺.

コイル各論：各種コイルの特徴

Stryker 社コイル

- 3D 形状は 360 という形状で，コイルの先端径は表示径より小さい 2D

> **Pitfalls 2**
> コイルは，離脱時に coil tail が動くことがある．これは機械式離脱に限られた現象ではなく，電気式離脱でもみられる．coil tail に力が加わった状態で packing すれば，離脱時にコイルが元の形状に戻ろうとする力が加わりはね返ることが起こりうる.

> **Troubleshooting 3**
> コイルがアンラベルすると，snare などで回収を試みる場合がある．しかし，回収操作で不必要なコイルが動くことでさらに困難な状況をきたす場合があるので，本当に回収が必要な状況か熟考してから試みる.

> **Pitfalls 4**
> SR 機構は完全にアンラベルを防ぐものではないので，アンラベルしないよう丁寧な操作が必須である．また，現在も SR 機構を備えないコイルは存在するので，これらのコイルを使用する場合はより注意が必要である.

> **Memo 5**
> SR 機構のないコイル：GDC™18, Cosmos®18, ED14α spiral®.

構造である（図2）．

Target® ❻

- Bipolar型電気式離脱．

▶ XL type
- 形状には3Dである360とhelicalがある．
- 1次コイル外径が0.015 inchと太く，packing volumeを稼げる．

▶ 360・Helical standard, soft
- 主に10 mm以下の動脈瘤のframingやfillingに用いられる．

▶ 360・Helical Ultra, Nano
- 1次コイル径が0.010 inchと細く，非常に柔らかくキックバックが少ないのが特徴．
- Fillingからfinishingに用いられる．
- NanoはUltraよりもさらに柔らかい．

GDC™
- 元祖detachable coil．現在は使用される機会は少ない．

Matrix™（図3）
- 長期における塞栓状態の向上が期待されたが，摩擦によるpackingの難しさから使用機会は限定されている❼．

Codman社コイル

Galaxy®（図4）
- 水圧式離脱．離脱時にコイルのわずかな動きが観察される場合があるが，臨床上問題とならない．
- 1次コイル径は0.012 inchとやや太いが，柔軟である．
- Complexは3D coilだが，急激に角度の変わるところがないrandom loop designのため，巻き直しすることで異なった入り方をしたり，隙間を探す能力が高い．

Presidio®, Micrusphere®（図5）
- Bipolar型電気式離脱．
- 6面体を形成する3Dコイルで，基本的にPresidio®はMicrusphere®の倍の長さである．
- Presidio18は，10カテーテルに入らない．
- Presidio10, Micrusphere®は1次コイル径が細径のわりに，形状記憶が強い．
- バルーン，ステントのassistなしで，広頚動脈瘤にframingする場合有用．

> **Memo 6**
> **half size coil**
> 0.5mm刻みの2次コイル径をもつコイルを指す．1.5 mm, 2.5 mm, 3.5 mm, 4.5mmがある．現在，4.5 mmはTarget® coilしかない．

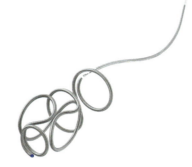

図2．Stryker coil

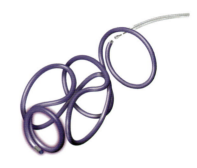

図3．Matrix™

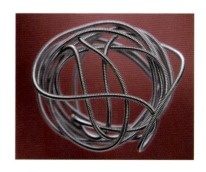

図4．Galaxy®

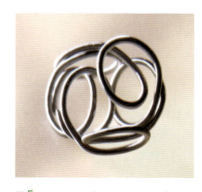

図5．Presidio®, Micrusphere®

Cashmere®

- 最初の小径のらせん形状に，∞形状のループが続く構造．
- 1次コイル径が太いわりに，柔軟性が高い．

Delta®（図6）

- 2次コイルはらせん状の構造だが，1次コイルを円形ではなく，三角形を徐々にずらすように形成した1次コイルをhelicalな2次コイル形状にしてある．
- 1次コイルが折れて隙間を探しやすい．

Medtronic社コイル

Axium™（図7）

- 機械式（ワイヤー式）離脱で，離脱方法はシンプルかつ速い．
- 形状には，3Dとhelicalがある．
- 2次コイル径のサイズ変化により，段階的に1次コイル径も変化する．
- 比較的，形状記憶が強い．

テルモ/MicroVention社コイル ❽

- Bipolar型電気式離脱．

HydroCoil® group（図8）

- コイルのpitch間に少し膨らむ程度で，体積増加率は1.3程度と初代HydroCoilより少ない．
- 操作性は同社のbare coilと遜色ない．

Cosmos®

- 径の少し異なるループを組み合わせた3Dコイル．

Complex（図9）

- 平面上で五輪マークのような形状になるコイル．
- 複雑な形の動脈瘤に丁度よく収まる場合がある．

VFC®（図10）

- ループと波形形状の組み合わせの2次コイル形状．
- 3種類のコイルで3〜15mm径をカバーするコンセプト．

カネカメディックス社コイル

- Monopolar型電気式離脱．
- ほかのコイルと異なり，X線透視上でdetach point到達を確認できるのみでなく，音でも確認できる（detach pointに到達すると音が止まる）．

Tips 7
コイルが動脈瘤内に収まりにくい症例の場合，Matrix™ coilの摩擦を逆に利用してコイルを動脈瘤内に安定化させて収める方法もある．

Pitfalls 8
Micrus社やMicroVention社のコイルではデリバリーワイヤーの遠位端にradiopaqueな部位があり，ワイヤーを引き戻した際コイルの後端と誤ることがあるので注意を要する．

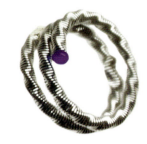

図6．Delta®

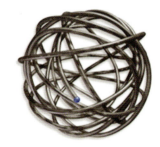

図7．Axium™

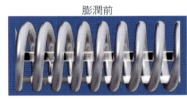

膨潤前

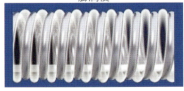

膨潤後

図8．HydroCoil® group

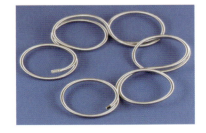

図9．Complex

ED coil

▶ α spiral®
- Pitch が広い open pitch 構造で,コイルの方向がランダムに変わりやすい.

▶ ∞（アンフィニ）®（図11）
- 先端がJ字状でその後に 16 mm の大きな2次コイル径が続く柔らかいコイル.
- 2次コイル径は 16 mm のみ.

▶ Soft, Exrasoft
- 特に Extrasoft は非常に柔らかくてキックバックも少なく,finishing に用いられる.

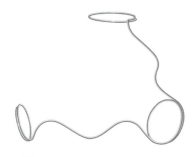

図10. VFC®

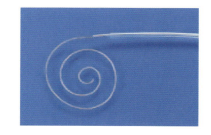

図11. ∞（アンフィニ）®

表1. 各種コイルのまとめ

メーカー名	コイル名称	形状	2次コイル径 (mm)	1次コイル外径 (inch)
Stryker	TargetXL 360 standard	3D (2D)	12, 14, 16, 18, 20, 22, 24 6, 7, 8, 9, 10	0.014
	TargetXL 360 soft	3D (2D)	6, 7, 8, 9, 10, 12	0.014
	TargetXL Helical soft	Helical	5, 6, 7, 8, 9, 10	0.014
	TargetXL 360 soft mini	3D (2D)	2〜5	0.014
	Target 360 standard	3D (2D)	6, 7, 8, 9, 10 4, 5	0.0110 0.0100
	Targer 360 soft	3D (2D)	6, 7, 8 3, 3.5, 4, 4.5, 5	0.01 0.0095
	Target 360 Ultra	3D (2D)	2, 2.5, 3, 3.5, 4, 4.5, 5	0.01
	Target 360 Nano	3D (2〜3mm のみ 2D)	1, 1.5, 2, 2.5, 3	0.01
	Target Helical Ultra	Helical	2, 2.5, 3, 3.5, 4, 4.5	0.01
	Target Helical Nano	Helical	1, 15	0.01
	GDC 18 360	3D (2D)	16〜24	0.015
	GDC 18 360	3D (2D)	6〜14	0.015
	GDC 18 soft	Helical	2〜6	0.0135
	Matrix2 360 standard	3D (2D)	4〜12	0.012
	Matrix2 360 soft	3D (2D)	3〜8	0.012
	Matrix2 360 ultrasoft	3D (2D)	2〜5	0.012
	Matrix2 2D standard	Helical (2D)	4〜10	0.01
	Matrix2 2D soft	Helical (2D)	4〜6	0.01
	Matrix2 ultrasoft	Helical	2〜4	0.01
Codman	GALAXY FILL Complex	3D (random+2D*)	2, 2.5, 3, 3.5, 4, 5, 6, 7, 8, 9	0.012
	GALAXY XTRASOFT Complex	3D (random+2D*)	2, 2.5, 3, 3.5, 4	0.012
	GALAXY XTRASOFT Complex	Helical	2	0.012
	PRESiDIO18	3D (2D)	8, 9, 10, 11, 12, 13, 14, 15, 16, 17, 18, 19, 20	0.015
	PRESiDIO10	3D (2D)	4, 5, 6, 7, 8	4 mm : 0.0099 5 mm ≧ : 0.0105
	MICRUSPHERE	3D (2D)	3, 3.5, 4, 5, 6, 7, 8	3〜4 mm : 0.0098 5〜8 mm : 0.0105

2D*：4 mm 以上が 2D,E：電気式離脱,M：機械式離脱.

Penumbra社コイル (図12)

- 1次コイル径は太いが素線は細めで，1次コイル径が太いわりに柔軟なコイル**❾**.
- 専用の太い27カテーテルが必要である．

おわりに

- 2016年6月現在，わが国で入手できるコイルの一覧を提示する（表1）．
- 現在もコイルの改良は継続しており，ラインアップの改良版やサイズ・形状バリエーションの追加（あるいは削除）も適宜行われている．
- また動脈瘤治療には今後，Pipeline™以外のフローダイバーターやWEB，medinaなどのintrasaccular deviceの登場も期待されている．

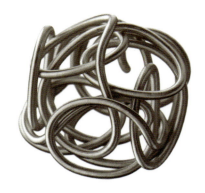

図12. Penumbra coil

> **Tips 9**
> 1次径が太い＝硬いコイルではない．素線径，2次形状，デリバリーワイヤーとのバランスも影響する．

素線径 (inch)	1次コイル長 (cm)	表面加工	SR機構	離脱方式	備考
0.003 0.00250	20〜50	×	○	E (bipolar)	
0.002	3〜45	×	○	E (bipolar)	
0.002	15〜40	×	○	E (bipolar)	
0.00175		×	○	E (bipolar)	
0.00250 0.00200	10〜30	×	○	E (bipolar)	
0.00200 0.00175	6〜30	×	○	E (bipolar)	half sizeあり
0.0015	3〜15	×	○	E (bipolar)	half sizeあり
0.00125	2〜6	×	○	E (bipolar)	half sizeあり
0.0015	2〜15	×	○	E (bipolar)	half sizeあり
0.00125	2〜3	×	○	E (bipolar)	half sizeあり
0.004		×	×	E (monopolar)	限定在庫
0.003		×	×	E (monopolar)	限定在庫
0.00225		×	×	E (monopolar)	限定在庫
N.A.		Matrix (PGLA)	○	E (monopolar)	限定在庫
N.A.		Matrix (PGLA)	○	E (monopolar)	限定在庫
N.A.		Matrix (PGLA)	○	E (monopolar)	限定在庫
0.002		Matrix (PGLA)	○	E (monopolar)	限定在庫
0.00175		Matrix (PGLA)	○	E (monopolar)	限定在庫
0.0015		Matrix (PGLA)	○	E (monopolar)	限定在庫
0.002	2〜25	×	○	M（水圧）	half sizeあり
0.0015	1.5〜8	×	○	M（水圧）	half sizeあり
0.0015	3〜6	×	○	M（水圧）	
0.003	30〜50	cerecyte (PGA)	○	E (bipolar)	
4 mm：0.00175 5 mm≧：0.002	11.5〜29	cerecyte (PGA)	○	E (bipolar)	
0.00175 0.00200	5.4〜16.1	cerecyte (PGA)	○	E (bipolar)	

表1. 各種コイルのまとめ（つづき）

メーカー名	コイル名称	形状	2次コイル径（mm）	1次コイル外径（inch）
Codman	CASHMERE	3D（2D）	3, 4, 5, 6, 7, 8, 9, 10, 11, 12	0.0135
	DELTAMAXX	Helical	3, 4, 5, 6, 7, 8, 9, 10, 11, 12, 14, 16, 18, 20, 22, 24	0.015
	DELTAPAQ	Helical	2, 2.5, 3, 4, 5	0.0105
	DELATAPLUSH	Helical	1.5, 2, 2.5, 3, 4	0.0096
Medtronic	Axium 3D	3D（2D）	2, 2.5, 3, 3.5, 4, 5, 6, 7, 8, 9, 10, 12, 14, 16, 18, 22, 25	2〜3.5 mm：0.0105 4〜6 mm：0.0125 7〜10 mm：0.0135 12〜25 mm：0.0145
	Axium Helix	Helical	1.5, 2, 2.5, 3, 4, 5, 6, 7, 8, 9, 10, 12, 14, 16, 18, 20	1.5〜3 mm：0.0115 4〜6 mm：0.0125 7〜10 mm：0.0135 12〜20 mm：0.0145
テルモ／MicroVention	Hydroframe18	3D（2D）	6, 7, 8, 9, 10, 12, 14, 16, 18, 20	6〜8 mm：0.0140 9〜10 mm：0.0145 12〜14 mm：0.01475 16 mm：0.0145 18〜20 mm：0.0150
	Hydroframe10	3D（2D）	3, 4, 5, 6, 7, 8	3〜4 mm：0.0120 → 0.0130（膨潤後） 5〜6 mm：0.0125 → 0.0130（膨潤後） 7〜8 mm：0.0125 → 0.0130（膨潤後）
	Hydrofill	Helical	6, 7, 8, 9, 10, 12	2〜4 mm：0.0130 → 0.0160（膨潤後） 5〜7 mm：0.0150 → 0.0180（膨潤後） 8〜12 mm：0.0150 → 0.0180（膨潤後）
	Hydrosoft	Helical	1.5, 2, 2.5, 3, 4, 5, 6, 7, 8, 9, 10	1.5〜4, 5〜6 mm（10 cm）：0.0120 → 0.0130（膨潤後） 5〜6（15 cm）, 7〜8 mm：0.01225 → 0.0130（膨潤後） 9〜10 mm：0.0125 → 0.0130（膨潤後）
	Hypersoft Helical	Helical	1.5, 2, 2.5, 3	0.01
	Hypersoft 3D	3D（2D）	1, 1.5, 2, 2.5, 3, 3.5, 4, 5	0.01
	Cosmos18	3D（2D）	6, 7, 8, 9, 10, 12, 14, 16, 18, 20, 22, 24	6〜7 mm：0.0145 8〜10 mm：0.01475 11〜14 mm：0.0140 15〜18 mm：0.0145 20〜24 mm：0.0150
	Cosmos10	3D（2D）	3, 4, 5, 6, 7, 8, 9, 10	3〜6 mm：0.0120 7〜10 mm：0.00110
	Complex18	3D（五輪型）	4, 5, 6, 7, 8, 9, 10, 11, 12, 13, 14, 16, 18, 20	4 mm：0.0135 5〜7 mm：0.0140 8〜12 mm：0.0140 13〜16 mm：0.0145 18〜20 mm：0.0150
	Complex10	3D（五輪型）	2, 3, 4, 5, 6, 7, 8	2〜3 mm：0.0095 4〜8 mm：0.0100
	VFC	3D	3〜6, 6〜10, 10〜15	3〜6 mm：0.011 6〜10 mm：0.012 10〜15 mm：0.014
カネカメディックス	EDcoil14std α spiral	3D（spiral＋2D）	2, 3, 4, 5, 6, 7, 8, 9, 10, 12	0.014
	EDcoil ∞ 10soft	3D（spiral＋2D）	16	0.010
	EDcoil ∞ 10ExtraSoft	3D（spiral＋2D）	16	0.010
	EDcoil 10soft	Helical（2D）	2〜10	0.010
	EDcoil 10ExtraSoft	Helical（2D）	1.5, 2, 2.5, 3, 3.5, 4	0.010
Penumbra	400 Complex Standard	3D	5, 6, 7, 8, 9, 10, 11, 12, 13, 14, 15, 16, 18, 20, 22, 24, 28, 32	0.020
	400 Complex Soft	3D	4, 5, 6, 7, 8, 9, 10	0.020
	400 Complex Extrasoft	3D	2, 3, 4	0.020
	400 Curve Extrasoft	Helical	2	0.020

素線径 (inch)	1次コイル長 (cm)	表面加工	SR機構	離脱方式	備考
3〜4 mm：0.00175 5〜12 mm：0.00225	4〜30	cerecyte（PGA）	○	E（bipolar）	
非公開	12〜60	cerecyte（PGA）	○	E（bipolar）	Deltawind
0.0015	8〜15	cerecyte（PGA）	○	E（bipolar）	Deltawind
0.0013	1〜8	cerecyte（PGA）	○	E（bipolar）	half size あり, Deltawind
0.00150 0.00200 0.00225 0.00275	2〜50	×	○	M（wire）	half size あり
0.0015 0.0020 0.00225 0.00275	1〜50	×	○	M（wire）	half size あり
0.00275 0.00300 0.00325 0.00350 0.00400	19〜48	hydrogel	×	E（bipolar）	
0.00200 0.00250 0.00275	6〜33	hydrogel	○	E（bipolar）	
0.00350×0.00130 0.00350×0.00130 0.00400×0.00180（20 cm長） 0.00410×0.00220	15〜30	hydrogel	○	E（bipolar）	
0.00200 0.00225 0.00250	2〜30	hydrogel	○	E（bipolar）	half size あり
0.00125	2〜8	×	○	E（bipolar）	half size あり
0.00125	2〜15	×	○	E（bipolar）	half size あり
0.00250 0.00275 0.00300 0.00350 0.00400	19〜68	×	×	E（bipolar）	
0.00200 0.00200	6〜36	×	○	E（bipolar）	
0.00250 0.00250 0.00300 0.00350 0.00400	10〜50	×	×	E（bipolar）	
0.00175 0.00200	4〜20	×	○	E（bipolar）	
0.00150 0.00150 0.00200	6〜40	×	○	E（bipolar）	
2〜6 mm：0.0024 7〜12 mm：0.0028	9〜30	×	×	E（monopolar）	
0.0018	10〜30	×	○	E（monopolar）	
0.0014	10〜15	×	○	E（monopolar）	
0.0018	6〜30	×	○	E（monopolar）	
0.0014	1〜8	×	○	E（monopolar）	half size あり
0.0015	10〜60	×	○	M（wire）	
0.0015	6〜30	×	○	M（wire）	
0.0013	2〜8	×	○	M（wire）	
0.0013	1〜4	×	○	M（wire）	

II-4 各種アシストテクニック

石井　暁

はじめに

- 脳動脈瘤コイル塞栓術において，単純に1本のマイクロカテーテルのみを用いてコイル塞栓を行う方法をシンプルテクニック（simple technique）と呼ぶ．
- 最も単純なセットアップであり，ほとんどのスモールネック型動脈瘤はこの方法で治療可能である．
- ワイドネック型動脈瘤ではコイルの母血管への逸脱を防ぐことができず，さまざまなテクニックを併用してコイルを動脈瘤内に収める必要がある．これらを総称して，アシストテクニック（assist technique〔adjunctive technique〕）と呼ぶ．
- 本稿では，さまざまなアシストテクニックの方法と適応について解説する．

バルーンアシスト（balloon-assist technique）

- 母血管でバルーンを拡張して動脈瘤ネックを塞いだ状態でコイルを動脈瘤内に挿入し，母血管へのコイル逸脱を防ぐ方法である（図1）．
- 最も一般的なアシストテクニックであるが，動脈瘤内にコイルを留める効果は治療中の一時的なものであり，この点ではステントアシストに劣る．
- 母血管に異物を留置しないため，治療後の抗血小板薬は早期に中止可能である点でステントアシストより優れている．

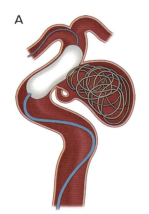 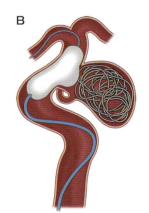 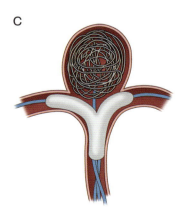

図1．さまざまなバルーンアシストテクニック
A：コンプライアントバルーンを使用したバルーンアシストテクニック．B：スーパーコンプライアントバルーンのherniation techniqueを用いたバルーンアシストテクニック．C：分岐部型動脈瘤のダブルバルーンアシストテクニック．

バルーンカテーテルの種類

- ダブルルーメンとシングルルーメンの2種類に分類することができる（表1）．
- ダブルルーメンのバルーンでは，ガイドワイヤールーメンとバルーンルーメンが完全に独立しているが，シングルルーメンのバルーンは両者を共有しており，ガイドワイヤーでバルーン先端の穴が塞がれることで拡張可能となる．
- 各社ともコンプライアント性能に差異を設けて2種類販売している．コンプライアント性能が高いほど（スーパーコンプライアントバルーン），血管形状に合わせて膨らみやすく，分岐部動脈瘤などに適している．

バルーンカテーテルの使用法

- すべてのバルーンで，ルーメン内の空気を除去するプライミング操作が必要である．
- 必ず，体外で試験拡張してから体内に挿入する．
- バルーンカテーテルを先に誘導した後に，マイクロカテーテルを動脈瘤内に誘導する❶．
- Side-wall型の動脈瘤であれば，バルーン中央がネック部分にくるように留置する．
- Terminal型の動脈瘤で，スーパーコンプライアントバルーンでもう一方の分枝側のネックもカバーする場合は，バルーンの先端部がネック部分にくるように留置する．
- コイル塞栓を開始する前に血管内でも試験拡張をして，バルーンの位置やバルーンの視認性を確認しておく．
- コイル留置前あるいは留置途中にバルーンを拡張して，コイルの母血管への逸脱を防ぎながらコイルを挿入する❷❸．

Pitfalls 1
動脈瘤へマイクロカテーテルを先に誘導すると，バルーンカテーテル誘導時にマイクロカテーテルとの干渉作用で先端が動いてしまうことがある．小径動脈瘤や破裂動脈瘤では特に危険なので，必ずバルーンから先に誘導する．

Troubleshooting 2
バルーンが見えない！
シングルルーメンのバルーンカテーテル誘導時にガイドワイヤー操作を頻用すると，パージホール先端から血液が逆流してバルーンルーメン内の造影剤が希釈されることがある．ガイドワイヤーをいったん抜去して再度希釈造影剤をフラッシュすることもあるが，血栓などで先端が閉塞している場合，「見えない」バルーンが拡張していることもあるため注意が必要である．もう一度，体外でプライミングし直すほうが安全である．

Tips 3
バルーンのスリッピング
最近のバルーンカテーテルはきわめてスリッピングしにくいが，バルーン拡張時に血流にのって遠位に流れていくことがある．拡張前に可能な限りバルーンカテーテルのたわみをとってから拡張する．

表1. バルーンアシストで用いられるバルーンカテーテル

	メーカー	タイプ	ルーメン	サイズ（mm）	カテーテルシャフト最大径	推奨ガイドワイヤー径
ScepterC	テルモ	コンプライアント	ダブルルーメン	4×10, 4×15, 4×20	2.8 Fr	0.014 inch
ScepterXC	テルモ	スーパーコンプライアント	ダブルルーメン	4×11	2.8 Fr	0.014 inch
TransFormC	Stryker	コンプライアント	シングルルーメン	4×10	2.8 Fr	0.014 inch
TransFormSC	Stryker	スーパーコンプライアント	シングルルーメン	4×7	2.8 Fr	0.014 inch
HyperGlide	Medtronic	コンプライアント	シングルルーメン	4×10, 4×15, 4×20	2.8 Fr	0.010 inch
HyperForm	Medtronic	スーパーコンプライアント	シングルルーメン	4×10, 7×7	2.8 Fr	0.010 inch
SHOURYU	カネカメディックス	コンプライアント（シリコン）	シングルルーメン	3×10	2.7 Fr	0.010 inch
SHOURYU SR	カネカメディックス	コンプライアント（シリコン）	シングルルーメン	4×10, 4×15	2.7 Fr	0.010 inch
Super 政宗	グッドマン	スーパーコンプライアント（シリコン）	ダブルルーメン	バルーン径：3.8〜7.0 mm バルーン長：4 mm以上	2.8 Fr	0.012 inch

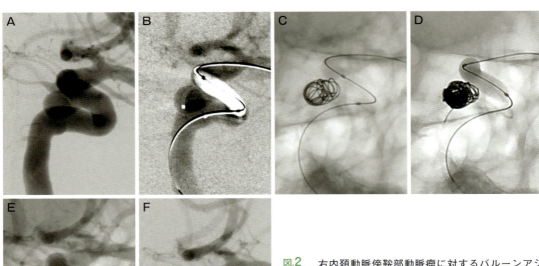

図2 右内頚動脈傍鞍部動脈瘤に対するバルーンアシストテクニック
A：治療前の右内頚動脈撮影．ワイドネック型動脈瘤を認める．B：HyperGlide™ 4×15 mmを試験拡張した．C：バルーンアシストで1stコイルを留置後，バルーンを解除して母血管へのコイル逸脱がないかどうかを確認した．D：2本目以降はバルーンを解除せずに，合計5本のコイルを挿入した．E：5本のコイル留置後にバルーンを解除して撮影した．F：最終の右内頚動脈撮影．動脈瘤は完全閉塞している．

- コイル離脱前にバルーンを解除して，コイルが母血管へ逸脱しないかを確認する．筆者は1stコイル，つまりフレーミングコイルのみは一度バルーンを解除している❹．2本目以降はバルーンを解除せずに連続して挿入している（図2）．

特殊なバルーンアシスト

動脈瘤破裂の際のバルーンアシストによる止血

- コイル塞栓時の予期しない破裂の際にバルーンカテーテルで母血管遮断を行い，緊急止血を行うことができる．
- コイルやマイクロカテーテルが動脈瘤を穿孔した場合，まずバルーンカテーテルを拡張して母血管を完全に遮断する．
- 母血管の完全遮断によって動脈瘤からの出血が完全に制御できている場合，ヘパリンを中和することなく塞栓を継続することも可能である．
- 分枝血管からの側副血行によって動脈瘤からの出血が完全に制御できない場合，親血管遮断による虚血耐性がない場合などは，ただちにヘパリンを中和して塞栓を継続する．
- 動脈瘤の塞栓が十分に完了するまでは，バルーンは解除せずにそのままコイルを追加する．

Balloon herniation technique

- スーパーコンプライアントバルーンを使用して親血管を保護した状態よりさらに少しだけ拡張させると，バルーンは動脈瘤内や他方の分枝側にherniationする（図3）．
- 過拡張には十分注意する．

> **Pitfalls 4**
> **バルーンアシストに伴う合併症**
> - 母血管破裂は最も致死的な合併症で絶対に避けなければならない．過拡張しないことであるが，レファレンス画像を常に確認しながら，視覚的にも過拡張を避ける．
> - 全身麻酔時は，バルーン拡張による脳虚血は判断できない．必ず一定時間が過ぎたらバルーンを解除する．
> - 末梢血管ではバルーン挿入による血管の直線化が起こり，バルーン抜去後には血管走行が元に戻るため，母血管の狭窄をきたすことがある．

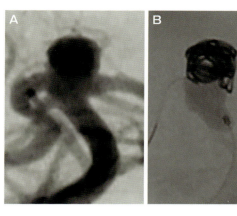
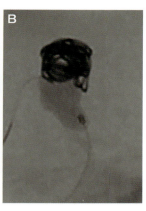

図.3. 脳底動脈分岐部動脈瘤
A：治療前の椎骨動脈撮影．ワイドネック型動脈瘤を認める．
B：HyperForm™ 4×7 mm の先端部を用いて対側の P1 にもバルーンを herniation させてコイル塞栓を行った．

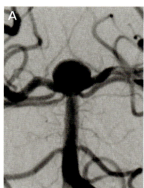
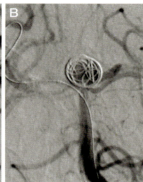
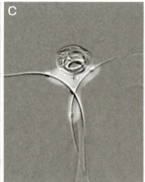
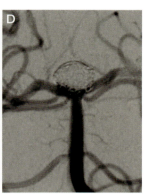

図.4. 破裂脳底動脈分岐部動脈瘤
A：動脈瘤は半球状で両側 P1 に騎乗している．B：右 P1 のみのバルーンアシストでは，左 P1 が閉塞する．C：右 P1 に HyperForm™ 4×7 mm，左 P1 に HyperGlide™ 4×10 mm を誘導，ダブルバルーンアシストで両側 P1 を閉塞しないフレームが完成．D：終了時，両側後大脳動脈は良好に描出．

バルーンアシストによるマイクロカテーテル安定化

- バルーンアシスト下では，マイクロカテーテルのキックバックなどの動きが制限される．これを逆に利用して，マイクロカテーテルを固定して瘤内塞栓を行うことがある．

ダブルバルーンアシスト

- Terminal 型の動脈瘤の場合，動脈瘤が両方の血管に騎乗していることがある．両方の血管にバルーンを挿入するダブルバルーンアシストが有効な場合がある（図4）．

ステントアシスト（stent-assisted technique）

- バルーンアシストと異なり，ステントによる親血管保護効果は永久的である．
- 血管保護効果が非常に高い反面，母血管に異物が永久的に残るため，長期間にわたる抗血小板薬内服が必須となる欠点もある．

ステントの種類

- 金属チューブからレーザーで切り出した laser-cut stent と，複数のワイヤーを編んで筒状に整形した braided stent の2種類がある．
- Laser-cut stent にはステントデザインの違いにより，セルがすべて結合されている closed-cell とセル間に結合がない部分が存在する open-cell の2種類がある．

表2. ステントアシストで用いられるステント

	メーカー	タイプ	セル	ステント径（非拘束時ステント径）	ステント長	誘導カテーテル
Neuroform EZ	Stryker	laser-cut tube stent	open-cell	2.5 mm（3.0 mm），3.0 mm（3.5 mm），3.5 mm（4.0 mm），4.0 mm（4.5 mm），4.5 mm（5.0 mm）	20 mm，30 mm	XT27（ID：0.027 inch）
Enterprise2 VRD	Codman	laser-cut tube stent	closed-cell	4.0 mm（5.0 mm）	16 mm，23 mm，30 mm，39 mm	Prowler Select Plus（ID：0.021 inch）
LVIS Jr.	テルモ	braided stent		2.5 mm（2.5 mm）*，3.5 mm（3.5 mm）**	13 mm，17 mm，23 mm（以上，2.5 mm径），18 mm，23 mm，28 mm（以上，3.5 mm径）	Headway17（ID：0.017 inch）

*最大2.7 mmまで拡張可能．**最大3.7 mmまで拡張可能．

> **Memo 5**
> 表面被覆率とは？
> 整流効果の程度を推し量るプロファイルの一つで，血管壁の面積がステントの金属でカバーされるかを数値化したものである．フローダイバーターであるPipeline™ Flex（Medtronic社）は30〜35％であるのに対し，LVIS® Jr. は20％程度，Neuroform EZ®やEnterprise™2 VRDは10％程度とされている．つまり，LVIS®Jr. は2本overlapping，Neuroform EZ®やEnterprise™2 VRDは3本以上overlappingすれば，フローダイバーターなみの表面被覆率が得られる．ただし，フローダイバーターは血管壁に完全に密着していることが前提条件であり，必ずしも表面被覆率だけでは整流効果は予測できない．

- ステント選択の際に検討すべき点は，①誘導性能，②誘導カテーテルの太さ，③血管密着性，④表面被覆率❺などである（表2）．
- 最も誘導性に優れるのは，0.017 inchの動脈瘤塞栓用マイクロカテーテルで誘導可能なLVIS® Jr.（テルモ社）である．また，表面被覆率は20％程度で，ほかのlaser-cut stentと比べ高い❻．しかし，braided stent独特の留置方法は，十分習熟する必要がある❼．
- 留置方法が最も容易なのはNeuroform EZ®（Stryker社）であろう．open-cell stentという特性によりどのような方法で留置しても，優れた血管密着性が得られる．一方，誘導カテーテルは0.027 inchで最も大径のカテーテルを使用しなければならない．
- Closed-cellであるEnterprise™2 VRD（Codman社）は，従来のclosed-cell stentの血管密着性の悪さをステントデザインの変更により大幅に改善している．しかし，留置方法によって血管密着性が変化しうるのは，従来と同様である．

> **Memo 6**
> ネックブリッジングステントの整流効果はある？
> フローダイバーターの整流効果は表面被覆率の高さで得られるが，ネックブリッジングステントやoff-label useされた冠動脈ステントによる整流効果は，母血管の直線化効果によるものと推測される．

> **Tips 7**
> Braided stentの留置方法
> 従来のステントの留置方法（アンシース手技）では，braided stentを展開することができない．基本的に，ワイヤープッシュ手技でステントを押し出し，カテーテルは自然にキックバックして戻ってくるように留置する．何度でもやり直し可能なので，十分な密着が得られるまで何回でもやり直しをする．

ステントアシストの使用法

- 留置血管に，ステント誘導カテーテルを誘導する．動脈瘤の近位と遠位をつなぐことから，この操作を"ネックブリッジング（neck-bridging）"と呼ぶ❽．
- Neuroform EZ®は，予定留置部位でステントのみを残してカテーテルを引き戻すアンシース手技で留置する．
- Closed-cellのEnterprise™2 VRD（図5）は，マイクロカテーテルを血管壁の大彎側を走行させて留置すると密着性がよい．必然的にアンシース手技とカテーテルをプッシュする手技を同時に行う必要がある．

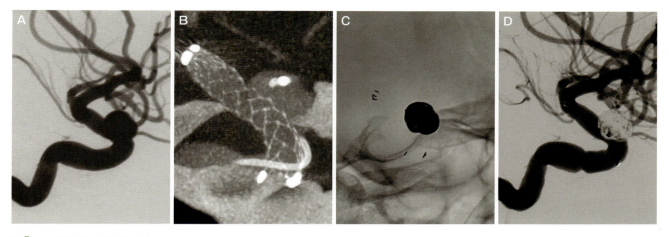

図5 左内頚動脈傍鞍部動脈瘤
A：治療前の左内頚動脈撮影．傍鞍部上向きの半球状の動脈瘤を認める．B：Enterprise™2 VRD 4.0×23 mm を留置して Corn beam CT を撮影した．血管壁への良好な密着が確認された．C：Jailing 法で合計 8 本のコイルを留置した．D：治療後の左内頚動脈撮影．動脈瘤は完全閉塞している．

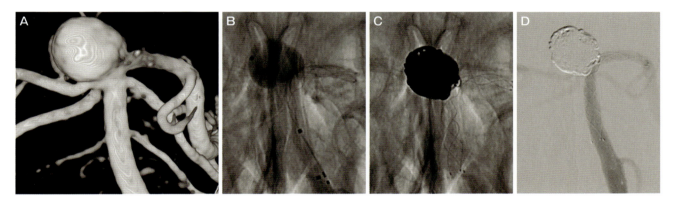

図6 脳底動脈分岐部動脈瘤
A：治療前の椎骨動脈撮影の三次元再構成画像．動脈瘤は両側 P1 に騎乗している．B：LVIS® Jr. 3.5×28 mm を留置した．分岐部周辺ではステントを対側 P1 に herniation させた．C：合計 10 本のコイルを留置した．D：治療後の椎骨動脈撮影．動脈瘤は完全閉塞している．

- Braided stent の LVIS® Jr.（図6）は，基本的にカテーテルからステントを押し出す手技（ワイヤープッシュ手技）で留置する．アンシース手技で留置すると，ステントが過伸張して十分に開かない．
- 留置後は血管撮影装置による corn beam CT などでステントの密着性を評価する必要があるが，braid の一部が透視で視認可能な LVIS® Jr. は必ずしも必要ない．
- ステントアシストの際に，コイル挿入用のマイクロカテーテルをステント展開前に留置しておき，ステントと血管壁の間にマイクロカテーテルを留置する方法を Jailing 法といい，ステント展開後にステント内からセルを通って動脈瘤内へマイクロカテーテルを誘導する方法を Trans-cell 法という．いずれのステントを使用する際も，Jailing 法が基本である．
- ステント内を通って動脈瘤内へカテーテルを誘導することは，必ずしも容易でない．特に，open-cell の Neuroform EZ®（図7）は血管内に突出するセルが出現するため，とりわけ困難である[9][10]．

> **Tips 8**
> **ネックブリッジングができない！**
> 大型動脈瘤で非常にワイドネックな動脈瘤の場合，ネックブリッジング操作自体が困難なことがある．その場合，基本的には動脈瘤内でカテーテルを一周させると遠位側の血管へは容易に到達できる．しかし，ステントを留置する前にカテーテルを最短コースにする必要がある．バルーンカテーテルをいったん遠位に誘導してバルーンでアンカーをかけてたわみをとる方法や，ガイドワイヤーやステント自体を動脈瘤内まで誘導してたわみをとる方法などがある．

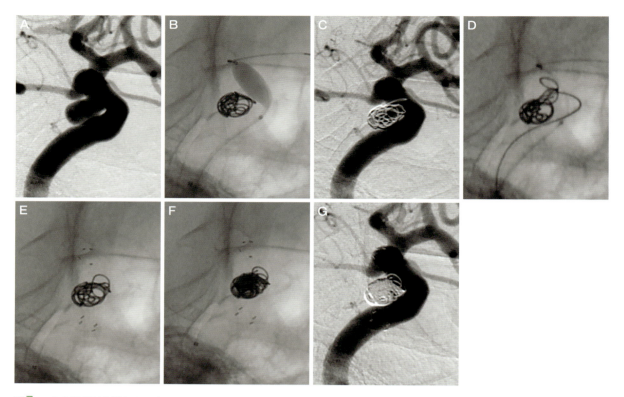

図7. 左内頚動脈傍鞍部動脈瘤に対する rescue stenting
A：治療前の左内頚動脈撮影．ワイドネック型動脈瘤を認める．B：ScepterC®（テルモ社）バルーンによるバルーンアシストで 1st コイルを留置した．C：2本目のコイルを留置時にフレームが崩れて母血管へ逸脱した．D：スネアワイヤーによる回収を試みるも，さらにコイルは母血管へ逸脱した．E：Neuroform EZ® 4.5×20 mm を留置して逸脱コイルの一部を動脈瘤内に還納し，一部はステントと血管壁の間に密着させた．F：合計5本のコイルを挿入した．G：治療後の左内頚動脈撮影．動脈瘤は完全閉塞した．

特殊なステントアシスト

Rescue stenting

- シンプルテクニックあるいはバルーンアシストにてコイル塞栓を行い，万が一，コイルが途中で逸脱した場合に，ステントを留置して逸脱したコイルを血管壁とステントの間に固定させる方法（図7）である．

Y ステント

- Terminal 型の動脈瘤では，ネックが両方の分岐血管に騎乗していることがあり，片方の血管にステント留置後，ステントストラットを通してもう片方の血管にステントを留置し，コイル塞栓を行う方法がある．
- 母血管保護効果は非常に高い反面，血栓塞栓症のリスクが高くなる．
- Closed-cell 2本でYステントを行うと，交差部に kink を生じる．

Herniation technique 11

- Braided stent である LVIS® Jr. では，ワイヤープッシュ手技によりステントを過拡張させて，分枝血管側に herniation させることが可能である．
- Terminal 型の動脈瘤で非常に有効な手技である．

Pitfalls 9

ステントアシストに伴う合併症
血栓塞栓症（特に遠隔期）は，最も注意すべき合併症である．術前からの抗血小板薬2剤併用療法が必須であり，早すぎる減量や中断により発生する．筆者は，抗血小板薬2剤の3ヵ月投与とその後の単剤投与9ヵ月は必須としている．その後は，ステントの状態や血管径に応じて，中止可能である．Enterprise™2 VRD や LVIS® Jr. ではステントマイグレーションにも注意する．短すぎるステントを選択した場合，分岐前後で分岐後血管のステント長が短すぎる場合に発生する．

Memo 10

ネックブリッジングステントで再発した動脈瘤にフローダイバーターは有効？
フローダイバーター単独で約90％の完全閉塞率が得られるが，ネックブリッジングステントが留置されている血管では約38％まで低下するという報告がある[8]．閉塞率が下がるのは間違いなく，特にステントコイルで根治が難しい15 mm を超える超大型動脈瘤は，可能な限りネックブリッジングステントは避けたほうがよい．

ダブルカテーテル（double catheter technique）

- 2本のマイクロカテーテルを動脈瘤内に留置して，2本のコイルを同時にあるいは交互に留置することで，母血管へコイルを逸脱させないように充填する方法である．
- 直接的には母血管を保護する効果はないが，多種多様なコイルの選択によってより強固なフレームを作る．
- 動脈瘤内の異なる2ヵ所からコイルを挿入するために，より密なコイル塞栓が得られやすい．

ダブルカテーテルの使用法

- 先端形状が異なる2本のマイクロカテーテルを動脈瘤内の別の部位に留置する ⑫．
- それぞれのカテーテルから同時に，または交互にコイルを挿入して，互いの干渉作用を利用してより安定したフレームを形成する．
- 2本のコイルでフレームが形成された後も，ネック側のコイルはすぐには離脱せずに残しておく．万が一，3本目以降のコイル挿入によりフレームが崩れた場合や母血管側に移動した場合に，回収できるように備える．

Tips 11

Herniation を効果的に行うために

基本的に braided stent はワイヤープッシュ手技で留置を行うが，分岐部などでさらにステントメッシュの herniation を目的とする場合，カテーテル全体を押し込むシステムプッシュ手技も併用する．

Tips 12

ダブルカテーテルの最適な位置は？

底の浅い幅広の動脈瘤であれば，左側と右側に留置する．逆に底の深い動脈瘤であれば，ネック側と底部側に留置する．

II-5 フローダイバーター

今村博敏，坂井信幸

フローダイバーター

- 離脱型コイルを留置することなく，母血管に留置するだけで脳動脈瘤を閉塞することを目的とした機器である．

各種フローダイバーターの構造の違い ❶

Pipeline™ Flex Embolization Device（Medtronic 社）[9]（図1）

- コバルト・クロム合金とコバルト・ニッケル・クロム・モリブデン合金の 48 本のワイヤーを円筒型のメッシュ状に編み込んだもの．

Surpass™ Flow Diverting Stent（Stryker 社）[10]

- コバルト・クロム合金とコバルト・ニッケル・クロム・モリブデン合金の 72 本もしくは 96 本のワイヤーを円筒型のメッシュ状に編み込んだもの．

FRED®（MicroVention 社）[11]

- ニッケル・チタン合金の 48 本のワイヤーを円筒型のメッシュ状に編み込んだ内層と，LVIS®（テルモ社）とほぼ同様の構造をした外層をタンタルワイヤーで編み込んだもの．

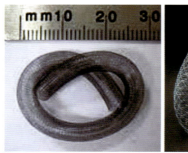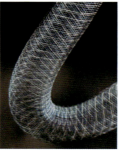

図1. Pipeline™ Flex Embolization Device

> **Memo 1**
> Pipeline™ と Surpass™ は材質と構成が似ていて，FRED® は材質も異なり 2 層構造になっている．

> **Memo 2**
> Pipeline™ と FRED® は内腔 0.027 inch のマイクロカテーテルで誘導し，Surpass™ は専用のデリバリーシステムで誘導する．

各種フローダイバーターのシステムの違い❷

- Pipeline™ と FRED® は内腔 0.027 inch のマイクロカテーテルを使用して，目標血管に留置する．
- 一方，Surpass™ は 0.014 inch ガイドワイヤー対応の専用デリバリーシステムに収納されている．

対象疾患

- 2016 年の時点で薬事承認を得ているフローダイバーターは，Pipeline™Flex のみである．
- 適応は，内頸動脈の錐体部から上下垂体部における最大瘤径が 10 mm 以上，かつワイドネック型（ネック長が 4 mm 以上）の動脈瘤である．
- 破裂急性期は，除外基準に相当する．

術前管理

- 治療 7 日前を目安に，複数の抗血小板薬の投与が推奨されている．
- VerifyNow®（メディコスヒラタ社）などによる血小板凝集能の確認が勧められている❸．

術前評価

- フローダイバーターは基本的に braided stent であるため，ステント径と留置血管径の差により，留置した際のステント長が異なってくる❹．
- ステントの径が細く，長さが短いもののほうが留置は容易である．
- 血管径の計測は，三次元再構成画像と二次元血管撮影の併用が必要である．三次元再構成画像はヒストグラムによって血管径が変化してしまい，二次元透亮像は血管が扁平化していると血管径が不正確になる可能性がある❺（図 2）．
- 留置開始部位，留置終了部位を想定し，血管径とステント径からステント長を決定する．ステント径が太いほど，またステント長が長いほど展開は困難になる．当然ながら，ステント径が細いと密着不良が起こりやすく，ステント長が短いと留置部位の正確性が要求される❻．

> **Tips 3**
> - VerifyNow® の基準値は確立していないが，PRU では 60～240 未満，ARU では 550 未満が有効域といわれている．
> - 特にクロピドグレル耐性はアジア人に多く，塞栓性合併症の危険性が高くなるため，シロスタゾールの追加投与，保険外使用になるがプラスグレルの投与などを検討する．

> **Tips 4**
> 目安としては，ステント径よりも 0.5 mm 細い血管に Pipeline™ を留置するとステント長は 1.5 倍になり，1 mm 細い血管に留置するとステント長は 2 倍になるといわれている．

> **Pitfalls 5**
> - 三次元再構成画像は，ヒストグラムによって血管径が変わるため注意が必要である．一般には，実際よりも太くなることが多い．
> - 血管が扁平化していると，二次元画像では誤った血管径を見ていることがあるので注意する．

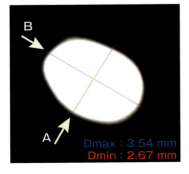

図 2．血管径の計測のピットフォール
血管が扁平化していると A の方向から見た二次元画像と，B の方向から見たものでは，血管径が大きく変わる可能性がある．

術中管理

- 全身麻酔下での治療が望ましい．
- ヘパリンの全身投与により，活性化凝固時間（ACT）を250〜300秒（コントロール値の2〜2.5倍）に維持する．

手術手技

- 2016年の時点で，薬事承認を得ているフローダイバーターはPipeline™ Flexのみであり，本稿ではその留置方法について紹介する．
- ガイディングシステムは8Frが望ましい．
- インナーカテーテルとして，5FrのNavien™（Medtronic社）を併用することが多い❻．
- 動脈瘤と母血管を分離したワーキングアングルを使用して，動脈瘤遠位部の母血管にMarksman™（Medtronic社）マイクロカテーテルとガイドワイヤーを誘導する（図3A）．
- いったんPipeline™の先端をアンシースした後，リシースすることで保護スリーブの向きを反転させ，Pipeline™遠位部を展開する．この反転は，リシースせずに血流の力のみで起こることもある（図4）．
- ネックから3mm以上遠位部から，ステントの留置を開始する．
- マイクロカテーテルの先端が血管の中央付近に位置するように調整しながら，デリバリーシステムを押し出すようにして，Pipeline™を展開，留置していく（図5）．

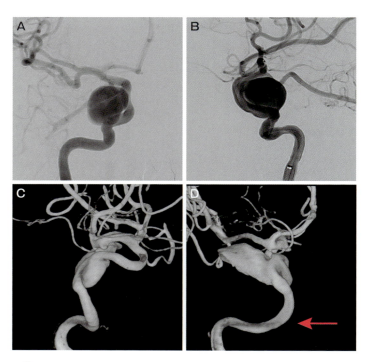

図3．ワーキングアングル
動脈瘤が大きいため，動脈瘤と母血管を完全に分離できないことが多いが，Aはマイクロカテーテルを動脈瘤の遠位部に誘導するためのワーキングアングル．ステントを留置する際には，コイル塞栓術とは異なり，Bのように動脈瘤と母血管を分離する必要はない．Cは動脈瘤の遠位部を，Dは動脈瘤の近位部を見るワーキングアングル．CのワーキングアングルではDの➡の方向から見ていることになるので，血管の近位部はCのアングルではよく見えていない．

> **Tips 6**
> 内頚動脈のC3，C4/5の角度が鋭角であるほど，Pipeline™の展開は困難になり，インナーカテーテルが必要になる．

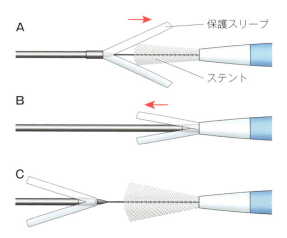

図4．Pipeline™ Flex展開時の保護スリーブの動き
マイクロカテーテル内では➡の向きに，保護スリーブがステントに覆いかぶさるようにして収納されている．いったんマイクロカテーテルをアンシースすると，Aのように展開される．マイクロカテーテルをリシースすると，Bのように保護スリーブの向きが反転する．そこでもう一度マイクロカテーテルをアンシースすると，Cのように保護スリーブに妨げられることなくPipeline™が展開する．

- フローダイバーターを展開していくときは，フローダイバーター全体の走行が見えるワーキングアングル（図3B），遠位部と近位部の母血管の走行が長軸方向に見えるワーキングアングル（図3C・D）を適宜使用する❼．
- 一定の距離をPipeline™が展開しなければ，その近位のPipeline™を展開させることは困難であり，適宜リシースする必要がある．展開しなくなる原因の一つに，ツイストという現象がある．これは三次元的な血管のねじれに伴い，フローダイバーターもねじれてしまうことである．このようなときは，リシースが必要になる❽．
- Pipeline™の近位部は，母血管の走行が比較的直線的な部分で終了させる❾（図6）．
- 必要に応じデリバリーワイヤーを用いて，Pipeline™を十分に拡張させる❿．
- Pipeline™の留置が終了したら，デリバリーワイヤーを同軸にMarksman™マイクロカテーテルをPipeline™の遠位部へ誘導する⓫（図7）．
- コーンビームCTを使用して，フローダイバーターの密着の評価をする（図8A）．特に，動脈瘤のネックから母血管の近位部にかけての密着不良は，動脈瘤が血栓化しないだけではなく，エンドリークを起こし最悪の場合は動脈瘤破裂の原因になるため，避けなければならない⓬（図8B）．
- 密着不良の部位には適宜，バルーンカテーテルで経皮的血管形成術を加

Tips 7
- Pipeline™の展開中はシステム全体を押したり引いたりするため，遠位部の展開位置が移動していないことを絶えず確認しておく必要がある．
- システム全体の押し引きの際は，デリバリーワイヤーの先端で血管穿孔をきたさないように，その挙動に注意する．

Pitfalls 8
- Pipeline™が展開しなくなる原因として，ツイストに注意しなければならない．これは，Pipeline™がねじれることで展開できなくなっている状態である．
- 一部展開していない状態で，近位部を展開することは非常に困難であり，リシースして遠位部からPipeline™の展開をやり直すことが必要である．

Tips 9
- フローダイバーターの近位部が屈曲部になってしまうと，その後のガイドワイヤーでの真腔確保が困難になることがある．
- Pipeline™ is braided stentであり，動脈瘤のネック部位や近位部の太めの母血管でシステム全体を押し気味に展開させたり，引き気味に展開させることでステント長を調整することができる．これによって，近位部の位置の微調整が可能である．

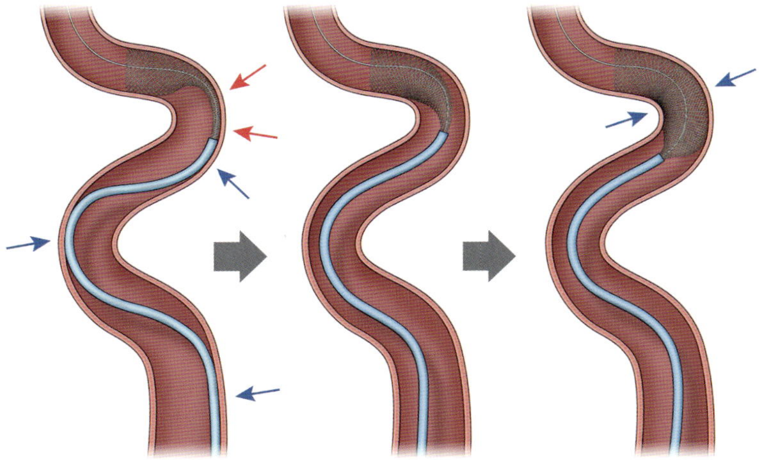

図5 フローダイバーターの展開
原則的にはマイクロカテーテルの先端を血管の中心に位置させながら，デリバリーワイヤーを押すことでフローダイバーターを展開していく．展開が不十分なときは一度，マイクロカテーテルとデリバリーワイヤーを一緒に引いた後に，押し込むことを繰り返すと，徐々にフローダイバーターが展開し始める（wagging）．

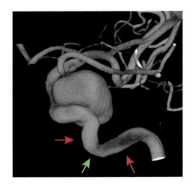

図6 フローダイバーターの留置位置
フローダイバーターの近位部は，→のどちらかにする必要がある．→の部分が近位部になると，後にバルーンカテーテルなどのほかの機器を真腔に誘導することが困難になってしまう．

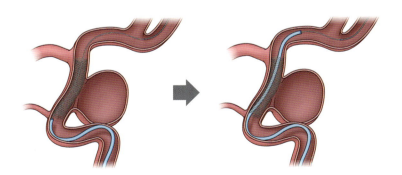

図7 真腔の確保
フローダイバーターの留置が終了したら，デリバリーワイヤーを同軸にMarksman™マイクロカテーテルで真腔を確保する．後に経皮的血管形成術などが必要な場合は，ガイドワイヤーに交換して機器を誘導する．

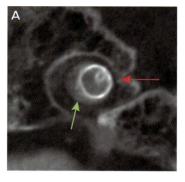 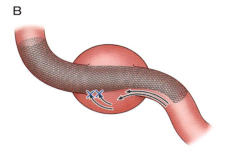

図.8 留置後の注意点
A：Pipeline™ 留置後の近位部のコーンビーム CT．→ が留置血管，→ がフローダイバーター．その中の白い管腔構造はマイクロカテーテルであるが，フローダイバーターの密着の程度が確認できる．B：留置血管に密着していないフローダイバーターと血管壁の間を介して血流が動脈瘤内に流入し，フローダイバーターが動脈瘤ネックに留置されているため血流が動脈瘤内に留まり動脈瘤内圧が上昇するエンドリークに注意する．

えて，フローダイバーターを血管壁に十分密着させる **13**．
- ガイドワイヤーなどのすべてのシステムを抜去して，アーチファクトが少ない状態で再度コーンビーム CT を撮影し，フローダイバーターの密着を確認する **14**．

術後管理

- 術後は3～6ヵ月にわたり，複数の抗血小板薬の投与が必要と考えられている．
- 巨大動脈瘤の場合，母血管の血流が術前に低下していることがあり，血流の正常化に伴う過灌流症候群の危険性があるような症例では，厳重な血圧管理が必要である．
- 症候性動脈瘤や大きな動脈瘤では，術後の血栓化に伴う炎症反応で脳神経障害をきたす可能性があり，ステロイドの投与を考慮する．

合併症と治療成績

- 最も重篤な合併症は，動脈瘤が完全閉塞に至るまでに起こる動脈瘤破裂である．頻度に一定の見解はないが，硬膜内の症例ではコイル留置の併用を検討する必要性も考えられる．
- 最も頻度の高い合併症は，虚血性合併症である．ステント内や動脈瘤内の血栓形成に伴う塞栓性合併症の危険性と，フローダイバーター効果による分枝閉塞の可能性がある **15**．
- 前述したように過灌流症候群に伴う脳内出血や，微小梗塞に伴う脳内出血の報告がある．
- 経過観察中のステント内狭窄も報告されており，十分な経過観察が必要である．
- 動脈瘤の血栓化，完全閉塞には数週間から数ヵ月かかり，動脈瘤が完全に閉塞するまでの慎重な経過観察が必要である．部位によっても異なるが，meta-analysis によると6ヵ月後の完全閉塞率は76％であった[12]．

Tips 10
マイクロカテーテルやデリバリーワイヤーを押し引きして走行を変えることで Pipeline™ に外向きの力を加えると，Pipeline™ が拡張することが多い（マッサージ）．

Pitfalls 11
- Pipeline™ の近位部や屈曲の強い部位で，Marksman™ マイクロカテーテルが引っかかる場合がある．その際に，Marksman™ マイクロカテーテルを無理に押すと Pipeline™ が遠位部に移動したり，さらにはストラットが破損する場合があるので注意する．
- 引っかかる場合は強引に操作するのではなく，デリバリーワイヤーの走行を変化させることで，Marksman™ マイクロカテーテルをスムーズに誘導させる．

Pitfalls 12
エンドリークとは，フローダイバーターの外側を通った血流が動脈瘤内に流れ込み，フローダイバーター効果のために動脈瘤内から母血管に戻ることができずに動脈瘤内の圧力が上昇してしまう現象である．フローダイバーターの留置において，最も起こしてはならない合併症の一つである．

Tips 13
内頚動脈の近位部は血管径が広いため，バルーンカテーテルの血管径が不十分な場合は，HyperForm™ バルーンカテーテル 7 mm/7 mm（Covidien 社）での操作が比較的容易である．ただし，シングルルーメンのバルーンカテーテルの交換が必要であり，血液の逆流でバルーンの拡張が視認できなくなっていないか注意する．

Memo 14
動脈瘤に，造影剤が三日月ように貯留する "eclipse sign" 現象は，フローダイバーター後の血栓化を予測する因子といわれている．

Tips 15
フローダイバーターの留置部位に，前脈絡叢動脈，後交通動脈や眼動脈がやむを得ず存在することがある．しかし，可能な範囲で重要な小動脈は避けて留置することが望ましい．

III-6 母血管試験閉塞と母血管閉塞術

石原秀行，鈴木倫保

はじめに

- 脳動脈瘤の形状，大きさ，部位から，脳動脈瘤の治療として母血管を閉塞せざるを得ない場合がある．
- 母血管閉塞を行う場合には，Willis 動脈輪をはじめ，側副血行路の発達は個人差が大きく，先立って試験閉塞による脳循環評価が必要である．
- 歴史的には 1911 年，Matas が行った総頸動脈の用手的圧迫による試験閉塞がはじまりで，現在はバルーンカテーテル❶による試験閉塞が一般的となり，さらに，頭蓋内血管用バルーン❷を使用することにより，頭蓋内動脈の試験閉塞も可能となっている．
- 臨床上は，内頸動脈巨大動脈瘤や，椎骨解離性動脈瘤などの治療に際し必要となることが多い．母血管閉塞が可能であるか，母血管閉塞に際し血行再建の適応を判断するために行われる．
- 試験閉塞の方法と評価方法に一定のものはないが，内頸動脈試験閉塞は比較的意見が一致している（図1）．

内頸動脈試験閉塞

方法概要

①局所麻酔下，大腿動脈に 6Fr シースを挿入．
　診断 DSA を行った後，ヘパリン化を行い，ACT を 2 倍以上に管理する．
②6Fr バルーンカテーテル❶を患側内頸動脈へ誘導し，バルーンを拡張し一時遮断を行う．

Memo 1

内頸動脈試験閉塞に使用するバルーンカテーテル

頸部内頸動脈閉塞であれば，6Fr Optimo®（東海メディカルプロダクツ社），5.2Fr セレコン MP カテーテル II（テルモ・クリニカルサプライ社），6Fr Patlive®（テルモ・クリニカルサプライ社）などが使用される．

Tips 2

頭蓋内動脈試験閉塞に使用可能なバルーンカテーテル

頭蓋内動脈閉塞用バルーンカテーテルには，Scepter®（テルモ社），HyperForm™（Medtronic 社），TransForm®（日本ストライカー社），Shouryu（カネカメディックス社），政宗®（富士システムズ社）が使用可能である．この中で，Scepter® と政宗® はダブルルーメンであるので，閉塞後の stump pressure 計測が可能である．

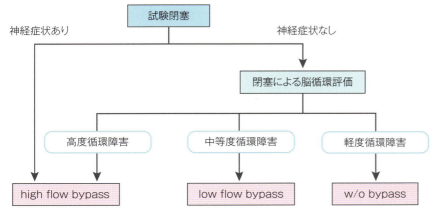

図1．内頸動脈試験閉塞の一般的なアルゴリズム

- バルーンカテーテルのワイヤールーメンにはトランスデューサー付きの動脈圧ラインをつなぎ，動脈圧を計ることで閉塞状態の確認と stump pressure を記録する．
- 15分程度，神経症状の観察を行う．
- ここで，神経脱落症状が出現する場合には，閉塞に対する虚血耐性がないと診断され試験閉塞は終了となる．

③一時遮断で神経脱落症状が出現しない場合には，一度バルーンを収縮させ，対側の大腿動脈に4Frシースを挿入．

④再度，バルーンによる内頚動脈遮断を行った状態で，4Frカテーテルによる同側総頚動脈造影，対側総頚動脈造影，椎骨動脈造影を行い，閉塞時の血行動態の観察を行う（図2D・E，図3D〜F）．

⑤バルーンを収縮させ，RI室へ移動し，閉塞状態でRIによる脳血流検査を行う（図2F，図3G）．

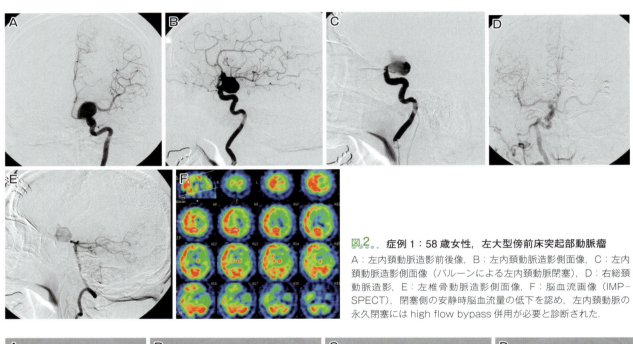

図2．症例1：58歳女性，左大型傍前床突起部動脈瘤
A：左内頚動脈造影前後像，B：左内頚動脈造影側面像，C：左内頚動脈造影側面像（バルーンによる左内頚動脈閉塞），D：右総頚動脈造影，E：左椎骨動脈造影側面像，F：脳血流画像（IMP-SPECT），閉塞側の安静時脳血流量の低下を認め，左内頚動脈の永久閉塞にはhigh flow bypass併用が必要と診断された．

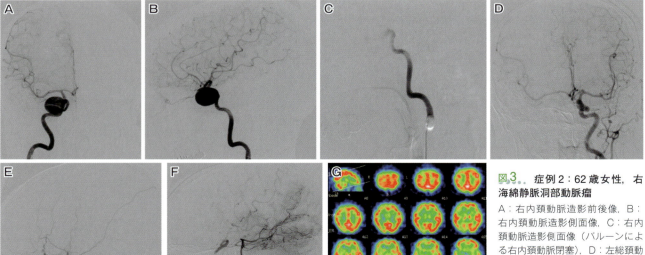

図3．症例2：62歳女性，右海綿静脈洞部動脈瘤
A：右内頚動脈造影前後像，B：右内頚動脈造影側面像，C：右内頚動脈造影側面像（バルーンによる右内頚動脈閉塞），D：左総頚動脈造影，E：右総頚動脈造影側面像，F：椎骨動脈造影側面像，G：脳血流画像（IMP-SPECT），閉塞側の安静時脳血流量の軽度低下を認め，左内頚動脈の永久閉塞にはlow flow bypass併用が必要と診断された．

評価方法と解釈

神経症状

- 神経脱落症状が出現する場合には，閉塞時には何らかの血行再建が必要である．
- 神経脱落症状が出現しなくても，血行再建が不要との診断はできない．

脳血管造影所見

- 静脈相遅延がない場合（< 0.5 sec）には，閉塞に対する耐性があると考えられている[13]．
- 静脈相遅延時間と脳血流量は逆相関し，1.0 sec の遅延は約 10％の血流低下を示す[14]．
- 近年 DSA 装置による 2D perfusion study による mean transit time から血行動態を評価する試みもされている．

Stump pressure

- 平均 40 mmHg 以上あればある程度の側副血行ありと考えられ，体血圧の 50％以下は閉塞時の循環障害が強いと考えられている．

電気生理学的検査

- 脳波（EEG）では徐波の出現，体性感覚誘発電位（SEP）では潜時の延長と波形の変化により，閉塞時の虚血耐性の判断を行うものである．
- 以前は標準的な検査であったが，より客観性が高いほかの評価方法が主流になっている．

脳血流評価

- 試験閉塞の評価項目の中では最も客観性，信頼性が高い項目である．
- 脳血流評価方法としては，perfusion CT，perfusion MR，Xe-CT，SPECT，PET がある．
- 現時点では SPECT データが最も多く，一般的である．SPECT も RI 核種の選択❸，それによる定性評価と定量評価がある．
- 閉塞により脳血流が低下しない場合でも脳循環予備能がない状態である場合があるため，閉塞に加え低血圧負荷や Diamox 負荷まで行い循環障害の程度を判定する方法もある．
- 閉塞により脳循環予備能は低下するものと考えられるが，永続的な閉塞後に側副血行の改善に伴い脳循環予備能が改善することも期待されるので，脳血流評価の解釈には幅がある．
- 閉塞に対する虚血耐性は脳血流量 30mL/100g/min 程度，対側比 80～90％程度が基準とされている．

結果の解釈と治療法選択

- 評価方法と解釈には幅があり，アルゴリズムは施設間で異なるが，基本は図1のごとくである．
- Date ら[15]は，アルゴリズムに年齢を組み込んでおり，Shimizu ら[16]は閉塞時の血流評価に Diamox 負荷を行い，対側比 75％未満で high flow bypass 併用が必要としている．
- 筆者らの施設では図4のごとく，安静時脳血流量から high flow bypass の適応を判断している．

Memo 3

脳血流評価に使用される RI 核種

現在汎用されている SPECT 用脳血流トレーサーには，^{123}I-IMP，^{99m}Tc-HMPAO，^{99m}Tc-ECD がある．脳血流量と集積率の関係は，^{123}I-IMP が最も正比例に近いとされており，脳血流の小さな変化を観察したい試験閉塞においては，^{123}I-IMP が有用な核種といえる．

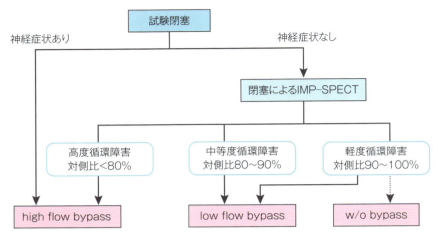

図4. 筆者らの施設の内頸動脈試験閉塞からの治療法選択アルゴリズム

椎骨動脈試験閉塞

- 椎骨動脈の試験閉塞は，内頸動脈に比べ一般的ではないが，椎骨動脈の発達の左右差はバリエーションが多く，試験閉塞を要することは少なくない．
- 一側の椎骨動脈が外径2 mm以下の低形成は約30％に認め[17]，一側の椎骨動脈が後下小脳動脈に終わり対側椎骨動脈と連絡が認められない場合（PICA end type）も0.2％の頻度とされている．
- 椎骨動脈解離性動脈瘤の出血発症例に対する母血管閉塞が多く，試験閉塞で神経所見の変化を観察することは難しいことが多い．
- バルーンによる試験閉塞中の対側椎骨動脈からの血行動態，両側内頸動脈からの側副血行の状態など，血管造影から血行動態を観察し判断することが多い．
- 可能であれば，後頭動脈との吻合がある筋肉枝や後硬膜動脈分枝より遠位まで頭蓋内用バルーンを誘導し試験閉塞を行う．

方法概要

①局所麻酔下，大腿動脈に6Frシースを挿入．
- 対側の大腿動脈に4Frシースを挿入し，診断DSAを行った後，ヘパリン化を行い，ACTを2倍以上に管理する．

②6Frガイディングカテーテルを患側椎骨動脈へ誘導．
- 頭蓋内用バルーンカテーテルを閉塞部位近くまで誘導，拡張し一時遮断を行う．
- ダブルルーメン構造の頭蓋内用バルーンカテーテルを使用すれば，ワイヤールーメンにトランスデューサー付きの動脈圧ラインをつなぎ，動脈圧を計ることで閉塞状態の確認とstump pressureの記録ができる．
- 15分程度，神経症状の観察を行う．

③閉塞している間に，4Frカテーテルによる対側椎骨動脈造影，左右の総頸動脈造影を行い，閉塞時の血行動態の観察を行う（図5D～F）．

④バルーンを収縮させ，RI室へ移動し，閉塞状態でRIによる脳血流検査を行う．

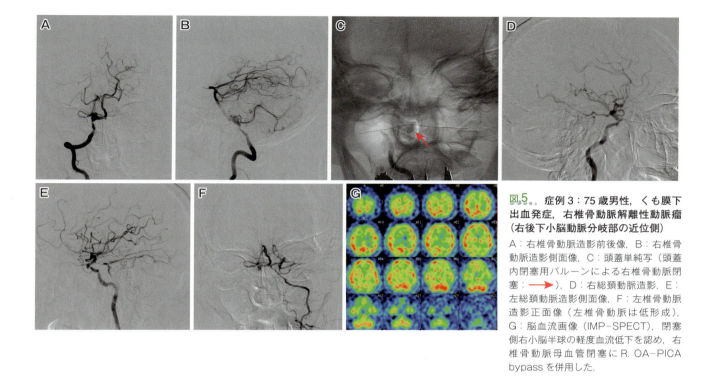

図5 症例3：75歳男性，くも膜下出血発症，右椎骨動脈解離性動脈瘤（右後下小脳動脈分岐部の近位側）
A：右椎骨動脈造影前後像，B：右椎骨動脈造影側面像，C：頭蓋単純写（頭蓋内閉塞用バルーンによる右椎骨動脈閉塞：→），D：右総頸動脈造影，E：左総頸動脈造影側面像，F：左椎骨動脈造影正面像（左椎骨動脈は低形成），G：脳血流画像（IMP-SPECT）．閉塞側右小脳半球の軽度血流低下を認め，右椎骨動脈母血管閉塞にR. OA-PICA bypassを併用した．

評価方法と解釈

神経症状

- 意識障害，めまい症状などが出現する場合には，脳底動脈循環不全と考えられ，永久閉塞は難しい．
- 永久閉塞する場合には，血行再建を先立って行う必要がある．

脳血管造影所見

- 内頸動脈の試験閉塞のような静脈相遅延と脳血流量の報告はないが，循環時間は参考になる所見と考えられる．
- 対側の椎骨動脈から脳底動脈が灌流されること，内頸動脈系から後交通動脈を介する側副路があるかを確認する．
- 閉塞する椎骨動脈や脳底動脈が盲端にならないか観察する．

Stump pressure

- 内頸動脈試験閉塞に準じて参考にする．

脳血流評価

- 後頭蓋窩の脳血流評価は難しく，一般的ではない．
- 可能であればSPECTが最も客観性があると考えられ，必要に応じ，日を改めて安静時血流評価を行い，あわせて判定する．

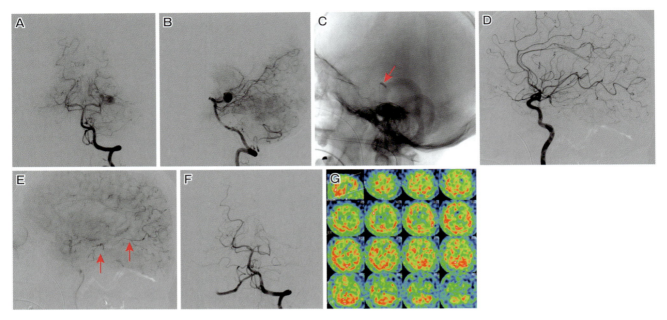

図6 症例4：53歳男性，くも膜下出血発症，左血栓化後大脳動脈（P2）動脈瘤
A：左椎骨動脈造影前後像，B：左椎骨動脈造影側面像，C：頭蓋単純写（頭蓋内閉塞用バルーンによる左後大脳動脈P2部閉塞：→），D：左内頸動脈造影（動脈相），E：左内頸動脈造影（毛細血管相），中大脳動脈皮質枝との吻合により後大脳動脈が逆行性に造影される，F：左椎骨動脈造影正面像，G：脳血流画像（IMP-SPECT），左後大脳動脈領域に軽度の血流低下が疑われ，母血管閉塞にL. STA-PCA bypassを併用した．

その他部位の試験閉塞

- 頻度は低いが，より末梢の頭蓋内動脈で試験閉塞が必要になる場合がある．
- 後大脳動脈P2（ambient segment）に発生する動脈瘤は，大型，紡錘状動脈瘤であることが多く，母血管閉塞が必要になることが多い．
- 同部位の末梢は，後大脳動脈の頭頂後頭動脈（parieto-occipital artery）と中大脳動脈の後頭頂動脈（posterior parietal artery）や，後大脳動脈側頭動脈（temporal artery）と中大脳動脈側頭動脈，後脳梁動脈（posterior pericallosal artery）と前脳梁動脈（anterior pericallosal artery）などの皮質枝間などのleptomeningeal anastomosisや，posterior choroidal arteryとanterior choroidal arteryなどの豊富な連絡があるため，母血管閉塞は比較的安全であるとされているが，やはり母血管閉塞により脳梗塞出現はあるので[18]，永久閉塞を行う前には評価が必要である．
- 試験閉塞の方法は，図6に示すように椎骨動脈試験閉塞と同様であり，少なくともPCA末梢の造影所見を観察し検討を行う．

試験閉塞の合併症

- 試験閉塞による脳梗塞，血管解離，動脈瘤破裂などの報告がある[19]．
- 血流遮断による凝固系の活性化，バルーンによる内皮傷害など十分な配慮をして検査を行う必要がある．

II 7 トラブルシューティング

吉村紳一

はじめに

- 脳動脈瘤に対する血管内手術は，エビデンスの確立[20]やデバイスの開発・改良によってその適応が拡大している．
- しかし，本治療は遠隔操作で動脈内に異物を留置する治療であるため，どんなに慎重に行ってもカテーテルやコイルの予期せぬ動き，器具の不具合などが起こりうる．
- このため本治療法においては起こりうるトラブルを想定し，その対応に習熟することが必要である[21]．
- 本稿では，本治療法におけるさまざまなトラブルの回避法とシューティングに関する基本的事項を紹介する．

トラブルの回避法とシューティング

出血性合併症

- 本治療においては術中に動脈瘤や周囲血管から術中出血をきたすことがあり，比較的頻度が高く，重篤となりやすい合併症である．
- 原因として，ガイドワイヤーやマイクロカテーテルによる動脈瘤の穿孔（図1A）と，コイル挿入による破裂（図1B），バルーンなどによる血管損傷（図1C）がある．
- これらは慎重な操作や工夫によって減らすことが可能であり，以下に紹介する．

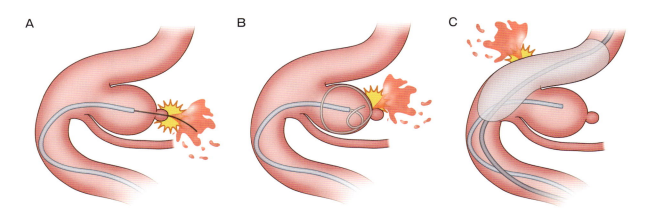

図1. 出血性合併症の原因

穿孔しにくいテクニックを用いる

- アクセスルートの蛇行が強い症例では,一般的にデバイスのジャンプアップが起きやすい.
- ワイヤーとマイクロカテーテルを動脈瘤よりも遠位に送り,マイクロカテーテルを引きながら挿入する pull back 法をまず試すとよい❶.
- このテクニックの成否はマイクロカテーテル先端の形状にかかっており,その習熟には一定の経験を要するが,屈曲血管においては最も安全な挿入法といえる.
- Pull back 法で挿入が困難な場合には,ガイドワイヤーを動脈瘤内に挿入してマイクロカテーテルを直接誘導する❷.

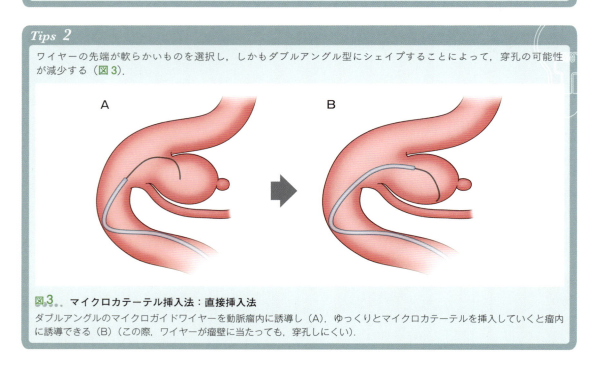

Tips 1
適切なシェイピングがなされていれば,安全に動脈瘤内への誘導が可能で,その後もマイクロカテーテルが安定する(図2).

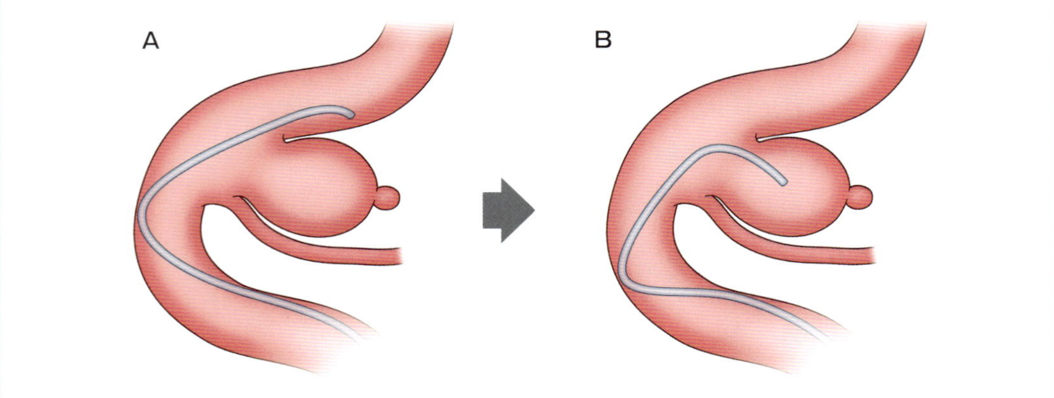

図2. マイクロカテーテル挿入法:pull back 法
シェイプしたマイクロカテーテルをまず動脈瘤よりも遠位に誘導し(A),マイクロカテーテルを引き戻していくと自然に動脈瘤内に挿入される(B).

Tips 2
ワイヤーの先端が軟らかいものを選択し,しかもダブルアングル型にシェイプすることによって,穿孔の可能性が減少する(図3).

図3. マイクロカテーテル挿入法:直接挿入法
ダブルアングルのマイクロガイドワイヤーを動脈瘤内に誘導し(A),ゆっくりとマイクロカテーテルを挿入していくと瘤内に誘導できる(B)(この際,ワイヤーが瘤壁に当たっても,穿孔しにくい).

マイクロカテーテルのたわみの調整

- 近位血管の蛇行がある場合には，マイクロカテーテルがそれぞれのカーブで壁に当たり"たわみ"ができる（図4A）．
- この現象が過度になるとバネのような状況になり，あるポイントで一気にシステムが先進することになる（図4B）．
- このため，操作中は常にたわみを確認しつつ，ガイドワイヤーの先端をストレートな血管に位置させてから（図4C），全体を慎重に押し進めるとよい（図4D）．

中間カテーテルを使用する ❸

- 前述のような工夫を行っても挿入困難なケースでは，ガイディングカテーテルとマイクロカテーテルの間に中間カテーテルを挿入し，いくつか屈曲を越えておくと操作性が格段に向上する（図4E）．
- 近位血管が屈曲した症例では，最初からこの方法を採用することが増えている．

> **Tips 3**
> 中間カテーテルとバルーンカテーテルを併用する場合には，ガイディングカテーテルをサイズアップする必要があることに注意する．

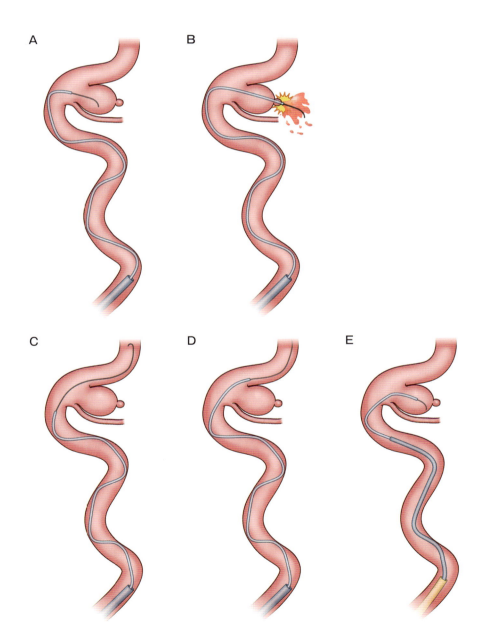

図4 マイクロカテーテルのたわみの調整

- 上記のような工夫を行えば，動脈瘤や周囲血管の穿孔は減少するはずであるが，完全に避けることはできない．
- そのような場合の基本的なトラブルシューティングを示す（図5）．

トラブルシューティング―その1：造影検査

- 動脈瘤の穿孔や破裂はロードマップ上のデバイスの挙動でも推察されるが，まず造影検査を行って，実際に穿孔や出血が起きているのか確認することが重要である．
- デバイスがロードマップ上，動脈瘤外に出ているように見えても，実際にはデバイス挿入による血管のシフトや患者の体動などによりマップがずれているだけのことがある．
- さらに，実際にデバイスが動脈瘤や周囲血管を穿孔していても，それによって出血をきたしているのかどうかを確認することは，きわめて重要である．
- 重度の造影剤の漏出（extravasation）を認める場合にはきわめて迅速に対応しなければならないが，出血がなければじっくりと対応することが可能である．
- 一方，バルーンなどによる血管損傷はX線透視では確認しにくいため，疑った場合には造影検査を行って，出血の程度を確認する．

トラブルシューティング―その2：バルーンによる止血

- 動脈瘤からextravasationを認める場合には，即座にバルーンを拡張する．
- 一方，バルーンによる血管損傷の際の対処法としては，①ゆっくりとバルーンを拡張し，最低でも5分間以上圧迫する．②その間にヘパリンを中和する．③ゆっくりとバルーンを収縮し，血管造影を行ってextravasationが残存しているかどうかを確認する．という手順となる．止血されていなければこの操作を繰り返し，最終的にはコイルで塞栓する，あるいはバルーンで止血したまま開頭手術に移行するなどの処置が必要である．
- ネックを完全に覆う状態で拡張するのが理想的であるが，その誘導が困難であれば次善の策として近位で閉塞する選択肢もありうる．
- また，動脈瘤からの出血の場合には，コイルを迅速に瘤内に追加して止血することも考慮する．
- 重度の出血を認める場合，局所の止血処置はほかの処置よりも優先されることに留意する❹．
- 一方，extravasationを認めない場合には，落ち着いて処置を行える．

> **Tips 4**
> 止血時には，すぐに人を集め，複数のスタッフで対応することが重要である．

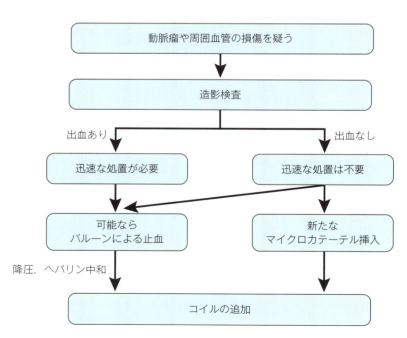

図5. 動脈瘤や周囲血管損傷時の対処法

- それぞれの症例でベストな対処法は違うが，後述のようにほかのカテーテルから塞栓を追加するなどの処置が行われることが多い．
- 全身麻酔であれば止血処置は比較的容易であるが，局所麻酔の場合には呼吸不全や体動への対応が必要となるため注意する．

トラブルシューティング―その3：降圧とヘパリン中和

- 重度出血例では，前述のようにバルーンなどによる止血処置が優先されるが，他者に指示して降圧とヘパリンの中和も同時進行で行えればなおよい❺．
- 少量の出血では，降圧とヘパリンの中和のみで止血が得られることもある．
- ただし，バルーンで完全に止血が得られている場合にこれらの処置を行うかどうかについては，状況によって判断すべきである❻．

トラブルシューティング―その4：コイルの追加

- 動脈瘤の穿孔が起きていても出血がないかわずかな場合，あるいはバルーンによる止血が行いにくい場合には，迅速にコイルを追加して止血する．
- 出血をわずかでも認める場合には，バルーンによる止血を行いつつコイル塞栓を行うほうが安全である．しかし，それが不要か困難な場合には，すでに挿入されているカテーテルから塞栓する．

虚血性合併症

- 血管内に異物を留置する本治療法では，一定の確率で血栓形成による虚血合併症が起こりうる．
- 特に，母血管へのコイル逸脱やステント留置が想定されるワイドネック瘤の治療においては，抗血栓療法をしっかりと行っておく必要がある．
- しかし，術中に緊急避難的にステントを留置せざるを得ない症例もあるため，最近では未破裂脳動脈瘤においては，アスピリンとクロピドグレルなどによる抗血小板薬2剤併用療法（dual antiplatelet therapy：DAPT）を術前に開始することが標準的治療となりつつある❼．
- 破裂脳動脈瘤においては未破裂脳動脈瘤よりも虚血性合併症が起きやすいものの，術中の動脈瘤破裂率も高いため治療前に抗血小板薬を投与するか否かについては議論が多い❽．
- 以下は，術中に血栓症をきたした場合の基本的なトラブルシューティング法である（図6）．

トラブルシューティング―その1：治療の必要性判断

- 脳動脈瘤の治療中に血栓の形成を認めても，全例に治療が必要なわけではない．
- 小さな血栓であれば，ヘパリンやほかの薬剤の追加で様子を見ることが可能なケースが多い．
- 一方，血管の閉塞を認めたとしても，神経機能に関係しない部位であれば，介入せずに様子を見るという選択もありうる．

トラブルシューティング―その2：血栓溶解

- 未破裂脳動脈瘤の治療中に発生した血栓については，まずウロキナーゼなどをマイクロカテーテルから動注することによって血栓溶解をはかることが多い❾．

Tips 5
ヘパリンを中和することによって，母血管内に血栓形成をきたすことがあるため注意する．

Memo 6
最近筆者らはバルーンで止血しつつコイルを追加した後，いったんバルーンによる閉塞を解除して，それでも出血が続く場合にこれらの処置を行うことが多い．

Tips 7
特に日本人を含めたアジア人においてはクロピドグレルの低反応例が多いことが知られており，ステントを併用する可能性が高い場合には術前に血小板凝集能を測定するとよい．

Tips 8
破裂脳動脈瘤の治療では抗血小板薬を投与しても緊急治療までの時間が短いため，その効果が不十分なことが多い．また，血栓症が誘発された場合にも血栓溶解が行えないという問題があり，血栓症をきたさないように努めることがより重要となる．

Pitfalls 9
ただし破裂脳動脈瘤において血栓溶解を行うと，高率に動脈瘤からの出血をきたすことが報告されており[20]，禁忌と考えられている．

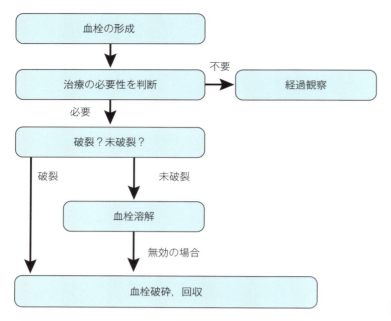

図6 血栓形成時の対処法

- 治療に使用しているマイクロカテーテルからウロキナーゼ6〜24万単位をゆっくりと注入するだけであり，手技が容易で安全性が高いため，まず試みるべき方法である．

トラブルシューティング—その3：血栓破砕
- 破裂脳動脈瘤で血栓溶解が行えない場合には，ネック形成に用いたバルーンを用いて血栓を破砕する方法がある⑩．

トラブルシューティング—その4：血栓回収
- ステント型血栓回収デバイスや血栓吸引カテーテルを用いて血栓を回収する方法もある⑪．
- 血栓破砕に比べて血管を再開通させる能力が高いが，留置したコイルやステントを移動させてしまう可能性もあるため，その適応には注意を要する．

デバイス関連トラブル

- 脳動脈瘤塞栓術に用いるデバイスの数は多く，年々その種類が増加している．
- デバイスごとにトラブル時の対処法が違うため，使用する場合には添付文書など情報収集しておく必要がある．
- ここでは，代表的な事象について解説を加える．

マイクロカテーテルが誘導できない
- マイクロカテーテルが動脈瘤内にうまく誘導できないことは，まれならずある⑫．
- そのような場合には，マイクロガイドワイヤーやマイクロカテーテル先端のシェイピングを変更する，マイクロカテーテルを変更する，バルーンを併用するなどの方法がある．
- バルーンカテーテルが干渉している場合には，いったん引き戻すことを考慮する．

Memo 10
この方法は治療デバイスをそのまま使用できるため簡便であるが，バルーンの過拡張をきたさないよう慎重に行う必要がある．

Tips 11
マイクロカテーテルを血栓よりも遠位に誘導できれば，ステント型デバイスが使用可能である．一方，ペナンブラカテーテルの場合には新たに挿入するかマイクロカテーテルとの入れ替えになること，径が太いのでほかのデバイスとの併用が行いにくい点に注意する．

Tips 12
ステント留置用のマイクロカテーテルは一般に動脈瘤塞栓用のカテーテルよりも太いことが多いため，ガイドワイヤーとの段差で遠位に誘導困難となることがある．段差が少なくなるようなワイヤー，カテーテルの選択を考慮する．

コイルが動かない

- 比較的よく経験するトラブルであり，最も頻度が高いのがコイルのアンラベルという現象で，「コイルが壊れて伸びてしまった状態」を指す．
- ひとたびアンラベルを起こすと，手前のワイヤーを前後させてもコイルが全く動かなくなる．
- 一方，比較的まれであるが，コイルがカテーテル内で離脱してしまうこともある．
- アンラベルやカテーテル内離脱をきたしたらマイクロカテーテルごと回収するしかない **13**．

バルーンが見えない

- バルーン内にはハーフ造影剤（造影剤と生理食塩水を半々にしたもの）を注入することが多いが，バルーンが見えない場合にはこの準備がうまくできていないか，バルーンが破れていることが想定される **14**．
- このような場合には，バルーンを抜去して原因を確認するのが安全である．
- さらに拡張させるのは，生理食塩水が誤ってバルーン内に注入されている場合に血管破裂につながる危険な行為であるため，絶対に行ってはならない．

ステントの拡張不良

- 動脈瘤塞栓補助用のステントの中でもbladed stent（編み込み型のステント）は目が細かいためにコイルの逸脱が少ないという利点を有するものの，血管壁への密着が弱いという欠点を有する．
- このため，留置する際には単にマイクロカテーテルを引き戻すだけでなく，適度にステント自体を押し込む操作を加えるとよい．
- もし留置後に密着が不良であった場合には，バルーンカテーテルで拡張するのが確実であるが，ステント自体を移動させてしまうことがある **15**．

Memo 13
その場合，スネアを併用したほうがよいかどうかは状況によって違うため，経験の多い術者と至急相談するとよい．

Tips 14
このような事態を避けるために，体外でハーフ造影剤を注入しバルーンを拡張した状態で，X線透視で一度確認しておくとよい．

Troubleshooting 15
バルーンにこだわらず，マイクロカテーテルやガイドワイヤーで"マッサージ"を加えるとうまく展開することがある．

Memo 16
トラブルシューティングはまれにしか経験しないため，成書を参考にマニュアルを作成し，いくつかのパターンに従って行動するとよい．学会などの合併症セッションで実際の症例をみることも有効である．

トラブルシューティングの周知

- 近年，動脈瘤塞栓術はわが国でも広く普及し，標準的治療になった．
- デバイスや治療法も年々改善され，治療成績も飛躍的に向上している．
- それに伴って，一人の術者やチームの経験する合併症も減少している．
- しかし，ひとたびトラブルが起きれば，術者一人で対応しきれないことが多く，治療にかかわる医師や看護師，診療放射線技師全員が協力しなければならない **16**．

第 III 章 文 献

1) Nishikawa Y, Satow T, Takagi T, et al. : Efficacy and safety of single versus dual antiplatelet therapy for coiling of unruptured aneurysms. *J Stroke Cerebrovasc Dis* **22** : 650-655, 2013.
2) Ryu CW, Park S, Shin HS, et al. : Complications in Stent-Assisted Endovascular Therapy of Ruptured Intracranial Aneurysms and Relevance to Antiplatelet Administration : A Systematic Review. *AJNR Am J Neuroradiol* **36** : 1682-1688, 2015.
3) Kashiwazaki D, Kuwayama N, Akioka N, et al. : The roles and issues of P2Y12 percent inhibition assessed by VerifyNow assay for patients undergoing Neurointervention : a prospective study. *J Stroke Cerebrovasc Dis* **23** : 1830-1836, 2014.
4) Hwang G, Huh W, Lee JS, et al. : Standard vs Modified Antiplatelet Preparation for Preventing Thromboembolic Events in Patients With High On-Treatment Platelet Reactivity Undergoing Coil Embolization for an Unruptured Intracranial Aneurysm : A Randomized Clinical Trial. *JAMA Neurol* **72** : 764-772, 2015.
5) Satoh K, Fukasawa I, Kanemaru K, et al. : Platelet aggregometry in the presence of PGE (1) provides a reliable method for cilostazol monitoring. *Thromb Res* **130** : 616-621, 2012.
6) Toyoda K, Yasaka M, Uchiyama S, et al.: Blood pressure levels and bleeding events during antithrombotic therapy: the Bleeding with Antithrombotic Therapy (BAT) Study. *Stroke* **41** : 1440-1444, 2010.
7) Hwang G, Kim JG, Song KS, et al. : Delayed ischemic stroke after stent-assisted coil placement in cerebral aneurysm: characteristics and optimal duration of preventative dual antiplatelet therapy. *Radiology* **273** : 194-201, 2014.
8) Heiferman DM, Billingsley JT, Kasliwal MK, et al. : Use of flow-diverting stents as salvage treatment following failed stent-assisted embolization of intracranial aneurysms. *J Neurointerv Surg* **8** : 692-695, 2016.
9) Nelson PK, Lylyk P, Szikora I, et al. : The pipeline embolization device for the intracranial treatment of aneurysms trial. *AJNR Am J Neuroradiol* **32** : 34-40, 2011.
10) Wakhloo AK, Lylyk P, de Vries J, et al. : Surpass flow diverter in the treatment of intracranial aneurysms : a prospective multicenter study. *AJNR Am J Neuroradiol* **36** : 98-107, 2015.
11) Kocer N, Islak C, Kizilkilic O, et al. : Flow Re-direction Endoluminal Device in treatment of cerebral aneurysms: initial experience with short-term follow-up results. *J Neurosurg* **120** : 1158-1171, 2014.
12) Brinjikji W, Murad MH, Lanzino G, et al. : Endovascular treatment of intracranial aneurysms with flow diverters: a meta-analysis. *Stroke* **44** : 442-447, 2013.
13) van Rooij WJ, Sluzewski M, Slob MJ, et al. : Predictive value of angiographic testing for tolerance to therapeutic occlusion of the carotid artery. *AJNR Am J Neuroradiol* **26** : 175-178, 2005.
14) Sato K, Shimizu H, Inoue T, et al. : Angiographic circulation time and cerebral blood flow during balloon test occlusion of the internal carotid artery. *J Cereb Blood Flow Metab* **34** : 136-143, 2014.
15) Date I, Ohmoto T : Long-term outcome of surgical treatment of intracavernous giant aneurysms. *Neurol Med Chir* **38** : 62-69, 1998.
16) Shimizu H, Matsumoto Y, Tominaga T : Parent artery occlusion with bypass surgery for the treatment of internal carotid artery aneurysms : clinical and hemodynamic results. *Clin Neurol Neurosurg* **112** : 32-39, 2010.
17) Songur A, Gonul Y, Ozen OA, et al. : Variations in the intracranial vertebrobasilar system. *Surg Radiol Anat* **30** : 257-264, 2008.
18) Kim YB, Lee JW, Huh SK, et al. : Outcomes of multidisciplinary treatment for posterior cerebral artery aneurysms. *Clin Neurol Neurosurg* **115** : 2062-2068, 2013.
19) 勝間田篤, 杉生憲志, 佐々原渉, 他：内頚動脈閉塞試験の合併症：119例の経験から. 脳外誌 **13**：572-577, 2004.
20) Molyneux A, Kerr R, Stratton I, et al. : International Subarachnoid Aneurysm Trial (ISAT) of neurosurgical clipping versus endovascular coiling in 2143 patients with ruptured intracranial aneurysms : a randomised trial. *Lancet* **360** : 1267-1274, 2002.
21) 吉村紳一 編：脳血管内治療トラブルシューティング 脳動脈瘤編. 診断と治療社, 2014, p160.

第IV章
脳動脈瘤クリッピングのアプローチ

IV-1 前床突起の削除：傍前床突起部動脈瘤のクリッピングを目的とする前床突起の削除

田中雄一郎

手術適応

- 傍鞍部の動脈瘤や腫瘍の手術ではしばしば，頭蓋内の内頚動脈の起始部露出や視神経の移動が必要になる．その際，前床突起の削除は必須の手技となる．

術式の選択

- 前床突起削除を硬膜内もしくは硬膜外で行うかで，術式は2通りに分かれる．しかし，骨削除そのものの手技は共通である．
- 両者の特性を理解して，それぞれの手技に習熟する必要がある．
- 硬膜内ないし硬膜外アプローチの選択に関しては，術者の経験値，病変の状況，上眼窩裂外側の硬膜剥離の必要性などを勘案して，より適したほうを選ぶ❶．

> **Memo 1**
> **硬膜内アプローチ**
> ①硬膜内構造を直視下に観察しながら作業できる，②組織侵襲（上眼窩裂の神経損傷や硬膜静脈閉塞）がより少ない，③短時間で行える，④出血が少ない，などの利点がある．
> **硬膜外アプローチ**
> ①硬膜内構造の損傷が少ない，②上向き動脈瘤が破裂しにくい，③硬膜の静脈流路を移動できる，④骨屑が硬膜内に飛散しない，などの利点がある．

解剖・画像所見

- 前床突起は蝶形骨小翼後方にある1 cmほどの円錐形部分である．
- 前床突起は，①視神経管上部の骨，②上眼窩裂上部の骨，③optic strut，で骨性に支持される（図1）．

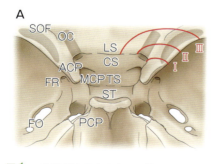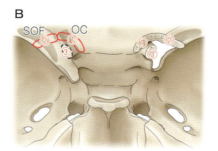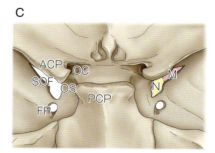

図1．傍鞍部の骨を上方から俯瞰した図
A：右半分はさまざまな程度のACP削除の範囲を示す（━ Ⅰ～Ⅲ）．B：右ACPを除去しOCを開放したところ．ACPは①OC上部の骨と②SOF上部の骨，そして③optic strutで支持される．C：SOFを後方から見たところ．外側のhorizontal meningeal limb（M）と内側のvertical neural limb（N）に分かれる．
ACP：前床突起，CS：視交叉溝，FO：卵円孔，FR：正円孔，LS：蝶形骨縁，MCP：中床突起，OC：視神経管，SOF：上眼窩裂，PCP：後床突起，ST：トルコ鞍，TS：鞍結節，OS：optic strut.

- 前床突起下方には，正中に内頚動脈，外側に上眼窩裂，内側に視神経管がある（図2）．
- 10％ほどの例で前床突起の含気がみられる[1][2]（図3）．
- 含気は多くの場合 optic strut を経由した蝶形骨洞の進展によるが，視神経管上部を経由することもある[2][3]．
- 突起間橋とは，前床突起，中床突起，後床突起間の靭帯が骨化ないし石灰化して形成された橋である．そのような例では，ドリリングを進めても前床突起先端がフリーにならない．
- 前床突起に関連して形成される骨橋の頻度は約18％である[3]（図4）．

> **Tips 2**
> 前床突起削除の際，含気腔に遭遇してもあわてないように骨CTで情報を得ておくべきである．また optic strut の位置や，突起間橋形成の有無もチェックしておく．

> **Memo 3**
> 蝶形骨洞が前床突起へ進展する経路は2つある．主たる経路は optic strut を介するもので（74.5％），視神経管上部経由が14.5％，両者併存が10.9％ある．

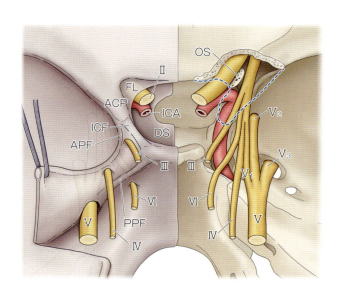

図2．傍鞍部の脳神経（Ⅱ～Ⅵ）と内頚動脈（ICA）を上方から俯瞰した図
左半は小脳テントを切開して翻転してある．falciform ligament（FL）や動眼神経三角を囲う3つの硬膜の襞（APF，ICF，PPF）を示す．右半はACP削除後で，ほとんどの硬膜が除去されている．
Ⅱ：視神経，Ⅲ：動眼神経，Ⅳ：滑車神経，Ⅴ：三叉神経，V₁：眼神経，V₂：上顎神経，V₃：下顎神経，Ⅵ：外転神経，APF：anterior petroclinoid fold，DS：鞍隔膜，ICF：interclinoid fold，OS：optic strut，PPF：posterior petroclinoid fold．

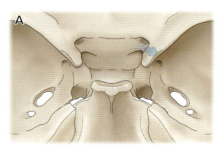 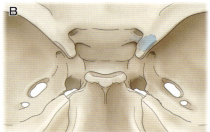 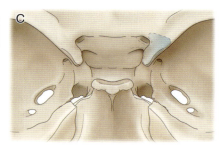

図3．右前床突起の含気のパターン
一部含気は6.6％（A），中等度含気は3.5％（B），完全含気は2.5％（C）[1]．多くの場合，蝶形骨洞は optic strut の内腔を経由して ACP 内に進展する（■で示す）．

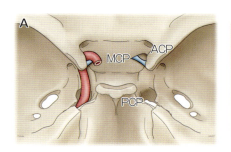 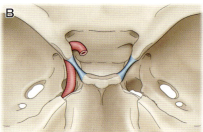 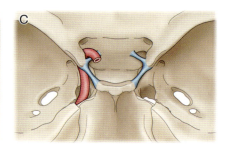

図4．各種突起間橋
突起間橋を■で示す．A：ACP と MCP 間の骨橋で，carotid-clinoid foramen を形成する（10.5％）．B：ACP と PCP 間に骨橋を形成している（4％）．C：MCP-ACP-PCP 間に骨橋を形成している（3.5％）[3]．

- 前床突起-中床突起間に骨橋が繋がると，内頚動脈が全周性に骨で囲まれることになる❹．
- 頭蓋底を上方から眺めると，optic strut は通常視交叉溝の両外側に位置する（図5）．
- 上眼窩裂は蝶形骨小翼と大翼がつくる裂孔で，内側に optic strut がある．眼球運動にかかわる神経など複数の神経と血管が通過する❺．
- 上眼窩裂外側に連なる硬膜の襞は meningo-orbital band（MOB），frontotemporal dural fold, orbitotemporal periosteal fold あるいは dural bridge と呼ばれ，中硬膜動脈の分枝を包含する❻．

Pitfalls 4
前床突起-中床突起間に骨橋ができると，内頚動脈が全周性に骨で囲まれる．この骨のトンネルは carotid-clinoid foramen と呼ばれ，前床突起を削除しても依然として内頚動脈の可動性を制限する．

手術頭位と開頭

- 頭部を30～45度対側に回旋させる．術野で optic strut は視神経の下面に潜り込んでいるので，その削除を徹底するときは視神経損傷を避けるため，通常の経シルビウス裂アプローチのときよりも頭部を余分に回旋する．
- 開頭は通常の前頭側頭開頭でよいが，左側開頭例では右手に保持したドリルを挿入しやすいよう前頭部の開頭縁をより正中に近づける．

Memo 5
上眼窩裂は最も多くの脳神経が通る頭蓋底の裂孔である．上外側には涙腺神経と前頭神経が走行し，すぐ内側に滑車神経がある．その下方に，動眼神経，鼻毛様体神経，外転神経，交感神経がある．上眼静脈や蝶形動脈（sphenoidal artery）も通過する．

硬膜の処理（硬膜内アプローチ）

- 前床突起削除のスペースを得るため，シルビウス裂を広く開放する必要がある❼．
- 骨削除を予定する範囲の硬膜を切除するか，逆U字の硬膜弁をナイロン糸で吊り硬膜をポケット状に脳べらで引く[5]（図6）．この有茎硬膜弁は後に同部の硬膜形成に利用できる．

Memo 6
Meningo-orbital band（MOB）は内部に動脈と静脈を含む．前者は中硬膜動脈の枝で sphenoidal artery あるいは recurrent meningeal artery と呼ばれる．眼動脈と吻合しているので塞栓術の際のリスクになる．上眼窩裂の外側には cranio-orbital foramen があり meningo-lacrimal artery が通る．

硬膜の処理（硬膜外アプローチ）

- 前頭蓋底ならびに中頭蓋底の硬膜を剥離する．まず2層ある硬膜の外層（骨膜）の襞（MOB）を切開し，内層（固有硬膜）と三叉神経上膜の間の inner reticular layer に分け入る（図7）．この層は容易に分離で

Tips 7
傍鞍部動脈瘤が直接ないし間接的に視神経を上方に押し上げている場合，視神経が falciform ligament（or process）の縁で圧迫され圧痕が生じている．そのような例では，視神経の損傷を回避するため，骨削除に先立って falciform ligament を切開し視神経を減圧しておく．

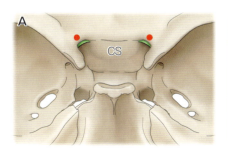
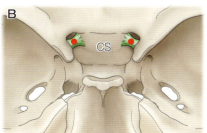
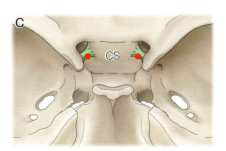

図5．傍鞍部の骨を上方から俯瞰し optic strut の位置を示す（●）
多くの場合 optic strut は視交叉溝（CS）の真横に位置する（B：sulcal type 44%）．presulcal type（A）が11.9%，postsulcal type（C）が29.7%，左右非対称が14.3%ある[4]．

き，側頭葉が後方に移動するので前床突起を先端まで露出できる[6]（図8）．
- Sphenoparietal sinus ないし sphenopetrosal sinus を移動させる場合（extradural temporopolar approach）は，正円孔や卵円孔なども含めて広範囲に inner reticular layer を分離する．

骨削除

- 通常，前床突起の先端のみを削除することはなく，視神経管上壁も同時に削除する．後者は菲薄な例もあり，ドリリングの早い段階で視神経鞘を露出してオリエンテーションを得ておくのが安全である．
- 器具はドリル，超音波骨メス，骨鉗子をそれぞれ単独ないし組み合わせて用いる．ドリルを用いる場合，最初径4 mmほどのダイアモンドヘッドを用い，最後2 mm のヘッドで optic strut を削除する❽（図6）．

> **Tips 8**
> ドリルによる骨削除の際の注意点は，術野の綿片除去，水灌流による冷却，ラバーや骨蝋による脳表保護である．超音波骨メスも振動と発熱はあるので組織障害回避の注意は同様に必要である．マイクロ骨鉗子による骨除去では機械的損傷に留意する．いずれの方法でも骨面と骨膜間の入念な剥離を怠らないことが重要である．

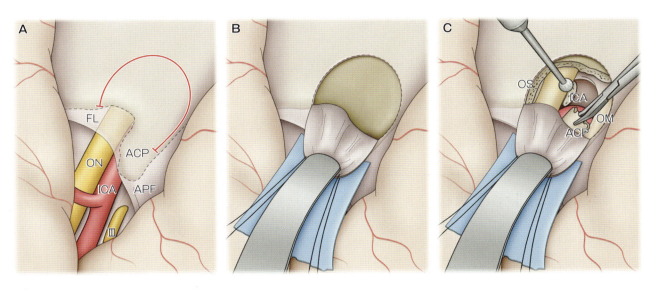

図6．硬膜内から前床突起を削除する方法
A：右前頭側頭開頭による経シルビウス裂アプローチで展開した術野．━は硬膜切開線を示す．B：硬膜弁を糸で引き緊張を加え脳表保護用ラバー（■）を押さえる．さらに脳べラ先端で硬膜弁をポケット状にして骨屑飛散を防ぐ．C：ACPを削除し optic strut（OS）の断端をドリルで削っている．ACP先端を骨鉗子で把持している．内頚動脈（ICA）の外側で oculocarotid membrane（OM）から動眼神経（Ⅲ）が透見される．
APF：anterior petroclinoid fold，FL：falciform ligament，ON：optic nerve．

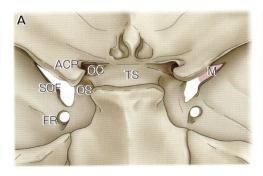 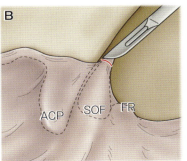 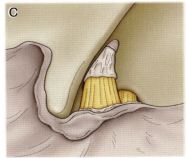

図7．硬膜外から前床突起を削除する方法
A：SOF を後方から見たところ．M が meningo-orbital band（MOB）にあたる．B：右前頭側頭開頭における硬膜外の術野．SOF外側にある骨膜の襞（MOB）をメスで切開する．C：Inner reticular layer の層に入り神経上膜を露出する．

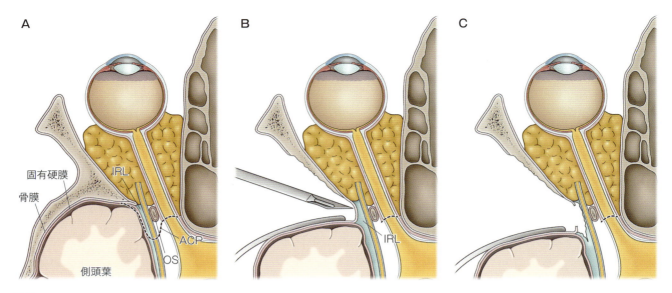

図8. 上眼窩裂周辺の膜構造
SOF, optic strut (OS) と視神経管が同一断面にあるように模式化している．内頚動脈やくも膜は省いてある．A：硬膜は固有硬膜と骨膜の2層よりなるが，SOF外側部（horizontal meningeal limb）では中頭蓋窩の骨膜が眼窩の骨膜に移行する．B：この部分の骨膜は硬膜外から側頭葉を引くと襞状になる（MOB）．これを切開すると側頭葉の固有硬膜とSOFを通過する脳神経の神経上膜との間のinner reticular layer (IRL) に進入できる．C：さらにIRLを分離すればACPを十分に露出できる．

- 前床突起含気例では蝶形骨洞粘膜が露出された時点で，粘膜を電気メスによる熱凝固で退縮させる．熱凝固と骨削除を繰り返して粘膜の連続性を保てば，髄液漏のリスクが減る ❾.

軟部組織処理と修復

- 前床突起を削除すると，内頚動脈C3部分，眼動脈，海綿静脈洞，上眼窩裂内側，視神経鞘や硬膜輪が露出される．
- 海綿静脈洞からの静脈出血には，頭部挙上による静脈圧低下や，ゼラチンスポンジやフィブリノーゲン液を用いて対処する．
- 必要に応じて，視神経鞘や硬膜輪の切開を加える ❿.
- クリッピングが完了したら，骨欠損部や蝶形骨洞粘膜露出部を小筋肉片や有茎硬膜弁で覆い，縫合ないしフィブリン糊で固着させる．

> **Pitfalls 9**
> ただし，蝶形骨洞からの含気容積が大きいと完全な粘膜温存はできない．洞開放部に骨蝋をいたずらに詰めると蝶形骨洞に落ち込んでしまう．

> **Tips 10**
> Carotid cave aneurysm では，全周性に硬膜輪を切離する必要がある．一方，通常の小型傍鞍部動脈瘤（眼動脈瘤や上下垂体動脈瘤）では，前床突起削除のみ，もしくは falciform ligament 切開を加えるのみでクリッピングを完遂できることも多い．

IV-2 Transsylvian approach (Pterional approach)

藤井幸彦，大石　誠

概念と必要な解剖

前頭側頭開頭（図1）

- シルビウス裂とその周辺操作に必要な前頭葉および側頭葉を露出する．
- 側頭筋は頬骨弓下を通り，側頭部で扇形に広がり，頭蓋側頭部の側頭線を遠位端として付着する．
- 顔面神経前額枝は，頬骨弓の下方から前方へ走行し，前方で二重構造をとる側頭筋膜間の脂肪層を上向する．
- 浅側頭動脈は耳介前方，頬骨弓の起部を帽状腱膜上で上向する．
- 縫合線の交点（実際は短い線）がpterionであり，その前下方に蝶形骨縁が存在する．
- 前頭洞が外側まで発達している症例がある．

Transsylvian approach（図2）

- シルビウス裂を分け脳槽を展開し，目標とする術野を確保する．
- 動脈瘤手術では，中大脳動脈，内頸動脈（後交通動脈分岐部，前脈絡叢動脈分岐部，内頸動脈頂部），前交通動脈などが対象となる．
- 中大脳動脈瘤では，シルビウス裂外側部（島回外側）を展開する．
- 内頸動脈瘤と前交通動脈瘤では，それに続けてシルビウス裂前方（島回前方）の前頭葉底部

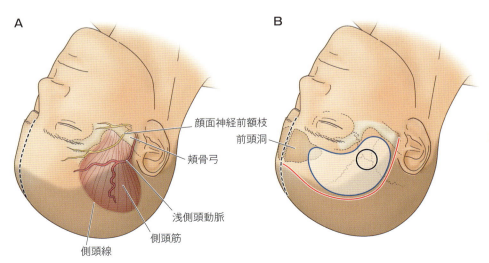

図1 前頭側頭開頭に必要な解剖
A：側頭皮下の構造．側頭筋は頬骨弓下を通り，側頭線に付着する．浅側頭動脈は耳介直前を，顔面神経前額枝は頬骨弓上を上向する．顔面神経前額枝は二重構造の側頭筋膜内を走行している．B：標準的な皮膚切開（───）と開頭域（───）．前頭洞の広がりに注意しておく．○：pterion．

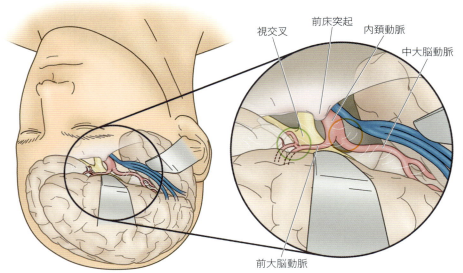

図.2. Transsylvian approach における展開概念の模式図

中大脳動脈瘤へは、シルビウス裂外側をできるだけ広く展開し、内頚動脈瘤・前交通動脈瘤へはそこからシルビウス裂前方を展開する。さらに内頚動脈瘤には carotid cistern（○）、前交通動脈瘤には lamina terminalis cistern（○）へと進む。

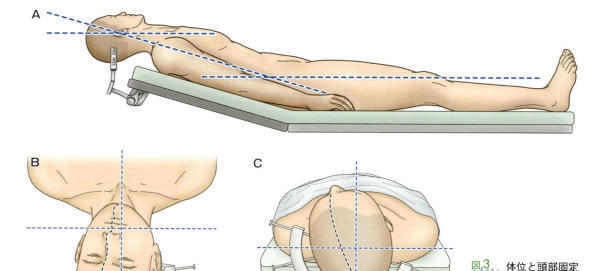

図.3. 体位と頭部固定

A：頭部が心臓より若干高い位置になるよう上体を挙上する。B・C：頭部は対側に回旋し、後頭側を深めに固定して、術者のワーキングスペースに余裕を与えるようにする。

と側頭葉上部の間を剝離し、さらにそれぞれ carotid cistern と lamina terminal cistern の展開が必要となる。

体位と頭部固定

- 仰臥位で、頭部が心臓よりやや高い程度に上体を挙上する（図3A）。
- 頭部は術者と反対側に適宜回旋して固定する❶（図3B・C）。

皮膚切開から側頭筋展開（図4）

- 皮膚切開は図1Bのように、耳介前方の頬骨弓起部から正中線上の前額頂部へ向けて弧状に

Tips 1

術者のワーキングスペースを広げるように、反対側へ30度程度回旋する。術中は手術台の調節で対応可能である。頭部固定には、術野を取り囲むようにフレームを装着できるよう、前方ピンよりも後方ピンをやや深く置くのがコツである。顕微鏡操作中にフレーム縁が妨げになるようなことがあってはならない。

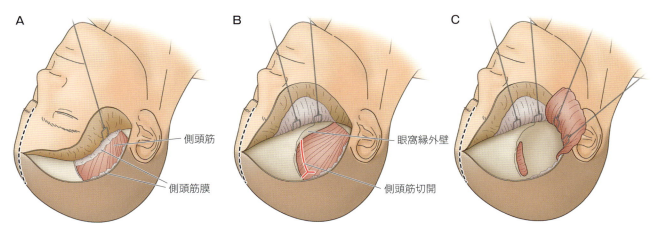

図4. 皮膚切開から側頭筋の展開まで
A：皮膚切開直下で側頭筋膜も切開する．B：筋膜は皮膚弁に付けたまま前方に翻転し，眼窩縁外壁を一部露出する．C：側頭筋は付着部を少し残して下方へと剝離翻転する．

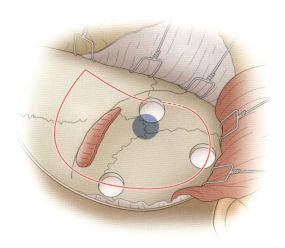

図5. Burr hole と骨切りラインの例
縫合線の合流部である pterion 前方と中頭蓋下端，後方の鱗状縫合上の 3 ヵ所に burr hole を設けている． ● : pterion．

行う．血腫・浮腫の有無により減圧を考慮する場合は，後方へと膨らませる．
- 皮膚切開時には浅側頭動脈の走行を見極め，本幹を皮弁側に残し，頭頂枝は適切な部位で離断する．
- 浅側頭動脈を温存する場合，創面からの止血は丁寧に行う．
- 開頭のための皮膚弁作成は，
  ①側頭筋を筋膜下で分け皮膚と筋膜のみ前方へ翻転し，側頭筋は下方へと翻転する方法
  ②皮膚と側頭筋を分けずにそのまま切開し，ともに骨膜から前方へと剝離翻転する方法
  がある❷．
- ①の場合，顔面神経前額枝の損傷を回避するために，皮膚切開部直下で側頭筋膜を切開し，皮膚とともに側頭筋から剝離翻転する（図4A・B）．
- 眼窩壁上外側まで翻転すると側頭筋前縁が露出され，側頭筋は側頭線の付着部を少し残して離断し，下方へ翻転する（図4C）．

> **Memo 2**
> ①では②と比べると，蝶形骨縁から中頭蓋窩側の骨切りや骨削除操作が容易になる．

開頭から硬膜切開 （図5，図6）

- シルビウス裂を挟んだ前頭葉と側頭葉を広く露出できるようにイメージし，骨切りラインを決定する（図5）．

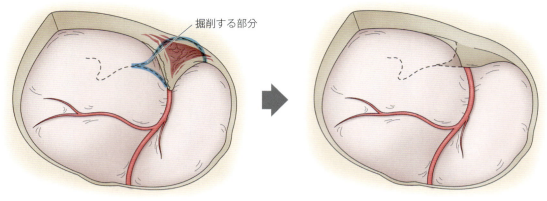

蝶形骨縁堀削後

図 6．蝶形骨縁外側部の処理
骨弁を外した際に骨折縁となる蝶形骨縁外側部は，前床突起の方向へ前頭蓋底面から連続した一枚の平面を作成するようなイメージでロンジュールやドリルで削除していく．

- Pterion 前方をはじめ，数ヵ所の burr hole を適宜設置する❸．
- 各 burr hole から剝離子を挿入し，想定する骨切りライン直下の硬膜を頭蓋骨から剝離する．
- 前額部側の骨切りは，前頭蓋底部直上になるように行う❹．
- 蝶形骨外側縁上は骨切りが行えないので，近傍の burr hole からロンジュールで骨皮質を掘削しておき，骨弁を翻転し外側縁を骨折させる．
- 骨折部付近では中硬膜動脈と板間静脈から出血するため，止血処置を施す．
- 前頭洞が開いた場合には，骨蠟などで一時的な処置をしておく（閉頭時の処置については後述）．
- 蝶形骨縁から中頭蓋底にかけてをロンジュールで骨削除する❺．
- 蝶形骨縁の処理は，前頭蓋底外側から前床突起の方向へ向かって一枚の平面を作成するようなイメージをもち，ロンジュールやドリルを用いて外側縁を削除していく❻（図 6）．

硬膜切開

- 硬膜は，蝶形骨縁側を基部とした flap として切開翻転する．
- 硬膜外からの出血を防止するためにも，皮膚弁に縫い付けるなどして牽引しておく（図 7）．

シルビウス裂の開放 (図 8)

- くも膜越しに，シルビウス裂表面を走行する静脈群を観察する❼．
- 前頭葉や側頭葉を軽くリトラクトし，シルビウス裂上のくも膜を軽く張った状態とする❽．
- 直下に髄液を透見できるところや静脈間の安全な隙間を見極め，先の鋭利なもの（ツベルクリン針など）でくも膜に切り込みを入れる．
- 両手にピン鑷子を持ち，切り込みからシルビウス静脈群に平行に，くも膜を軽く裂くようにして開いていく．

Tips 3
ほかの burr hole は中頭蓋側最下端，後方の鱗状縫合線上などに設け，硬膜の剝離が不十分となれば前頭側にも追加する．整容面に配慮し前額部は可能な限り避ける．

Tips 4
前額部側の骨切りが不十分であると，subfrontal approach の際にリトラクターの制限になることがある．そのため，骨切りは丸みを帯びたラインよりも直角にして無駄のない状態にしたほうがよい．

Tips 5
中頭蓋底付近の骨削除はリトラクトに無理のない程度に側頭葉が露出できれば十分であり，前方の骨削除は蝶形骨縁の削除に必要な範囲で十分である．

Memo 6
蝶形骨外側縁の処置を適切に行うと硬膜を平面的に前方翻転でき，脳底槽までの展開が容易になる．妥協すると顕微鏡操作中に後悔する可能性があるので確実に行う．

Memo 7
数本が束となる静脈群では，前頭葉や頭頂葉下方から還流するものと側頭葉上方から還流するものがある．それらがいずれも合流架橋して sphenoparietal sinus へ流入するというイメージで観察する．

Pitfalls 8
テンションが強ければくも膜は切りやすいが細かな静脈は引き伸ばされ透明となるため，知らずとハサミを入れて損傷しないように注意が必要である．

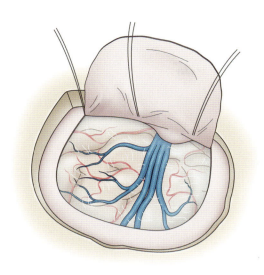

図.7... 硬膜切開
シルビウス裂を挟んでコの字型やC字型とし，蝶形骨縁側に翻転する．

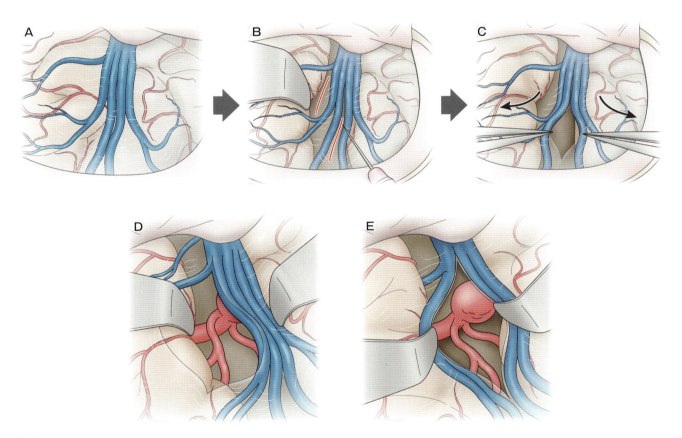

図.8... シルビウス裂表層の分け方のイメージ
A：シルビウス静脈群を見定める．B：軽いテンションをかけ，くも膜の安全な部位に鋭利な切り込みを入れる．C：ピン鑷子でくも膜を裂くように開く．D：前頭葉直下で分けた場合，数本の静脈が前頭葉から架橋した状態になることがある．E：静脈間を分けた場合，皮質静脈と連続する静脈はないが，蝶形骨縁側でいずれは合流するため，それ以上は展開できないこととなる．

- 静脈の横断部や癒着がありそうな部位は，くも膜下にマイクロ剝離子を滑り込ませて持ち上げ，確認したうえでハサミを入れてくも膜を切開していく．
- 以上の操作を繰り返し，分岐や合流を含めた静脈の走行を明らかにしながら，シルビウス裂表面を可能な限り長く開放する．
- シルビウス裂内では動脈も確認でき，リトラクターや吸引管で前頭葉・側頭葉へテンションを加えながら，支持線維やくも膜線維・小柱が張る部分を順次切離し，さらに広く深く展開していく．

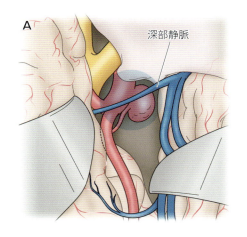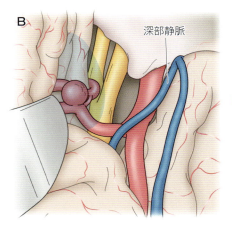

図9 シルビウス裂前方から脳底槽方向へ
前頭葉底部や島回からシルビウス静脈の架橋部に合流する深部静脈があり，脳表からできるだけ剥離して温存する．そのうえでcarotid cisternを開放すると内頚動脈周囲へ（A），視交叉上のlamina terminalis cisternを開放すると前交通動脈へ（B）と到達できる．

- シルビウス裂の表在部が近位から遠位まで展開されたら，中大脳動脈瘤の手術に必要な術野は展開されている．

脳底槽，前頭葉下への進展 (図9)

- シルビウス裂表層から引き続いて，シルビウス裂前方，つまり前頭葉底部と側頭葉前内側面の間隙を深部へ向けて開放していく．
- 露出されてくる中大脳動脈M1部をたどることで，内頚動脈頂部に到達する．
- 前頭葉底部や島回前方から，深部シルビウス静脈が架橋しており，これを脳表から剥離することで離断せずに展開を進める．
- 前頭葉底部をリトラクトし，視神経や内頚動脈周囲のくも膜を十分に処理すると，シルビウス裂表面から脳底槽までが連続して開放されることになる．
- Carotid cisternのくも膜を切離すると，後交通動脈や前脈絡叢動脈の分岐部動脈瘤の手術操作に必要な術野が確保できる（図9A）．
- 視交叉上から大脳間裂までのlamina terminalis cisternを展開すると，前交通動脈瘤の手術に必要な術野が確保される⑨（図9B）．

Pitfalls 9
この操作時には，頭位を45度程度は回旋すべきである．手術台を傾けたり術者が横から覗き込むように移動することで，前頭葉側のリトラクトを軽減しなければ，知らぬ間に嗅球が篩板から引き抜けたり嗅索が離断される．

Tips 10
整容のため，前額部にずれや隙間を生じないように前方にしっかりと寄せた状態で固定する．蝶形骨縁から中頭蓋側の欠損部はプレートやメッシュ素材を使用してカバーする．

閉　頭

- 硬膜は水漏れしないように確実に縫合する．開頭時に硬膜損傷があった場合には，筋肉片などを用いてパッチをする．
- 術後の硬膜外血腫を防止するため，骨縁部に硬膜を吊り上げ縫合しておく．
- 開頭時に前頭洞が開放した場合，皮膚弁内側から骨膜や帽状腱膜と連続した膜構造を剥離し，前頭洞開放部を覆うようにして硬膜外に敷き込む．
- 固定素材を用いて骨弁固定を行う⑩．
- 骨弁上に残した筋肉断端に側頭筋を縫合し，側頭筋膜も縫合する．
- 皮下ドレーンを留置し，皮膚縫合を行う．

IV-3 Supraorbital approach

森 健太郎

はじめに―手術適応の重要性について

- Supraorbital approach によるクリッピング術は欧米をはじめ中国や韓国でも行われているが,わが国では一般には受け入れられていない[7].
- 本法はきわめて小開頭(25〜30 mm)であり,安全性に問題があるからである.
- 狭い開頭部から目的病変を多方面より観察し操作することに制限があるという欠点がある(ワーキングアングルが狭い).
- ただし,手術対象を厳選して行えば低侵襲な手術である❶.
- 具体的には 10 mm 以下の動脈瘤で,前方向きの前交通動脈瘤と側方向きの内頚動脈瘤を対象とする❷.
- 本稿の手術解説と本法の欠点を理解し,すでに通常の開頭術によるクリッピング術を十分にマスターした術者なら,supraorbital approach によるクリッピング術は十分に可能である❸.

術前シミュレーションによる開頭部位の決定

- Supraorbital approach は,個々の症例で開頭部が微妙に違う.
- 基本的には開頭部の内側端は眼窩上神経損傷を避けるために眼窩上孔より外側,また前頭洞は開放すると再建が困難なため,前頭洞外側縁より外側になる.
- 3D-CTA 画像と頭蓋骨画像を融合し,画像処理ソフト(Ziostation®2;ザイオソフト社など)を用いて,眼窩上側部に supraorbital mini-craniotomy を設けて頭蓋内の動脈瘤を観察しながら,予定の開頭の部位や大きさ,頭部回転角度や顎上げの程度などを決定する❹(図1A).
- 開頭部の外側端は,原法では McCarty point に設ける burr hole の外側縁(すなわち,上側頭線の外側 10 mm 程度)である.
- 筆者は頭蓋内操作でシルビウス裂近位部の開放を容易にするためと,動脈瘤をより外方から観察するために,さらに前頭頬骨縫合のレベルで蝶形骨外側縁が見えるまで 8 mm ほど外側に延長して,通常の supraorbital より全体を外側方に移動した lateral supraorbital mini-craniotomy を好んで施行している[8].

Pitfalls 1
破裂動脈瘤に supraorbital approach を使うな
欧米,中国,韓国などでは supraorbital approach を破裂動脈瘤のクリッピング術に使っている報告をみる.破裂動脈瘤は術中破裂する危険性が高く,狭い術野で操作性が低い supraorbital approach で,あえて治療するメリットはない.

Pitfalls 2
内頚動脈瘤の場合,内頚動脈自体が低いもの,前床突起切除が必要なもの,前脈絡動脈の癒着などがある場合など,複雑な処理を必要とする動脈瘤では,supraorbital approach を選択する必要はない.

Memo 3
筆者は 10 年前より,前方循環の未破裂脳動脈瘤のうち比較的小型で単純なもののみを手術対象として,260 例以上の keyhole clipping 術を施行している.死亡率 0%,障害発生率 1% の結果を得ており,90%以上の患者が術後 3 日以内に退院している.

Tips 4
ほかの手術書などで,supraorbital approach において顎を上げると前頭葉が前頭蓋底から自重で自然牽引されることが強調されているが,過度の顎上げは内頚動脈の視認性が悪くなる可能性もあり,顎上げの程度も術前シミュレーションで決めておくとよい.

手術方法

- 全身麻酔後，患者顔面に頭蓋骨のランドマーク構造である眼窩，頬骨，前頭頬骨縫合（予定開頭部の外側端に一致），前頭洞，眼窩上孔，上側頭線（その外側が McCarty point で burr hole を作成する部分に一致）を描く．
- 次に，術前のシミュレーションで決定した予定開頭部位を描く．
- 皮膚切開部位（eyebrow skin incision）は，この描かれた予定開頭部位の両端から 8 mm 程度延長し，眉毛上（supraciliary）あるいは適当な皺がある場合は皺に沿うようにする（図 1B, 図 2）．
- ただし，顔面神経前頭枝の走行から，あまり眉毛より上に皮膚切開を設けると術後に前頭筋の麻痺をきたすので注意が必要である．
- 術前シミュレーションにて決定された回転角度と顎上げの程度に従って，頭部を Mayfield にて固定する．
- 通常の開頭術と違い，皮膚や側頭筋を前方だけでなく後方にも牽引する必要があるので，覆布下部を Mayfield 基部に固定できるように工夫する（例えば，覆布を自在脳べら固定器アッタチメントなどでしっかり固定する）．
- 経頭蓋 MEP 用電極を留置する．
- 手術側の眉毛を含めて前額部を消毒する．

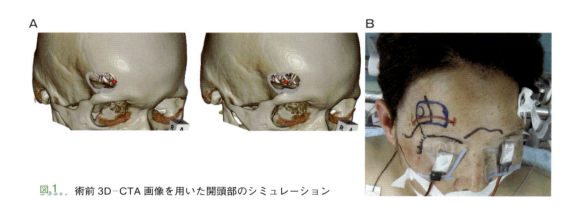

図 1. 術前 3D-CTA 画像を用いた開頭部のシミュレーション

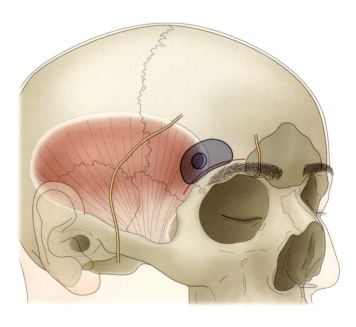

図 2. 手術開始時の患者顔面部
ランドマークとなる眼窩，頬骨，前頭頬骨縫合，前頭洞，眼窩上孔，上側頭線を描き，次に術前のシミュレーションで決定した予定開頭部位（■）を描いた後，皮膚切開部位（──）を決定する．

開 頭

- 手術操作は，皮膚切開から閉創まですべて顕微鏡下で行う．
- 皮膚切開を置くと，前頭筋が露出するのでこれを電気メスで切開する．
- 前頭筋を切開すると皮膚の可動性が増す（図3A）．
- 幅10 mmの頭皮鈍フック（フジタ医科器械社）で，皮膚と前頭筋を前後に牽引して，前頭部骨膜と側頭筋膜を露出する．
- 側頭筋膜を上側頭線に沿って約20 mm電気メスで切離し，さらに眼窩外側でも10 mmほど切離する ⑤（図3A）．

> **Troubleshooting 5**
> Supraorbital approachは顔面部の皮膚や側頭筋を多数の頭皮鈍フックを用いて，いかにうまく牽引して前頭骨を露出するかがポイントとなる．過度の皮膚牽引は術後に皮膚障害や前頭筋麻痺をきたすので注意が必要である．したがって，あまり顔面部の皮膚が厚く硬い患者には，この術式は不向きである．

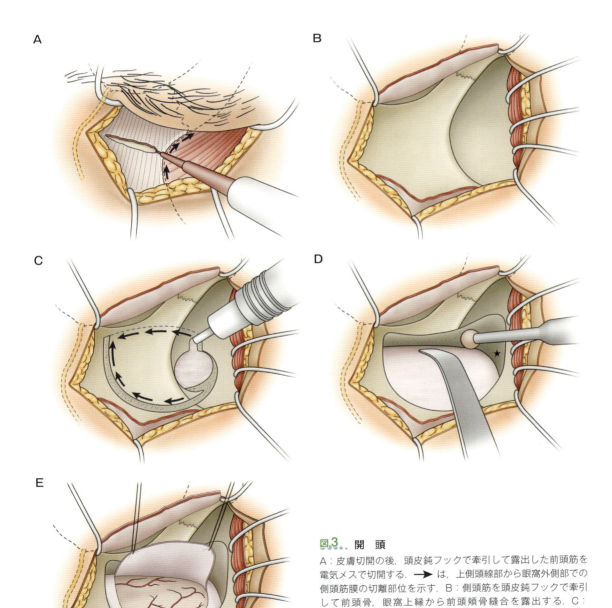

図3．開 頭

A：皮膚切開の後，頭皮鈍フックで牽引して露出した前頭筋を電気メスで切開する．→は，上側頭線部から眼窩外側部での側頭筋膜の切離部位を示す．B：前頭筋を頭皮鈍フックで牽引して前頭骨，眼窩上縁から前頭頬骨縫合を露出する．C：McCarty pointでburr holeを穿った後，osteotomeにてsupraorbital mini-craniotomyを行う．D：作成したsupraorbital keyholeをドリルにて蝶形骨外側縁（★）まで拡大するとともに，硬膜を眼窩上壁から剥離して眼窩上縁隆起を露出して骨削除する．E：硬膜を弧状切開して，上方に吊り上げる．

- 前頭骨骨膜を剥離するとともに，露出した側頭筋前方部を骨膜下に剥離して眼窩上縁を含む前頭骨と McCarty point を露出する．
- 剥離した側頭筋を幅 15 mm の頭皮鈍フックで後側方に牽引する（図 3B）．
- 開頭は McCarty point で burr hole を穿った後，osteotome を用いて前頭部側の骨切りを行い，次に再び burr hole 側から前頭蓋底側の骨切りを行って開頭する（図 3C）．
- Coarse diamond drill burr を用いて，開頭部を 8 mm ほど外側に向かって蝶形骨外側縁が観察できるまで拡大する．
- 次に前頭葉下面の硬膜を眼窩上壁から十分深部まで剥離して，眼窩上壁の骨隆起（Juga）を露出した後，drill burr を用いて開頭部基部で眼窩上縁から眼窩上壁を完全に平らにする（図 3D）．これを怠ると，硬膜内操作で前頭葉底を subfrontal でアプローチする際に視野の妨げになる．これで（lateral）supraorbital mini-craniotomy の完成である❻．
- 最終的な楕円形の開頭の大きさは長軸が 25～30 mm，短軸が 20～25 mm である．
- 硬膜を弧状切開して，上方に吊り上げる（図 3E）．
- Tenting suture は不要である．

硬膜内操作

- 硬膜内操作は，基本的に subfrontal approach である．
- 前頭葉底部に杉田脳べら（先端 2 mm）をわずかに挿入する．
- シルビウス裂近傍でくも膜下腔が比較的拡大した部分で，マイクロメス（フェザー®微細手術用替刃メス〔K-5411〕；フェザー安全剃刀社）を用いてくも膜を切開する．
- 脳脊髄液を吸引し脳が slack になったら，脳べら先端を内頚動脈槽に向かって 5～10 mm ほど進めてから再びくも膜を切開して脳脊髄液を吸引する（図 4A）．
- この動作を根気よく繰り返すが，前頭蓋底から脳の牽引は 10 mm 程度とする．20 分ほどかけて，丁寧に這うように根気よく脳べらを進める方法を"匍匐前進法（creeping technique）"と呼んでいる❼．
- もし乱暴に前頭葉を牽引すると脳挫傷や嗅神経損傷をきたすので注意が必要である．
- 内頚動脈槽に到達して，くも膜越しに視神経と内頚動脈が確認できたら，マイクロハサミを用いて内頚動脈槽を開放して前頭葉が十分に slack となるまで脳脊髄液を吸引する（図 4B・C）．
- ここで先端幅 6 mm の脳べらで前頭葉を少し牽引して，シルビウス裂内側部の tough membrane を切開し中大脳動脈 M1 を露出するとともに，視神経上面を直回から剥離し prechiasmatic cistern を開放すると前頭葉を無理なく牽引できるようようになり，必要な手術野を確保することができる（図 4D）．

クリッピング操作

- 基底槽を中心とした術野を確保できれば，その後の動脈瘤のクリッピングに関して，通常開頭術での手術操作と大差はない（図 4D～F）．
- ただし，ワーキングアングルの狭い術野に対応するためにマイクロハサミは shaft type で回転が可能なハサミ（rotatable shaft with flushing channel；GEISTER 社）が有用である．
- またバイポーラも有効長が長く細身のタイプ（bipolar forceps；Striker / LEIBINGER 社）が必要となる（図 5）．
- クリップに関しては mini-clip を含めて各種の杉田チタンクリップⅡ（ミズホ社）を準備して，狭いワーキングアングルからのクリッピング

> **Memo 6**
> Supraorbital approach の変法として，trans-orbital keyhole approach など supraorbital rim や眼窩上壁を含めて骨切りする方法が提唱されているが，はたしてこれらの方法が低侵襲なのか疑問である．通常の supraorbital keyhole で硬膜外操作の過程で眼窩上壁を紙のごとく平坦化すれば，手術視野は十分である．

> **Memo 7**
> 根気よく，あせらず少しずつ前頭葉底部を進むのである．筆者は「匍匐前進，匍匐前進」とつぶやきながら，根気よくこの手術ステップを行っている．

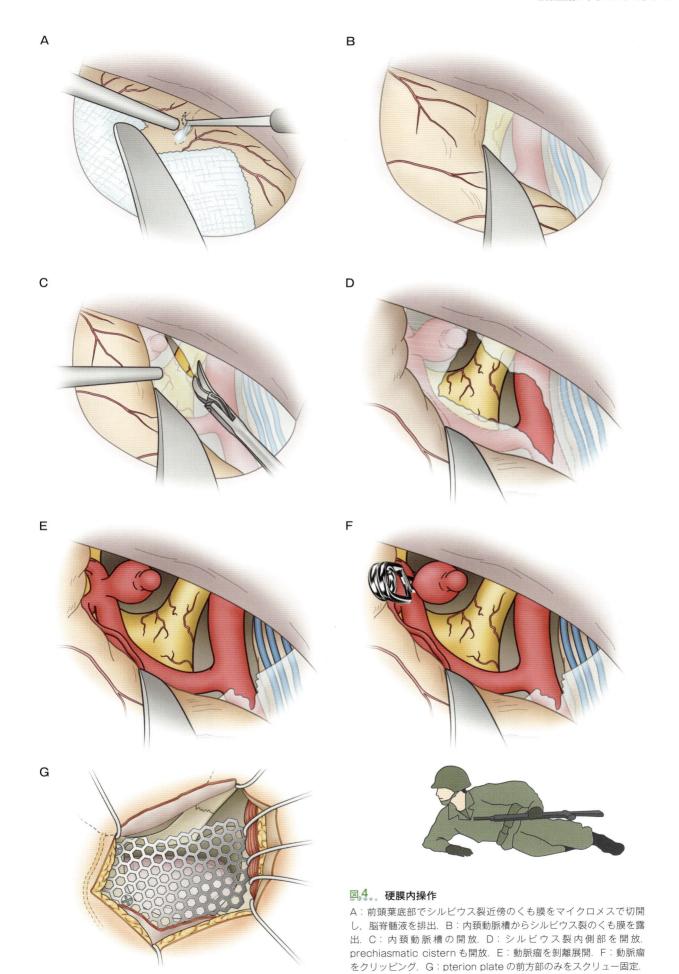

図4 硬膜内操作

A：前頭葉底部でシルビウス裂近傍のくも膜をマイクロメスで切開し，脳脊髄液を排出．B：内頸動脈槽からシルビウス裂のくも膜を露出．C：内頸動脈槽の開放．D：シルビウス裂内側部を開放．prechiasmatic cistern も開放．E：動脈瘤を剝離展開．F：動脈瘤をクリッピング．G：pterion plate の前方部のみをスクリュー固定．

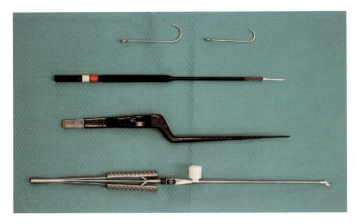

図5. Supraorbital approach に必要なマイクロ器械

上から頭皮鈍フック（φ10 mm, 15 mm；フジタ医科器械社），マイクロメス（フェザー®微細手術用替刃メス；フェザー安全剃刀社），バイポーラ（LEIBINGER社），shaft type マイクロハサミ（GEISTER社）．

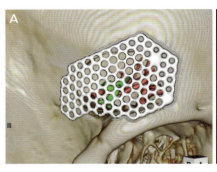
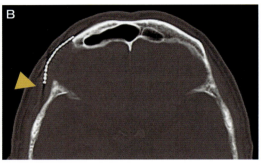

図6. Pterion plate による固定

A：pterion plate が前方2ヵ所のみでスクリュー固定されている．B：pterion plate 外側部は浮いた状態となって，側頭筋の萎縮を補正している（▶）．

が可能となるように種々の形状のクリップで対応する❽．

- クリップ鉗子に関しては，杉田チタンクリップ鉗子（ミズホ社）で十分対応可能である．
- クリッピング前後に経頭蓋 MEP を施行して波形変化がないこと，ICG videoangiography を施行するとともに超音波ドップラー血流計にて血流測定をして問題ないことを十分に確認することなどは，通常の開頭クリッピング術と何ら変わりはない❾．

閉頭と術後管理

- 以前は，骨片を2～3個の mini-plate を用いて閉頭していたが，現在では1個の pterion plate を用いて閉頭している．
- 2個のスクリューを前頭部で留めて，pterion plate の外側端を固定せず，数 mm 浮かせた状態にする（図4G）．
- これは，将来剥離された側頭筋が萎縮してこめかみ部分での skin dimple（皮膚陥凹）を生じさせないよう，あらかじめ plate の外側を浮かせることによって側頭筋の萎縮分を補正しておくためである（図6）．
- ドレーン留置はしない．
- 筋膜や前頭筋を 4-0 vicril で縫合し，皮下を 5-0 PDS（Ethicon）で縫合し，皮膚を 6-0 nylon にて連続縫合して手術を終了する．
- 術後問題なければ2～3日以内で退院し，外来にて抜糸する．
- 抜糸後は，ハイドロコロイド材を用いて2週間ほどテーピング固定する❿．

Tips 8
非利き手でもクリップ操作ができる技量が必要

小さな骨窓からのマイクロ操作は，通常の開頭より制限される．手首と小指の2点でしっかり患者頭部を支持しながら，ゆっくりマイクロ操作を行う．自分のマイクロ技量の70％程度で手術可能な動脈瘤に適応を限定すべきである．なお，ワーキングアングルが狭いので，非利き手でのマイクロ操作が要求される．

Memo 9

内視鏡下でクリッピング術を行う報告もあるが，筆者らはクリッピングを含めて基本的にすべて顕微鏡下で行っており，内視鏡は穿通枝などの確認など補助的に使用している．

Troubleshooting 10

Supraorbital approach の欠点である顔面部の瘢痕には個人差があるが，6ヵ月程度で目立たなくなる．また，前額部皮膚の牽引による術後前頭筋の麻痺によって睫毛が下がることがあるが，3ヵ月程度で改善する場合が多い．術前にこれらのことを，患者や家族にしっかりと説明しておくことが大切である．

IV-4 Bifrontal および unifrontal interhemispheric approach

藤村　幹，冨永悌二

手術適応

- 未破裂動脈瘤の場合は，動脈瘤のサイズが5～7 mm以上で全身状態良好な患者に対して治療を考慮する[9]．
- 5 mm未満であっても，前交通動脈瘤やblebを伴うもの，増大傾向のあるものに対しては治療を考慮しうる[10, 11]．

治療法の選択

- Bifrontal interhemispheric approachはすべての前交通動脈瘤に適応可能であるが，特に大型，高位（上向き），後向きの動脈瘤に対して有用である[12]．
- Unilateral interhemispheric approachは，A2-A3 junctionの末梢性前大脳動脈瘤に適応とされる．

手術体位

- Bifrontal，unifrontalいずれの場合もsupine positionで上体を30度挙上し，頭部は正中位・水平位に固定する．
- Bifrontal interhemispheric approachの場合は，base側への皮弁翻転における眼球への負荷を考慮しMayo台を高く設定する ．

手術手技

前交通動脈瘤に対する bifrontal interhemispheric approach

開頭と硬膜切開

- 馬蹄形に皮膚切開を設け，4個のburr holeを設け開頭する（図1）．
- 前頭洞直上のburr holeについては，はじめに前壁を開放後，ハンドドリルにて傍正中に2ヵ所後壁を開放し，硬膜を露出する．
- なお皮弁の薄い女性患者においては，整容的配慮から眼窩上部の骨切り

> **Pitfalls 1**
> 前交通動脈瘤に対するbifrontal interhemispheric approachに際しては，fontal base側の開頭を十分設けることが重要である．しかし，開頭に先立つ皮弁翻転にあたっては，皮弁による眼球圧迫を回避する必要がある．
> 三点固定器を使用する場合は，Mayo台の高さを十分確保したうえで皮弁を上方に牽引することで，眼球への負荷を軽減するよう配慮する．

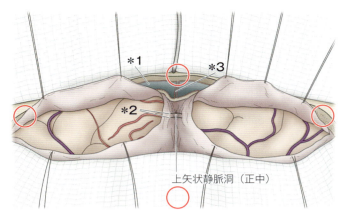

図1. 両側前頭開頭
硬膜切開と前頭洞一時閉鎖後，frontal base 側を十分に開頭（＊1）（前頭洞内板は削除されている）．上矢状静脈洞は＊2の部分で結紮．その後，大脳鎌を下端まで切断．開放された前頭洞は粘膜を温存したまま＊3の部分で鼻側に寄せ，一時的にポビドンヨードを含んだ綿片と骨蝋で閉鎖する．
○：burr hole の位置．

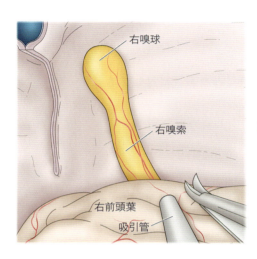

図2. はじめに嗅索の前頭葉からの剥離
術者の利き腕が右の場合，左手を使用して，吸引管で右前頭葉をやさしく手前に引きながら，同じ視軸で（吸引管とハサミの進入方向は平行に近く）嗅索を鋭的に前頭葉から分離する．左手は手先で脳を引こうとせず，体軸から左腕，手先までを一直線にして左側の背筋で前頭葉を引くようにすると，縦方向のやさしい牽引が可能である．左半身は固定したうえで，右手の繊細なハサミ操作に意識を集中する．ハサミの接合部付近を吸引管の上に乗せると，さらにハサミは安定し繊細な操作が可能である．左右でこの操作を行う．

に際して線鋸（Gigli saw）を用いると骨欠損が少なくすむ．
- 皮弁は bilayer で翻転し，pericranial flap を前頭洞形成用に確保する．
- 外側の皮弁が薄くなりすぎないように留意する．
- 鶏冠は除去，前頭洞は開放し粘膜を温存したまま鼻側に寄せ，前頭洞内板は削除する（図1）．
- 前頭洞出口は，綿片と骨蝋により一時的に閉鎖する．

硬膜切開線

- 硬膜切開線は，pericranial flap 縫合のスペースを残すため base 側の骨縁からある程度の距離を保って設ける．
- 上矢状静脈洞は焼灼のうえ，結紮する．

大脳半球間裂剥離

- はじめに vetrex up とし，両側前頭葉底面から嗅索を十分剥離する（図2）．本操作の後，大脳鎌を顕微鏡下で前頭蓋底に沿って下縁まで切断することで，前頭葉の落ち込みにより嗅索が障害されることを防ぐ❷．
- 大脳半球間裂剥離では，脳べらは片側だけを用い，もう片側は吸引管などで手前に引き上げるように牽引する．くも膜の至適な緊張を得たうえで，鋭的に切開していく❸（図3）．
- 安全な術野を得るため半球間裂は広めに剥離するが，嗅索を温存するた

Tips 2
- 大脳鎌の完全な切断と大脳半球間裂の剥離に先立ち，両側嗅索を前頭葉から十分に分離する．その際は vertex をやや up とし，前頭葉自重により分離前の嗅索に負荷がかからないように心掛ける．続いて大脳鎌を完全に切断すると前頭葉から上矢状静脈洞にそそぐ架橋静脈が後方に移動し，大脳半球間裂に広いワーキングスペースが得られる．
- 前頭葉の牽引は，脳べらを用いず吸引管などでやさしく行う．

Pitfalls 3
- 大脳半球間裂剥離において癒着が強い症例では，軟膜下に進入しないように細心の注意を払う．
- 脳を真横あるいは奥に向かって牽引すると，くも膜と動脈の間の空間は虚脱し剥離は困難となる．一方，脳を本のページを開くように手前に曲線的に牽引するとくも膜下の perivascular space が開大し，くも膜の切開・半球間裂の剥離が容易になる．

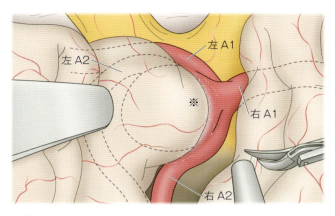

図3 Bifrontal interhemispheric approach による前交通動脈瘤へのアプローチ

脳ベラは左のみかけている．動脈瘤は左前頭葉と癒着しているので，右前頭葉と動脈の境界をガイドに左手の吸引管で脳を前方に引くように牽引し，ハサミで剥離を繰り返して動脈瘤に到達．右A1，右A2を確保している．※部分を前方から回り込むと，すぐに左A1の確保も可能である．

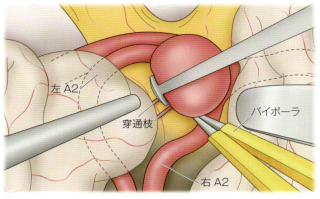

図4 動脈瘤裏面の穿通枝その他構造物を確認

左手の吸引管で左前頭葉を手前に牽引しながら右手のバイポーラでは低出力で凝固し，さらに術野を確保したうえで，動脈瘤の裏側を確認．母血管確保後に動脈瘤を左脳から完全に外して，裏側の穿通枝を確認（前頭洞内板は削除されている）．

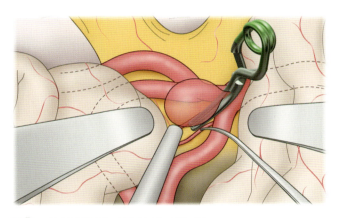

図5 前交通動脈瘤の頚部クリッピング

最終的にクリッピングに際しては左右の脳ベラを使用する．クリッピング後にはブレード先端の位置，裏面で穿通枝など巻き込みがないことを再確認する．

Tips 4

大型の前交通動脈瘤では，動脈瘤ドームが埋没・癒着している側と反対側の脳を牽引しアプローチすることによりdominant sideのA1とA2を，そしてbase側から回り込むと反対側のA1をスムーズに確保することが可能である．これらの動脈を確保し proximal control を得た後で動脈瘤を脳から分離し，反対側A2と穿通枝を確認する．

Troubleshooting 5

大型の前交通動脈瘤では，動脈瘤裏面の確認（穿通枝，反対側A2）に難渋する場合も想定される．対策として，あらかじめ広く半球間裂を分け多角的視野を得る，親動脈を一時遮断して内圧を下げながら視野を得る，壁が脆弱でない場合は低出力バイポーラにて動脈瘤壁を焼き縮めて術野を得る，アシスタントに動脈瘤をやさしく牽引させる，などを行う．

Tips 6

大型の前交通動脈瘤では，有窓クリップを含めた複数のクリップの使用を要する場合がある．2本目以降のクリップ位置は，概ね1本目のクリップ位置で規定される場合が多い．そのため，1本目のクリップを用いて術野奥側の動脈瘤ネックを閉塞・形成したうえで，2本目以降で術野が得やすい手前側のネックを形成する．

- め frontal base 側のくも膜は外側まで剥離しすぎないようにする．
- 動脈瘤ドームと脳の癒着は，親血管（両側A1）確保後に剥離する❹．
- 最後に動脈瘤をすべての周囲の構造物から分離し，完全に自由にしたうえで穿通枝や分枝を確認する❺（図4）．

クリッピング

- 親血管である両側A1と両側A2を確実に遮断できる状態にしてからクリッピングを行う．
- 両側あるいは片側の親血管（A1）の一時遮断を行い動脈瘤の内圧を下げることにより，動脈瘤の裏側の確認も容易となり，より安全で確実なクリッピングが可能となる❻（図5）．
- クリップを8割がた閉じたところで十分にブレード先端を観察し，必要に応じて吸引管などで動脈瘤壁をたぐり寄せて，穿通枝の巻き込みがないことやブレードが裏まで達していることを再確認する（図5）．
- ドップラー血流計やICG蛍光脳血管撮影で動脈瘤の血流消失，分枝と穿通枝の血流温存を確認する．

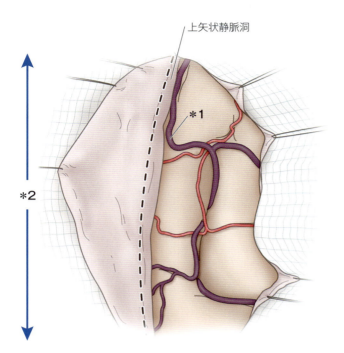

図6. 右片側前頭開頭による末梢性前大脳動脈瘤へのアプローチ

正中側は上矢状静脈洞（--：硬膜翻転により左側に引き，術野を広く確保）を少し越えるくらいまで十分開頭．上矢状静脈洞に流入する静脈（＊1）は脳表から十分剥離することで温存する．縦方向（＊2）にもある程度長い開頭をおくことで，脳の圧迫を軽減する．

- 脳べら解除後にも，ドップラー血流計で血流温存を確認する．

硬膜形成，閉頭

- 硬膜縫合を行った後に，硬膜縫合線より base 側で pericranial flap を硬膜に縫合する．
- 頭蓋形成は，薄いチタンプレートと整容的必要性に応じて吸収型プレートを併用する．

末梢性前大脳動脈瘤に対する unilateral interhemispheric approach

開頭と硬膜切開（図6）

- 馬蹄形に皮膚切開を設け，正中部に3個，外側に2個の burr hole を設ける．
- 上矢状静脈洞が完全に露出するように，正中をやや越える程度の十分な開頭を設ける❼．
- 硬膜切開後，bridging vein が半球間裂への進入を妨げる場合は静脈を十分に前頭葉から分離する．

大脳半球間裂剥離

- 動脈瘤が大脳鎌や前頭葉と癒着している場合が多いため（図7），半球間裂進入の初動時に前頭葉牽引による破裂を惹起しないように注意する❽．
- 大脳半球間裂剥離においては，脳べらを片側だけ用い（通常は大脳鎌側を脳べらで牽引），もう片側は吸引管などで前頭葉を手前に引き上げるように牽引し，鋭的に剥離していく（図7）．
- 本法では，動脈瘤に対してドーム側からアプローチすることになるため，あらかじめ前大脳

> **Pitfalls 7**
>
> 片側開頭の場合，正中側の骨窓が不十分であると，大脳半球間裂剥離やクリップワーク時のワーキングスペースが著しく制限される．対策として，正中側の開頭は上矢状静脈洞を少し越えるくらい十分設けたり，前後方向の開頭範囲もある程度確保する．これらにより脳の牽引は緩和され，自在なクリップワークが可能となる．

> **Troubleshooting 8**
>
> 末梢性前大脳動脈瘤は大脳鎌や前頭葉に癒着しており，半球間裂を分ける際に不用意に脳を牽引すると破裂をきたしうる．破裂した場合でも末梢動脈瘤であり，出血量は内頸動脈瘤の比ではない．周囲に穿通枝もないことから point suction, tentative clipping による出血のコントロールを行ったうえでの対処が可能である．破裂時には必要に応じ軟膜下にアプローチし，すみやかに全容を見極める．

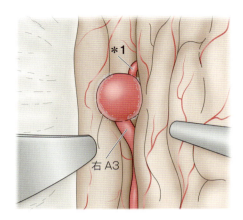

図7 動脈瘤と前大脳動脈末梢部の確認
動脈瘤は右前頭葉に癒着，埋没．脳べらは大脳鎌側のみ使用し，右前頭葉は吸引管で手前に引くようにやさしく牽引．はじめに前大脳動脈末梢（A3）を両側確保し，分枝（＊1）と動脈瘤を確認．両側前頭葉と動脈瘤が癒着しており，この時点では親血管（右A2）は確保できていない．

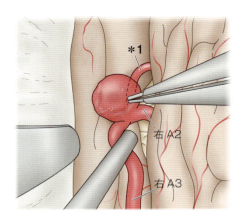

図8 前大脳動脈末梢部と動脈瘤越しに母血管（右A2）を確保
動脈瘤と右前頭葉を一部軟膜下に剥離．母血管である右A2を確保した．＊1は右A2の分枝．

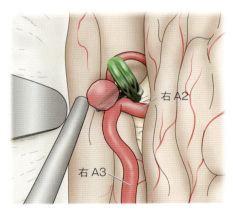

図9 末梢性前大脳動脈瘤のクリッピング（右A2一時遮断）
右A2を一時遮断し，クリップヘッドが脳と干渉しないように，弱彎のクリップで頚部クリッピングを施行する．

> **Tips 9**
> 末梢性前大脳動脈瘤へは，動脈瘤のドーム方向からアプローチすることになる．通常は親血管確保の前に動脈瘤に遭遇する．末梢側のA3をたどり，その起始部と動脈瘤の遠位側ネックの隙間から親血管A2を確保する．その際に動脈瘤と脳の癒着が妨げとなる場合は，軟膜下にドームを脳から安全に剥離し，親血管を確保する．

> **Pitfalls 10**
> - クリップワークに際しては，分枝（A3）のkinkによる虚血性合併症に留意する．
> - 親血管が細いため，スタンダードクリップや複数のクリップを用いる場合は特に注意する．
> - 前頭葉の牽引解除後にクリップヘッドが脳と干渉しないか，など最終像を考慮してクリップを選択する．
> - 動脈硬化が強い場合などは外観上のcomplete clipに固執せず，親血管の内腔を再構築するイメージでクリッピングを行う．

動脈末梢部（両側A3）を十分剥離し，base側も十分剥離したうえで動脈瘤方向に進む．

- はじめに親血管を確保することが動脈瘤治療の原則ではあるが，本法ではA3と動脈瘤越しに親血管（A2）を確保するシナリオとなる．
- 動脈瘤の大脳鎌や脳との癒着が強固で十分な親血管確保が難しいときは（図7），破裂時にtentativeに用いるクリップを準備したうえで軟膜下に動脈瘤と脳を分離する ❾（図8）．
- 動脈瘤ドームが反対側のA2，A3と強く癒着している場合は，親血管確保後に両者を確実に分離する．

クリッピング（図9）

- 動脈瘤径に比して親血管が細いのが末梢性前大脳動脈瘤の特徴であるため，クリッピングによる分枝のkinkをきたさないように留意する．
- 比較的小型の動脈瘤にスタンダードクリップを使用する場合は，特に母血管のkinkによる虚血性合併症が起こらないよう留意する ❿．
- ドップラー血流計やICG蛍光脳血管撮影で動脈瘤の血流消失，分枝の血流温存を確認する．
- 脳べらを解除した際に，クリップヘッドが脳と干渉していないか再度注意する（脳べら解除後のドップラー血流計による血流確認）．

IV-5 Anterior temporal approach

石川達哉

適応

- 脳底動脈瘤のうち，脳底動脈先端部，上小脳動脈分岐部の低位病変を除くほとんどすべて[13]．
- 内頚動脈瘤のうち，後ろ向き成分を多くもつ動脈瘤（内頚動脈後交通動脈分岐部動脈瘤の一部，など）[14]．

要点 ❶❷

- 理解を容易にするために本稿では，位置関係にあたっては今後右開頭のケースに統一して表現する．

Memo 1

Pterional approach とどう違うか（図1）
Pterional approach では前頭葉と側頭葉を均等に牽引する．interpeduncular cistern へは opticocarotid space，内頚動脈先端部の上のスペース，retrocarotid space などを均等に利用する．内頚動脈の左右への可動性をつけることが大事になる．anterior temporal approach では，横からの視野になり，retrocarotid space が主に使われ，内頚動脈は前頭葉側への牽引が主になる．

Subtemporal approach とどう違うか（図1）
Subtemporal approach は側頭葉底部を上に牽引し，テント切痕を覗きあげる形になる．やや後方から入る視野になる．右開頭の場合には内頚動脈の後方の一部が左端になり，内頚動脈の全貌は確認できないが，動眼神経は術野の左側に位置し，脳底動脈を横から見る形となる．テント切痕を切るなどの操作で，脳底動脈の近位部や後大脳動脈にはアプローチしやすい．Labbè 静脈や temporobasal vein が発達している症例では静脈損傷によるリスクがある．右開頭では anterior temporal approach ではテント切痕側（右側）の展開はだいぶ狭いが，視神経側（左側）の内頚動脈も全貌がとらえられ，上下方向に広い術野が得られる．

Tempolopolar approach とどう違うか（図1）
Temporopolar approach のコンセプトは anterior temporal approach と同じである[15]．sphenoparietal sinus に入る架橋静脈を犠牲にして側頭葉を後ろに牽引することでスペースを作り出す．静脈を犠牲にしてさらに牽引を加えるため，側頭葉の脳挫傷の発生のリスクがある．

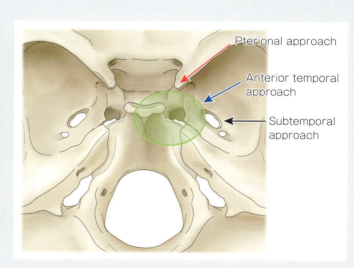

図1. 各種アプローチの進入方向の概念図

いずれも interpeduncular cistern の脳底動脈先端部（○）にアプローチする方法であり，pterional approach と anterior temporal approach は内頚動脈病変にも利用可能であるが，subtemporal approach では内頚動脈は一部しか見えないので，内頚動脈病変の処置には適さない．

- 側頭葉の先端部（極部）を後方に牽引することにより，retrocarotid space を拡大してできるだけ側方の角度から進入し，奥を覗き込めるようにする．
- Retrocarotid space が術野の主座であり，感覚的には動眼神経が術野の中心からやや右側方に位置する．
- 高位病変には zygomatic osteotomy で，低位病変には後床突起の削除で対応できるが，いずれも視野の限界がある．
- 静脈や動脈の血管成分を犠牲にしないで側頭葉から遊離してスペースを作るので，側頭葉への影響を最小限にできる．

方 法

体 位（図2）

- 通常の pterional approach よりも強く回旋する（60〜80 度程度）．
- 頭部は水平でよいが，高位病変などで下から覗きあげる必要があるときに vertex down も可能なセッティングにしておく（筆者らは水平ではあるものの首を突き出すようにして挙上し，背板は約 10 度上げる．この体位をとっておくと背板を水平にするだけで，無理なく vertex down が可能になる）．
- 術前の腰椎ドレナージの挿入などは不要である．

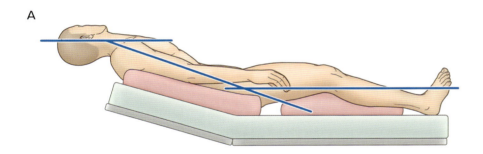

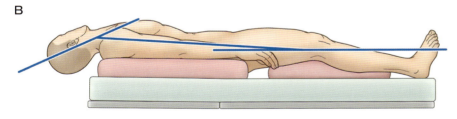

図2．体 位
右の開頭の場合を示す．詳細は本文参照．
A：頭部を水平にしたところ．
B：vertex down したところ．

Memo 2

Extradural temporopolar approach とどう違うか

Extradural temporopolar approach は，側頭葉内側の固有硬膜をシルビウス静脈の流出路となる sphenoparietal sinus ごと海綿静脈洞外側壁から剥離し，さらにテント内側の切開を行い側頭葉を硬膜ごと後方に移動させ，展開された中頭蓋窩前方部スペースから開放された海綿静脈洞外側壁を介してアプローチする方法である．これに前床突起などの削除も加えて側頭葉を後ろに移動させ，スペースを作る．欠点として，sphenoparietal sinus が海綿静脈洞前方部に流入する場合は，側頭葉固有硬膜の剥離操作が妨げられる可能性があり，限界がある．硬膜外からの出血が硬膜内の術野に流入する，硬膜閉鎖が完全にできないため髄液漏の可能性がある，などが挙げられる[16]．

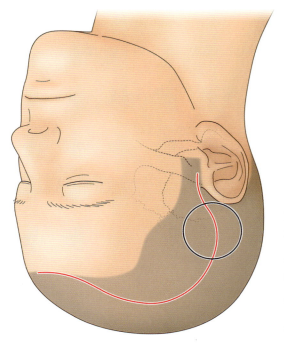

図3.　頭位と皮膚切開
右開頭例を示す．頭位は通常の pterional approach よりも強く回旋する（60〜80度程度）．皮膚切開は側頭葉側の開頭が不十分にならないようにする．○で示したように，特にクエスチョンマーク型に耳介上方に回すようにする場合もあるが，動脈瘤の大きさや位置を参考にして側頭葉をどれだけ動かす必要があるかを考えてデザインする．側頭窩方向への骨削除は十分に行う．また，蝶形骨小翼の削除を十分に行う．

皮膚切開・開頭（図3）

- 側頭葉側の開頭が不十分にならないようにする．特にクエスチョンマーク型に耳介上方に回すようにする場合もあるが，動脈瘤の大きさや位置を参考にして側頭葉をどれだけ動かす必要があるかを考えてデザインする．
- 側頭窩方向への骨削除は十分に行う．また，蝶形骨小翼の削除を十分に行う．
- 必要があれば眼窩や頬骨弓の開頭を追加し，十分な術野と視野が得られるようにする．特に高位の脳底動脈瘤などでは頬骨弓の切離と側頭筋の下方への移動は，視軸・光軸の確保，操作スペースの拡大に役立つ．

硬膜切開

- 通常の硬膜切開と変わりない．血液の流れ込みがないように計画する．

硬膜内操作（図4〜図7）❸

- シルビウス裂の開放を十分に末梢から行う．これにより側頭葉が単独で動かせるようになる．
- 側頭葉から動静脈をできるだけ剥離し，側頭葉を後ろに移動させる．pterional approach（図5）と違い，側頭葉を後方に大きく移動させる．
- シルビウス裂は表面のくも膜だけでなく，深部の血管を係留するくも膜までしっかり切開し（特に側頭葉側から），島の上の側頭葉を動脈から自由にする．
- シルビウス裂の上の太い静脈は低い位置で側頭葉から直接還流を受けていることは少ない．

Tips 3
静脈処理
- 静脈は側頭葉の上に乗っていることが多いので，最初に静脈を側頭葉から剥離することを意識しすぎると，側頭葉の軟膜を損傷してしまうリスクが高い．普通に分けやすいところからシルビウス静脈を分けていき，ある程度フリーにしたところであらためて静脈をきちんと牽引して剥離したほうがうまくいくことも多い．また，そうしたほうが静脈が前頭葉からも側頭葉からもフリーになるので自由度が高まり，好都合である．
- 静脈を側頭葉から剥離するとき，側頭葉の軟膜を損傷してしまう危険性が高い．動脈の上を静脈が横切っているところから剥離を始めると剥離面が明らかになるので，失敗の確率が下がる．

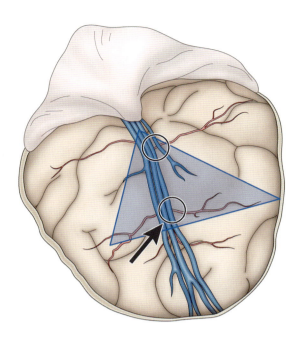

図4. シルビウス裂の開放

右開頭側を示す．シルビウス裂や下にある島皮質の形（△で示した）を意識しながら，シルビウス裂の開放を十分に末梢から行う．およそ前頭蓋底の高さから3～4 cm 上の部分から近位側をすべて剝離する．これにより側頭葉が単独で動かせるようになる．側頭葉から動脈ならびに静脈の血管構築をできるだけ剝がし，側頭葉を後ろに移動させる．はじめから静脈を側頭葉から剝離することを意識しすぎると，静脈は側頭葉の上に乗っていることも多いので，側頭葉の軟膜を損傷してしまうリスクが高い．普通に分けやすいところからシルビウス静脈を分けていき（→），ある程度フリーにしたところであらためて静脈をきちんと牽引して剝離したほうがうまくいくことも多い．動脈の上を静脈が横切っているところ（○）から剝離を始めると剝離面が明らかになるので，失敗の確率が下がる．

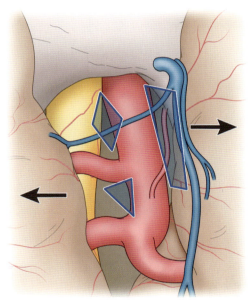

図5. Pterinal approach の術野

通常の右側の pterional approach で得られる術野．側頭葉と前頭葉を均一に牽引する．interpeduncular cistern へは opticocarotid space，内頚動脈分岐部の上のスペース，retrocarotid space などを均等に利用する．内頚動脈に左右方向の可動性をもたせることが重要である．

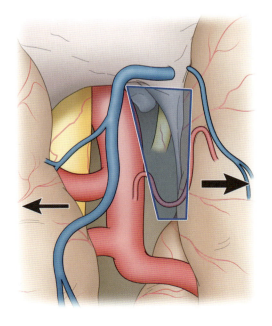

図6. Anterior temporal approach の術野

右側の anterior temporal approach で得られる術野．側頭葉の後方への牽引が主体になる．シルビウス裂表層の太い静脈は低い位置で側頭葉から直接還流を受けていることは少ない．また，側頭葉に向かう動脈成分はループを形成しているのでこれをできるだけ側頭葉から遊離させ，伸ばして余裕をつけ，側頭葉を牽引するときに，動脈がいっしょに側頭葉側に引っ張られてくることがないようにする．retrocarotid space へやや後外側から入るルートが anterior temporal approach の進入路となる．これを拡大するために側頭葉の後方への牽引が行われる．そうすると動眼神経がテント切痕の下に見えてくる．この周辺のくも膜を切離して動眼神経を視野のやや右側に置くとよい．内頚動脈の前方への移動が必要になることも多い．

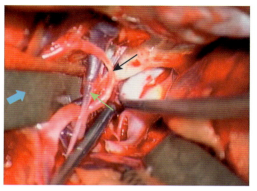

図7 脳べらのかけ方，ワナ形成
左側のanterior temporal approachの様子を示す．脳べら（🔵）は剥離した血管（動脈：→，静脈：→）に干渉しないように，血管を外してその下から脳だけを引くようにかけることが大切である．これにより側頭葉を後ろに引くスペースを作り出すことができる．なお動脈と静脈はワナ形成をしている場合があり牽引を難しくすることがある．

> **Pitfalls 4**
> Anterior temporal arteryの引き抜け損傷
> 剥離が不十分な状態で側頭葉などに牽引が加わると，anterior temporal arteryの起始部に断裂が生じる場合がある．anterior temporal arteryの領域の脳梗塞につながるばかりでなく，M1の本幹の解離なども引き起こすことがあるので注意すべきである．

> **Troubleshooting 5**
> Anterior temporal arteryの引き抜け損傷
> 万が一引き抜け損傷が起こった場合は，圧迫止血や，軽い凝固で損傷部の修復を試みるが，無理な場合は裂けた部分の縫合が必要になる．Z縫合などに習熟していると，一時遮断を行わずに縫合が可能になる．一般的には，anterior temporal arteryは犠牲にしてもよいといわれているが，灌流血管のバリエーションを考慮したうえで，損傷した血管の末梢に皮弁から採取した浅側頭動脈を使ったバイパスなどを考慮する．

- 側頭葉の先端に分布する動脈は大きなループを描くので，これをできるだけ側頭葉から遊離させ余裕をつけ自由にする．特にanterior temporal arteryはこれを置き去りするイメージで側頭葉を下げる．
- この遊離が不十分な状態では側頭葉を後ろに牽引したときにともにM1や内頚動脈の先端部が後ろに引っ張られるので，retrocarotidに十分なスペースを作り出すことはできない．
- 脳べらは剥離した血管に干渉しないように，血管を外してその下から脳だけをひくようにかけることが大切である（図7）．

最終的な術野（図6）

- Anterior temporal approachではretrocarotid spaceへやや後外側方向から入るため，これを拡大するために側頭葉の後方への牽引が行われる．
- 重ねて示すが，理解を容易にするために本稿では位置関係にあたっては右開頭のケースに統一して表現する．
- 動眼神経がテント切痕の下に見えてくるが，この周辺のくも膜を切離して動眼神経を視野のやや右側に置く．
- 動眼神経の左側（つまり内側）からだけの操作ですむ場合は動眼神経の左側のくも膜だけ切開すると，動眼神経が右側（つまり外側）のくも膜のテンションで引っ張られて移動するので，スペースができやすい．
- 内頚動脈を前方に牽引するとこのスペースを拡大できる．
- 下方のスペースが足りないときは，後床突起を削除するとある程度拡大が可能である．

> **Pitfalls 6**
> 側頭葉の損傷への対策（図6）
> 側頭葉のcontusionに注意する．予防対策として極力静脈の温存に努め，温存ができない場合は過度な牽引を加えないようにするか，一定の時間ごとに牽引を緩めることに注意する．

> **Pitfalls 7**
> ワナ形成（図6）
> 静脈と動脈がansa（ワナ）を形成して可動性が悪い場合がある．牽引によって静脈や動脈の還流障害が出現することもある．血流が阻害される場合は目的をふまえて犠牲のポイントを決定する．どうしても静脈の移動が制限される場合にはextradural temporopolar approachに移行して，静脈を硬膜ごと動かすことを考慮してもよい．

副作用と限界

- 側頭葉のcontusionやanterior temporal arteryの引き抜け損傷に注意する ❹ ❺ ❻．
- 動脈と静脈のワナ形成により側頭葉の牽引の限界が生じる ❼．

IV-6 Subtemporal approach

幸治孝裕，久保慶高，小笠原邦昭

はじめに

- 脳底動脈遠位部動脈瘤へのアプローチとして，transsylvian approach と subtemporal approach がある．
- Subtemporal approach は，高位の脳動脈瘤や後床突起より低位に位置する動脈瘤のクリッピングも可能であり，手術中に脳底動脈本幹を確保しやすいなどの利点がある．
- 本稿では，subtemporal approach の実際の手技について詳述する．

体 位

- 体位は仰臥位とする❶．
- 開頭側の肩の下に除圧マットを挿入する．挿入する除圧マットの高さは，頭部を回旋したときに開頭範囲が一番上にくるように，余裕をもって頭部を固定できるように調節する．
- 頭部と体幹を固定した後に，上体と下肢を軽く挙上して横から見たときにV字型となるように手術台を軽度屈曲する（図1）．
- 上体の挙上は頭部が心臓の高さと同じか，やや高いくらいに留める．下肢は，深部静脈血栓症予防のためストッキングを着用したり，フットポンプを装着したりする❷．

> **Tips 1**
> Subtemporal approach では，側頭葉の牽引による脳挫傷が問題となりやすい．脳を slack させるため，体位を取る前に腰椎ドレーンや脳室ドレーンを留置するとよい．くも膜下出血例などでは特に必要となる．

> **Pitfalls 2**
> 上体を高く挙上すると，余計に vertex down が必要になることに加え，頭部が心臓より高い位置になり空気塞栓の危険性が増すので，注意が必要である．

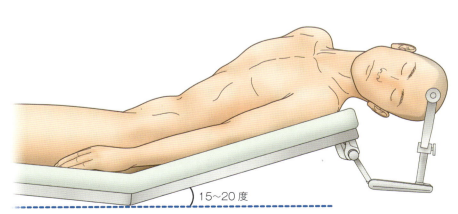

図1. 体 位
身体を屈曲し，V字型となるようにする．固定後の頭部の高さは心臓と同じかやや高い位置となるようにする．vertex down は図2を参照．

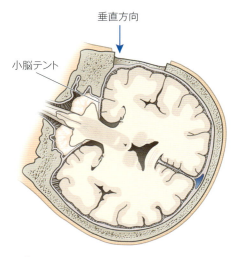

図2. Vertex down の目安
Vertex down は小脳テントが床に対し垂直となるようにする．→は垂直方向を示す．最終的な術中の顕微鏡光軸もこの→に近い方向となる．

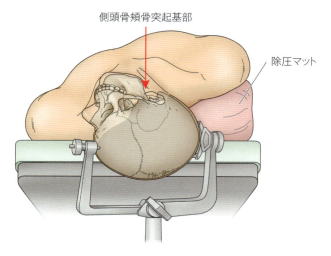

図3. 最終的な頭位
術側に除圧マットを挿入し，さらに頭部を回旋して vertex down する．最終的に頭部では，側頭骨頬骨突起基部（→）のあたりが一番高い位置になる．

頭位

- 開頭範囲が一番高くなるように頭部を回旋する．回旋を行った結果，頭部の前後方向が床に対して平行に近くなる．
- Vertex down は，小脳テントが床に対して垂直となるようイメージして行う．小脳テントは頭部の水平面より上を向いているため，必要十分な vertex down を行うと，外見上は床側にかなり首をかしげたようになる❸（図2）．
- 頭位を取り終わった時点で，側頭骨頬骨突起基部のあたりが最も高くなっている（図3）．

> **Tips 3**
> Vertex down が十分であれば，硬膜切開後に側頭葉が自重により落ち込み，自然と術野が開けてくる．これにより脳の圧排を減らすことができる．

> **Tips 4**
> 皮膚を翻転するとき，頬骨弓後側1/3弱の範囲では皮弁と側頭筋の間を剥離して，皮弁は尾側に引き，さらに側頭筋を眼窩側に引くことで側頭骨頬骨突起基部周囲の露出が容易になる．ただし，皮弁と側頭筋の間を前方に剥離しすぎると顔面神経を損傷するので注意が必要である．

皮膚切開

- 皮膚切開の範囲は，開頭範囲が十分入るように決定する（図4）．
- 皮膚切開の方法は大別すると2つある．1つは頭蓋底側に開いたU字型であり，もう1つは耳介前方から耳介上方を回り前頭側に続く逆クエスチョンマーク型である．
- U字型の皮膚切開，もしくは開頭範囲が入るだけの小さな逆クエスチョンマーク型の皮膚切開では，側頭筋の切開が必須となる．大きな逆クエスチョンマーク型の皮膚切開を行うことで，側頭筋の切開を最小限に抑えることができる．
- 逆クエスチョンマーク型の皮膚切開を行う場合は，耳介を尾側に折りたたみ，皮膚切開の妨げとならないようにする．
- 以降は，筆者らの行っている大きな逆クエスチョンマーク型の皮膚切開について述べる．この皮膚切開では耳介前方から耳介上方，さらに側頭線より頭側へと続いた皮膚切開を行った後に，側頭筋を皮弁ごと一塊に尾側に翻転する❹（図5）．
- 皮膚切開は，耳介前方では側頭骨頬骨突起基部周囲の露出が十分可能なように行う．この際，顔面神経の損傷を避けるため，極力外耳道に近い位置を切開する．目安として，外耳道前1cm以内に皮膚切開を行うとよい．

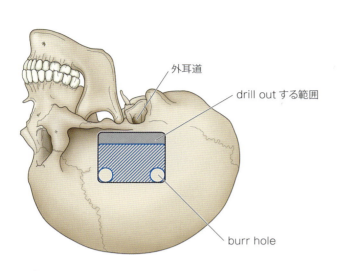
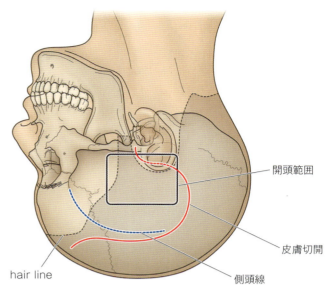

図4 開頭範囲
開頭は側頭骨頬骨突起の基部を中心に横6 cm，縦4 cm程度とする．
──：最終的な開頭範囲．──：burr holeと骨切りする部分．
▨：drill outする範囲．

図5 皮膚切開
皮膚切開（──）は開頭範囲（──）を含むように設定する．筆者らは側頭筋の損傷を避けるため，側頭線（-----）より頭側に皮膚切開を設定している．耳介の上（-----）あたりでは皮膚切開後，皮膚を尾側に引いて開頭範囲を露出する．

開頭

- 開頭範囲は，側頭骨頬骨突起の基部を中心として横6 cm，頭側へ縦4 cmの長方形で十分である（図4）．
- はじめにburr holeを1〜2個開ける．次に硬膜剝離子を用いて開頭範囲の硬膜を骨から十分に剝離する．
- 開頭範囲の頭側では予定範囲まで骨切りを行う．頭蓋底側では尾側にいくほど骨が厚くなるため，骨切りのみでは十分に開頭できない．無理に骨切りで処置しようとせず，後にdrill outする．
- 硬膜の吊り上げは骨弁の摘出を行った後，中頭蓋窩側を除いた3辺で行い，中頭蓋底側の骨をdrill outする間に硬膜が剝がれて落ち込むことがないようにする．
- 中頭蓋底側の硬膜を骨から剝離し，削除する範囲の骨を露出する．骨削除の際は脳べらを用いて軽く硬膜面を圧排し，硬膜と骨の間にスペースを確保しながら行うと，深部がよく見えるうえに硬膜の損傷も起こりにくくなる❺．
- 骨削除は，側頭部から中頭蓋窩までが平坦に近くなるように行う．側頭骨頬骨突起基部近傍の骨削除を行うときには，顎関節包を損傷しないように注意する❻．

Pitfalls 5
中頭蓋底側の硬膜剝離と骨削除をする際は，腰椎ドレーンもしくは脳室ドレーンを閉鎖しておく．ドレーンを開放したままだと，脳が虚脱し硬膜が剝がれ硬膜外出血を制御できなくなることがある．

Pitfalls 6
側頭骨削除が不十分だと側頭骨が術野でひさしのようになる．これは視野を妨げるので，視野を確保するために側頭葉側の圧排が強くなり，脳挫傷の原因となるので注意する．

硬膜切開

- 硬膜をアドソン有鉤鑷子で持ち上げる，もしくは，フックで硬膜のみを持ち上げて，尖刃刀で少しずつ切開する．脳の腫脹が制御されていれば，硬膜が切れた段階で硬膜下に空気が入り，脳と硬膜の間にスペースができて硬膜の切開は容易になる．
- 硬膜の切開は尾側に開いたU字型に行い，尾側に硬膜を翻転し固定する．

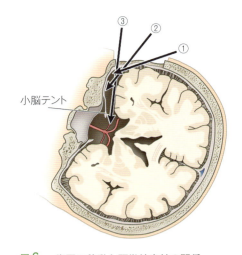

図6 術野の移動と顕微鏡光軸の関係
術野を深部に移すにつれ，①→②→③の順で顕微鏡の光軸を移していく．→と平行に脳べらをかけると，側頭葉の牽引を最小限に抑えられる．

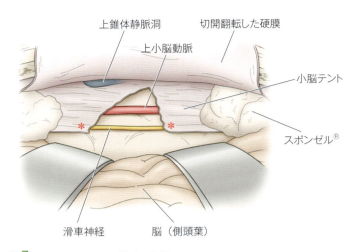

図7 右小脳テント切開時の術野
テントを切開したところ．テント下に滑車神経と上小脳動脈が見える．奥には中脳が見える．スポンゼル®を挿入すると術野の確保がより容易になる．＊に糸をかけ引くとより広く術野が確保できる．

- 硬膜切開の範囲は前頭側と後頭側，頭頂側では開頭範囲より一回り小さくし，周囲からの出血などが術野にたれ込むのを防ぐ．頭蓋底側では，翻転した硬膜と中頭蓋底側の硬膜が平坦になるように頭蓋底側に硬膜を切開する．
- 硬膜切開を進める際，硬膜と脳表側が癒着している可能性も考え，硬膜を無理に翻転して脳表や動静脈を損傷しないように注意しながら行うことが必要である．
- くも膜下出血例など脳が腫脹しているときは，特に硬膜切開の際に脳表を損傷しないように注意が必要である．また，硬膜切開までに，ドレナージや浸透圧利尿薬などで頭蓋内圧の制御を十分に行っておく必要がある．

> **Tips 7**
> 手術操作が深部に移るのに伴い，顕微鏡の光軸は次第に側頭葉底面に平行となり，最終的には頭蓋底側からオーバーハングに側頭葉をのぞき込むようになる．顕微鏡光軸の移動に伴い，脳べらの長軸は中頭蓋底に垂直な方向から水平な方向へと移り，脳べらの先端は深部へと入っていく．

> **Tips 8**
> 脳が虚脱したところで，術野の両端，側頭葉底部と硬膜内面の間に2×2 cm程度に切ったスポンゼル®を挿入する．これにより，側頭葉を脳べらで強く引かなくても，自然かつ容易に術野が展開できる．

硬膜内操作

- 側頭葉底面を牽引しながら小脳テント縁へと向かう．
- 側頭葉の圧排は少しずつ行い，脳への負担を軽減するように心がける．
  側頭葉底面は中頭蓋底側に凸であり，逆に中頭蓋窩は側頭葉に合わせるようにして凹んでいる．そこで，はじめは顕微鏡の光軸を中頭蓋底に対して垂直に近い方向へ向ける．脳を牽引し頭蓋底と側頭葉の間を開きながら，より深部に術野を移していく❼（図6）．
- 側頭葉を牽引するよう圧排し，小脳テント縁まで到達したら，先端のとがったフックなどで脚槽のくも膜を引っかけ，穴を開けて脳脊髄液を排出する．
- 脳脊髄液を十分に吸引して脳を虚脱させるとさらに側頭葉の牽引が可能となり，術野の確保が容易になる❽．
- 脳脊髄液を吸引した後，くも膜の切開を追加する．脚槽から前方にくも膜の切開を追加するが，くも膜の奥には脳幹，後大脳動脈および上小脳動脈が存在するため損傷に十分注意する．
- 脳底動脈確保のため小脳テントを切開する．切開する場所は，滑車神経がテント硬膜内に進入する部位のすぐ後ろとする（図7）．
- 小脳テントの切開には，術野手前（外側）からテント切痕に向かって切開する方法とテント切痕側から手前（外側）に向かって切開する方法の2つがある．

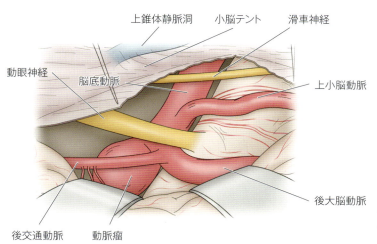

図8. クリッピング前の術野
脳底動脈, 上小脳動脈, 後大脳動脈, 動脈瘤が見える. テントは切開し糸で吊り上げ, 術野を確保している.

外側からテント切痕に向かって切開する方法

- あらかじめテント切痕を持ち上げて, 滑車神経がテント下に潜る場所を確認する.
- その地点より外側の小脳テントをバイポーラ鑷子で焼灼した後, 尖刃刀を用いて小脳テントに切開を入れ, 穴を開ける.
- 滑車神経がないことを確認しながら, 開けた穴からテント切痕側に向かって切開を進める.
- 利点：小脳テントをバイポーラ鑷子で挟めるので止血しやすい.
- 欠点：滑車神経を損傷しないようにより注意が必要である.

テント切痕から外側に向かって切開する方法

- テント切痕で滑車神経を確認し, そこから小脳テントを外側に切開する.
- 利点：滑車神経が確認しやすく, 損傷の可能性が低い.
- 欠点：止血のためのバイポーラ鑷子が入りにくく, 止血に難渋することがある.

- 大脳脚外側で後大脳動脈, 上小脳動脈を確認する. さらにくも膜を切開しながら後大脳動脈を近位部にたどり, 後大脳動脈と上小脳動脈の間で動眼神経を確認する. 後大脳動脈をさらに近位部へたどり, 後交通動脈の合流部を確認する. 上小脳動脈を近位にたどって脳底動脈の近位部を確保する❾.
- 脳底動脈と上小脳動脈の分岐部から脳底動脈を先端部側へとたどる. また, 後大脳動脈を脳底動脈に向かってたどる. これらの操作により, 脳底動脈先端部動脈瘤の neck を確保する (図8). 周囲の穿通枝を確認し, neck clipping を行う.

> **Memo 9**
> 本アプローチでは, 動眼神経への影響は避けられない. 術後に動眼神経麻痺が出現するが, ほとんどの場合数ヵ月以内に改善する.

> **Troubleshooting 10**
> Temporal basal vein から出血した場合はスポンゼル®を出血点に当てて止血するが, 出血の制御が難しい場合は手術台の頭側を高くすると行いやすくなる.

Subtemporal approach で注意する静脈

- 脳底動脈先端部動脈瘤に対する subtemporal approach では Labbé 静脈は術野より後方となり, 手術の妨げとならない場合が多いが, 牽引による損傷には注意する.
- Temporal basal vein は側頭葉底面から transverse-sigmoid sinus junction に向かうが, 側頭葉を牽引する際に損傷することがあり, Labbé 静脈よりも temporal basal vein が問題となることが多い❿.

IV-7 Lateral suboccipital approach

横上聖貴，竹島秀雄

体位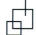

- 患者にとって無理がなく，術者にとっても無理のない姿勢で行うために適切な体位をとる．

体部の位置

- まずlateral positionで上半身を挙上して心臓より高い位置に術野を設定し，患者の背中を手術台ぎりぎりまで寄せるように固定する．
- その際，小脳側面を基本として小脳上面からアプローチしたい場合は上肢を落とさずクッションの良い枕を腋窩に挿入するとよい．
- 小脳橋角部下面からアプローチしたい場合は，上肢を落とし，park bench positionとする（図1）．
- またアプローチサイドの肩が術野の防げになる場合は，尾側へ牽引する必要があるが，腕神経叢損傷を防止するため，上から抑えないように注意する．腰は屈曲させておくと，術後の腰痛防止となる．

> **Tips 1**
> 1. 体位はpark bench position.
> 2. 合併症（腕神経叢損傷，腰痛）に注意．
> 3. 頭部の回旋程度で見やすい場所が異なる．

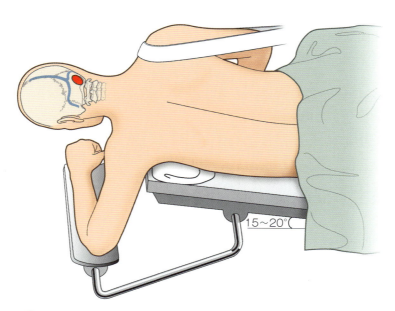
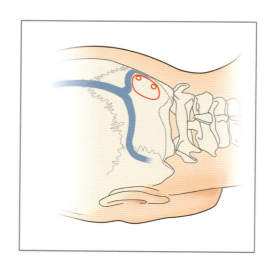

図1．体位と開頭部位

頭部の位置

- 体部の位置が固定できたら，頭部の位置を決める．先述したが，小脳橋角部下面からのアプローチは，park bench position で頭部を vertex down し，項平面が術野の上方になるように固定する．
- 頭部の回旋は，ニュートラルポジションから床方向に向きすぎると錐体骨面は見やすくなるが，重力で小脳が術野に被ることになるので脳幹部側が見えにくくなる．これを無理に見ようとすると小脳の牽引が強くなる危険性がある．
- 顔を上方に回旋させると，重力で小脳が下方に下がるため脳幹部側は見やすくなるが，視軸と錐体骨の角度が交叉するため錐体骨面が見にくくなる．
- これらを考慮して，病変部の場所に応じた回旋とする[17]．

頭皮上の指標と静脈洞の同定

- 頭皮上から，骨の指標（mastoid notch, mastoid の後縁，asterion，外後頭隆起）と外耳孔を頼りに静脈洞の走行を予想する．
- Mastoid notch は，上項線よりも少し下ぐらいの位置にある若干陥凹した部分で，asterion は mastoid の後縁をたどるように上行すると再び陥凹した部分にあたる．
- Asterion は squamous suture と lambdoid suture の交点で，その直下には横静脈洞－S状静脈洞－上錐体静脈洞の交点がある．したがって，横静脈洞は外後頭隆起と外耳道を結ぶ線上に，S状静脈洞は asterion と mastoid notch を結ぶ線状にあると予想できる．
- しかしながら，asterion の位置は個人差があるため，可能であれば neuronavigation system を併用して，ダブルチェックを行うことをお勧めする．

頭皮のマーキングと皮膚切開，筋肉の剥離

皮膚切開

- どこをどの程度開頭するかによって，皮膚切開も異なる．
- 未破裂動脈瘤や grade の良いくも膜下出血で牽引が容易で，術野の確保，病変部への到達が容易である場合は，S字状の切開を hair line に沿って設けて通常の後頭下開頭でよい．
- 一方，grade の悪いくも膜下出血や術後の予想を含め脳の腫脹が激しい場合，病変部への到達が困難と予想される場合は，可能な限り大きな開頭を行う．この場合は，ホッケースティック型の皮膚切開で外側を深く皮切を伸ばすと，通常の lateral suboccipital approach での開頭に加えて，内側から大孔まで開頭が可能である．
- また，脳幹部前面を覗きたい場合や椎骨動脈の硬膜貫通部付近で椎骨動脈近位側を確保したい場合は，transcondylar approach に準じて，より外側からアプローチする．

筋肉の剥離

- 後頭筋群を処理して後頭骨に至るが，後頭筋群の損傷は術後の筋萎縮や痛みの原因になるため，丁寧に剥離する．
- 後頭筋群は表層から胸鎖乳突筋，mastoid 後縁に付着する頭板状筋，その内尾側に頭最長筋，最深部に上頭斜筋と大後頭直筋があり，腹側の二腹筋溝には顎二腹筋が付着する．

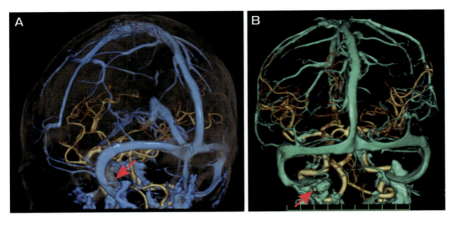

図2. 導出静脈
A：乳突導出静脈．B：後顆導出静脈．

- 後頭筋群を分ける際に層ごとに剥離し後頭動脈を処理する方法と，後頭筋群を一塊にして骨から剥離することで各筋の切断を少なくするという方法がある．いずれにせよ，骨膜剥離子で強引に剥離すると，筋肉の損傷が起こりやすいため，単極凝固子の凝固モードで丁寧に付着部の剥離を行うとよい．
- 後頭筋群を剥離していくと，静脈性の出血がみられる．出血源は上方から乳突導出静脈，顆導出静脈，さらに lateral 下方の環椎付近では椎骨動脈 V3 周囲の静脈叢からである❷．
- 術前の CTA で図2のように導出静脈が発達している場合は，不用意な剥離を避け，出血に十分注意をしながら剥離を行う．出血した場合は，凝固止血し，骨蝋を充填することで対処する．

> **Tips 2**
> 後頭筋群剥離の際の静脈性の出血源は，乳突導出静脈，顆導出静脈，椎骨動脈 V3 周囲の静脈叢．

> **Tips 3**
> 開頭の際に静脈洞を損傷したら，
> 1. 頭部挙上．
> 2. サージセル®とフィブリン糊で止血．
> 3. 詰め過ぎない，あわてないが重要．

開　頭

- 通常の，椎骨動脈−後下小脳動脈分岐部の動脈瘤では，小脳橋角部下面からアプローチする．
- Burr hole は，asterion 後方，mastoid notch の 2 個設け，これらをつなぐ形で開頭する．
- くも膜下出血などで小脳腫脹が予想される場合のみ，背側の burr hole を背側中心寄りに設け大きく開頭を行うが，それでも髄液排出が困難と予想される場合は，C1 片側椎弓切除術を追加して，大後頭孔を開放する．
- これで，横静脈洞の一部とS状静脈洞の背側が露出される．横静脈洞は骨との癒着がさほど強くないが，S状静脈洞は癒着が強いので損傷しないように注意する．
- 万が一損傷した場合は，まずベッドアップで頭を上げ，出血量をコントロールしてサージセル®とフィブリン糊で止血を行うが，慌てないことが肝要である．止血剤の詰めすぎは静脈洞の閉塞を起こし，後の硬膜動静脈瘻などの原因となりうるからである❸．
- Mastoid air cell が開放されたときは，小さい場合は骨蝋で，大きい場合は筋肉片や筋膜を充填し，フィブリン糊や骨蝋を塗布する．

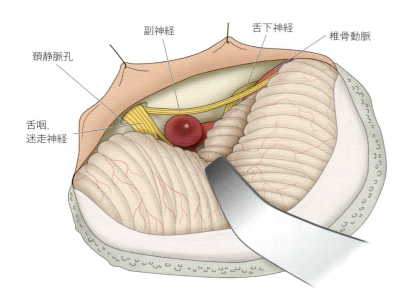

図3. 硬膜内操作（牽引の方向）

硬膜内操作 ❹（図3）

- 硬膜切開は，横静脈洞とS状静脈洞を基部とする半円形の硬膜切開を設け，横静脈洞−S状静脈洞のコーナーに向かって減張切開を入れる．脳の腫脹具合にもよるが，減圧が必要と考えられた場合は，適宜背側に向かって減張切開を追加する．
- 動脈瘤手術の基本は動脈瘤近位部での親動脈の確保であるため，椎骨動脈をまず確保するが，その際になるべく小脳の牽引が少なくなるように工夫する．
- 具体的には，小脳延髄槽からの髄液排除，これが不可能ならばスパイナルドレナージから，もしくは頭頂部に safety burr hole を設け，側脳室後角穿刺を行って髄液を排出する．
- これでも牽引が強くなる場合は，無理をすると小脳出血の原因となるため，あえて小脳外側1/3と小脳扁桃の切除を考慮する．この程度であれば通常，神経障害は残らないことが多い．
- 小脳の牽引には細心の注意を払う．牽引は外側から内側の方向に引くと，顔面神経以下の下位脳神経損傷をきたすため絶対に行わない．推奨される方向は尾側から頭側へ，かつ手前に持ち上げる方向で，圧迫が強くならないように適宜緩める余裕が必要である[17, 18]．
- 小脳橋角部下面から上記のように牽引を行うと，小脳延髄槽からの髄液排出が可能となるが，圧が高くない場合は，脳べらを使わずとも吸引管で，小脳を少し圧排するだけで髄液排出が可能である．髄液排出を行うと，内部へ進入できる．
- 小脳橋角部下面を経由して，まず下部脳神経群を確認し，それを上方錐体骨側に追いかけると頚静脈孔が見え，その手前に椎骨動脈近位部，後下小脳動脈，動脈瘤が見えてくる．くも膜はなるべく鋭的切開を基本とし，架橋静脈は丁寧に剥離し，可能な限り温存する．

> **Tips 4**
> 硬膜内操作では，小脳腫脹に注意．特に牽引の方向，程度，時間に注意する．腫脹してきたら，静脈損傷はなかったか，髄液の排出は良かったか，どこかに出血していないかを考える．

第 IV 章 文　献

1) Abuzayed B, Tanriover N, Biceroglu H, et al. : Pneumatization degree of the anterior clinoid process : a new classification. *Neurosurg Rev* **33** : 367-374, 2010.
2) Mikami T, Minamida Y, Koyanagi I, et al. : Anatomical variations in pneumatization of the anterior clinoid process. *J Neurosurg* **106** : 170-174, 2007.
3) Kanjiya D, Tandel M, Patel S, et al. : Incidence of ossified interclinoid bars in dry human skulls of Gujarat state. *IJBAR* **3** : 874-880, 2012.
4) Kerr RG, Tobler WD, Leach JL, et al. : Anatomic variation of the optic strut: classification schema, radiologic evaluation, and surgical relevance. *J Neurol Surg B Skull Base* **73** : 424-429, 2012.
5) Tanaka Y, Hongo K, Tada T, et al. : Protective dural flap for bone drilling at the paraclinoid region and porus acusticus. Technical note. *Neurol Med Chir* **43** : 416-418, 2003.
6) Fukuda H, Evins AI, Burrell JC, et al. : The meningo-orbital band: microsurgical anatomy and surgical detachment of the membranous structures through a frontotemporal craniotomy with removal of the anterior clinoid process. *J Neurol Surg B Skull Base* **75** : 125-132, 2014.
7) Perneczky A, Muller-Forell W, van Lindert E, et al. : Current strategies in keyhole and endoscope-assisted microneurosurgery, In Pernecaky A (ed) : Keyhole Concept in Neurosurgery, Stuttgart, Thieme Medical Publishers, 1999, pp37-51.
8) 森健太郎，和田孝次郎，長田秀夫，他：未破裂脳動脈瘤治療に関する新たな提案― Keyhole clipping 連続 240 例の手術成績から―．脳卒中の外科 **43**：5-11, 2015.
9) Wiebers DO, Whisnant JP, Huston J 3rd, et al. : Unruptured intracranial aneurysms : natural history, clinical outcome, and risks of surgical and endovascular treatment. *Lancet* **362** : 103-110, 2003.
10) Inoue T, Shimizu H, Fujimura M, et al. : Annual rupture risk of growing unruptured cerebral aneurysms detected by magnetic resonance angiography. *J Neurosurg* **117** : 20-25, 2012.
11) UCAS Japan Investigators, Morita A, Kirino T, et al. : The natural course of unruptured cerebral aneurysms in a Japanese cohort. *N Engl J Med* **366** : 2474-2482, 2012.
12) Suzuki J, Mizoi K, Yoshimoto T : Bifrontal interhemispheric approach to aneurysms of the anterior communicating artery. *J Neurosurg* **64** : 183-190, 1986.
13) Heros RC, Lee SH : The combined pterional/ anterior temporal approach for aneurysms of the upper basilar complex : technical report. *Neurosurgery* **33** : 244-250, 1993.
14) 数又　研，上山博康，石川達哉，他：内頚動脈後向きの動脈瘤に対する transsylvian approach の変法としての anterior temporal approach. 脳卒中の外科 **31**：431-435, 2003.
15) Sano K : Temporopolar approach to aneurysms of the basilar artery at and around the distal bifurcation：technical note. *Neurol Res* **2** : 361-367, 1980.
16) 森健太郎，和田孝次郎，大谷直樹，他：Extradural temporopolar approach による未破裂脳底動脈瘤や傍床部内頚動脈瘤の clipping 術．脳卒中の外科 **42**：116-121, 2014.
17) 鰐渕昌彦，秋山幸功，三國信啓：Lateral suboccipital retrosigmoid approach とその variation. 脳外誌 **23**：802-811, 2014.
18) 安井敏裕：椎骨動脈－後下小脳動脈分岐部動脈瘤．"脳神経外科エキスパート　脳動脈瘤"宝金清博 編．中外医学社，2009，pp131-136.

第 V 章

脳動脈瘤クリッピング

Ⅵ-1 内頚動脈傍前床突起部動脈瘤

八木伸一,仙北谷伸朗,清水庸夫,木内博之

はじめに

- 内頚動脈の硬膜輪(distal dural ring)から後交通動脈分岐部までにネックを有する囊状動脈瘤を対象とする❶.
- この部位の2つのタイプの動脈瘤について述べる(図1).
  ①前方突出型:前床突起に接して内頚動脈の前〜外側壁にネックを有し,上方に突出する.動脈の分岐に関係しない[1].
  ②後方突出型:眼動脈分岐部も含む内側後方に突出し,多くは硬膜内で一部が硬膜外(海綿静脈洞内)に位置する場合もある.

前方突出型動脈瘤

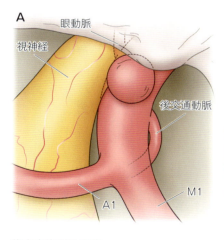
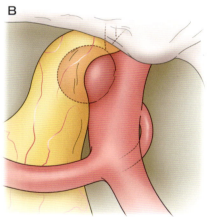

後方突出型動脈瘤

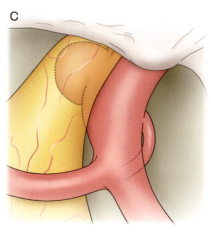
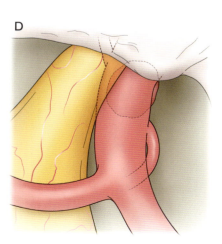

> **Memo 1**
> **術前検査**
> - この部位の動脈瘤では,術前検査として3D-CTAを行う.動脈瘤,内頚動脈,頭蓋底の骨情報を同時に得られるため必須である.
> - 動脈瘤ネックの存在部位,大きさ,形状,動脈硬化や石灰化によるダイレクトクリッピングの可否,血栓化の有無,前床突起の形状,pneumatizationの程度,前床・後床突起間の骨性癒合(interclinoid osseous bridge)の有無などの情報を得られる.

図1 内頚動脈傍前床突起部動脈瘤(頭蓋内)の分類
右側の動脈瘤における位置関係.
A:視神経の外側で前方向き.B:視神経の下面で前方向き.C:内側後方向き.D:後方向き.

- 治療適応として，破裂予防についてはほかの部位の動脈瘤と同様である．この部位の特徴は，視力・視野障害の改善と予防が挙げられる❷．

手術頭位と開頭，頚部内頚動脈の確保

- 頭位は，対側へ約30〜40度回旋した前頭側頭開頭（pterional approach）を基本とする．
- はじめに頚部内頚動脈を確保するが，その際はchin upに固定しておく．その後，開頭に移行する際にvertex upとする．前頭蓋底を接線方向ではなく，より垂直方向から広い視野で観察できる．前床突起の削除や海綿静脈洞からの出血もコントロールしやすい．
- 頚部内頚動脈の確保は，頚動脈内膜剥離術の手技に準じる．内頚動脈損傷回避のため，総頚動脈と外頚動脈にテーピングし，その両者を遮断して内頚動脈の血流をコントロールすることもある．
- 小さな動脈瘤で，安全性が担保されると判断した場合，いつでも頚部を開創できるよう消毒とドレーピングをしておき，用手的圧迫で内頚動脈の血流をコントロールする場合もある．
- 大きな動脈瘤では，retrograde suction decompression併用のための準備を行う（詳細は別項を参照）．
- この部位の動脈瘤では多くの場合，前床突起の削除と視神経管の開放およびoptic strutの削除が必要となる．その後，硬膜輪を両側に開放する．さらに鎌状靱帯から視神経鞘にかけて切開し，視神経に可動性をもたせる（詳細は別項を参照）❸（図3）．

手術手技

前方突出型動脈瘤

- この動脈瘤は，前床突起や視神経と接している．そのためクリップのブレードが近位側ネックを捉え，かつ視神経を圧排しないように，前方からクリッピングしなければならない．

視神経の外側で前方向きの動脈瘤（図4）

- 視神経の外側で内頚動脈から前方に突出する動脈瘤では，ブレードが収まるよう前床突起を数mm程度削るだけでよいことが多い❹❺．

Troubleshooting 3
海綿静脈洞からの出血
頭位を上げ静脈圧を下げて，フィブリン糊（フィブリノーゲン）を浸した少量のサージセル®で軽く圧迫して止血する．むやみにサージセル®を海綿静脈洞内へ押し込むと，動眼神経・外転神経麻痺が出現する危険性がある．

Memo 2
視神経の描出
視神経の圧迫が想定される動脈瘤では，MRI（heavy T2強調画像）にて視神経と動脈瘤の位置関係を評価できる（図2）．

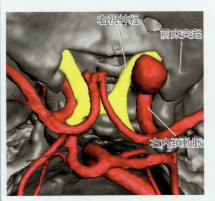

図2　CTとMRI・MRAの融合画像
CTから頭蓋底の骨，MRAから動脈，MRIから視神経の情報を抽出しワークステーションにて作製した融合画像．右側の前方突出型動脈瘤で，右視神経が圧排している．近位側ネックを確保するためには，前床突起および視神経管の削除が必要である．

Tips 4
術前シミュレーション
血管（MRA・CTA），頭蓋底の骨（CT），視神経（MRI）の情報を融合した3D画像は，頭蓋内での親血管の確保，前床突起削除の必要性および範囲，視神経圧迫の有無や程度などを検討する術前シミュレーションとして有用である[2]（図2）．

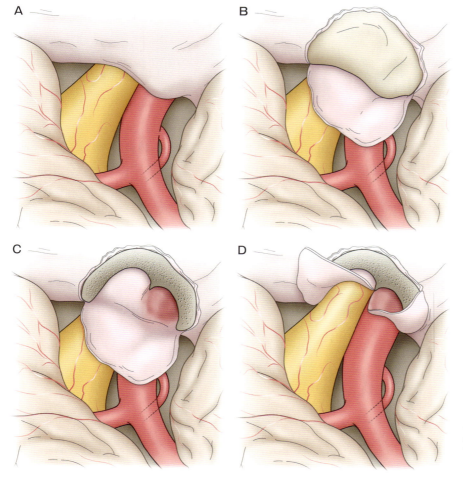

Tips 5
視神経の外側で前方向きの動脈瘤
この部位の動脈瘤では，硬膜内法が有用である．このタイプは動脈瘤が前床突起に接して前方向きに存在しており，はじめにシルビウス裂を広く開放して内頚動脈・視神経を露出し，動脈瘤の位置を確認した後，前床突起の削除を行ったほうが安全である．硬膜内からの操作では必要に応じて硬膜を翻転し，内頚動脈や視神経などの硬膜内組織を随時確認できる．

図3．前床突起の削除範囲
A：削除前．B：硬膜を切開・翻転し，前床突起を露出．C：前床突起の部分削除．D：前床突起・視神経管・optic strut を削除して視神経鞘を切開．

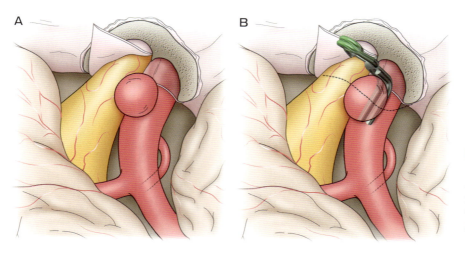

図4．前方突出型動脈瘤のクリッピング①
A：小型の動脈瘤で，前床突起および視神経外側と接していた．前床突起の部分削除を行った．B：直角に曲がったクリップを頭蓋底側から内頚動脈遠位方向に向け内頚動脈と平行にかけた．

- 削除後，角度のついた（直角）ストレートあるいは弱彎のクリップを頭蓋底側から内頚動脈遠位方向に向けて内頚動脈に平行にかけると，前頭葉が戻ってもクリップヘッドが圧迫されない．

視神経の下面で前方向きの動脈瘤（図5）

- 動脈瘤が視神経と接している場合がほとんどで，下面から視神経を押し上げている場合もある（図2）．

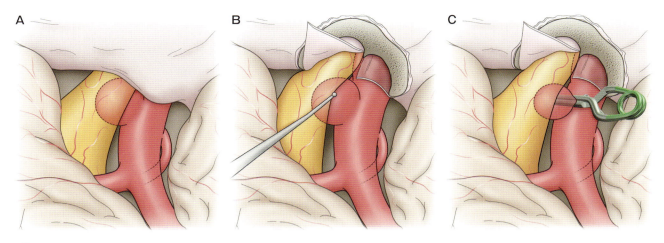

図5. 前方突出型動脈瘤のクリッピング②
A：動脈瘤が視神経下に突出して視神経を下方から圧迫していた．前床突起・視神経管・optic strut を削除した．B：視神経の可動性を得て，軽く視神経を圧排して近位側ネックを確認した．C：クリップブレードで視神経を圧迫しないように，外側からネックに沿って視神経の下面へ向かってクリップをかけた．

- その場合，視神経を内側方向に移動させなければブレードが入らない．そのため，視神経管開放後に視神経鞘に沿って切開し，視神経に可動性をもたせ内側に移動できるようにする．
- スペースができたら，弱彎クリップなどを内頚動脈の内側面に沿うようにかけるか，有窓のクリップ（偏心性クリップ）を内頚動脈に平行にかける．
- 可能なら，複数のクリップを用いてスリップアウトを予防する．

後方突出型動脈瘤

- 動脈瘤のネック周囲の観察にも，視神経や内頚動脈の圧排が必要になるので，視神経管の開放と前床突起の広範な削除が必須である．

内側後方向きの動脈瘤（図6）

- 動脈瘤は通常，内側後方に向いているので，動脈瘤の内側前方をたどって近位側ネックを確認する．ブレードが入るスペースがあるか，近位側ネックを越えてクリップが挿入できるかを確認する．
- 眼動脈の位置と走行ならびに動脈瘤との関係を把握する．
- さらに，内頚動脈の後方から外側方向を観察する．内頚動脈が外側の硬膜に硬く結合しているので十分なスペースはなかなかとれないが，細い鈍的な剥離子やクリップブレードをそっと滑らせて，動脈瘤の外側壁と硬膜との関係を確認する．
- 近位側ネックが硬膜外に及んでいたり，クリップがネックを越えて確実に挿入できない場合にはクリッピングを行わない．あくまでネックが全周性に剥離ができて，完全閉塞が可能だと判断したうえでなければクリッピングできないと考える．
- 彎曲したクリップを内頚動脈の内側面に沿って，平行あるいは直角に挿入する❻．
- 眼動脈が温存されていることを確認する❼．
- 視交叉槽に神経内視鏡を挿入すると，内頚動脈の内側面を明瞭に観察することが可能となる[3]．
- クリップの挿入後に視神経に緊張が生じていないか注意する．

Tips 6

クリッピングの工夫
内頚動脈の動脈瘤は内圧が高いため，大きくなると1本のクリップでは閉塞できないことも少なくない．同じ型のクリップを同じ方向からかけても先端部が閉じないことがある．その場合，あらかじめかけてあるクリップの先端部に有窓のクリップをかけると容易に閉塞する．

Memo 7

眼動脈の分岐部
眼動脈は，内頚動脈が硬膜輪を貫通した直後に分岐することが多いが，硬膜外あるいは硬膜内から分岐することもある．分岐後，眼動脈は外側へ向かって走行する．内頚動脈との分岐部から数 mm 露出するとクリップブレードが安全に挿入できる．

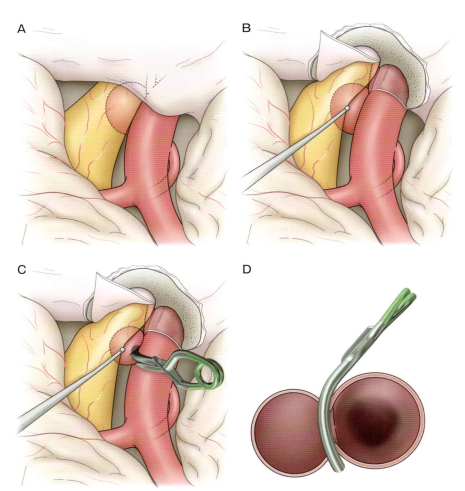

図.6. 後方突出型動脈瘤のクリッピング①
A：前床突起を削除する前は，動脈瘤のネック部分の一部のみが確認できた．B：視神経管を十分に削除し，視神経を軽く圧排して近位側ネックと眼動脈分岐部から，さらに遠位側ネックも観察し，クリップの入るスペースがあることを確認した．C・D：彎曲したクリップを内頚動脈の内側面に沿って挿入した．

後方向きの動脈瘤（図7）

- 動脈瘤は内頚動脈の後方に存在するので，内側後方向きの前者よりもさらに確認が難しくなる．
- クリップは，内頚動脈の後壁あるいは後内側壁に沿って，内頚動脈に平行に遠位から近位に向かって挿入する．ストレートか弱彎のクリップあるいは有窓クリップを用いることが多い．
- そのため，動脈瘤の内側と外側にクリップが入るスペースがあることも確認しなければならない．
- クリップには角度，ブレード長，リングサイズがそれぞれ異なるものがあるので，適切に組み合わせて用いる．
- 内頚動脈は緩やかにカーブしているため，動脈瘤が大きくなるほど，この形状に沿った血管形成的なクリッピングが望ましい．そのため，内頚動脈のカーブに適合するようブレード部分が左右に若干彎曲している有窓クリップもある．
- スペースの都合で直角や角度のある有窓クリップが入らない場合，ストレートの有窓クリップを内頚動脈に直角に（ネックに直角に）複数本かけて動脈瘤を閉塞させる方法も有用である．

Troubleshooting 8
Minor bleeding の対処
少量の出血であれば，圧を減じた後，サージセル®にフィブリン糊（フィブリノーゲン）を浸してピンポイントに当てて，圧迫することで止血できることがある．

術中出血の対応

- 頚部の内頚動脈の一時遮断を行う．確保していない場合は，同部位で経皮的用手圧迫を行う❽．

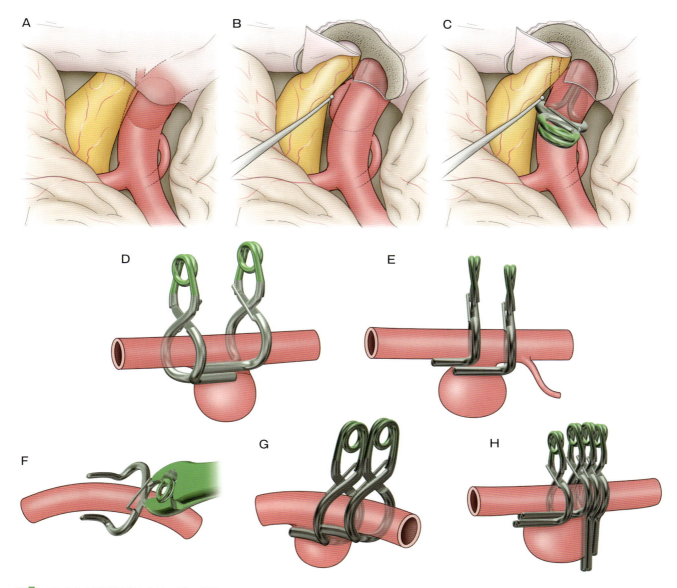

図7 後方突出型動脈瘤のクリッピング②
A：動脈瘤が内頚動脈の後方を向いているので，左右を確認してもほとんど見えなかった．B：前床突起と視神経管を十分に削除し，視神経を内側に，さらに内頚動脈を外側に圧排して，動脈瘤の両ネックを確認した．さらに，有窓クリップを使用することが多いため，内頚動脈の外側にもブレードが挿入できるか確認した．C：有窓の直角クリップを内頚動脈の遠位部から近位部に向かってかけた．D・E：有窓クリップの組み合わせ．F・G：内頚動脈のカーブに合わせたクリッピング．H：直角の有窓クリップにストレートの有窓クリップを追加．

- 逆行性の出血には，助手がpin point suctionを行うか，スペースが許せば内頚動脈の遠位側にテンポラリークリッピングし一過性にトラッピングする．
- 後方突出型動脈瘤のクリッピング後に出血を認めた場合，近位側ネックが閉塞不完全であることが多い（図8）．
- タンデムクリッピングの場合は，必ずしもクリップがオーバーラップしていなくとも適切に近接していれば内腔は閉塞する．しかし，大型の動脈瘤では，可能な限りオーバーラップするようにかける．

閉　頭

- 前床突起の削除に際し，蝶形骨洞・篩骨洞を開放した場合は，頭蓋内と洞内の粘膜内が交通しないように留意し，開放部を筋肉片とフィブリン糊で閉鎖する．

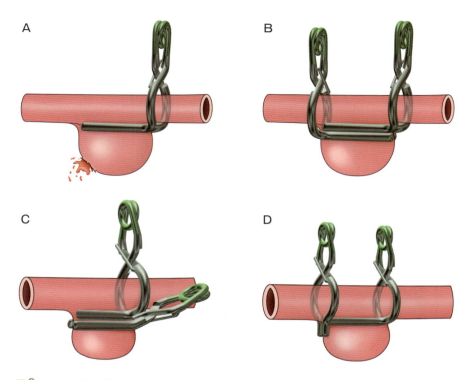

図8 術中破裂の対処法
A・B：近位側ネックが閉塞不完全の場合，有窓クリップをタンデムにオーバーラップするようにかける．C：内頸動脈の内側から大型のクリップにてドームを潰すようにかける．D：ストレートの有窓クリップを追加する．

- 前床突起部周囲の硬膜は一部欠損していて縫合困難なため，硬膜外から筋肉片をあてがいフィブリン糊で補強する．

術後

- 髄液鼻漏がみられたら，腰椎ドレーンを留置して 200 mL/day 程度の髄液を排出させる．
- 数日で改善しない場合は開頭し再度，前床突起削除部付近を筋肉片とフィブリン糊で閉鎖する．

V-2 内頚動脈瘤（後交通動脈瘤・前脈絡叢動脈瘤）

西山義久, 木内博之

はじめに

- この部位の動脈瘤は，局所解剖はわかりやすいが，動脈瘤が太い内頚動脈の後方に存在するため全周性の確認が難しく，ひとたび破裂が起こると出血はきわめて激しいものとなる．
- 手術早期の親動脈の近位部確保が重要となる．
- 親動脈閉塞や穿通枝障害は重篤な後遺症を生じうるため，確実に温存する必要がある．
- ドップラー血流計や運動誘発電位（motor evoked potential：MEP），神経内視鏡，ICG蛍光脳血管撮影などによる術中モニタリングが有用である．
- 特に前脈絡叢動脈瘤では，術後の片麻痺を防ぐため，MEPは必須である．
- 本稿では，動脈瘤の突出方向に応じたクリップの選択や挿入方法，穿通枝の温存（特に前脈絡叢動脈）における工夫，術中出血に対する心構えなどを中心に，手術手技の要点について述べる[4〜8]．

後交通動脈瘤の手術手技

内頚動脈近位部の確保

- 開頭は，通常の前頭側頭開頭である．
- シルビウス裂を開ける前に視神経を目安にsubfrontalにアプローチし，前床突起の傍で内頚動脈の近位側を確保する（図1A）方法，あるいはシルビウス裂を遠位側より剝離し，中大脳動脈を近位側へたどり，動脈瘤近傍には触らず，内頚動脈近位部を確保する（図1B）方法がある．

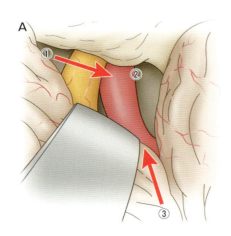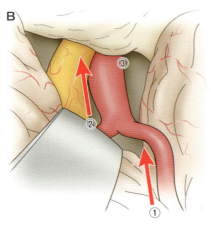

図1 内頚動脈近位部の確保

A：①シルビウス裂を開ける前に視神経を目安にsubfrontalにアプローチし，②前床突起の傍で内頚動脈を剝離し確保する．③その後にシルビウス裂を広く開放する．B：①pterionalにシルビウス裂を開けて，②動脈瘤近傍には触らず安全な部位をたどり，③内頚動脈の近位部を確保する．

- 破裂動脈瘤重症例で脳圧が亢進している場合，脳室ドレナージを行い，髄液を十分に排出させてから処置を進めるとよい．
- 前床突起と近位側ネックとの間に temporary clip をかける十分な余裕がないと予想される場合は，あらかじめ頸部で内頸動脈を確保しておく❶．
- 場合によっては，頭蓋内で前床突起の削除やテントの切開を追加する．

シルビウス裂の開放から supra-carotid space まで

- 前頭葉と側頭葉を係留しているくも膜を広範に切離する．
- 中大脳動脈を目標として，これに沿うようにシルビウス裂を中枢側へと剥離し脳底槽とつなげると，内頸動脈の分岐部が確認される．
- ここから内頸動脈の前縁に沿って視神経との間のスペースを剥離し，optico-carotid space を確保する．
- 次に supra-carotid space の剥離に移り，内頸動脈の遠位側と前大脳動脈，中大脳動脈を確保する．
- 後交通動脈の走行も確認し，後交通動脈にも一時遮断がかけられるようなスペースを確保しておく（基本的には，optico-carotid space で確保できる）．
- 術中破裂を起こしても，迅速に無血野を確保できるようにシミュレーションしておくことが大切である❷（図2）．

動脈瘤ネック近傍の剥離

- 次いで，後交通動脈が分岐している内頸動脈後方の剥離に移る．
- 動脈瘤の破裂部位は先端部付近が多く，硬膜や側頭葉に癒着していることも少なくない．そのため，剥離において脳，特に側頭葉に緊張をかけないように，丁寧に血腫の吸引や洗浄を行う．
- 後交通動脈の起始部が動脈瘤の背後にある場合，内頸動脈を軽度圧排するか，動脈瘤と頭蓋底硬膜との間のくも膜や結合組織をできるだけ動脈瘤に触らないように鋭的に切断すると，後交通動脈の起始部が明らかとなり近位側ネックが確保される．
- 外側には動眼神経が存在するので，その損傷に注意する．
- 動脈瘤圧が高く剥離が危険な場合は，頸動脈の一時遮断や temporary clipping により動脈瘤の内圧を下げてから剥離を行う❸．

> **Tips 1**
> **内頸動脈の動脈硬化**
> Ophthalmic segment の内頸動脈は，動脈硬化が強いと temporary clip で閉塞できなかったり，場合によっては，内頸動脈自体に解離や損傷をきたすことがある．このような症例では，頸部での proximal flow control が必要となるが，この部位でも同様の注意が必要である．あらかじめ頸部を確保しておくか，術野に出せる消毒・ドレーピングを行っておく．

> **Troubleshooting 2**
> **術中破裂**
> 術中破裂を生じないよう，低血圧麻酔で無理な脳圧排をしないことが重要である．しかし，頸部で内頸動脈を確保していない症例で premature rupture が生じた場合は，ただちに頸部頸動脈を圧迫し出血を減らし，迅速に動脈瘤に到達し，前床突起付近で内頸動脈起始部に temporary clip をかける．親動脈確保後は，出血が完全に止まらなくても慌てずに内頸動脈遠位部や後交通動脈にも temporary clip をかけて，出血を制御する．

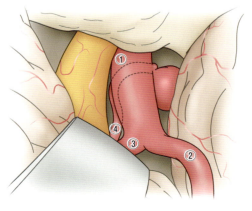

図2．血流遮断部位の確保（出血時のシミュレーション）
Temporary clip にて血流遮断ができる準備を行い（①内頸動脈近位部，②M1 近位部，③A1 近位部，④後交通動脈），万が一術中破裂を起こしても，迅速に無血野を確保できるようにシミュレーションしておくことが大切である．

> **Tips 3**
> **動脈瘤剥離の際の注意（遮断時間など）**
> 遮断時間は可能な限り短くする．困難な動脈瘤で，側副血行が悪く，かつ長い遮断が必要と予想される症例では，予防的なバイパス（STA-MCA）も考慮する．

- 後交通動脈に加えて，遠位側に存在する前脈絡叢動脈の確認も必要である．内頚動脈後方に存在する起始部を確認し，癒着している場合は動脈瘤遠位側との間を剥離しなければならない．
- Optico-carotid space からも観察し，動脈瘤と後交通動脈ならびに前脈絡叢動脈が十分に剥離されていることを確認しておく．
- 動脈瘤のネックは，全周性に剥離しておかなければならない．剥離子を挿入し，動脈瘤を圧排して，抵抗があるようなら無理することなく temporary clip をかけて，動脈瘤の圧を下げる．その後，動脈瘤を軽度圧排しながら裏側の剥離を進め，ネック全周を完全に剥離する．

クリッピング

- 動脈瘤は，親動脈との関係に基づいて terminal type と side wall type に大別される（図3）が，後交通動脈瘤は後者に分類される．
- Side wall type の動脈瘤ネックの形状は，血管の走行に沿った方向に長径をもつ楕円形であり，クリッピングはその長径に沿うように楕円を閉じる parallel clipping（親動脈の長軸に平行にかける）が理想となる．
- しかし，内頚動脈瘤の場合，後交通動脈と前脈絡叢動脈との間隙は狭い．そのため，実際にはクリップを前外側から後内側へ向かって挿入するクリッピング（vertical clipping：親動脈の長軸に垂直にかける）となることも多い（図4A）．
- 動脈瘤ネック周囲が十分に剥離され，スペースが確保できれば，有窓クリップにより親動脈を形成しながらクリッピングすることも可能である（図4B）．

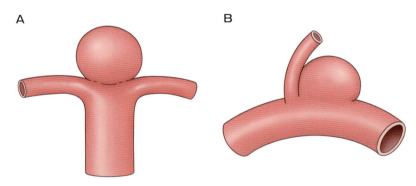

図3．親動脈との関係に基づいた動脈瘤の分類
A：terminal type．B：side wall type．

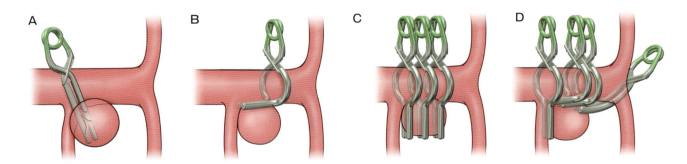

図4．Side wall type に対するクリッピングのバリエーション
A：single clipping（vertical）：親動脈の長軸に垂直にかける．
B：single fenestrated clipping（parallel）：親動脈をまたいでL字型の有窓クリップを親動脈の長軸に平行にかける．
C：multiple fenestrated clipping ①：親動脈をまたいでストレート型の有窓クリップを複数本かける．
D：multiple fenestrated clipping ②：分岐動脈が動脈瘤体部から起始するなど，ネックにクリップ挿入スペースが得られない場合には，分岐動脈を形成するように有窓のストレート型クリップをかけ，残ったネックにクリップを追加する．

- 特にワイドネックの動脈瘤では，有窓クリップを複数本用いて tandem clipping を行うことが多い（図 4C・D）．
- 動脈瘤の突出方向により，異なったクリップの選択と挿入方法が必要となる．

側方突出型

- 標準的なタイプであり，動脈瘤はテント縁に接していたり，先端が側頭葉内に埋没することもある．
- 不用意な側頭葉の圧排は，致命的な premature rupture に直結する．
- 後交通動脈と前脈絡叢動脈の起始部が動脈瘤の上下に明確に確認できることが多く，これらを温存するようにクリップをかける．（図 4A，図 5）
- 動脈瘤の先端がテントの下面に突出している場合，後床突起がクリッピングの妨げになることもある．
- 後床突起をドリルや超音波骨メスなどで削除することもある．

後方突出型

- 内頚動脈の後方に存在するため，クリッピングの難易度は高い．
- 曲がりのクリップを内頚動脈の彎曲に沿ってかけたり，有窓クリップを使うなどの工夫が必要である（図 4B・C，図 6）．
- 分岐血管である後交通動脈も内頚動脈の真裏から出ていることが多く，この温存にも細心の注意を要する．
- 内視鏡による観察や確認が有用である．動脈瘤のドームから後交通動脈が起始している場合は，有窓ストレート型クリップなどで後交通動脈を形成的にクリッピングすることもある（図 4D，図 7）．

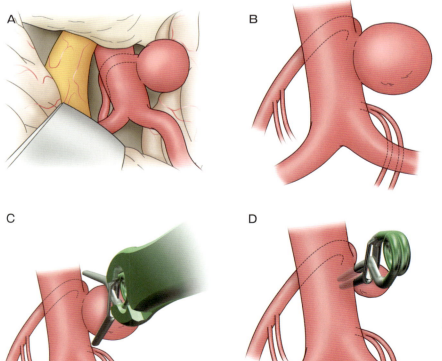

図 5．後交通動脈瘤のクリッピング（側方突出型）

A・B：後交通動脈分岐部に外側へ突出する動脈瘤を認める（A：弱拡大，B：強拡大）．C・D：後交通動脈と前脈絡叢動脈の起始部を確認し，これらを温存するように直角にクリップをかける．

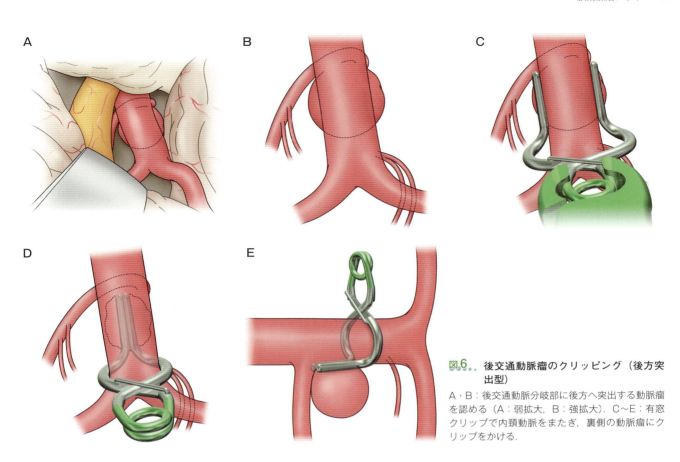

図6. 後交通動脈瘤のクリッピング（後方突出型）

A・B：後交通動脈分岐部に後方へ突出する動脈瘤を認める（A：弱拡大，B：強拡大）．C～E：有窓クリップで内頸動脈をまたぎ，裏側の動脈瘤にクリップをかける．

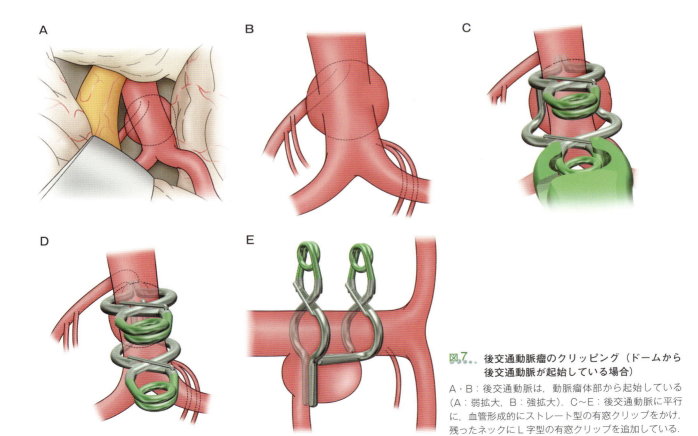

図7. 後交通動脈瘤のクリッピング（ドームから後交通動脈が起始している場合）

A・B：後交通動脈は，動脈瘤体部から起始している（A：弱拡大，B：強拡大）．C～E：後交通動脈に平行に，血管形成的にストレート型の有窓クリップをかけ，残ったネックにL字型の有窓クリップを追加している．

クリッピング後の確認

- 動脈瘤の不完全閉塞やネックの残存がないことに加えて，後交通動脈と前脈絡叢動脈の起始部と穿通枝が温存されているか，血流が保たれているか十分に確認する．

前脈絡叢動脈瘤の手術手技

内頚動脈近位部の確保

- 直達術の基本は，後交通動脈瘤と同じである．
- 多くは外側に発育するため，動脈瘤のドームは側頭葉内側面に埋没していることもある．
- 内頚動脈が確認されたら，後交通動脈とネックの間で血流遮断が可能か，剥離し確認しておく．

前脈絡叢動脈の確認

- 前脈絡叢動脈は後交通動脈とは異なり，多くの場合で動脈瘤に巻きつくように後方を走行する．
- 前脈絡叢動脈は，後交通動脈と同様に内頚動脈の後方から分岐することが多い．通常外側から確認できないので，内頚動脈の内側からの観察に加えて，必要なら内視鏡を用いるとよい❹．

> **Memo 4**
> **前脈絡叢動脈のバリエーション**
> 前脈絡叢動脈は，内頚動脈分岐部の5 mm程度近位側付近から分岐するとされる．この付近の穿通枝を観察すると，1本から数本とバリエーションがあり分岐部位も1ヵ所とは限らない．そのいずれが内包後脚を栄養しているのか術中所見で同定することは困難である．MEP，蛍光脳血管撮影，内視鏡などの術中モニタリングの必要性は高い．

> **Pitfalls 5**
> **ネックに余裕をもったクリッピング**
> 前脈絡叢動脈は，後交通動脈とは異なりすべてが穿通枝であり，バックフローに助けられることはまれである．また脆弱性が高いため，クリップで直接挟まなくても血管壁の牽引によって容易に閉塞し，脳梗塞を生じてしまう．前脈絡叢動脈分岐部付近の血管壁に緊張を与えないような余裕が必要である．しかし，そうすることにより，ある程度ネックの残存が生じる．ちょうどよいと思われるクリッピングは，概してきつすぎることが多く，"Just fit is too tight !"と考えている．

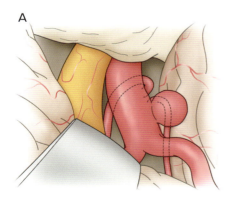
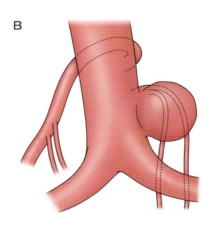
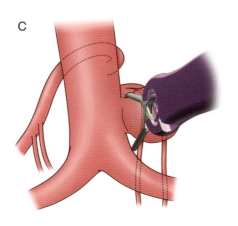
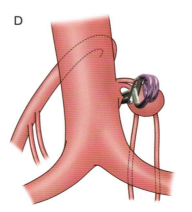

図8 前脈絡叢動脈瘤のクリッピング
A・B：前脈絡叢動脈分岐部に外側へ突出する動脈瘤を認める（A：弱拡大，B：強拡大）．C・D：十分に余裕をもったネッククリッピングを行う．若干ネックが残存する程度の甘めのクリッピングがちょうどよい．

動脈瘤ネック近傍の剥離

- 剥離の基本は，後交通動脈瘤と同様である．
- 前脈絡叢動脈は脆弱性が高いため，動脈瘤と癒着している場合，それらの剥離には低血圧麻酔または temporary clip の使用が有用である．
- 前脈絡叢動脈の起始部は内頚動脈分岐部のすぐ近位側に存在するので，内頚動脈分岐部の遠位側からの観察や剥離も有効である．

クリッピング

- 前脈絡叢動脈の走行を考えつつ，特に近位側に十分な余裕が得られるようクリップ挿入の位置と方向を確認し，ネッククリッピングを行う．
- クリップ後に前脈絡叢動脈が狭窄や閉塞しないように，スペースに十分余裕をもたせるように配慮しながらブレードをゆっくり閉じる❺（図8）．

クリッピング後の確認

- 前脈絡叢動脈本幹と穿通枝は，確実に温存されなければならない．
- ドップラー血流計，MEP および ICG 蛍光脳血管撮影などによる術中モニタリングが有用である❻．
- 脳圧排を解除し，脳が元の位置に復元したときクリップが傾いて前脈絡叢動脈を閉塞することがないかどうか確認することも重要である．

Memo 6

穿通枝の血行確認

穿通枝の血行の確認には，顕微鏡による直接観察と超音波ドップラーが一般的である．最近では，術中DSAに加えて，ICGやfluoresceinを用いた蛍光血管造影により，穿通枝1本の血流も明瞭に描出可能となっている．加えて，顕微鏡の死角では内視鏡による観察も有効である．前脈絡叢動脈瘤では，術後の運動麻痺の発生を防ぐため，神経生理学的モニタリングのMEPを用いることを強く勧める．

V3 中大脳動脈瘤

勝野 亮, 松野 彰

前頭側頭開頭を施行する前の評価 ❶

- 浅側頭動脈の評価.
- 眼動脈の評価.
- 前頭洞と乳突蜂巣の評価.

中大脳動脈瘤の術前評価

- 中大脳動脈 sphenoidal segment (M1) の長さと向き.
- 中大脳動脈 insular segment (M2) の分岐様式.
- 中大脳動脈瘤の向き.
- 中大脳動脈瘤と蝶形骨との距離.
- 中大脳動脈瘤と limen insulae との関係.
- 表在性シルビウス静脈の評価.

手術解剖 ❷

- 中大脳動脈瘤の多くは外側を向いているため,側頭葉に癒着か埋没することが少なくない.
- M1 の屈曲で中大脳動脈瘤が内側を向いているものでは,前頭葉に癒着か埋没している場合もある.
- M1 が短く中大脳動脈瘤が limen recess に存在する場合は,頭蓋底手技が必要なこともある.

体 位 ❸

- 仰臥位で上体を 15 度挙上し,頭部は 3 点ピンで固定する.
- 頭部は 30 度健側に回旋する.
- 頭部正中軸を体幹正中軸に対し 20 度傾ける.
- 過度な vertex down はせず,neutral position とする.
- 頚静脈の圧排を避けるため下顎を挙上する.

Pitfalls 1
- 疾患にかかわらず前頭側頭開頭を施行する場合には,トラブルシューティングならびに術後創傷治癒の観点から浅側頭動脈本幹は温存させる.
- 眼動脈への血流が中硬膜動脈由来である確率は,1.9%との報告がある.開頭時に中硬膜動脈が処理可能か個別に判断する.

Memo 2
シルビウス裂の sphenoidal compartment と operculoinsular compartment との移行部に limen insulae が存在し,その内側縁と前有孔質の最外側との間に limen recess が存在する.動脈瘤が同部位に埋没する上向き中大脳動脈瘤 (short M1 動脈瘤) は,動脈瘤と外側線条体動脈とが高率に癒着しているため手術手技の難易度は高い.

Tips 3
- 頭部の回旋は,側頭葉自体の脳重でシルビウス裂がより開放されるように,30 度までに留める.
- 頭部を反対側に傾けて体幹軸からずらすと,術者のスペースが拡大する.
- 基本的には遠位側よりシルビウス裂を開放するため,chin up あるいは vertex down は必要ではない.
- 頭部を sniffing → tilt → rotate の順に動かし,Mayfield 固定器に固定する.

- 手術台自体の傾きを想定し，骨盤部に側板を設置し体幹を固定する．

術中モニタリング ❹

- 破裂例などで緊急に用意ができない症例以外は，原則として運動誘発電位（MEP）を施行する．

皮膚切開

- 未破裂例では浅側頭動脈の本幹を温存するように，耳珠前方から正中に至る弧状切開を行う（図1A）．
- 術後の減圧を考慮する場合は，耳珠前方から耳介の上方を通り後方に大きく切開を行う（図1B）．
- 浅側頭動脈をバイパスに使用する場合には，T字様に切開を加え皮弁の血流を維持する（図1C）．

Pitfalls 4
正常に作動している限りMEPは信頼性が非常に高いため，術中に変化があった際には，即座に原因を究明する必要がある（電極の移動，動脈瘤へのクリップによる中大脳動脈の狭窄，temporary clipによる外側線条体動脈の閉塞など）．

側頭筋切開 ❺

- 上側頭線上に存在する前頭部骨膜から側頭部側頭筋膜への移行部で切開する．
- 浅側頭動脈を用いたバイパス術を施行しない場合には，側頭筋の筋腹を切開せずに側頭筋を後方に牽引する．

Memo 5
側頭筋の栄養血管は，浅側頭動脈の分枝である中側頭動脈および顎動脈の分枝である前・後深側頭動脈である．側頭筋を皮膚切開に沿って耳珠へ切開すると，中側頭動脈が損傷され術後の筋萎縮の誘因となる．

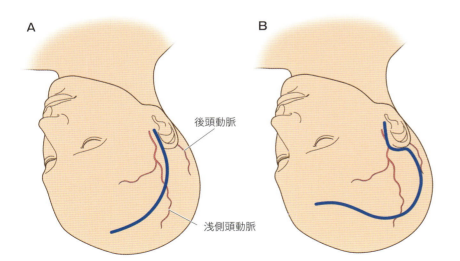

図1．各種皮膚切開方法
A：減圧を必要としない開頭では，浅側頭動脈本幹を温存する．B：減圧を必要とする際は，大きなクエスチョンマーク型に設ける．C：減圧と浅側頭動脈の剝離をともに行う場合は，後頭動脈から耳介後部の皮弁への血流が維持されるように工夫する．

開　頭 ⑥

- 未破裂例では，上側頭線を越え前頭部まで及ぶ開頭の必要はない．
- 破裂例では，皮膚切開範囲内で脳圧コントロールが可能な大きな開頭を行うことや，脳室ドレナージも考慮する．
- 蝶形骨小翼を十分に切除する．

シルビウス裂剝離 ⑦

- 脳表から注意深く，表在性シルビウス静脈の走行を確認する．
- M1の確保ができる効率的なくも膜切開線を表在性シルビウス静脈間で決定する．
- シルビウス裂内の中大脳動脈 cortical segment（M4）周囲の脳槽を利用して，剝離を開始する．
- Sphenoparietal sinus 近傍でシルビウス裂切開線と表在性シルビウス静脈が交わる場合には，表在性シルビウス静脈周囲のくも膜を完全に剝離し静脈自体の伸展性を獲得する．
- シルビウス裂の剝離は，遠位側は M2 部全体が露出され，近位側は M1 に temporary clip をかけるなど，proximal コントロールが可能となる範囲で行う（図2）．

動脈瘤周囲の血管剝離

- 破裂例では動脈瘤の向きを考慮し，M1 の確保を動脈瘤と干渉しない方向から行う．
- M1 を剝離・確保した後に，動脈瘤の頸部周囲を剝離し破裂時にクリップが挿入できる空間を確保する．
- Closure line に沿ってクリップを挿入した際には，M2 が動脈瘤形成以前の位置へ戻るように動くため，十分に M2 を剝離し可動性を確保する（図3）．
- M2 の剝離が不十分であると動脈瘤頸部に負荷がかかり，頸部裂傷が生じる可能性がある．

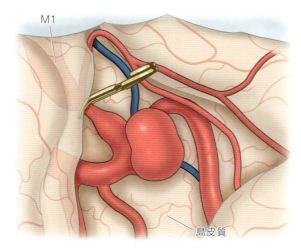

図2．シルビウス裂の剝離
シルビウス裂の剝離は M1 segment を十分に露出し，temporary clip が安全に挿入できるまで行う．

> **Tips 6**
> 中大脳動脈瘤が硬膜越しに蝶形骨に接している場合があり，開頭での骨削除の際に注意が必要である．

> **Tips 7**
> シルビウス裂を安全に近位側へ剝離するには，表層だけではなく遠位側で深くシルビウス裂に進入し，M2 末梢部を確認したのちに深層から浅層にくも膜を切り上げるように近位側へ向かって剝離する．

動脈瘤の完全露出

- Closure line に沿った多方面からのクリップ挿入を可能にするため，動脈瘤を周囲より可能な範囲で剥離し，露出させる．
- 中大脳動脈瘤は脳葉（特に側頭葉）や動静脈と癒着していることもあり，必要に応じてそれらの剥離を確実に行う．
- 動脈と動脈瘤の癒着においては，両者の間に存在する結合組織を丹念に剥離する（図 4A）．動脈瘤内圧が高い場合には，短時間の M1 への temporary clip も有用である（図 4B）．

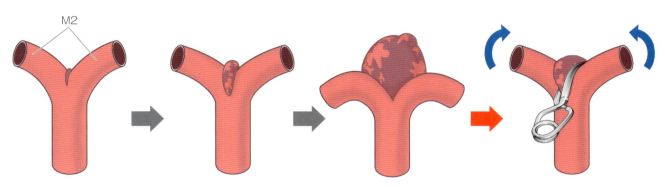

図3．動脈瘤形成過程とクリッピング
動脈瘤の形成過程を考慮し，動脈瘤発生前の血管の状態に戻すようにクリップを挿入することが最善である．しかし，クリップ挿入により両側の M2 が戻るように動くため，M2 の可動性を確保しておく必要がある．

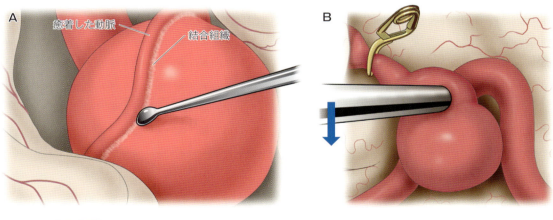

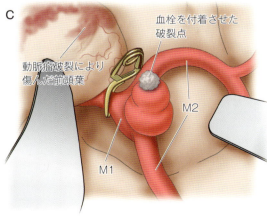

図4．動脈瘤の剥離と完全露出
A：動脈と動脈瘤の癒着は，動脈の外膜が動脈の両面で結合組織を有する．癒着のない部分より丹念に，癒着部位を意識しながら剥離を行う．B：temporary clip を使用し動脈瘤内圧を減圧した後に，適度な緊張を与えることで剥離部分を明確にする．動脈瘤を圧排する際には，必ず頚部に負荷がかからない方向に行う．C：破裂例でも血栓を付着させ，動脈瘤を完全に露出することを目指す．

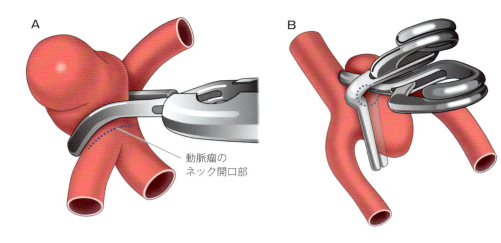

図 5. クリップの選択と特性
A：動脈瘤のネック開口部の角度に合わせたクリップを第一選択とする．
B：中大脳動脈瘤に対して複数のクリップを使用することが多い．有窓クリップ使用の際は，クリップブレードの根本に隙間が生じることに留意が必要である．

- 破裂例では，破裂点に血栓を付着させたまま可能な限り触らないように剝離を行い，クリッピングに必要な動脈瘤の露出を試みる．母血管への temporary clip や動脈瘤への tentative clip も適宜使用する（図 4C）．
- 剝離操作は動脈瘤頸部に負荷がかからない方向に，極力ゆっくり短いストロークで行う．

動脈瘤破裂時の対処

- 近位側の血管が確保できている場合には，M1 に temporary clip を挿入して出血をコントロールし，動脈瘤の剝離状況を確認する．
- 剝離状況により動脈瘤に tentative clip をかけてから剝離を追加するか，完全剝離後に permanent clip を行うかを即座に決定する．
- M2 からの逆行性血流が豊富な場合には，M2 にも temporary clip をかける．
- 近位側の血管が確保されていない場合には，動脈瘤の反対側から一気に M1 の方向へ展開する．

> **Tips 8**
> - 動脈瘤壁肥厚部にクリップをかけるときは，予想以上に血管内腔の狭小化が生じる危険性と，クリップ解除後に壁の変形により動脈の内腔が元に戻らない場合がある点に留意する．
> - 複数のクリップを使用する際は，最初のクリップを M1 の走行と平行に挿入しクリップ先端で片側の動脈瘤頸部を処置すると，残存するもう一方の動脈瘤頸部に対して容易に追加クリップを挿入しやすい形態にすることができる．

動脈瘤クリッピング ⑧

- 動脈瘤の形成過程を考慮し，血管形状を元来の位置に戻すようにクリップをかける（図 3）．
- 動脈瘤壁の肥厚部を確認し，そこを避けて硬さが一定の部位にクリップをかけるように心がける．
- 中大脳動脈瘤のネック開口部が 180 度以上に広い場合，その角度に合わせ彎曲したクリップを第一に選択する（図 5A）．
- クリッピング後の残存動脈瘤に有窓クリップを使用する際は，有窓への移行部に隙間が生じることに留意する（図 5B）．

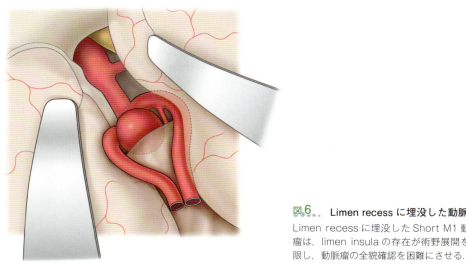

図6. Limen recess に埋没した動脈瘤
Limen recess に埋没した Short M1 動脈瘤は，limen insula の存在が術野展開を制限し，動脈瘤の全貌確認を困難にさせる．

Short M1 動脈瘤

- M2 からレンズ核線条体動脈が分岐することがあり，注意を要する[9] **9**.
- 内頚動脈周囲までくも膜を剥離し，前頭葉と側頭葉に可動性をもたせる必要がある．
- Limen recess 近傍の上向き動脈瘤は recess に埋没しているため，レンズ核線条体動脈と動脈瘤の関係を直視下に見ることが困難である（図6）．
- 動脈瘤の全貌の確認には，頭蓋底手技を行い見上げる術野の獲得が必要になる．
- 頭蓋底手技は多方面からの観察を可能にするため，orbitozygomatic osteotomy を追加してもよい．
- Limen recess より中枢側に動脈瘤が存在する short M1 動脈瘤は，動脈瘤の観察は容易だがレンズ核線条体動脈との癒着に注意が必要である．

> **Memo 9**
> レンズ核線条体動脈の分岐部は M1（60％），M2 superior trunk（1.3％），M2 inferior trunk（0.7％），early branch（19％）との報告[9]があるため注意が必要である．

おわりに

- 中大脳動脈瘤は脳表からの距離が比較的近いため，到達することは他部位の動脈瘤より容易である．
- しかし動脈瘤のネック開口部は 180 度以上に広い場合があるため，動脈瘤へのクリップ操作に難渋する．
- したがって，十分に母血管と動脈瘤に可動性をもたせたのちにクリップをかけることで，手術の安全性と根治性を高められる．

V-4 前交通動脈瘤：Interhemispheric approach によるクリッピング

小久保安昭，園田順彦

手術適応[10]

- 高位 ．
- 大きさが 10 mm 以上．
- 形状が複雑（八つ頭状など）．
- クリッピングに際し，Heubner 反回動脈や hypothalamic artery が関与する可能性がある．

画像所見

- 3D-CTA は骨との関係も評価できる．特に高位かどうかの判断，また石灰化の有無の判断にも有用である．
- 高磁場 high resolution MR angiography は，穿通枝などの動脈瘤周辺の細い血管の評価や血栓化の有無の評価に有用である．

手術体位

- 仰臥位で手術台の背板を 10 度程度上げ，軽度下顎挙上とする（図1）．

術中モニタリング

- 脳表の運動誘発電位（MEP）は施行困難であるため，下肢の体性感覚誘発電位（SEP）を用いることが多い．

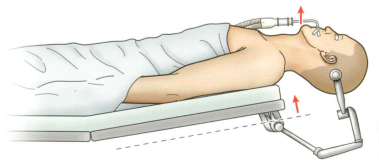

図1． 手術体位
脳梁膝部にアプローチするときは，背板を少し下げることもある．

> **Tips 1**
> 高位とは，3CTA の MPR 画像の冠状断で蝶形骨平面からネックまでの距離が 12 mm 以上の症例．

開頭および硬膜切開[11〜13] ❷（図2）

- 両側前頭開頭を行うが，frontozygomatic suture 上方で linea temporalis 後方，いわゆる MacCarty の keyhole をおくことにより，subfrontal に両側 sylvian vallecula の開放が可能になる．
- 前頭洞が開放した場合に，粘膜を丁寧に剥離し，鼻腔への開口部に向かって押し込む．さらに，篩骨洞が開放しないように注意しながら内板を削除する．
- 硬膜切開はW字型とし，上矢状洞は前端で焼灼後に結紮切断する．これにより，架橋静脈ごと後方に移動が可能となる．
- 脳表血流測定のため，レーザードップラー血流計を使用することもある．

手術手技[11〜13]

嗅索の剥離 ❸

- 嗅索の離断を防ぐために行う．急激な髄液の排出で脳が落ち込むことで生じるため，剥離が十分に行えるまでは注意が必要である．
- まず，嗅窩へ入る部分をサージセル®とフィブリン糊で固定し，嗅索を嗅三角まで十分に剥離する．
- 特に剥離時は手術台を上げ，顕微鏡を前方に向けて，前頭葉を脳べらで引っ張りすぎないことが重要である．

両側内頸動脈終末部の確保（A1の確保）❹

- 内頸動脈槽を開放し，内頸動脈終末部で左右のA1を確保する．
- 終末部が高位で見えにくい場合は sylvian vallecula の剥離を追加し，さらに前頭葉を持ち上げると視野が確保できる（図3）．

Interhemispheric fissure の開放

- まず，顕微鏡の光軸を overhang にするか，背板を少し下げて，脳梁膝部に向かって剥離を進め，両側の前大脳動脈本幹を確保する（図4）．
- 脳梁周囲槽を開放することで，その後の剥離が容易になる．
- 常に血管の走行とくも膜の層を意識しながら ❺，可能な限り軟膜下に入

> **Pitfalls 2**
> 過度の皮弁牽引は眼瞼の腫脹や最悪の場合，視力障害を引き起こすことがあるため注意が必要である．

> **Tips 3**
> 大脳鎌を切離する前に剥離を行うとより安全で，さらに左右交互に剥離を行うことで，脳の落ち込みによる嗅索の離断を防ぐことができる．脳べらを前頭葉にかける際，嗅索に対し少し側方からかけると嗅索の損傷をより防ぐことができる．

> **Pitfalls 4**
> 内頸動脈終末部の確保に固執しすぎて，前頭葉を引きすぎると嗅神経が損傷されることがあるので，十分に剥離されているか注意が必要である．

> **Tips 5**
> 血管やくも膜が左右どちらに存在するかを意識することで，癒着が強い部分でも interhemispheric fissure を見失うことは防げる．

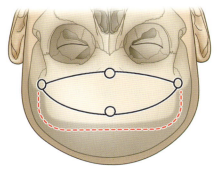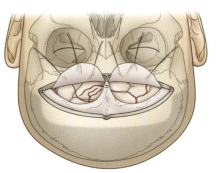

図2. 開頭および硬膜切開

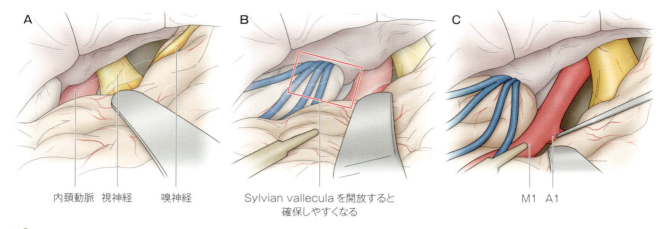

図3 内頚動脈終末部の確保
Sylvian vallecula を開放することで確保しやすくなる．嗅神経の損傷にも注意する．

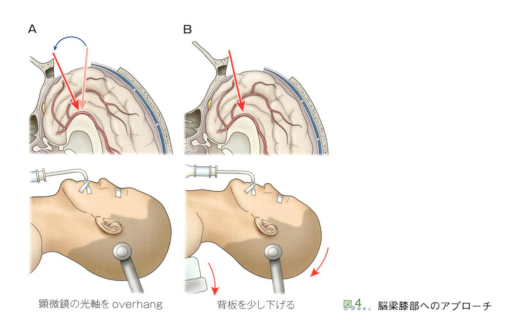

図4 脳梁膝部へのアプローチ

らないように剝離できる（図5A）．
- 脳べらは，基本的には右前頭葉にのみかけて持ち上げるように引く．左前頭葉は綿片上から吸引管で軽く引く程度でくも膜小柱に張力がかかるようにして，マイクロ剪刀で切断していく（図5B）．
- 画像所見から，破裂例では出血点と想定される部位を避けるように，未破裂例ではドームの先端部分を避けるように中枢側へ剝離を進めると，最終的に動脈瘤のドームに触れることなく柄部を露出できる（図5C）．
- 続いて，A1-A2 junction の露出が必要になる．このときに前頭葉下面と視神経の間のくも膜を剝離するとA1も確保できるうえ，前頭葉の可動性が高まり，ワーキングスペースが大きくとれる（図5D）．

動脈瘤柄部の剝離

- 本アプローチでは，hypothalamic artery は原則的には確認しやすいが，巨大例や上後方向きの動脈瘤では確認できないこともあり注意を要する．
- クリッピングに際しては，親動脈から動脈瘤を完全に剝離することが重要である．

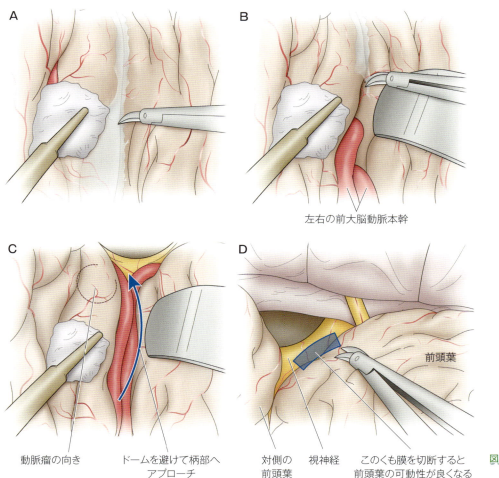

図5 Interhemispheric fissure の開放

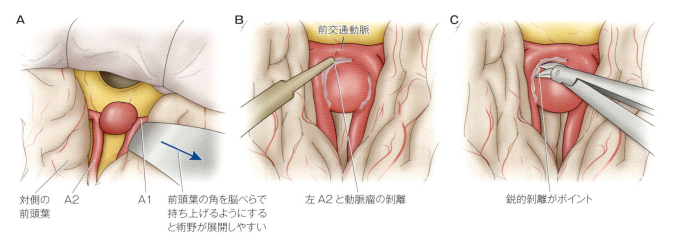

図6 動脈瘤柄部の剥離

- そのためには剥離子を用いた鈍的剥離だけでなく，マイクロ剪刀を用いた鋭的剥離を組み合わせて行うことが大切である（図6）.
- Heubner 反回動脈は左右に分かれるように走行するため，柄部処理の障害になりにくい．しかし，動脈瘤が大きいとドームに癒着している場合があり，丁寧な剥離が必要となる（図7）.
- 破裂動脈瘤の周囲を剥離する場合は，dominant side の A1 に temporary clip をかけ動脈瘤の圧を下げることが有用である．さらに，対側 A1 や両側 A2 にいつでも temporary clip をかけられるように血管を確保しておくことも重要である．

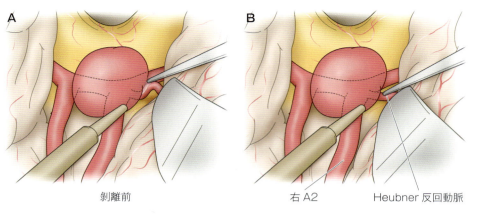

図7. 動脈瘤とHeubner反回動脈の剥離

剥離前 / 右A2 / Heubner反回動脈

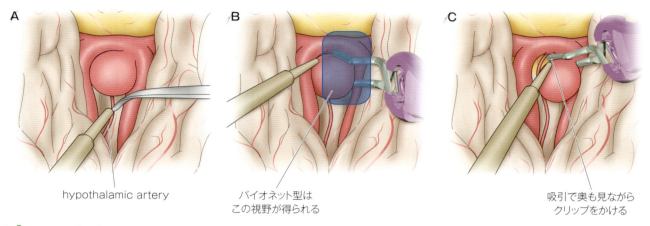

図8. クリッピング

hypothalamic artery / バイオネット型はこの視野が得られる / 吸引で奥も見ながらクリップをかける

クリッピング 6 7 8

- Hypothalamic artery を温存するよう周囲の構造物を十分確認しながら（図8），クリップを進める．
- ストレート型よりバイオネット型のクリップが良い視野が得られる場合があるので，必要に応じ使い分ける（図8B）．
- クリッピング後，ICGなどの蛍光血管造影を用いてhypothalamic arteryや周囲血管の温存について確認する．

閉　頭

- 硬膜はwater tight に閉じ，前頭洞が開放されていれば有茎の骨膜弁で被い固定後，フィブリン糊を散布する．

術後合併症

- 本手術法で最も多い合併症は，嗅覚低下である．
- 術後，見当識障害や健忘症状が出現している場合は，hypothalamic artery や Heubner 反回動脈の障害を考慮する必要がある．

> **Tips 6**
> 多様なクリッピングを行うため広いワーキングスペースが必須であり，interhemispheric fissure を遠位まで大きく開放することが重要である．

> **Troubleshooting 7**
> 動脈瘤から出血した場合は慌てずに，まずdominant side の A1 に temporary clip をかける．出血の勢いが落ちれば，出血点を吸引しながら剥離を進め，動脈瘤にクリッピング可能であればクリップをかける．出血が制御できないときは対側A1，あるいは両側A2にtemporary clipをかけるが，可能な限り短時間にとどめる．

> **Pitfalls 8**
> 動脈瘤自体を吸引管で突っついたり，バイポーラで無理に焼こうとすると出血点が拡がって収拾がつかなくなってしまう．出血点の吸引で制御できない場合は，小さなスポンゼル®などを当て，その上に綿片を置いて軽く吸引することで制御できる．

V-5 前交通動脈瘤：Pterional approach によるクリッピング

井川房夫

はじめに

- 前交通動脈瘤に対するアプローチには，pterional approach と interhemispheric approach がある．pterional approach は transsylvian approach の延長として慣れた良い方法である．
- 未破裂前交通動脈瘤は小さくとも破裂率が低くはなく[14, 15]，pterional approach の適応となりうることが多い．
- 本稿では特に pterional approach の利点・欠点，具体的な術前シミュレーションのポイント，手術のポイントについて解説する．

Pterional approach の利点・欠点

- 前交通動脈瘤は，両側 A1，A2 が集合し，hypothalamic artery も関与するため，複雑な血管構造を確認する必要がある．
- Interhemispheric approach は正中位で術野は比較的広く，解剖学的位置関係が理解しやすいという利点があるが，前頭洞の処置や半球間裂溝の剥離などに時間を要する欠点がある．
- 一方，pterional approach は transsylvian approach の延長であるため慣れた方法であるが，術野は相対的に狭く，動脈瘤周囲の血管構造物はオリエンテーションがつけにくく確認もしづらいという欠点がある．そのため，大きな動脈瘤，高位後方向き動脈瘤などでは，interhemispheric approach が有利となる[16, 17]．
- Pterional approach の欠点を回避するためには，適切な体位をとり，シルビウス裂だけでなく半球間裂溝の剥離も十分行う必要があり，術前のシミュレーションが重要となる．

体位，皮膚切開，開頭

- 静脈圧を下げるため 15～20 度背板を上げ，頭部は vertex down とし，45 度回転させて固定する ❶（図 1）．
- 皮膚切開は浅側頭動脈前頭枝を温存して行い，眼窩骨前頭蓋底近傍まで開頭する（図 2）．

> **Tips 1**
> 前交通動脈瘤の pterional approach では，いかに前頭葉の圧排を軽減するかが重要で，そのために頭部を 45 度回転させて vertex down とし，眼窩骨までの開頭が必要である．

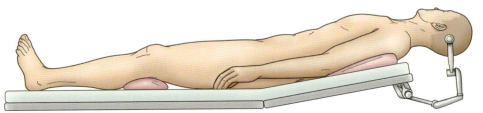

図 1　手術体位

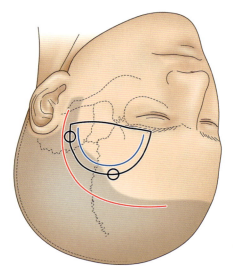

図2. 皮膚切開と開頭
―:皮膚切開線, ―:開頭位置, ―:硬膜切開線.

Pitfalls 2
A2 fork が開いた側からアプローチするとネッククリッピングはしやすいが, 優位側 A1 が最初に確保しづらい傾向があり, 破裂例では premature rupture をきたした場合の対応をシミュレーションしておく必要がある. また, クリップ後に前交通動脈の後方にある hypothlamic artery の確認は, A2 fork が閉じた側からのほうが容易であることも考慮する.

Memo 3
手術側は画一的に決定するのではなく, 1例1例, 術前のシミュレーションをよく検討し, 症例ごと, 術者ごとに自ら考え選択する. 年齢, 破裂か未破裂か, 再破裂例か, 血腫の位置, 重症度, 動脈瘤の向き, 大きさ, 穿通枝の確認のしやすさなどを考慮する.

Memo 4
古典的に直回は吸引しても症状が出ないと考えられており, 前交通動脈瘤に対する pterional approach ではルーチンに吸引する施設もある. しかし, 優位半球例では, その操作に起因する記銘力障害の報告もあり, 極力損傷せずに手術すべきと考える. 直回の吸引操作時, 同時に穿通枝障害をきたすこともあり注意が必要である.

アプローチ側の決定

- ①右利きの術者は右側から, ②前大脳動脈 A1 部の太い側から (A1 優位側から), ③クリップの挿入方向に動脈瘤周囲の主要血管 (前大脳動脈 A1 と A2 部) が重なる方向は避けるため両側 A2 が開いて見える側から, ④アプローチ側からクリップを挿入したとき, 挿入方向と動脈瘤頸部の長軸方向が一致する側から, ⑤ hypothalamic artery 温存のため, 動脈瘤の背側がクリップ挿入時に確認できる方向から, など種々の考え方がある❷.
- 術前の画像検査, 3Dシミュレーション動画が発達し, 詳細な動脈瘤の術前検討が可能となってきている. そのため現在では, 従来の考え方に基づくよりも, 術者の技量・経験にあわせ動脈瘤と周囲の血管構築の状態に応じるべきである.
- 最適のアプローチ側をテーラーメイドに術前シミュレーションで検討し, それに基づきクリッピングを行うことが必要である❸ ❹.

シルビウス裂と大脳縦裂剝離のポイント

各動脈瘤とシルビウス裂の剝離

- 内頸動脈瘤に対する pterional approach の場合, シルビウス裂はそれほど末梢から剝離する必要はなく, 場合により近位側のみの剝離で十分なこともある. しかし, シルビウス裂近位側は tight なくも膜があり, 架橋静脈がバリエーションや再破裂時の癒着程度などにより剝離が困難なこともある.
- 一方, 中大脳動脈瘤に対する distal approach の場合は, シルビウス裂近位側は動脈瘤の破裂点に近く危険なため, より末梢側から深く剝離する必要がある.
- 前交通動脈瘤に対する pterional approach の特徴は, 中大脳動脈瘤に対する distal approach 同様, 十分末梢から広く深くシルビウス裂を剝離する必要があると同時に, 内頸動脈瘤に対する pterional approach のように, シルビウス裂近位側も十分に剝離する必要がある.

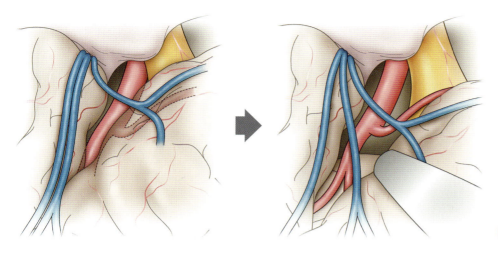

図3. 左シルビウス静脈の処置

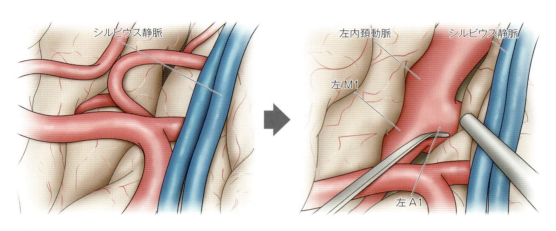

図4. 左シルビウス裂側頭葉側の剥離
左 pterional approach．シルビウス静脈の側頭葉側からのシルビウス裂の剥離．

前交通動脈瘤におけるシルビウス裂剥離方法

- Pterional approach で前交通動脈瘤を観察するためには，前頭葉をかなり圧排する必要がある❺．強く圧排しても前頭葉の脳挫傷をきたさないためには，局所の圧排を避け，全体的に前頭葉を移動させる必要があり，前頭葉の可動性が鍵となる．
- 可動性を増すためには前頭葉を固定しているくも膜，つまり側頭葉との間のシルビウス裂，両側前頭葉間の大脳縦裂の剥離が必要となる．
- 実際には，前頭葉を強く圧排しても小さな動静脈が切断されたり，引き抜き損傷とならないように血管周囲のくも膜を十分剥離しておくことが重要である．
- 具体的には，シルビウス静脈間の剥離を sphenoparietal sinus 付近まで行うと前頭葉の可動性が得られる．静脈間のくも膜の剥離，静脈を覆うくも膜の切開剥離をしておけば，静脈は伸展するため温存しやすくなる（図3）．
- シルビウス静脈は通常数本あり，静脈の間または側頭葉側で剥離しやすい．しかし，側副血行路の走行は個人差があるため，症例ごとに判断する必要がある．
- 前頭葉からの架橋静脈が妨げとなる症例では，シルビウス裂を末梢から剥離しシルビウス静脈の側頭葉側から M2−M1−IC−A1 が見える程度まで十分に剥離すると次の操作が容易になる（図4）．

> **Tips 5**
> Subfrontal に前頭蓋底から直接前頭葉を圧排すると強くなるため，可能な限り側方の側頭葉側から前頭葉を離すように圧排することが重要である．大脳縦裂の剥離も動脈瘤の向き，大きさなど，破裂をきたさないように注意しながら十分に行うことが重要である．

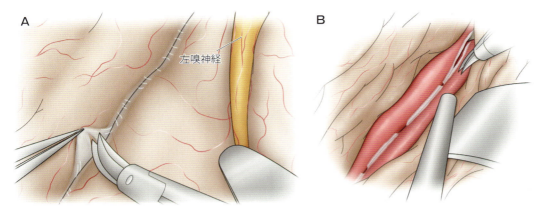

図5. 左から Interhemispheric fissure の剥離
A：左手でくも膜を把持し，適度な緊張をかけてくも膜を切開している．B：両側A2のperivascular cisternを利用して剥離する．

くも膜下出血例での対応

- 強いくも膜下出血例では，未破裂脳動脈瘤と異なりシルビウス静脈の走行がはっきり確認できないこともある．まずはシルビウス裂の中に深く入ることが重要で，最も容易に入れる部位を探す．
- 通常は大きな静脈の間が剥離しやすく，側頭葉側でシルビウス裂に入りやすい．自ら決めた部位を十分血腫の洗浄をしながら剥離する．
- しかし，思いのほか小静脈が錯綜している場合は，躊躇せずほかの部位を試してみることが大切である．小さな動脈が見つかれば，その近位側を追跡すると必ずシルビウス裂に到達することを念頭に置く❻．
- いったんシルビウス裂に入れば，血腫を十分に洗浄することで次の操作が容易となる．
- 血腫で正常構造の把握が困難であるが，イリゲーションサクションを繰り返し，くも膜下血腫を洗浄吸引すれば正常構造が把握しやすい．

> **Tips 6**
> 手術の基本はいかに容易な部位を見つけ，いかに容易な術野を作るかで，困難な部位に拘泥する必要はない．一方，小静脈を安易に凝固切断せずに，その走行を把握し温存するテクニックが動脈瘤周囲でも生かされ，そのバランスが大切である．

大脳縦裂の剥離方法

- 次に大脳縦裂の剥離に移るが，より末梢から剥離を行う．大脳縦裂はinterhemispheric approach で正中から左右対称に見ても剥離困難例があり，pterional approach では側方からの剥離となるためさらに困難となる．
- 前大脳動脈の分枝血管を目標に perivascular cistern を利用することがコツである（図5）．
- 動脈瘤の方向により，ドーム近傍の剥離は注意を要する．

近位側動脈確保の順序とポイント

- 近位側親血管はまず同側の中大脳動脈から内頸動脈を確保し，次にシルビウス裂を広く深く剥離すると，M2－M1－A1－IC が確認できる．
- 前頭葉側から架橋静脈がほとんどない場合は，シルビウス静脈の前頭葉側からこれらの血管を確保する．前頭葉側，側頭葉側にこだわる必要はなく，親血管確保が目的であり，症例ごとに剥離しやすい部分を利用しながら術野を作っていくことが重要と考える❼❽．

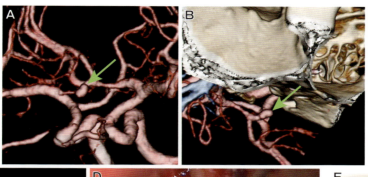

図6 高位前方向き前交通動脈瘤
A：術前 CTA で動脈瘤は前方向きである．B：CTA 術前シミュレーション．C：CTA 術前シミュレーションで骨を削除し，前頭蓋底方向からの観察．
D：実際の手術術野で術前シミュレーションどおりに血管が確認できる．E：クリッピング後．→：前交通動脈瘤，→：右 A1．

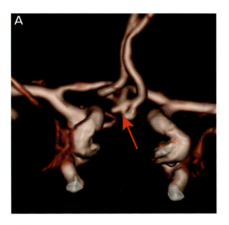
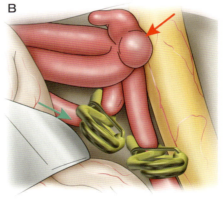

図7 低位前下方向き前交通動脈瘤
A：術前 CTA で比較的低位前下方向き前交通動脈瘤（→）が認められる．B：右 pterional approach で反対側（左）A1（→）は前交通動脈の後方で確保し，両側 A1 に一時遮断を行った．

- 同側 A1 を確保すると，次は反対側 A1 を確保する（図6）．
- 安全に確保できる場合はよいが，動脈瘤が反対側 A1 確保の妨げとなっているケースでは，無理に反対側 A1 を確保することは危険な場合もあり，tentative clip を行うこともある．
- 反対側 A1 は，通常は動脈瘤より前下方の頭蓋底側で確保できることが多い．場合により前交通動脈の後方（頭蓋底と反対側）で確保できることもあり，やはり術前シミュレーションで予想をしておく必要がある（図7）．
- 次に A2 を確保するが，動脈瘤の向きを考慮し破裂の危険性が少なければ大脳縦裂を可能な限り剥離する．

Tips 7
側頭葉側での静脈の剥離は，最初は出血したり軟膜下剥離になったり時間がかかることもある．しかし，顕微鏡の拡大率を上げて静脈の走行を確認しながら経験を積むことが大切である．さまざまなパターンの静脈走行の経験が増えると，術中に次の術野の予想が可能となり，手術が正確で早くなる．

Pitfalls 8
内頚動脈の A1 分岐部が高く，前頭葉の圧排が強くなったり，架橋静脈があるため同側近位側 A1 の確保が困難な場合がある．遠位側 A1 が前頭蓋底近傍を走行している場合，遠位側 A1 のほうが容易に確保できる．前頭葉を軽く圧排するだけで遠位側 A1 が容易に確保される場合があり，CTA を用いた術前のシミュレーションが大切である．

- 同側 A2, 反対側 A2 の確保は動脈瘤との位置関係によりクリッピング後に行うこともある.

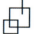
動脈瘤周囲の剥離とネッククリッピング

- 両側 A1, A2 を確認し, 動脈瘤ネックを剥離後ネッククリッピングとなるが, 動脈瘤の向きにより hypothalamic artery の確認が必要である.
- 動脈瘤周囲には小さな動静脈が癒着していることがあり, その剥離操作は慎重を要する[18)].
- 特に動脈瘤の壁が薄い場合は要注意で, 一時遮断下に親血管圧, 動脈瘤圧を減じて剥離すべきである.
- Tentative clip 後やネッククリッピング後の剥離を考慮し, ネッククリッピング後に狭窄がない場合は剥離が不必要なことも考慮する **9**.
- Pterional approach では術野に制限があり, クリップの入る方向も剥離操作も限られる.
- A2 の前方と後方に動脈瘤ドームが伸展している場合は closure line を考慮したクリップが必要となるが, 方向が限られるため multiple clip を用いる.

術前シミュレーションパターンのポイント (図6)

- 動脈瘤の高さのみならず, 蝶形骨平面から動脈瘤ネックまでの距離, 静脈の走行を考慮する **10**.
- シミュレーションは骨を入れて行う. 蝶形骨から動脈瘤まである程度の距離がある場合は, 前頭蓋底から骨を削除したシミュレーションが必要となる.
- シミュレーションを繰り返すことにより, 症例ごとのピットフォールや新たなアプローチのヒントが生まれる **11**.

Tips 9
動脈瘤がある程度の大きさになると, A2 との癒着を想定し, 術前にシミュレーションしておくことが大切である.

Pitfalls 10
シルビウス静脈に導出する静脈は術前 CTA などで把握できることもあるが, くも膜下出血例では血腫や頭蓋内圧, 体動などの影響で静脈の評価は困難なこともある.

Tips 11
術前シミュレーションと実際の手術とのギャップを埋めていくことが手術経験となるため, 術者自らシミュレーションすることが大切である.

V-6 遠位部前大脳動脈瘤

大熊洋揮

定義・分類

- 定義：A2 portion 以降に生じた脳動脈瘤．
- 呼称：遠位部前大脳動脈瘤または末梢性前大脳動脈瘤．
- 全脳動脈瘤のうち約 2.5〜9.1％を占める[19]．

発生部位[20]（図1）

- A2：infracallosal または subcallosal portion（前頭極動脈または内側前頭動脈の分岐部）．
- A2−3 および A3：genu portion（脳梁周動脈と脳梁縁動脈の分岐部）：最多．
- A4 以降：supracallosal portion（脳梁周動脈または脳梁縁動脈から大脳内側面への分枝との分岐部）．

特　徴

- 前交通動脈瘤に対する半球間裂アプローチに比し，遠位部前大脳動脈瘤は浅い部位に存在し，到達は困難ではない．
- 半球間裂アプローチにおいて指標となる構造物が少なく，アプローチ角度により disorientation に陥ることがある ❶．

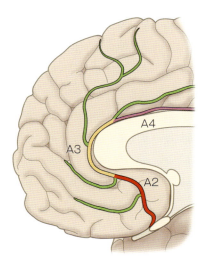

図1　遠位部前大脳動脈瘤の発生部位
A2 ■：infracallosal (subcallosal) portion.
A3 ■：genu portion.
A4 ■：supracallosal portion.

> **Tips 1**
> **Disorientation に陥らない工夫が必要である**
> - 進入位置と進入角度を術前に確認し，それを認識して体位・頭位を決める．
> - 遠位側アプローチでは，A3 下の脳梁を確認し，その先端の脳梁膝を指標とする．
> - 中枢側アプローチでは，A2 からの分枝と動脈瘤の位置関係を念頭に置く．

- 存在部位のくも膜下腔は狭いため，周囲組織との癒着が強いことが多い．
- 架橋静脈の損傷に留意する必要がある．
- 親動脈の確保が容易でない場合がある．
- 親動脈および分枝動脈の径が他部位の脳動脈瘤より比較的細く，温存に注意を要する．
- 片側アプローチでは術野が狭くなる．

画像所見

- 動脈瘤との位置関係で，以下の点を把握する．

脳血管撮影

側面像（図2）

- 脳梁膝部先端との位置関係（高位）：アプローチにおいて脳梁膝部を指標とすることが多く，動脈瘤部位の推定に必要である．
- A2と前頭蓋底のなす角度：小さいほど遠位側アプローチでの近位親動脈の確保に注意する．
- A3近位部と前頭蓋底のなす角度：小さいほど遠位側アプローチでの近位親動脈の確保に注意する．
- 架橋静脈の位置：進入部位とアプローチ角度の決定に必要である．
- 前頭洞の発達程度：一般的に開放を避ける位置に開頭を考える．
- 以上を総合しアプローチ角度を考える場合，アプローチ角度と眼窩外耳孔線のなす角度を認識しておく．

正面像

- 動脈瘤の向き：破裂動脈瘤の場合は動脈瘤周囲の剥離に必要である．
- 左右のA2の位置関係．
- ※これらは3D画像で確認，把握しておく．

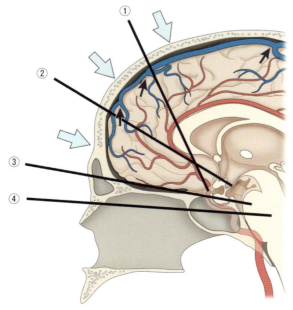

図2　脳血管撮影側面像での確認事項
① A2，② A3近位部，③前頭蓋底，④眼窩外耳孔線．
A2と前頭蓋底のなす角度：①と③
A3近位部と前頭蓋底のなす角度：②と③
アプローチ角度と眼窩外耳孔線のなす角度：⇨と④
架橋静脈の位置：→

CT

- 血腫の広がりと動脈瘤の位置関係：破裂動脈瘤の場合は，局所の血腫を形成することが多い．
- 脳室の偏位：局所の血腫により圧排されることがあり，脳室ドレーン挿入時に留意する．
- 脳室内血腫の有無：破裂動脈瘤の場合は，全角経由で脳室内に穿破することがある．

部位とアプローチの選択

遠位側もしくは近位側の選択

- 動脈瘤の部位やタイプにより選択する．

遠位側アプローチ

- 汎用され，特に動脈瘤が脳梁膝部およびその末梢に存在する場合，あるいはサイズなどに関して特殊なタイプの動脈瘤ではない場合は，第一選択である．

近位側アプローチ

- 脳梁膝下より中枢に存在する，あるいは動脈瘤が比較的大きいなど，遠位側アプローチでは近位側動脈の確保が困難な場合に用いることがある．

片側もしくは両側の選択

片側アプローチ

- 多くが片側アプローチで可能である．

両側アプローチ

- 架橋静脈の数や位置でスペースが確保できない，大型の動脈瘤などで両側前頭葉の展開が必要，中枢側親動脈確保のために広いスペースが必要という理由で，片側アプローチが不可能な場合に用いる．

アプローチの実際

遠位側アプローチ（図3）

体位

- 仰臥位で上半身を挙上し，頭部はやや前屈位とする．上半身を挙上する場合は，エアエンボリズム（空気塞栓）に注意する．

開頭部位

- 脳血管撮影側面像（図2）で選択した進入部位を中心として，3〜4 cm四方の開頭を行う．
- 前頭洞を開放しないことを原則とする．

> **Tips 2**
> 片側アプローチでは大脳半球の圧排を最少にするために，同側へ頭部を傾ける，あるいは同側側臥位をとり，大脳を沈下させスペースを取りやすくする方法も報告されている．

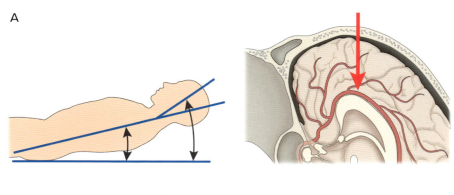

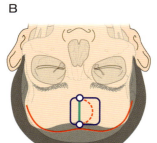
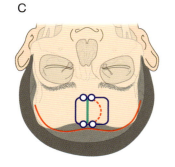
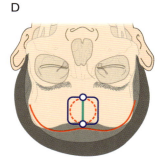

図3. 遠位側アプローチ
A：体位．B：片側アプローチで上矢状静脈洞上に burr hole をあける場合．C：片側アプローチで上矢状静脈洞を避けて burr hole をあける場合．D：両側アプローチを用いる場合．

皮膚切開

- 開頭部位を考慮して決定する．
- 両側前頭部冠状皮膚切開：汎用される．有毛部に置く．
- 片側コの字型皮膚切開：高位の場合に用いられる．
- 前額部皺を用いる皮膚切開：禿頭例で整容目的の場合．

硬膜切開

- 半円形に切開する．
- 架橋静脈間のスペースを脳血管撮影で確認しておき，2 cm の間隔があれば一般的に十分である．
- 架橋静脈は，脳表側においてはくも膜を剥離し可動性を最大限としておき，硬膜側においても硬膜内進入部位まで十分に剥離する．
- 両側からの観察が必要な場合は，両側に切開を加える．

半球間進入と A3 確保

- Pericallosal cistern のくも膜を切開する．
- A3 下にみられる脳梁膝部を確認し，動脈瘤の位置を推定する．
- A3 を中枢側に追う．

近位側アプローチ（図4）

体位

- 仰臥位で上半身を挙上し，頭部は水平〜やや伸展位とする❸．

Pitfalls 3
嗅神経の損傷
この体位の両側前頭開頭では容易に生じる．
- 嗅神経を十分に剥離し，嗅球部分を酸化セルロースとフィブリン糊で固定することで防ぐ．
- 多くは嗅球部分の引抜きによる損傷である．

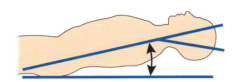
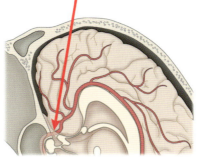
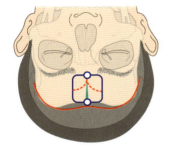
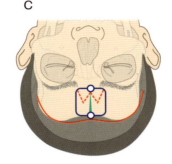

図4. 近位側アプローチ
A：体位．B：逆V字型硬膜切開．C：W字型硬膜切開．

開頭部位

- 前額部低位に開頭を行う．
- 前頭洞は一般に開放される❹❺．

皮膚切開

- 両側前頭部冠状皮膚切開を用いる．有毛部に置く．

硬膜切開

- 両側を選択することが多く，架橋静脈の上矢状静脈洞流入部より下方で上矢状静脈洞，大脳鎌を切離し，逆V字形またはW字形の硬膜切開を加える❻．
- 架橋静脈は，脳表側においてはくも膜を剥離し可動性を最大限としておく．

半球間進入とA2確保

- 基底部半球間裂アプローチと同様に，まず視交叉槽に向けて進入する[21]．
- 視交叉槽，終板槽を開放し，両側A1，A2を確保する．
- 半球間裂を剥離しつつ末梢へ向かう．

動脈瘤近傍操作 ❼

末梢側アプローチ

- A3を中枢側にたどり，動脈瘤の遠位側ネックに到達する．

Pitfalls 4
前頭洞の処置を決しておろそかにしてはならない．術後感染症の原因となる．
- 術後早期の感染症（髄膜炎，術創感染），骨片の遅発性腐骨化を起こす．
- 腐骨は該当皮膚の潰瘍などを伴い，整容上深刻な問題となることが多い．

Tips 5
開放された前頭洞の処理は厳密に行う
- 前頭洞粘膜の破れた部分を吸収糸で縫合する．
- 自家脂肪などを洞内に充填する．
- 洞開放部を有茎帽状腱膜で密に被い硬膜に縫合する．

Memo 6
最下端の架橋静脈の上矢状静脈洞への流入部位は，前頭蓋底から15〜69 mm（平均31.7 mm）とされており，一般に十分な距離がある．

Troubleshooting 7
Premature rupture 時の対応
近位親動脈を捉えているかどうかで対応が異なる．
- 親動脈を捉えている場合：一般的に親動脈にtemporary clipをかけることで，出血は制御される．
- 親動脈を捉えていない場合：遠位部前大脳動脈瘤では，他部位動脈瘤に比べ出血の勢いは一般的に弱い．
  ・遠位側アプローチが該当する．
  ・まず止血製剤と綿片を出血点に当て吸引管で圧迫する．
  ・遠位部前大脳動脈内側を沈着冷静に中枢側へたどり，動脈瘤の近位側頸部を越える位置に到達し，親動脈にtemporary clipをかける．
  ・これらを可能にするための前提として，前大脳動脈を捉える初期段階でdisorientationに陥らないことが必要である．

- ドームは外側を向き，破裂例では同側半球内側と癒着していることが多い．
- 近位側親動脈の捉え方は2通りある（図5）．
  ①A3内側をたどり捉える．
  ②顕微鏡を立てて，近位側親動脈（A2）を正面から観察するようにして捉える．
- 通常，近位側ネック部から動脈が分枝する．動脈瘤と癒着することが多く慎重に剥離する❽（図6）．
  ①癒着の表層（外膜）は強固なため，鋭的に切離する．
  ②内部（外膜下）は疎なことが多く，摂子で垂直方向に，分枝動脈側に圧力をかけ開大して分けることが可能である．残りの疎な線維性組織は鋭的に切離する．

> **Tips 8**
> 破裂動脈瘤において動脈が動脈瘤ドームと癒着している場合
> ■ドームとの癒着はそのままとして，まず頚部での剥離を行う．
> ■頚部では，動脈と動脈瘤の癒着が比較的軽度のことがある．

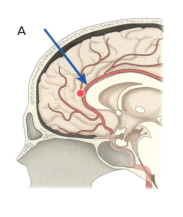
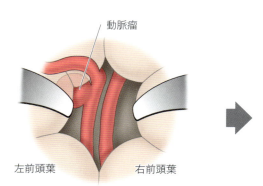
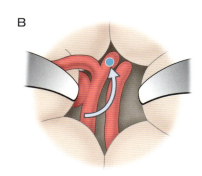

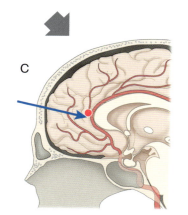
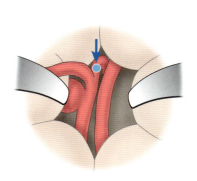

図5．末梢側アプローチでの動脈瘤近傍操作
A：動脈瘤遠位部前大脳動脈を捉える．B：前大脳動脈の内側をたどり，近位親動脈を捉える．C：顕微鏡の角度を変更し，近位親動脈を捉える．

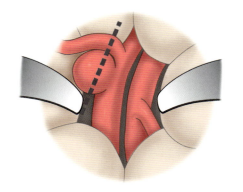
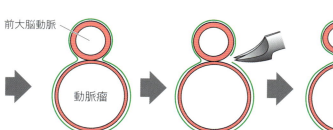

図6．動脈瘤と動脈の剥離
外膜（――）は強固なため，鋭的に切離する．外膜下は疎なことがあり，摂子で垂直方向に，分枝動脈側に圧力をかけ開大して分けることが可能である．

中枢側アプローチ（図7）

- A2をたどり，動脈瘤近位側から分岐する動脈枝に到達する．
- この部位の半球間裂は癒着が強いため，慎重に剥離する❾．
- 半球間同士の癒着は，圧排下に両側間を極力鋭的に切離する．
- 動脈瘤近位側ネックを確認し，親動脈内側をたどり遠位ネックに到達する．
- 頚部の剥離は遠位側アプローチと同様である．
- 破裂動脈瘤でドームが前頭葉に埋没あるいは強度に癒着している場合，かつドームの露出が必要な場合は，ドームに触れないよう軟膜下に動脈瘤を剥離する．

クリッピング

注意点

- 親動脈，分枝動脈ともにほかの動脈瘤部位よりも細いため，容易に開通性を失う．
- 片側アプローチで，特に架橋静脈などの制限で術野が狭い場合は，クリッピング操作に没入し架橋静脈などを損傷しないように留意する❿．

特徴

- 多くは前外方向きであり，破裂動脈瘤では破裂点はその先端にある．
- 近位側から動脈が分枝する．

> **Pitfalls 9**
> 半球間裂の癒着（図7■部分）
> - 半球間にはpericallosal cisternを形成するくも膜が架橋する．
> - このくも膜の下方部分では左右の前頭葉半球が軟膜で接し，物理的に接合している部分がある．
> - 慎重に鋭的剥離を行う．
> - 鈍的剥離では容易に軟膜下に進入してしまい，脳が損傷する．

> **Pitfalls 10**
> 架橋静脈の損傷
> - 架橋静脈損傷により静脈性梗塞を生じ，機能予後悪化に直結する．
> - 損傷部位は9-0または10-0ナイロン糸で縫合閉鎖する．
> - 決して電気的焼灼で止血を図ってはならない．

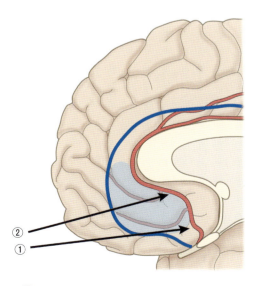
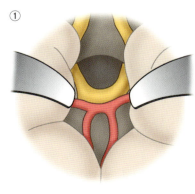
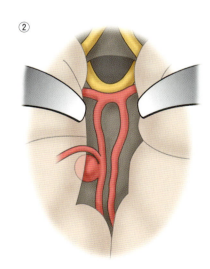

図7．中枢側アプローチでの動脈瘤近傍操作
①：前頭蓋底をたどり視交叉槽に到達する．②：A2を末梢にたどる．
―：pericallosal cisternのくも膜．■：半球間の癒着が強い部分．

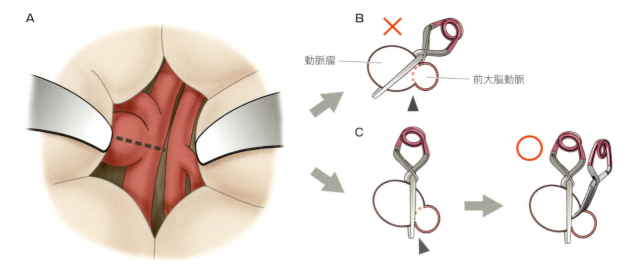

図8 クリップのかけ方
A：動脈瘤頸部が奥側に拡大している場合．B：手前の頸部だけを意識してクリップをかけると，奥の頸部を残すことがある（▶）．C：まず，奥の頸部を残さないように1stクリップをかけ，手前の残存に2ndクリップをかける．

実　際（図8）

- 1stクリップは動脈瘤の内前方からブレードを入れ，破裂動脈瘤では破裂点を確実に挟む．
- 動脈瘤の奥側に残存が生じないように留意する（手前の破裂点は見逃すことはないが，奥に隠れた破裂点は見逃すことがある）．
- 動脈瘤内側の親動脈部分に残存が生じた場合は，2ndクリップを施す．
- 動脈分枝の開通性が損なわれる可能性があれば，クリップをドーム寄りに移動させる．
- 動脈瘤が大型でクリッピングにより親動脈の開通性が損なわれる場合には，トラッピングとバイパスで対応する．

クリッピング後の処置

- 破裂例で脳底槽のくも膜下血腫の洗浄が必要な場合，遠位側アプローチでは，A2周囲の癒着が疎なスペースをたどり視交叉槽へ到達が可能である．
- この場合，終板を切開し第3脳室を開放すると，術後の髄液による洗い出しが期待される．
- ただし，脳底槽くも膜下血腫の経時的消退はほかの部位の動脈瘤に比し速いことが多く，スペースの確保が困難な場合は無理をする必要はない．

閉頭時の注意

- 前額部の開頭線はチタン製剤などで被覆し，術後に目立つのを予防する．
- 皮膚切開に前額部皺を使用した場合は，吸収糸を用いて皮下縫合のみを行い表面はステリテープで皺を形成するように寄せて処理すると，術後の切開線は全く不明にできる．

V-7 脳底動脈先端部動脈瘤のクリッピング術

波出石 弘

はじめに

- 脳底動脈瘤は，いわゆる先端部の basilar tip (basilar bifurcation または basilar summit) aneurysm と basilar-SCA aneurysm，および脳底動脈本幹部に発生する動脈瘤がある．
- 本稿では basilar tip aneurysm と basilar-SCA aneurysm について，筆者が行っている pterional approach の具体的方法と注意点について述べる．

脳底動脈瘤の特徴

- 脳底動脈先端部動脈瘤は，全頭蓋内動脈瘤の5％以下と遭遇する機会の少ない動脈瘤である．
- 動脈瘤は頭蓋底の最深部に位置し到達が難しく，その処置には細心の注意を要する．
- 未破裂で発見されることも多いが，破裂しやすい動脈瘤の一つでもある．
- 血栓化や巨大化することもまれではなく，破裂例・未破裂例とも合併症や死亡報告が多いのも特徴の一つである❶．

術前画像診断—"retrocarotid window"の評価と進入路の選択—

- Pterional approach では，内頚動脈後方と側頭葉の間にあるスペース ("retrocarotid window") をいかに広く取るかがきわめて重要なポイントとなる．
- シルビウス静脈の発達，内頚動脈の傾き，uncal artery や後交通動脈の存在と走行，後床突起の発達などを詳細に検討する必要がある．
- 脳血管撮影は必須であるが，両側内頚動脈と脳底動脈の走行，頭蓋底骨と動脈瘤との位置関係などを把握するため，MRI や 3D-CTA 画像はきわめて有用である（図1）．
- Basilar-SCA 瘤に対するアプローチは患側から展開するのが一般的である．
- Basilar tip 瘤に対し左右どちら側からアプローチするかは，上記の画像診断所見を参考に最も有利な術野が展開できるほうを選ぶべきである❷（図1）．

Memo 1
脳底動脈瘤では1本の穿通枝の損傷で高度の意識障害が生じる．難易度の高い手術であることに間違いはないが，適応を見極め正確に手順を踏めば，常に安全な手術が可能である．遭遇することの少ない動脈瘤であるが，通常の内頚動脈瘤の手術でも常に後頭蓋窩を観察するよう試みることも大切である．

Tips 2
内頚動脈が外側に傾斜している場合は広い術野が得られない（図1）．M1 近位から太い temporal artery が分枝する場合も側頭葉の後方への牽引に難渋する．術前画像診断における重要な留意点である．

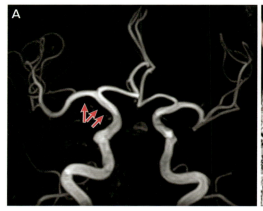
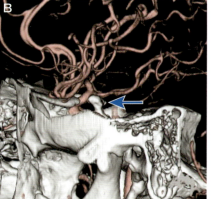

図1 術前画像診断
A：MRA．左内頚動脈は外側に走行しているが，右内頚動脈（→）は正中寄りに走行し広いスペースが確保されると考えられる．B：3D-CTA．後床突起（→）が発達し脳底動脈周辺の展開が制限される可能性がある．内頚動脈の傾斜や脳底動脈の走行，前後床突起の大きさなどを把握し，進入路などを検討する．

体位と頭位，開頭と頭蓋底テクニックの是非

- 頭位は，対側に傾けすぎると側頭葉が術野の展開を遮るため，自重で側頭葉が後方に下がるような，傾斜の軽い頭位を選択する場合が多い．
- 深部を観察するときに頭位を手術台ごと対側に傾斜させる．
- 前頭側頭開頭を行うが側頭葉の後方への牽引が必要になる場合が多いため，やや後方まで側頭骨を開頭する．
- 動脈瘤が高位に存在する場合，脳底動脈先端部はしばしば後方に傾斜し動脈瘤も後方を向く．このため orbitozygomatic approach を行い，下方から見上げる術野を展開しても，動脈瘤は見えにくくなる場合があるため注意が必要である．

> **Tips 3**
> Denude technique は sphenoparietal sinus に流入する太いシルビウス静脈を覆う厚いくも膜を剥離切除するもので，これによりシルビウス静脈の伸展が容易となり広い術野を得ることができる．早急に深部を展開したいと思うが，手前にたち返りひと手間かけることでその後の操作が行いやすくなる．静脈損傷を防ぐため，その後の器械の出し入れには注意が必要である．

広い術野（"retrocarotid window"）を得るための工夫

内頚動脈外側での処置

シルビウス裂の開放とシルビウス静脈の処置（denude technique）

- シルビウス裂は末梢から開放する．
- 前頭葉から灌流する静脈は前頭葉側に，側頭葉から灌流するものは側頭葉に残し，シルビウス裂を開放する[22,23]．
- シルビウス静脈は sphenoparietal sinus に灌流する直前，表面は厚いくも膜に覆われている．
- 厚いくも膜を剥がすことで静脈は伸展するようになるので（denude technique〔図2〕），シルビウス静脈の処置として重要である❸[22,23]．

Uncal artery と anterior temporal artery の処置

- Uncal artery は通常，前脈絡叢動脈の分枝として存在し，側頭葉内側鈎部を栄養する[24〜26]．
- ときに，内頚動脈末梢や中大脳動脈近位から直接分岐する場合があり，内頚動脈外側の術野を展開する場合は切離する必要がある．
- Anterior temporal artery の分岐する位置が M1 近位の場合も，側頭葉の後方への牽引が難しくなる．

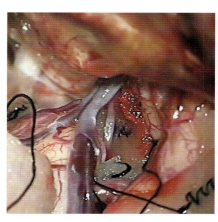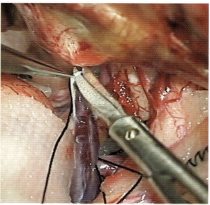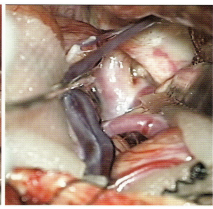

図2. Denude technique
Sphenoparietal sinus に灌流するシルビウス静脈のくも膜を剝離することで静脈伸展が可能となり，広い術野が確保される．

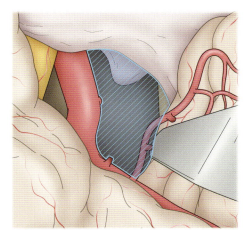

図3. Retrocarotid window の確保（uncal artery と anterior temporal artery の処置，および動眼神経外側くも膜の切離）
側頭葉を外側後方に牽引するため，uncal artery や anterior temporal artery からの側枝は凝固切離する．動眼神経外側くも膜の切離により，さらに側頭葉の牽引が容易になる．
▨：retrocarotid window．

- この場合は anterior temporal artery から側頭葉に分岐している動脈を犠牲にせざるを得ないが，anterior temporal artery の一部を犠牲にしても多くの場合症状が出現することはない ❹（図3）．
- 内頸動脈自体に脳べらをかけ内側に偏位させて視野を拡げる場合も，上記の処置がすべて行われている必要がある ❺．

内頸動脈内側での処置

脳底槽の開放

- 内頸動脈末梢から A1 をたどり，前視交叉槽を開放して前頭葉の牽引に備える．
- 動眼神経外側のくも膜は，側頭葉内側につながるため切離する[23)]．
- 側頭葉は後方への牽引が可能となり，P1 から P2 の走行が確認できる（図3）．

後交通動脈の処置

- 脳底動脈瘤例では，後交通動脈はいわゆる fetal type ではなく未発達の場合が多いが，細い後交通動脈が存在し術野を遮るため切離する必要がある．

> **Pitfalls 4**
> クリップやクリップ鉗子の操作には十分な注意を要する．ネック周辺にばかり気をとられていると，その手前にある前脈絡叢動脈などの血管を損傷する可能性がある．クリップを出し入れする操作には直線的な動きしか許されないこと，また引っかかりがある器械は使用しないように留意する．

> **Tips 5**
> 内頸動脈自体に脳べらをかけ，内側に偏位させて視野を拡げることが可能である．前脈絡叢動脈分岐部には可能な限り脳べらが当たらないように注意し，また内頸動脈の解離を防ぐためゴアテックス®（W. L. Gore & Associates 社）などを使用することも考慮する．

- 後交通動脈の近位は穿通枝が分岐するため避けるが，weck clip を使用し可能な限り後方で切離する（図4）．この操作により，内頚動脈の内側への牽引が可能となる[23]．

後床突起の削除と脳底動脈近位の確保

- 後床突起が発達し術野を遮る場合があり，脳底動脈近位の確保のため後床突起を削除する必要がある．
- 後床突起は内頚動脈－動眼神経間の深部に位置するため，ドリルを使用する場合は血管－神経の巻き込み損傷に十分注意する必要がある．
- 現在では後床突起を削除する場合，安全な超音波装置（Sonopet®；Stryker 社）が推奨される（図5）[23]．
- Basilar-SCA 瘤では動眼神経の走行にも注意が必要で，動脈瘤表面に fanning して存在することもある．

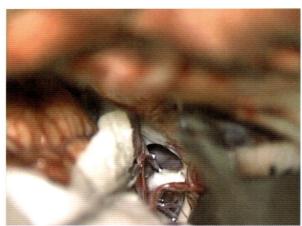
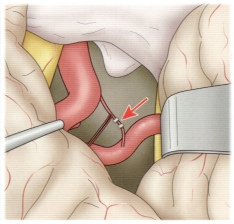

図4．後交通動脈の処理
後交通動脈が術野を遮る場合は，穿通枝に注意しながら weck clip で処理する．この処置で内頚動脈の深部が展開される．
→：切離する部位．

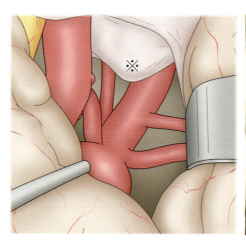
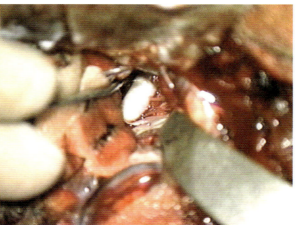

図5．後床突起の削除
後床突起を削除することで，脳底動脈近位が確保される．
※：後床突起．

視野の組み合わせとクリッピング

- Liliequist膜を切開し後頭蓋窩を展開するが，外側からP1と上小脳動脈をたどって脳底動脈近位を確保する．
- 一時遮断が可能なスペースを脳底動脈に得て，対側上小脳動脈からP1の分岐を観察する．
- 動脈瘤ネック周辺を観察するが，破裂例では一時遮断を行うほうが安全である．
- 動脈瘤が小さな場合は全貌が観察できるが，大きな動脈瘤や破裂例ではネック周辺しか観察できない場合が多い（図6）．
- さまざまな視軸から得られる動脈瘤周辺の狭い視野からの情報を頭の中で再構築して，手技を進めることが肝要である（図7）．
- 穿通枝の確認と剥離では，ネックと離れてP1から穿通枝が走行する場合は問題ないが，ネック後方から分枝する場合や動脈瘤と癒着している場合は注意が必要である．
- 一時遮断を繰り返し慎重に動脈瘤から穿通枝を剥離するが，強く癒着する場合はネックを残しクリッピングすることも考慮する．
- クリッピングに際し穿通枝を挟む可能性がある場合は，事前にオキシセ

> **Pitfalls 6**
>
> Uncal artery, temporopolar artery と anterior temporal artery は側頭葉を栄養する動脈である．uncal artery は，存在を意識して内頸動脈末梢外側を展開しないと引き抜き損傷を起こす．temporopolar artery と anterior temporal artery が太い場合は，側頭葉の後方への展開が不十分になる．側枝を凝固切離し側頭葉から分離することも考慮するべきである．

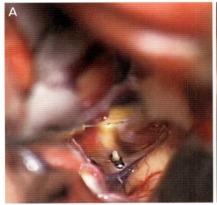
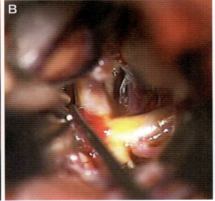
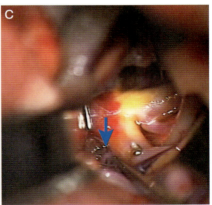

図6 術野の組み合わせ（実際の術野）
A：脳底動脈近位と右動眼神経の確認．B：対側左P1分岐部周辺の観察．C：右P1分岐部から分岐する穿通枝の確認（→）．

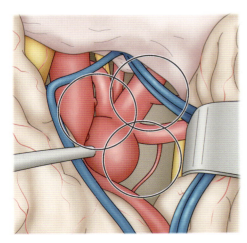

図7 術野の組み合わせ
狭い術野での展開となり，動脈瘤周辺は一度で全貌を観察できるものではない．動脈瘤のネックや穿通枝の位置関係を頭の中で想定し，手技を進める．

Tips 7

大きくてネックが広い動脈瘤において，内頚動脈の外側後方でクリップを広く拡げることが困難な場合はブレードが長い直型クリップを内頚動脈の外側から展開することで，クリップ鉗子による術野展開の妨げを防ぐことも可能である（図8）.

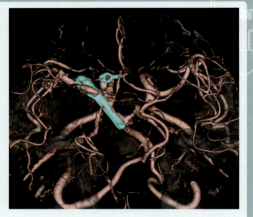

図8. 大きくてネックが広い動脈瘤でのクリッピング例

Memo 8

Clip-coil discussion

脳底動脈瘤に対するクリッピング術は最深部の手術であり，難易度が高く経験者も限られる．近年では，多くの施設で血管内治療が行われるようになり幾多の議論が存在するが，コイル塞栓術ですべての問題が解決されたわけでなく，依然クリッピング術は基本的かつ重要な治療であることに変わりない．処理できる段階でクリッピング術を選択することはきわめて重要であり，そのためにも基本的な手術手技を，術者として身につける必要がある．

Memo 9

クリッピング術や血管内治療単独では高度な合併症が危惧される場合，近年報告されるように開頭クリッピング術でネック形成して穿通枝を温存し，残存動脈瘤をコイルで塞栓するという方法も選択肢となりうる．

- ルロースなどを利用し転位させておく[27]．
- 場合によっては内頚動脈を脳べらで直接内側に牽引して，クリッピングのスペースを得る ❺．
- 動脈瘤が大きく対側ネックの観察が不十分な場合は，脳底動脈を一時遮断後 tentative clipping を行い，ネック近傍の観察と穿通枝の剥離を行う場合もある．
- 可及的に広い術野を得たとしても，クリッピング操作には狭いスペースしか用意できないため，使用するクリップは大きさと形状ともに制限される．直型，弱彎J型もしくはバイオネット型のミニまたはスタンダードタイプのクリップが使用される場合が多い ❻ ❼．
- クリッピング終了後は塩酸パパベリン希釈液を浸した綿片を動脈瘤周辺に塗布し，穿通枝など血管の攣縮を解除する ❽ ❾ ❿．

Troubleshooting 10

術中破裂時の対応は困難を極めるため，近位脳底動脈の確保は重要である．術中破裂を起こさないことが肝要で，一時遮断を繰り返しながら動脈瘤の剥離を進める．術中破裂を起こした場合は，通常の point sucking を行いながらクリッピングするが，新谷らが報告する adenosine triphosphate（ATP）による一時心停止も一考に値する．事前に倫理審査を受けることが必須となり体外ペーシングなども準備するが，大量出血後では心拍再開に時間を要することも指摘されている[28]．

V-8 脳底動脈先端部動脈瘤：Anterior temporal approach

中山若樹

コンセプト

アプローチの基本的コンセプト

- 同じ前頭側頭開頭における transsylvian approach でも，pterional approach は十分な骨削除を駆使して病変部へ到達するルートを得るのに対して，anterior temporal approach は側頭葉を大きく展開移動させることを基本的なコンセプトとしている．
- 内頚動脈を外側から見るような角度での進入になる❶．
- シルビウス裂の剝離を徹底して，側頭葉の十分な可動性を得ることが重要になる．

左右の選択（脳底動脈先端部の場合）

- 両側 P1 の分岐が開いて見える側，すなわち P1 が後ろに位置している側からのほうが，全貌が見やすく，クリップをかけやすい❷．
- 左右それぞれの P1 が傾いて走行している場合は，尾側に降りる向きに走行している P1 の側と反対側からのアプローチのほうが，対側 P1 からの穿通枝を視認剝離しやすい．

体位と開頭 （図1）

- 手術台の背板の角度を 15〜20 度ほど上げる．
- 頭軸は床面に対してほぼ水平に保ちつつ，さらに一段挙上する❸．
- 頭軸を水平のまま，45〜65 度ほど，強めに回旋する．前頭側頭部が床面に対してほぼ水平に近い平面になるような印象を受けるはずである．
- 開頭は，側頭葉側に十分な広さをもち，シルビウス裂を中心に線対称となるような形状をとる．
- 開頭の内側のラインは，側頭線を乗り越えて少しだけ正中側にはみ出るだけで十分である．
- 側頭筋は，フラップ状にして尾側に翻転するだけでよい．頬骨弓の両端基部の上縁が見えていれば十分である．
- 通常，pterion の骨削除は，前頭蓋底と連続するフラットな面が上眼窩

Memo 1
脳底動脈先端部が高い位置の場合，pterional approach では頭蓋底側から仰ぎ見る角度を得るために，側頭筋・頬骨弓・眼窩縁・前床突起などの移動や削除が重要になる．一方 anterior temporal approach では，より外側面からの進入になるので，そのような開頭に際する頭蓋底手技への依存度は低い．

Memo 2
動脈瘤の形成過程として，左右の後大脳動脈 P1 分岐部の股に分岐角度と直交する方向の亀裂が生じてそこから動脈瘤が発育したと想像する．そう考えると，腹側および背側で母血管壁に及ぶ膨隆壁をもつ動脈瘤が多いことも理解しやすい（bifurcation type）[29, 30]．そのような動脈瘤に対するクリッピングは，P1 分岐に対して正面からクリップ挿入し，分岐角と直交した方向の closure line[29, 30] を得るのが理想的なはずである．この方向でのクリップ挿入を想定して，アプローチの左右を選択する．

Tips 3
- 背板と頭部自体の挙上は，頭部の静脈圧を下げて出血を低減することが目的である．頭皮下や筋肉，硬膜外の血のにじみをなくす効果はもちろん，硬膜内でも微小な静脈損傷の止血コントロールが円滑になる．
- 心臓に対して頭を高い位置にすることは，すべてのアプローチに共通して必須の事項である．

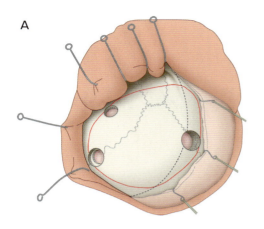
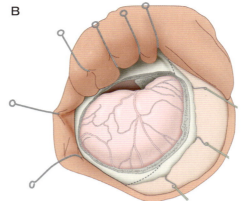

図1. 開頭
A：Burr hole と開頭ライン（──線）を示す．前頭部側の開頭ラインは，側頭線（側頭筋の前縁：--- 線）を少しだけ乗り越えれば十分である．側頭部側も十分な広さをとり，開頭範囲の中央に頭蓋縫合のH字型がくるようにする．B：開頭を終えたところ．pterion の骨削除は，前頭蓋底と連続するような逆三角形の壁を作り，それが上眼窩裂の前縁に至っていればよい．シルビウス裂を中心にした線対称の開頭範囲を作る．

裂前縁まで形成されていれば十分である．
- 脳底動脈先端部が極度に高い位置の場合は，
  ①頬骨弓の両端を切離し，側頭筋をより強く尾側へ翻転できるようにする．
  ②側頭筋を筋膜下に剥離して外側に牽引し，pterion の骨削除をより尾側まで可及的に行えるようにする．
  ③眼窩外側上縁の骨を切離する．
  などの頭蓋底処置を加えることもある．すなわち，pterional approach のコンセプトとの融合を意味する．

硬膜内アプローチ手順

シルビウス裂の開放・側頭葉の展開

- 基本的事項は，第Ⅳ章-5「Anterior temporal approach」の内容に準ずる．
- より遠位からの徹底したシルビウス裂の剥離が必須である❹．
- 中大脳動脈 M2 後枝とその分枝，前側頭動脈とその細かい分枝を側頭葉から可及的に剥離して，側頭葉を外側に展開していく❺❻．
- 側頭葉の展開は，基本的には外側方向だが，深部に進むにつれて少しだけ手前側の方向に，中頭蓋底から引き起こすような要素も加えるとよい．
- Carotid cistern を開放する段階にきたら，側頭葉側の脳べらは，先端をテント縁の硬膜上に当てるようにする❼．
- 前頭葉は，内頚動脈前面〜視神経上面のくも膜を開放して，前大脳動脈水平部（A1）の近位前半部が見える程度に挙上展開できていれば十分である．

深部でのアプローチ操作

- 側頭葉底面と動眼神経を接着するくも膜および trabecula を切離し，側頭葉側の脳べらで鉤を外側に牽引する．
- 十分な広さの retrocarotid space を確保する．側頭葉全体が展開されれば，内頚動脈をほぼ外側から見て，前脈絡叢動脈や後交通動脈を直視できるような術野になる．

> **Memo 4**
> - シルビウス静脈は，側頭葉側からの剥離を主体とするが，sylvian vallecula に近い側では前頭葉側からも剥離が必要になる．また，合流する静脈分枝も脳表から剥離することで可動性を得る．
> - 結果的には静脈は de-nude による遊離の状態にして，細い分枝も含めて極力すべてを温存に努めながら，十分な広さのシルビウス裂開放を得る．
> - 静脈を元の位置に取り残して脳が移動するイメージである．

> **Pitfalls 5**
> 脳底動脈先端部を操作するときは，中大脳動脈の M1-M2 complex を左右に倒しながら道具を深部に挿入することが多い．前側頭動脈の分枝を十分に剥離しておかないと，のちの操作中に前側頭動脈が起始部から引き抜けるなどのトラブルが起こりうる．側頭葉を展開したり中大脳動脈本幹を動かしたりするにあたって，緊張がかからないようにする必要がある．

> **Memo 6**
> 頭位は強く回旋しているので，はじめは側頭葉がシルビウス裂に覆いかぶさったようになっている．これを，扉を開くように翻転するイメージで外側に展開していく．シルビウス裂が前後にわたって長い距離で開放されていないと，この展開はできない．

> **Pitfalls 7**
> テント硬膜が脳べら先端の土台になることで，脳べらの不慮の沈み込みを防止できる．内頚動脈や脳底動脈分枝，動眼神経など，深部組織の思わぬ損傷を回避する点で安全である．

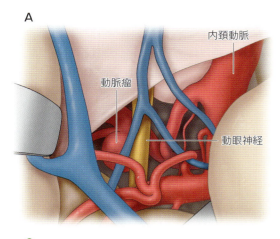
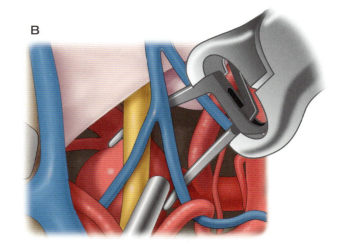

図2. 脳底動脈への進入路
A：左の脳底動脈－上小脳動脈分岐部動脈瘤例を示す．シルビウス裂を遠位から開放し，静脈を剥離温存しつつ，側頭葉から前側頭動脈の分枝を剥離して可動性を得て，内頚動脈を外側から直視するような術野をとる．B：内頚動脈と動眼神経の間から動脈瘤部にアクセスする．後交通動脈や前脈絡叢動脈は内側方向へ，内頚動脈本幹に押し付けるように圧排している．

- 2層の Liliequist membrane を開放しながら，前脈絡叢動脈と後交通動脈およびその分枝や動眼神経の周囲 trabecula を切離し，それらの動脈を十分遠位までフリーにして可動性を得ていく．
- 内頚動脈の外側と動眼神経との間（retrocarotid space）から，前脈絡叢動脈や後交通動脈を内側に圧排しつつ脳底動脈へアクセスする **8**（図2）．
- 時には，内頚動脈も内側に圧排する必要がある場合もある．その際，前頭葉側の脳べらを内頚動脈にかけて圧排する **9**．
- さらに内頚動脈の圧排可動性を得る必要がある場合は，前床突起を削除して硬膜輪を開放する．
- 後交通動脈をたどって後大脳動脈との合流部まで至り，その周辺でP1とP2の周囲も剥離しておく．脳底動脈－上小脳動脈分岐部動脈瘤の場合は，上小脳動脈も剥離して可動性を得ておく **10**．
- 母血管確保として，脳底動脈本幹に temporary clip を挿入するスペースを確保する．脳底動脈からの穿通枝が巻き込まれないような位置を選ぶ **11**．
- 脳底動脈先端部の位置が非常に低い場合は，後床突起を一部削除する（図4）．それを包む硬膜を凝固除去し，骨削除には超音波手術器が安全で使いやすい．しかしその範疇を超えて極度に低い場合は，subtemporal approach や anterior petrosectomy など別のアプローチを採択すべきである．

脳底動脈先端部動脈瘤のクリッピング

- 脳底動脈本幹，両側後大脳動脈 P1 にクリップを挿入できるスペースを確保し，一時遮断が可能な環境を得る（術側の後大脳動脈については後交通動脈と P2 をもって確保とする場合もある）．
- 動脈瘤ネックの位置を確認し，可能であればクリップブレードが入る間隙をこの時点で得る．ただし穿通枝の癒着の状況によっては，この時点ではまだ真のネックは確保できない場合も多い．

Memo 8
外側から retrocarotid space へのアプローチのため，中大脳動脈は前頭葉側に圧排し中大脳動脈と側頭葉との間から進入することが多い．

Pitfalls 9
- 脳べらで内頚動脈を圧排している最中は，内頚動脈の血流が一時遮断された状態になっていることがある．そのため，時間を計測して数分間に限定し，適宜解除するよう注意する．
- 脳べらで前脈絡叢動脈を傷めないよう，コットンシートを当てておく配慮も必要である．

Pitfalls 10
後大脳動脈や上小脳動脈の露出に際しては，動眼神経と動脈との癒着も適宜，剥離しておく．動脈に対する操作で動眼神経が牽引されないように配慮しなければならない．動眼神経は，軽度の機械的刺激が加わっただけでも神経麻痺症状が出やすい．通常は一過性であり自然回復するが，可能な限り物理的な直接接触がないよう配慮しながら，剥離しフリーにしておく．

Memo 11

脳底動脈本幹の一時遮断を目的とする temporary clip は，通常は動眼神経よりも内側からの挿入（動眼神経と内頸動脈との間からの挿入）になるが，脳底動脈の蛇行の程度や動脈瘤の高さとの位置関係によっては，動眼神経より外側から（動眼神経とテント縁との間から）クリップを挿入する場合もある（図3）．いずれにしても，一時遮断した場合のクリップヘッド（コイル部）がその後の操作の妨げにならないような角度にしておく配慮が必要である．

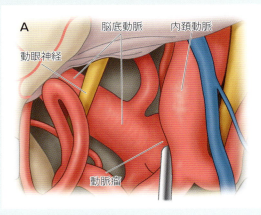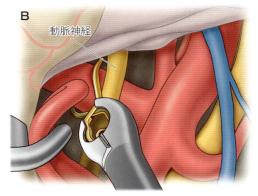

図3．脳底動脈の一時遮断
A：左側からアプローチした脳底動脈先端部動脈瘤を例に挙げる．かなり高位の動脈瘤なので，外側かつ下から見上げるような方向になる．B：通常は脳底動脈の temporary clip も内頸動脈と動眼神経との間から挿入するが，本症例では動脈瘤を見る視軸の方向を考慮して，temporary clip のコイル部（クリップヘッド）が妨げにならないように動眼神経よりも外側から temporary clip を挿入している．

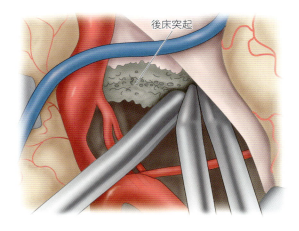

図4．後床突起の削除
脳底動脈先端部動脈瘤に対する右側からのアプローチ．本症例では脳底動脈先端部が低位のため母血管確保や動脈瘤ネックへの操作に際して後床突起が妨げになるので，硬膜内から後床突起を部分的に削除した．骨削除には超音波手術器を用いており，図は骨削除後の止血操作をしているところ．

- 可能であれば動脈瘤ドームと脳組織との癒着を剥離して，動脈瘤の可動性を得ておく．
- 動脈瘤の位置が高くサイズも大きい場合は，内頸動脈先端部〜前大脳動脈近位の頭側からアクセスして，動脈瘤先端部の視認剥離を行う場合もある．ただし，同部を走行する穿通枝の牽引には注意する．この場合も，やはりクリッピングは retrocarotid space から挿入する．
- 視床穿通動脈は，両側 P1 起始部後面から出て，動脈瘤の後側面に癒着しつつ上方へ走行する．この剥離温存が最も重要である．
- 癒着した穿通枝の剥離には，かなり薄手の剥離子やマイクロハサミなどを用いて，精細な操作に努める[31]（図5A）．
- 視床穿通動脈と動脈瘤壁の癒着は，起始部が最も loose である．そのため，そこから剥離を進めると効果的であり，早期のネック確保にもなる．ただしその先は強固に癒着しているので，遠位側の動脈瘤癒着から離れた部位からも双方向的に剥離操作を行う[31]．
- アプローチ側の剥離は比較的視認操作しやすいが，対側の視床穿通動脈は動脈瘤ドームの向こう側にあるため剥離が難しい．適宜，母血管の一時遮断を併用しつつ，動脈瘤ドームを圧排させながら操作する．

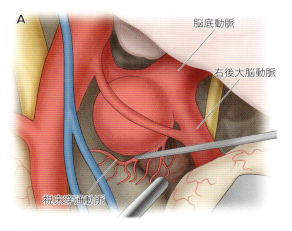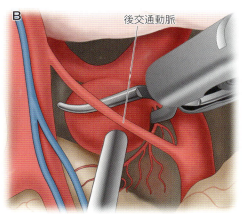

図5 動脈瘤壁に癒着した穿通枝の剥離
A：脳底動脈先端部動脈瘤に対する右側からのアプローチ．動脈瘤の側壁に癒着する視床穿通動脈を剥離しているところ．剥離には細身で薄手の剥離子やマイクロハサミを駆使する．同様の操作確認を反対側の壁に対しても行う．動脈瘤ドームが周囲の組織から完全にフリーになって可動性があれば，反対側や裏側の穿通枝を視認操作しやすい．B：クリップ挿入．緩いカーブのクリップを両側後大脳動脈の分岐に対して直交向きで，穿通枝を避けながら分岐の股を取り囲むようなラインを形成するように挿入する（❷参照）．クリップ鉗子の挿入角度は限定されているので，クリップ把持部の角度を回転させられるフレキシブル・タイプの鉗子を用いる．

- 視床穿通動脈を完全に剥離しても，動脈瘤ドームの影に隠れてしまいクリップ閉鎖に巻き込んで噛んでしまう恐れがある．クリップブレード先端部の動作や吸引管での操作で視床穿通動脈を回避しながら，クリップを挿入する⓬．
- 深部なため，クリップ鉗子の挿入方向はどうしても限定される．しかし，それは自ずと両側P1分岐に対して直交する向きになっており，closure line の理屈に合致する[29,30]．
- 術野環境が許すならば，カーブしたクリップを分岐に対して抱き込むような向きでかけるのが理想的である（図5B）．無理ならばストレート型のクリップを用いる．まずは動脈瘤の後面側（背側）を優先して，母血管に及ぶ動脈瘤壁の裾野をタイトに閉鎖する．前面側（手前側）に余る動脈瘤壁があれば，もう一つのクリップをそこにあてがい，分岐の股を取り囲むラインを形成する[29,30]．

Tips 12
穿通枝を剥離した後，クリップを挿入する際に，サージセル®を小さく丸めたものをスペーサーとして動脈瘤と穿通枝との間に挿入しておくのも，穿通枝をクリップで噛むことを防ぐ一つの方法である．

脳底動脈－上小脳動脈分岐部動脈瘤のクリッピング

- 動脈瘤周辺へのアクセス方法は，先述の「脳底動脈先端部動脈瘤のクリッピング」に準ずる．
- 上小脳動脈分岐部では動脈瘤背側にはほとんど穿通枝が存在しないので，脳底動脈先端部よりも比較的容易である．
- 動脈瘤壁と上小脳動脈の間，動脈瘤壁と後大脳動脈P1との間を十分に剥離する．
- クリップをかける方向も，脳底動脈の場合と同様である．すなわち，上小脳動脈とP1との分岐に対して直交する向きでのクリップ挿入になる[29,30]．
- しばしば上小脳動脈の起始部が動脈瘤基部と壁を共有しているので，クリップで kinking にならないよう注意する．
- 上記のことが許す範疇で，奥側の壁を優先して閉鎖し，手前側に動脈瘤壁が余ればそこに2つ目のクリップを追加する．小さい彎曲したクリップを1本目のクリップにあてがう場合もあれば（図6），有窓クリップを1本目のクリップと交差させて用いる場合もある（図7）．

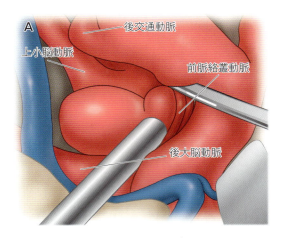
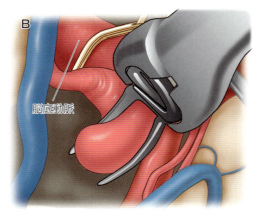
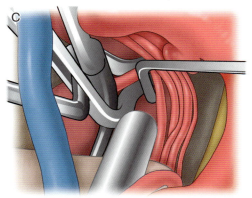

図.6. Multiple clip による closure line 形成（その1）
A：左の脳底動脈－上小脳動脈分岐部動脈瘤の症例．bifurcation type の動脈瘤で，動脈瘤壁の裾野の膨隆が母血管壁に乗り上げるように及んでいる．単一のクリップでは過不足ない動脈瘤消失は難しい．B：まず主役を担うクリップで，術野から見て裏面の膨隆をタイトに閉鎖するよう，クリッピングする．C：1本目のクリップで分岐血管に kinking を起こさないように配慮すれば，必然的に手前面の動脈瘤壁の裾野は余ることになる．この余剰壁に対して，有窓クリップを1本目のクリップをまたぐように交差させて用いる．

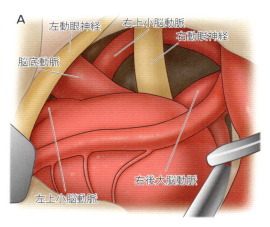
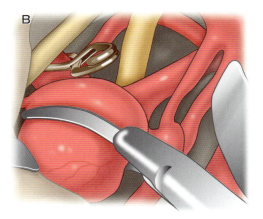
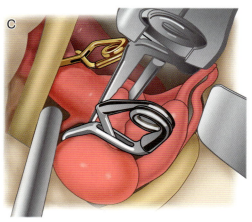

図.7. Multiple clip による closure line 形成（その2）
A：破裂急性期に行った，左の脳底動脈－上小脳動脈分岐部の大型動脈瘤．動脈瘤の側壁から上小脳動脈が起始しており，そこよりも母血管側に相当な範囲の膨隆がある．B：1本目のクリップは，上小脳動脈を残す位置でドーム・クリッピング．脳底動脈本幹を一時遮断しながら行っている．C：母血管側に相当な範囲の膨隆壁が残余するので，これに対し強いカーブのクリップを1本目のクリップにあてがうようにして用いる．

V-9 脳底動脈先端部動脈瘤：Subtemporal approach

吉岡秀幸，木内博之

手術アプローチの選択

- 近年，脳底動脈先端部や上小脳動脈分岐部の動脈瘤はコイル塞栓術で治療されることが多いが，コイリングに適した形状の動脈瘤はクリッピングにも適している．ただし，最近の報告では，この部位はコイリングの成績がクリッピングを上回っている[32, 33]．
- クリッピングの選択は，破裂の有無・ネックの位置・動脈瘤の大きさ・突出の方向・母血管と穿通枝との関係・動脈硬化の有無など動脈瘤の所見，患者の全体的背景，さらに術者の経験と技量を統合して判断する．
- ネックが広く，後大脳動脈，上小脳動脈あるいは穿通枝がドームから分岐する場合には，ステントを用いても治療が難しく（わが国では未破裂動脈瘤に適応），また当然クリッピングも困難となる．
- 動脈瘤の高さが手術アプローチの決定の大きな要因である．DSA（digital subtraction angiography）や3D-CT angiographyで検討する．
- 前床突起と後床突起を結ぶclinoids lineから動脈瘤ネックまでの高さが，0～15 mmまでのものは，pterional approachやanterior temporal approachでも到達可能であるが，後方向きの大型動脈瘤では特にsubtemporal approachが有用である．
- Clinoids lineより低位で三叉神経より高位に位置する場合には，小脳テントを切開するsubtemporal transtentorial approachやanterior petrosal approachが選択される．

術前検査

- 頭部単純CTでmastoid air cellの発達程度を評価する．
- 3D-CTAやDSAで架橋静脈（Labbé静脈やtemporal basal vein）の走行を確認する．
- 大型動脈瘤などでは，DSAにより動脈瘤周囲の穿通枝の走行を詳細に検討しておく❶．

術中モニタリング

- 超音波ドップラー血流計，術中蛍光血管撮影，神経内視鏡などを使用する❷．
- クリッピングが困難と予想されるものでは，術中DSAを考慮する．

> **Memo 1**
> 高位の動脈瘤では，穿通枝は下方に牽引され動脈瘤に癒着している可能性が低い．反対に低位のものでは，穿通枝は動脈瘤の側方に接して走行している．

> **Memo 2**
> 本アプローチでは，対側のP1から分岐する視床穿通動脈の観察が難しく，動脈瘤の側壁とこの動脈の剝離がkey stepとなる．脳底動脈の前方から神経内視鏡を挿入すると，この部位が明瞭に観察され，安全な剝離やクリッピングが可能となる（図4参照）[34]．

手術手技

体　位

- 仰臥位で，静脈圧を下げるために上体を約 20 度挙上する．
- 硬めの肩枕を入れ，頸部を無理に伸展することなく余裕をもたせる．頭部を対側に約 60 度程度回旋させ，可能な限り vertex down させる❸．
- 十分に vertex down すると側頭葉を脳べらで強く引かなくとも，深部に到達しやすい．

開　頭

- 脳底動脈先端部動脈瘤では，ドームの突出の方向と穿通枝の状態で開頭側を決める．どちらでも可能な場合は通常右側に，脳底動脈上小脳動脈分岐部動脈瘤では患側に開頭する．
- クエスチョンマーク型，もしくは耳介を囲むコの字型の皮膚切開をおく（図 1）．
- 動脈瘤周囲の前方からの操作が必要となる可能性がある場合や，前方循環の動脈瘤を合併している症例では，クエスチョンマーク型の皮膚切開で側頭葉を露出する前頭側頭開頭を行う．
- コの字型の皮膚切開では，前下方の burr hole の位置が重要であり，皮弁を牽引して可能な限り頬骨弓上縁近くまで露出する．頭蓋底付近の burr hole は低いほど良いが，顎関節や外耳道を破壊しないように注意する．皮膚切開は側頭筋を覆うような大きさとする．
- 後下端の burr hole は supramastoid crest 上に設置する．transverse sinus と S 状静脈洞の移行部まで露出する必要はない．
- 中頭蓋底が一直線になるまでロンジュールかドリルで削り，骨窓を広げる．
- 開頭時に mastoid air cell が開放された場合には，生理食塩水が入ると滲出性中耳炎をきたすことがあるため，骨蝋でパッキングしておく．骨蝋で water tight に閉塞できれば，そのほかの追加処置は不要である．
- 硬膜は，中頭蓋底を基部とした弧状に切開する．

架橋静脈の剥離と流入部の保護

- 架橋静脈の静脈洞への入口部にテンションがかからないよう，側頭葉は手前やや後方に牽引することが重要である．そのため，あらかじめ側頭葉から架橋静脈を剥離しておく❹（図 2A）．

> **Pitfalls 3**
> 頭部の大きな回旋は，頸部のねじれによる静脈還流障害をきたすことがある．短頸などの理由で頭部の回旋が困難な場合には，側臥位で手術を行う．その場合，体位をとる際に顕微鏡がぶつからないようにシミュレーションしておく．

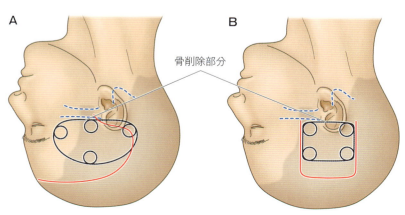

図 1．開　頭
A：クエスチョンマーク型の皮膚切開．
B：コの字型の皮膚切開．

- 架橋静脈の静脈洞入口部を大きめのサージセル®を多めに用いて包み，万が一，入口部から出血しても術野に流れ込まないよう工夫しておく（図2B）．

迂回槽への到達

- 最初は後方で側頭葉をわずかに牽引し，直下に向かう．テント切痕部が露出されたら，くも膜を切開する．髄液を吸引し，脳をslackにする．
- 髄液を吸引しながら，徐々に牽引する部分を前方へ移していく❺．
- まずテント縁に平行に走行する滑車神経が確認され，この前方に動眼神経が観察される．この吻側に後大脳動脈があり，尾側に上小脳動脈が確認される（図3）．

脳底動脈近位部の確保

- 動脈瘤周囲の剥離前に脳底動脈近位部を確保する．いざというときに，temporary clipがかけられる状態にしておく．
- 低位の動脈瘤の場合には，これに先駆けて小脳テントを切開する．
- テント切開時には，滑車神経を損傷しないよう注意する．テント切痕縁をフックで持ち上げ，確認しながら，滑車神経のテントへの入口部の後方で切開する．

> **Tips 4**
> 静脈の剥離には，剥離用ニードルが有用である．この際，脳を軽く圧排し，静脈との間に適度なテンションをもたせると，くも膜や線維性組織を鋭的に切開しやすい．

> **Tips 5**
> 中頭蓋窩は後方で浅く，前方になるにつれて深くなる．そのため髄液を排除する前には，中頭蓋窩の後方から進入すると脳の圧排が少ない．

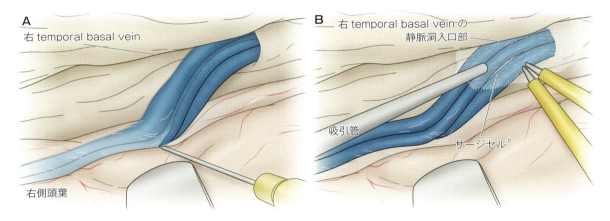

図2．架橋静脈の処理
A：架橋静脈の剥離．剥離用ニードルを用い，架橋静脈を脳表より剥離する．B：架橋静脈流入部の保護．静脈洞入口部にはフィブリン糊をひたしたサージセル®などを当てて保護する．

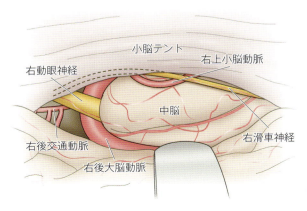

図3．迂回槽への到達

- テントには静脈洞が存在するので，曲がりのバイポーラなどで十分に焼灼してから，メスあるいは硬膜剪刀で切開する❻．
- 切開したテントの両端を6-0の糸で吊り上げ，視野を広げる（図4A）．
- 低位の動脈瘤では，動脈瘤周囲の剥離や適切なクリッピングのために後床突起の削除が必要となることがある．この場合，超音波骨メス（Sonopet®；精電舎電子工業社）が有用である．

動脈瘤周囲の剥離とクリッピング

脳底動脈先端部動脈瘤

- 動脈瘤の両側に存在する穿通枝（特に後視床穿通動脈）の温存が，この部位の手術の成否を決める重要なポイントとなる．
- 脳底動脈近位部と両側の後交通動脈（動脈瘤などが障害になり対側の把握が困難なこともある）の位置関係を把握したのちに，穿通枝の剥離に移る．
- 穿通枝の剥離は，内皮損傷を回避するよう，薄い剥離子で探りをいれて癒着の程度を把握する．癒着のない部分に剥離子を挿入して，丁寧に剥がしていく．
- 鈍的剥離では困難な場合は，剥離用ニードル，専用剥離子および薄刃の剪刀で，穿通枝と動脈瘤壁の間に張っている線維性の組織に一部切開を入れ，そこを手がかりに剥がしていくこともできる❼（図5A）．
- 動脈瘤をよく観察し，剥離はネック基部から必要な範囲に限定する．時折，塩酸パパベリンを穿通枝に塗布しながら愛護的に剥離する．

> **Troubleshooting 6**
> 静脈洞が発達していて，テント切開時にバイポーラでは止血が困難なことがある．フィブリン糊をひたしたサージセル®を静脈洞内に挿入し，止血するとよい．

> **Memo 7**
> 基本的には，穿通枝はクリッピングする部位のみが剥がれるとよい．癒着が強固で剥離できない場合は，クリッピングを工夫して温存を試みる．破裂動脈瘤では破裂部位の閉塞にとどめ，未破裂動脈瘤ではクリッピングを断念するなど，極力温存に努める．

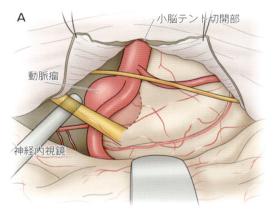
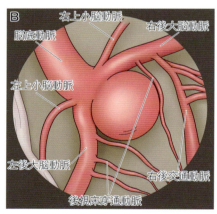

図4. 神経内視鏡による観察
A：動脈瘤周囲の顕微鏡下観察．
B：動脈瘤周囲の内視鏡下観察．対側のP1およびここから分岐する後視床穿通動脈の観察には，内視鏡による観察が有用である．

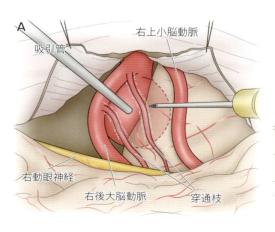
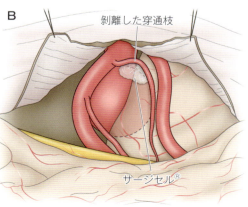

図5. 穿通枝の剥離
A：鈍的剥離が困難な場合には，剥離用ニードルなどで穿通枝と動脈瘤壁との間に張っている線維性の組織に一部切開をいれ，そこを手がかりに剥がしていく．B：動脈瘤ネックと穿通枝の間にサージセル®を挿入し，クリップを入れるスペースが閉じないようにする．

- 対側のP1とその穿通枝である後視床穿通動脈の観察には神経内視鏡が有用である（図4B）．
- 穿通枝が剥離されたら走行を十分に観察し，クリップを挿入するルートを探る．術野が深く狭いため，挿入角度は制限され，理想的な方向からクリップを挿入できないこともある．この場合にも可能な限りネックが残らないようなクリッピングを心がける．
- 穿通枝をいかに避けるかが重要である．これを避けて，前方あるいは後方からクリップを挿入する❽❾．
- 穿通枝の剥離が困難な場合には，これを避けて有窓クリップでクリッピングすることもある．
- 深部なので，ストレートかわずかに彎曲した長いクリップが必要となる場合が多い（図6A）．
- 大型動脈瘤では，太くて閉鎖圧の高いクリップ（Sugita long clip）を複数本使用しなければ閉塞しないこともある．

> **Tips 8**
> 剥離した穿通枝の温存には，動脈瘤ネックと穿通枝の間にサージセル®を挿入し，ブレードを入れるスペースが閉じないようにするKodamaらの方法が有用である[35]（図5B）．

脳底動脈上小脳動脈分岐部動脈瘤

- 脳底動脈，上小脳動脈と後大脳動脈の位置関係を十分に把握し，動脈瘤ネックを上小脳動脈や後大脳動脈から剥離する．
- 脳底動脈先端部動脈瘤と同様に，術野が深く狭いため，クリップ鉗子の挿入角度は制限される．クリップはストレートか，わずかに彎曲した長いクリップが必要となる場合が多い．
- 後視床穿通動脈が問題となることは少ない．また死角となる反対側の血管も関与しないため，小型の動脈瘤では，ネックと主幹動脈の剥離後に，比較的容易にクリッピングが可能な症例が多い❿（図7）．

> **Tips 9**
> クリップの先端を深く挿入しない．できれば動脈瘤のネックぎりぎりか，内腔が閉塞することが条件であるが，わずかに手前でとめることにより，穿通枝を挟む危険性が下がる．

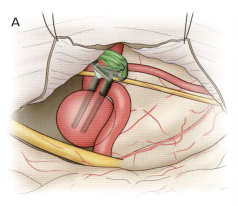
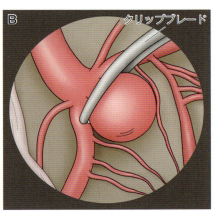

図6．脳底動脈先端部動脈瘤のクリッピング
A：顕微鏡下観察．クリップは外側よりアプライした．B：内視鏡下観察．対側の後大脳動脈や穿通枝の温存が明瞭に観察できる．

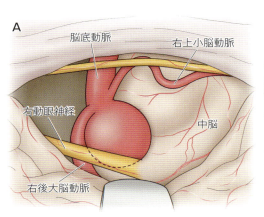
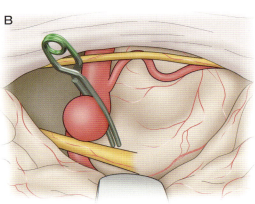

図7．右脳底動脈上小脳動脈分岐部動脈瘤（小型）のクリッピング
A：クリップ前．B：クリップ後．小型の動脈瘤では，後視床穿通動脈や反対側の後大脳動脈が関与せず，比較的容易にクリッピングできることが多い．

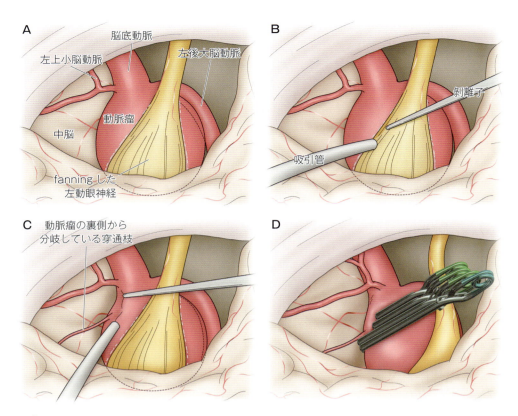

図8. 左脳底動脈上小脳動脈分岐部動脈瘤（大型）のクリッピング
A：動眼神経は動脈瘤により圧排されfanningしている．B：動脈瘤へ癒着した動眼神経の剥離．C：動脈瘤の裏側から分岐している穿通枝が確認された．D：4本のストレートクリップ（ロングクリップを1本含む）で動脈瘤を閉塞させ，裏側から分岐する穿通枝を温存した．また，動脈瘤の裏側にはさらに別の穿通枝が癒着していたが，これも温存した．

- 大型動脈瘤のクリッピングでは，動眼神経の剥離が必要となる（図8）．剥離が困難な場合には，有窓クリップで動眼神経をまたいでクリッピングすることもある．

> **Pitfalls 10**
> 後上方に突出するタイプでは，先端部がねじれて，あたかも先端部動脈瘤のように見え，穿通枝が癒着していることもあるので注意が必要である（図8C・D参照）．

術中出血した場合の対処

- 術野が狭いため恐怖感を覚えやすいが，落ち着いた対応が肝要である．
- 近位脳底動脈確保前では，助手による吸引アシスト下に母血管確保またはtentative clippingによる止血を行う．
- 近位脳底動脈が確保された後の出血であれば，脳底動脈と後交通動脈にtemporary clipをかけて出血をコントロールできる．ただし，見えない対側の後交通動脈からの出血が止まらないときは，助手に吸引してもらい，tentative clippingを行って出血を一時的にでも止め，全貌を確認する．
- むやみにクリップを突っ込む操作は，血管や動脈瘤ネックの損傷をきたす可能性があり，厳に慎むべきである．

クリッピング後の確認

- 超音波ドップラー血流計や蛍光血管撮影を用い，動脈瘤の完全閉塞と主幹動脈や穿通枝の血流温存を確認する．
- 神経内視鏡観察により，対側の後大脳動脈や穿通枝の温存を確認する（図7B）．

V-10 椎骨動脈後下小脳動脈分岐部動脈瘤

宇野昌明

後下小脳動脈と穿通枝の解剖

- 後下小脳動脈は通常，椎骨動脈から分岐するが，その分岐の位置にはバリエーションが多く存在する．
- 後下小脳動脈から分岐する穿通枝の数は少ないものの，重要な部位を養う．
- 椎骨動脈後下小脳動脈分岐部動脈瘤の手術に際して，後下小脳動脈の走行およびその穿通枝の解剖を知ることは非常に重要である．

後下小脳動脈の走行

- 椎骨動脈は鎖骨下動脈から分岐し，第6頸椎横突孔を上行し，環椎部分で横突起孔を出て椎骨動脈溝上を通り，背内側に向かった後，大後頭孔の環椎後頭骨膜を貫いて頭蓋内に入る．
- 後下小脳動脈は頭蓋内に入った椎骨動脈から最初に分岐する pial artery であるが，通常は大後頭孔より平均 8.6 mm 遠位で分岐する[36]．
- 硬膜外で椎骨動脈から分岐する後下小脳動脈も 5〜20% ある．また，片側が欠損する症例が 15〜26%，両側が欠損する症例も 2〜2.5% 存在する[36] ❶．
- 後下小脳動脈は椎骨動脈から分岐した後，舌咽神経・迷走神経・副神経の神経根の間を通過する．そして延髄を後方に迂回して caudal loop を描き，ここから小脳扁桃の内方を上行し，cranial loop を描く（図1）．
- Cranial loop の頂点（"choroidal point"）で脈絡叢動脈を分岐した後，後ろに下行し，小脳虫部や小脳扁桃，小脳半球に分布する．
- 通常，後下小脳動脈を5つの segment に分けている[37]（図1）．
    ① anterior medullary segment
    ② lateral medullary segment
    ③ tonsillomedullary segment
    ④ telovelotonsillary segment
    ⑤ cortical segment
- ①〜③の segment は近位椎骨動脈後下小脳動脈と呼ばれる．この部分は椎骨動脈分岐部より cerebellomedullary fissure までをいう．
- 定義上，椎骨動脈後下小脳動脈分岐部にできた動脈瘤以外は，後下小脳動脈末梢部動脈瘤に分類している．

> **Memo 1**
> 後下小脳動脈が硬膜外で椎骨動脈から分岐し，動脈瘤が頭蓋外のくも膜下に存在することがある．大孔を開放し，動脈瘤と副神経を剥離する必要があるが，この部位の動脈瘤は破裂例でも手術成績は良好である．

椎骨動脈と後下小脳動脈の穿通枝

- 血管径 0.1〜0.8 mm 程度の，下位脳幹を栄養する穿通枝が存在する．
- 後下小脳動脈分岐部よりも近位および遠位の椎骨動脈，後下小脳動脈近位側からもオリーブ尾側の posterior olivary sulcus や延髄外側への穿通枝が出る．
- 後下小脳動脈の近位部からは，下オリーブ核，キツ状束核，前庭神経核，迷走神経核，内側毛帯などを栄養する穿通枝が分岐し，その数は anterior medullary segment では 0〜2 本，lateral medullary segment では 0〜5 本，caudal loop 周囲からは 0〜6 本，tonsillomedullary segment でも 0〜6 本の穿通枝が分岐する．
- Segment 別の穿通枝の数に有意差はないが，いずれの部位でも左側に有意に多い．

術前診断

- 椎骨動脈後下小脳動脈分岐部動脈瘤ではどの位置で後下小脳動脈が分岐しているかで，手術計画が大きく異なる．
- 脳血管撮影，および CT angiography で動脈瘤および骨構造の位置を確認する．これにより下位脳神経との関係を把握し，手術のアプローチを決定する．
- 開頭に関する情報として，CT および血管撮影で乳突蜂巣の発達程度，S 状静脈洞の発達程度，後頭乳突縫合との位置関係，emissary vein の発達程度，jugular bulb の高さを把握することが重要である[38] ❷ ❸．

> **Pitfalls 2**
> 日本人では，椎骨動脈から後下小脳動脈を巻き込んだ解離性脳動脈瘤が多くみられる．このような症例はネッククリッピングにはならず，椎骨動脈の閉塞に加え OA-PICA バイパスによる治療がなされる．

> **Tips 3**
> 動脈瘤と下位脳神経との関係を知るには，CT angiography で骨との関係，特に舌下神経管，頸静脈孔，内耳孔などとの位置関係から類推する．また，動脈瘤が延髄前面の正中から見てどの位置にあるかを確認する．

体位と開頭

Lateral suboccipital approach

- 後下小脳動脈が椎骨動脈から通常の位置で分岐している症例であれば，このアプローチで手術を行うことが多い．
- 腹臥位で行う施設もあるが，本稿では側臥位での手術について述べる ❹．

> **Tips 4**
> 側臥位で手術をする施設と，腹臥位で行う施設とがある．体位により，小脳を圧排する方向が異なる．各施設で得意な方法を用いて行うべきである．後頭動脈を確保するため腹臥位で後頭動脈起始部を剥離・確認するために，逆 U 字型の皮膚切開を置くほうが有用である．

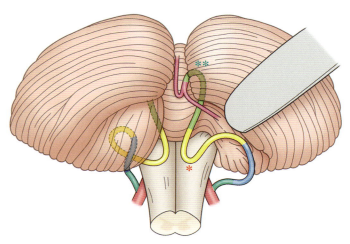

図 1. 後下小脳動脈の segment
① anterior medullary segment（■）
② lateral medullary segment（■）
③ tonsillomedullary segment（■）
④ telovelotonsillary segment（■）
⑤ cortical segment（■）
＊ caudal loop
＊＊ choroidal point

（文献 37 を参照して作成）

- 全身麻酔下に側臥位を取り，乳様突起内側部が水平になるように頭部を固定する．
- 皮膚切開は，乳様突起の後方に外側から正中に向かう緩やかなS字状の皮膚切開を置くことが多いが（図2），くも膜下出血例で正中やC1椎弓まで露出する際は，逆U字型の皮膚切開を置くこともある．
- 開頭は，くも膜下出血例では大孔を開放することが多い．未破裂例では，必ずしも大孔を開放する必要はない❺．
- 硬膜の切開はS状静脈洞部を基部にして，大孔方向は正中部が見える範囲まで切開する．破裂例は正中部，上方へ放射状に減張切開を行う．

Transcondylar approach

- 後下小脳動脈が椎骨動脈のより末梢側で分岐し，動脈瘤の位置が高位の症例や，動脈瘤が大型のものはこのアプローチにより手術を行う．
- 動脈瘤が正中寄りでも，舌下神経管より下方にある場合はこの方法で行う．
- 開頭範囲は前述のlateral suboccipital approachに加えて，大孔を開放し，さらにcondyleの一部を切除する[39]（図3）．

Transcondylar fossa approach

- Condyleを削除せず，condyle上の顆窩から，頚静脈結節後半部のみを削除する．その際，大孔は開放する．
- 椎骨動脈合流部の動脈瘤や延髄前面正中近傍の動脈瘤では，このアプローチが必要である（図3）．

> **Tips 5**
> 開頭時に大後頭孔および乳様突起周辺には多くの静脈が存在している．特に mastoid emissary vein, posterior condylar emissary vein には注意を要する．これらの静脈は開頭時の指標ともなる．

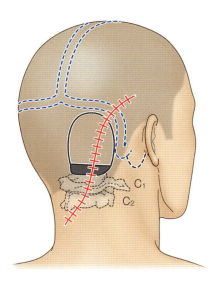
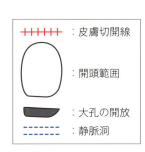

図2． Lateral suboccipital approachにおける皮膚切開と開頭範囲

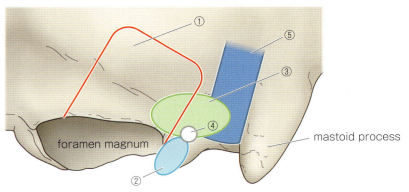

図3． 各アプローチの開頭範囲の比較
① lateral suboccipital craniotomy with foramen magnum decompression（⊐）
② occipital condylectomy（◯）
③ condylar fossa craniectomy（◯）
④ posterior condyle canal（◯）
⑤ sigmoid sims（■）

（文献40のFig. 3Aを参照して作成）

動脈瘤へのアプローチ

- 大槽のくも膜を切開し，髄液を十分排出させる．これにより，小脳外側にスペースができる．
- 小脳半球を正中上方方向に圧排すると，舌咽神経・迷走神経・副神経と椎骨動脈が確認できる（図4）．
- 大槽を開いた際に確認した後下小脳動脈を中枢にたどると，椎骨動脈との分岐部に動脈瘤が確認できる（図4）．前述したように，後下小脳動脈の分岐はバリエーションが多く，動脈瘤がどの位置にあるかで，下位脳神経のどの間からアプローチするかが分かれる[41]．

動脈瘤が舌下神経より尾側に存在する場合

- 動脈瘤は延髄の外側に存在することが多く，動脈瘤の周囲には副神経が走行する（図5）．
- 動脈瘤から副神経を剝離し，ネックが確認できれば比較的容易に neck clipping ができる（図5）．

動脈瘤が舌下神経と迷走神経の間に存在する場合

- 舌下神経と迷走神経の間に存在する動脈瘤が，約半数を占める[41]．
- 動脈瘤は下位脳神経に囲まれ，かつ延髄腹側に存在しているので周囲の剝離は困難である（図6A）．

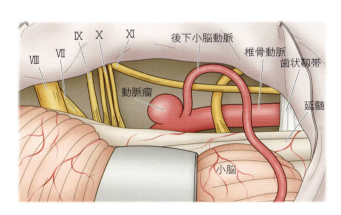

図4．動脈瘤周囲の解剖図（全体像）

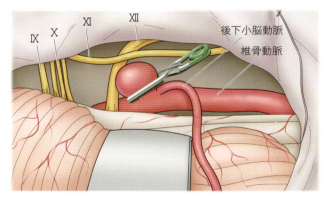

図5．動脈瘤が舌下神経より尾側に存在する症例の neck clipping

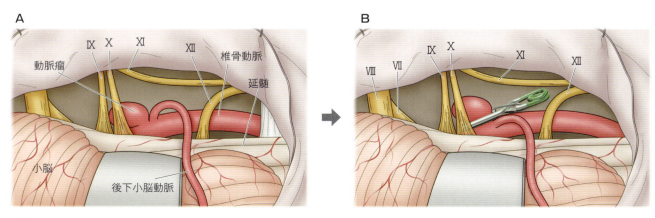

図6．動脈瘤が舌下神経と迷走神経の間に存在する症例の neck clipping

- 通常の lateral suboccipital approach では小脳の圧排が強くなるので，transcondylar approach や transcondylar fossa approach を選択する必要がある[39]．
- Condyle あるいは頚静脈結節後半部を切除することにより，延髄腹側が確認でき，動脈瘤の neck clipping が可能となる．
- クリッピングは神経の間から行うことになり，術後の嚥下障害を誘発する可能性があり，より慎重な手術操作が必要となる❻（図 6B）．

穿通枝障害の回避

- 数は少ないものの，後下小脳動脈あるいは椎骨動脈から重要な穿通枝が分岐する．特に後下小脳動脈起始部に存在する穿通枝を傷害すると延髄梗塞の症状が出現し，嚥下障害や嗄声が出現する．一過性のこともあるが回復困難なこともある．
- 穿通枝障害を回避するためには，ほかの動脈瘤と同様に動脈瘤周囲を十分に剥離すること，特に動脈瘤の裏側から出て延髄に分布する穿通枝を確認することが重要である．
- 破裂例ではまず椎骨動脈中枢側を確保・遮断し，後下小脳動脈の末梢も遮断する．その後，動脈瘤全体を剥離し，可動性をもたせたうえで穿通枝を確認する．
- クリッピングに際しては穿通枝が閉塞しないように行い，クリッピング後は ICG を用いた蛍光脳血管撮影で穿通枝の開存を確認する．

出血時の対処方法

- 動脈瘤をクリッピングする際，椎骨動脈中枢の確保は必須である．まず，一時遮断できる椎骨動脈の中枢側の部位を剥離する．その際，歯状靱帯を切断し，椎骨動脈に可動性をもたせておくとよい．
- 後下小脳動脈末梢もすぐに一時遮断できるようにしておく．
- 動脈瘤が舌下神経より尾側に存在している際は，椎骨動脈末梢の確保は困難ではない．しかし，動脈瘤が高位である場合は，椎骨動脈末梢の確認が困難であり，transcondylar approach や transcondylar fossa approach を用いてより椎骨動脈末梢が確認できるようにしておかないと，小脳の圧排や下位脳神経の損傷をきたしてしまう．

> **Troubleshooting 6**
> 術中に小脳腫脹がみられることがある．その原因として，①脳綿や血腫で髄液がブロックされている．②静脈還流障害が起きた場合：重度のときは小脳の切除が必要である．③小脳出血：過度の圧排や挫滅で小脳出血ができた場合．大きな場合は血腫除去が必要である．

術後管理

- 術後に患者が覚醒したら，下位脳神経麻痺の出現を確かめる．特に，嚥下障害をきたしていると誤嚥性肺炎を併発し，重篤となるので，術後の水分や食事の摂取は慎重に開始する．
- めまいや吐気が続く場合は小脳出血や小脳・脳幹梗塞がないかを確認し，抗浮腫薬の投与を検討する．血圧の管理では術前の水準（正常域）に保つことは言うまでもない．
- 術後に皮下水腫が続く際は，皮下水腫への直接の穿刺は避け，腰椎穿刺による髄液排出と創部の圧迫で対処する．多くの場合，時間を要してもこの処置で軽快する❼．

> **Pitfalls 7**
> 硬膜縫合は筋膜 plasty やフィブリン糊などを使用し，可能な限り密に縫合する．術後の髄液漏は感染症や長期の皮下水腫の原因となる．

第 V 章 文　献

1) Kinouchi H, Mizoi K, Nagamine Y, et al. : Anterior paraclinoid aneurysms. *J Neurosurg* **96** : 1000-1005, 2002.
2) 石黒太一，八木伸一，清水庸夫，他：3-D CT と thin slice MRI の3次元融合画像を用いた前床突起近傍の内頚動脈瘤に対する手術シミュレーションについて．脳外速報 **22** : 1304-1310, 2012.
3) 西山義久，木内博之，堀越　徹：傍床突起内頚動脈瘤の手術．"ビジュアル脳神経外科5, 頭蓋底① 前頭蓋窩・眼窩・中頭蓋窩" 冨永悌二 編．メジカルビュー社，2012, pp190-204.
4) Yasargil MG : Microneurosurgery II. Thieme, Stuttgart, 1984, pp71-108.
5) Tanaka Y, Kobayashi S, Kyoshima K, et al. : Multiple clipping technique for large and giant internal carotid artery aneurysms and complications : angiographic analysis. *J Neurosurg* **80** : 635-642, 1994.
6) 永田和哉：7. 脳動脈瘤の手術 1) 後交通動脈瘤．"脳神経外科手術の基本手技" 中外医学社，2003, pp154-163.
7) 木内博之：内頚動脈後交通動脈瘤および前脈絡叢動脈瘤の手術．脳外速報 **20** : 780-787, 2010.
8) 西山義久，木内博之：脳動脈瘤手術．"脳神経外科診療プラクティス2 脳神経外科の基本手技" 飯原弘二 編．文光堂，2014, pp220-226.
9) Tanriover N, Kawashima M, Rhoton AL Jr, et al. : Microsurgical anatomy of the early branches of the middle cerebral artery : morphometric analysis and classification with angiographic correction. *J Neurosurg* **98** : 1277-1290, 2003.
10) 近藤　礼，嘉山孝正，林　真司，他：前交通動脈瘤の手術手技―当科で行っている interhemispheric approach の有用性―．脳卒中の外科 **30** : 177-183, 2002.
11) Suzuki J, Mizoi K, Yoshimoto T : Bifrontal interhemispheric approach to aneurysms of the anterior communicating artery. *J Neurosurg* **64** : 183-190, 1986.
12) 児玉南海雄，鮴名　勉，鈴木二郎：前交通動脈瘤の手術．脳と神経 **30** : 985-909, 1978.
13) 鈴木二郎，新妻　博：前交通動脈瘤の手術手技．両側前頭開頭を用いて．脳神経外科 **9** : 1009-1014, 1981.
14) 井川房夫，森田明夫，栗栖　薫，他：未破裂脳動脈瘤 Japan standard, 中外医学社，2015.
15) 井川房夫，浜崎　理，日高敏和，他：未破裂脳動脈瘤治療適応と日本の役割―本邦の特徴と破裂脳動脈瘤データからの検討―．脳卒中の外科 **40** : 381-386, 2012.
16) 井川房夫：脳動脈瘤術中破裂の対応（前編）．脳外速報 **22** : 1264-1268, 2012.
17) 井川房夫：Interhemispheric Approach による脳動脈瘤の手術．脳外速報 **18** : 680-689, 2008.
18) 井川房夫：脳動脈瘤と周囲構造物との剥離．脳外速報 **19** : 884-893, 2009.
19) de Sousa AA, Dantas FL, de Cardoso GT, et al. : Distal anterior cerebral artery aneurysms. *Surg Neurol* **52** : 128-136, 1999.
20) Kawashima M, Matsushima T, Sasaki T : Surgical strategy for distal anterior cerebral artery aneurysms: microsurgical anatomy. *J Neurosurg* **99** : 517-525, 2003.
21) Yasui N, Nathal E, Fujiwara H, et al. : The basal interhemispheric approach for acute anterior communicating aneurysms. *Acta Neurochir* **118** : 91-97, 1992.
22) 波出石弘，鈴木明文，師井淳太：脳動脈瘤手術の工夫．脳卒中の外科 **34** : 340-346, 2006.
23) 波出石弘：脳底動脈瘤のクリッピング術．脳外速報 **17** : 1010-1018, 2007.
24) Goldberg HI : The anterior choroidal artery. Radiology of the Skull and Brain Volume 2, book 2 (Newton TH and Potts DG eds) The C. V. Mosby Company (Saint Lous), 1974, pp1628-1658.
25) Marinković S, Gibo H, Erdem A : Huge uncal branch of the anterior choroidal artery. *Neurol Med Chir* **34** : 423-428, 1994.
26) Yasargil MG : Anteriorchoroidal artery. Microneurosurgery. Vol 1, Georg Thieme Verlag Stuttgart・New York, 1984, pp66-70.
27) Kodama N, Matsumoto M, Sasaki T : Preservation of the arteries around aneurysm : practical use of oxycellulose. Technical note. *J Neurosurg* **83** : 748-749, 1995.
28) 新谷好正，伊東雅基，井戸坂弘之，他：動脈瘤クリッピング手術における adenosine triphosphate（ATP）による一時心停止を用いた動脈瘤減圧の有用性．脳外誌 **23** : 889-896, 2014.
29) Ishikawa T, Nakayama N, Moroi J, et al. : Concept of ideal closure line for clipping of middle cerebral artery aneurysms — technical note. *Neurol Med Chir* **49** : 273-278, 2009.
30) 中山若樹：脳動脈瘤クリッピング．"脳動脈瘤手術" 上山博康，宝金清博 編．南江堂，2010, pp123-144.
31) 中山若樹：脳動脈瘤剥離の基本技術．"脳動脈瘤手術" 上山博康，宝金清博 編．南江堂，2010, pp106-121.
32) Spetzler RF, McDougall CG, Albuquerque FC, et al. : The Barrow Ruptured Aneurysm Trial : 3-year results. *J Neurosurg* **119** : 146-157, 2013.
33) Sanai N, Tarapore P, Lee AC, et al. : The current role of microsurgery for posterior circulation aneurysms : a selective approach in the endovascular era. *Neurosurgery* **62** : 1236-1253, 2008.
34) Yoshioka H, Kinouchi H : The Roles of Endoscope in Aneurysmal Surgery. *Neurol Med Chir* **55** : 469-478, 2015.
35) Kodama N, Matsumoto M, Sasaki T : Preservation of the arteries around an aneurysm : practical use of oxycellulose. Technical note. *J Neurosurg* **83** : 748-749, 1995.
36) Lister JR, Rhoton AL Jr, Matsushima T, et al. : Microsurgical anatomy of the posterior inferior cerebellar artery. *Neurosurgery* **10** : 170-199, 1982.

37) Lewis SB, Chang DJ, Peace DA, et al. : Distal posterior inferior cerebellar artery aneurysms : clinical features and management. *J Neurosurg* **97** : 756-766, 2002.
38) 鰐渕昌彦, 秋山幸功, 三國信啓：Lateral suboccipital retrosigmoid approach とその variation. 脳外誌 **23**：802-811, 2014.
39) 一ツ松勤, 井上 亨：椎骨動脈後下小脳動脈分岐部動脈瘤に対する手術アプローチ. 脳外速報 **12**：120-125, 2002.
40) 長谷川光広：Transcondylar approach の基本と応用. 脳外誌 **21**：857-863, 2012.
41) Rodriguez-Hernández A, Lawton MT : Anatomical triangles defining surgical routes to posterior inferior cerebellar artery aneurysms. *J Neurosurg* **114** : 1088-1094, 2011.

第VI章

脳動脈瘤コイル塞栓術

VI
1 内頚動脈瘤(海綿静脈洞部・傍床突起部)

吉岡正太郎,里見淳一郎

はじめに

- 本稿では,内頚動脈海綿静脈洞部動脈瘤および内頚動脈眼動脈部動脈瘤(内頚動脈眼動脈分岐部動脈瘤および内頚動脈窩部動脈瘤)について述べる.
- 内頚動脈海綿静脈洞部動脈瘤は硬膜外に存在するため,くも膜下出血をきたすことはきわめてまれであるが[1],carotid cavernous fistula をきたした場合や外眼筋麻痺などの海綿静脈洞症候群をきたす場合には,治療を考慮する.
- 10mm 以上の内頚動脈海綿静脈洞部動脈瘤に対するコイル塞栓術では再発率が高いため[2,3],バイパス術を併用した母血管閉塞術やステントアシストコイル塞栓術が考慮されてきた[4].今後は,2015 年 4 月にわが国でも薬事承認された脳動脈瘤治療用フローダイバーターが治療の選択肢に加わる可能性がある❶.
- 内頚動脈眼動脈分岐部動脈瘤および内頚動脈窩部動脈瘤は硬膜内に存在し,くも膜下出血の原因となりうるが,未破裂動脈瘤としての自然歴が明らかではないため手術適応はより慎重であるべきである❷.

基本手技 ❸

適切なワーキングアングルの設定

- 母血管および分枝血管と動脈瘤(場合によっては動脈瘤ネック)を分離し,塞栓中の母血管および分枝血管へのコイルの逸脱を確認できる角度に設定する❹❺.
- バイプレーンの血管撮影装置では,ワーキングアングルをとったものと違う側の管球はほぼ 90 度異なる角度になるため,動脈瘤ネックの確認には適さない.
- その管球は,マイクロカテーテルのセカンドマーカーの確認,ガイディングカテーテル先端の位置の確認,アシストバルーンの in-deflation の確認,あるいは治療対象血管系の末梢の確認など,ワーキングアングル側とは拡大率を変更して使用することで,塞栓中のさまざまなリスク低減に役立つ.
- ワーキングアングルとは,塞栓術の成否を左右する重要な要素である.適切なワーキングアングルが設定できない場合は,血管内治療の適応そのものを再検討するべきである.

Memo 1
2016 年 10 月現在,薬事承認されているのは Pipeline™ Flex (Covidien / Medtronic 社)であるが,Surpass™(Stryker 社),FRED®(テルモ / MicroVention 社)は国内で臨床試験中である.また,Silk (Balt 社), Bravo (Codman / Johnson&Johnson 社),MFM®(Cardiatis 社)など,すでに海外で臨床使用されわが国に導入を計画している機器もある.

Memo 2
UCAS Japan[5] では「A1 部,前大脳動脈遠位部,およびその他のテント上下の動脈瘤」という範疇においてその自然歴が記載されており,ほかの文献も含め現時点で内頚動脈眼動脈分岐部動脈瘤もしくは内頚動脈窩部動脈瘤単独での自然歴を議論することは難しい.しかし,この部位における動脈瘤の破裂はほかの部位に比べ少ないという点は多くの脳神経外科医が同意するところであり,動脈瘤の大きさが 5 mm 未満でかつ無症候であれば経過観察が基本方針である.

Tips 3
脳血管内治療に関する麻酔について,「局所麻酔で可能である」ということは脳血管内治療の利点の一つではあるが,不動化による手技の安全性や術中破裂や患者の不穏など術中トラブルへの対処のしやすさなどを考慮すると,全身麻酔が望ましい.

カテーテルシステムの選択

- 術中破裂時への対処やアシストテクニックが必要な状況になった場合を考慮し，同軸で別のマイクロシステム（マイクロカテーテルや血管閉塞用バルーンなど）を挿入できるよう，7Fr以上の太いガイディングカテーテルを使用する❻．

動脈瘤へのマイクロカテーテルの誘導

- 治療対象となる内頚動脈海綿静脈洞部動脈瘤は大型であることがほとんどであり，マイクロカテーテルの誘導自体は容易である．
- 内頚動脈眼動脈分岐部動脈瘤および内頚動脈窩部動脈瘤では，サイフォン部の屈曲直後に動脈瘤が存在することが多い．そのため，マイクロカテーテルを誘導する際に動脈瘤内へカテーテルがjump-inする危険性があり，注意を要する❼．
- 内頚動脈眼動脈分岐部動脈瘤および内頚動脈窩部動脈瘤では，マイクロワイヤーを動脈瘤内に誘導できてもマイクロカテーテルのシェイピングが合致していなければマイクロカテーテルを動脈瘤内へ誘導することが困難となるため，特にシェイピング形状の工夫が重要である（後述）．

動脈瘤の突出する方向によるマイクロカテーテルのシェイピング形状の工夫

内頚動脈海綿静脈洞部動脈瘤

- 治療対象となるような内頚動脈海綿静脈洞部動脈瘤は，広頚で動脈瘤自体も大きい場合が多い．マイクロカテーテルの動脈瘤内への誘導は比較的容易であり，むしろtight packingに重点を置いたマイクロカテーテルの選択が重要である．
- マイクロカテーテル1本のみで塞栓を行う場合，塞栓終盤にカテーテルが動脈瘤外に押し出され，outflow zone付近が粗になる傾向がある（図1）．したがって，図2のように先端形状が異なる2本のカテーテルを動脈瘤内に誘導し，一方（緑）のカテーテルから塞栓を開始する．
- 緑のカテーテルが徐々にkick backし，塞栓終盤になってoutflow zoneが粗になる場合でも，outflow zone付近に留置した他方（青）のカテーテルからコイルを誘導することができる．
- 塞栓終盤でマイクロカテーテルを追加挿入するのは困難な場合が多く，大型の動脈瘤では初めから2本以上のマイクロカテーテルを用いるのが有用である．

内頚動脈眼動脈分岐部動脈瘤

- サイフォン部から上向きに突出する典型的な眼動脈瘤の場合は，S字形状のマイクロカテーテルが合致することが多い（図3）．

Pitfalls 4

ワーキングアングルを用いた動脈瘤内へのマイクロカテーテル挿入は，非常に危険な場合があり注意が必要である．動脈瘤内へのマイクロカテーテルの挿入における観察角度は，動脈瘤と遠位血管の分離が容易でかつ近位母血管と動脈瘤の距離や大きさを正確に描出できる角度であり，母血管とネックの分離は重要な要素ではない．つまり，マイクロカテーテルを安全に挿入できる観察角度とコイル挿入を安全にできる観察角度とは，必ずしも一致しない．

Troubleshooting 5

管球の角度制限により適切なワーキングアングルがとれない場合は，あらかじめ頭部を回旋あるいは後屈させて固定しておくと，うまくいく場合がある．

Tips 6

内頚動脈瘤塞栓の際は，マイクロカテーテル1本のみを用いたシンプルテクニックで塞栓を予定する場合でも，常に術中破裂に備えた器材の準備が必要である．結果的に使用することがなくても，血管閉塞用バルーンを清潔野に準備しておいたり，バルーン付きのガイディングカテーテルを使用しproximal controlとして使用するなど，クリッピングにおけるtemporary clipや近位内頚動脈の確保などと同等の備えが必要である．血管内治療のみを専門としている場合は認識する機会が少ないが，内頚動脈瘤からの出血は時に止血困難で致命的である．

Pitfalls 7

内頚動脈眼動脈分岐部動脈瘤へのマイクロカテーテル誘導の際は，サイフォン部の屈曲を越えた直後に動脈瘤があるため，カテーテルの予想外の先進や動脈瘤内へのjump-inを特に注意する必要がある．マイクロカテーテルが進むときは必ず血管内での走行がout-to-outとなり，抜けるときはin-to-inとなる．この原則を念頭に置いて，手元でのカテーテル操作の動きとX線透視下でのカテーテルの動きがどの程度一致しているのか，カテーテルのたわみが取れた際にどの程度カテーテルが先進するのかを常に把握して，カテーテルを操作する必要がある．

- 動脈瘤の奥行きやサイフォン部の屈曲に応じてS字の大きさを自らシェイピングする必要があるが，場合によっては図4のように，直線に近い形状が合致する場合がある．

内頚動脈窩部動脈瘤

- 多くの場合，動脈瘤はサイフォン部直後に内側下向きに突出するため，C字形状やpig-tailなど強いカーブの形成が必要である（図5）．
- また，二次元的な形状では不安定となりやすいため，C字形状やpig-tailなどの形状にさらに強い三次元的なカーブを加えて対処する．

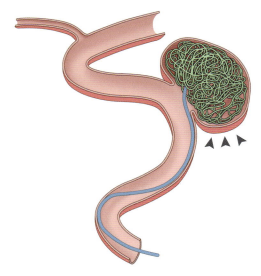

図1. outflow zone（black arrow-head）が粗な塞栓になりやすい大型動脈瘤

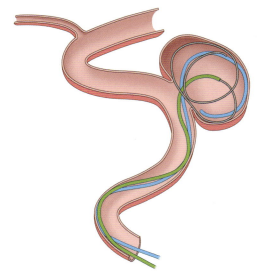

図2. 大型動脈瘤に対するダブルカテーテルテクニックによる塞栓

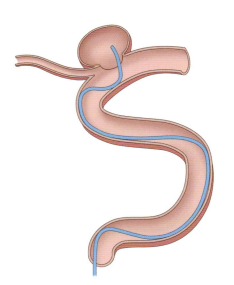

図3. 内頚動脈眼動脈分岐部動脈瘤に対するS字形状のシェイピング

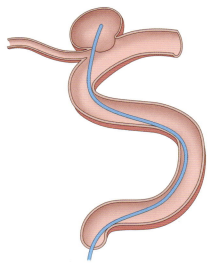

図4. 内頚動脈眼動脈分岐部動脈瘤に対する直線状のシェイプ

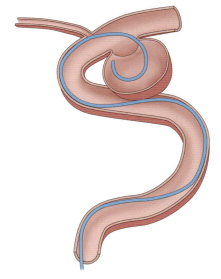

図5. 内頚動脈窩部動脈瘤に対するC字形状のシェイピング

広頚動脈瘤への対処法 ⑧

バルーンアシストテクニック

- 最も一般的なアシストテクニックであるが，バルーンの過拡張による血管破裂という最も致死的な合併症を起こす危険性があり，バルーンカテーテルの構造や操作に精通している必要がある．
- 拡張したバルーンにより，マイクロカテーテルの動きが制限されコイルにかかる負荷が緩衝されないため，挿入したコイルによる動脈瘤外穿孔を起こす危険性がある（図6）．
- SHOURYU®（カネカメディックス社）やTransform®（Stryker社）は，in-deflationがきわめて良好である．過拡張予防のため，バルーンの視認性を重視した造影剤濃度（6：4もしくは7：3）で使用すべきである．

ダブルカテーテルテクニック

- 動脈瘤内に2本のマイクロカテーテルを誘導して，同時あるいは交互に2本のカテーテルからコイルを挿入する．それぞれのコイルを意図的に絡ませながら巻くことで，母血管に逸脱しない強固なframeを形成できる（図7）．
- 広頚動脈瘤のみでなく，複数のドームをもつ動脈瘤の場合，シンプルテクニックでは1本目のコイルの安定性が悪い場合，もしくは大型の動脈瘤で塞栓の終盤に追加塞栓が必要となりうる場合などにも有用である．

ステントアシストテクニック

- コイル塞栓支援用頭蓋内ステントを併用することで，コイル塞栓術の適応範囲が広がった．しかし，異物であるステントを半永久的に正常血管に留置する手技であるという認識が必要であり，その適応は慎重に考慮されるべきである．

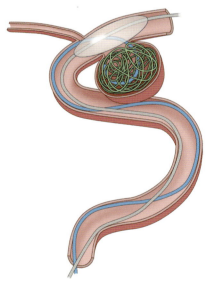

図6. 広頚動脈瘤に対するバルーンアシストテクニックによる塞栓

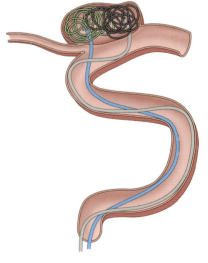

図7. 広頚動脈瘤に対するダブルカテーテルテクニックによるframing

> **Tips 8**
> フローダイバーターに代表されるように脳血管内治療に関する機器の進歩はめざましく，動脈瘤塞栓術に関してもバルーンやステントなどさまざまな機器を併用することが可能になった．しかし，使用する機器が1種類増えるごとにそれにかかわる合併症も1つ増え，使い方を誤ると有用性より危険性のほうが問題となりうる．さまざまな機材を駆使することも必要であるが，マイクロカテーテルの操作やコイルの挿入など，基本的な手技を磨くことを心がけてほしい．

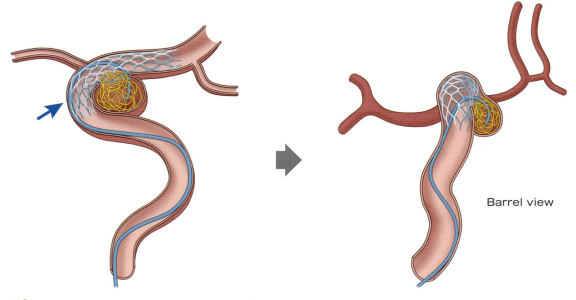

図8. Barrel view が有用な広頚動脈瘤

- 広頚の内頚動脈瘤の場合，母血管と動脈瘤ネックを完全に分離したワーキングアングルをとることが難しい場合が多い．その場合は，ステントが留置される母血管を長軸側から観察する barrel view が有用である（図8）．
- ステント支援下の塞栓の場合，一度マイクロカテーテルがステント外（動脈瘤外）に逸脱してしまうと再挿入が難しい．したがって，手技に習熟するまでは形状記憶の柔軟な短めのコイルを選択するべきである．

Memo 9
LVIS®およびLVIS® Jr. に適合するマイクロカテーテルの内径は，0.021 inch（0.53 mm），0.017 inch（0.43 mm）であり，LVIS® Jr. は Enterprise™ VRD や Neuroform EZ®に比し，より遠位の細い血管系に誘導可能である．

コイル塞栓支援用頭蓋内ステントの選択

- 現在わが国で使用可能なステントは，Enterprise™ VRD・Enterprise™2 VRD（Codman 社），Neuroform EZ®（Stryker 社），LVIS®およびLVIS® Jr.（テルモ社）の3種類である．
- Enterprise™ VRD と Neuroform EZ®の適応は，「外科的手術または塞栓コイル単独のコイル塞栓術では治療困難なワイドネック型（ネック部が4 mm 以上またはドーム/ネック比が2未満）脳動脈瘤のうち，2.5〜4 mm 径の親動脈に最大径7 mm 以上の未破裂脳動脈瘤を有する患者」である．
- 2015年6月1日に保険収載されたLVIS®およびLVIS® Jr. の適応は，上記の動脈瘤のうち「2〜4.5 mm 径の親動脈に最大径5 mm 以上の未破裂脳動脈瘤を有する患者」に拡大された❾．
- Closed-cell stent である Enterprise™ VRD と LVIS®はセルのサイズが小さいため，コイルがステント内に逸脱しづらく塞栓しやすい．しかし，母血管の屈曲が高度な場合は，ステントが血管壁から浮いてしまい，ネックをカバーできなくなる欠点がある❿．
- Open-cell stent である Neuroform EZ®は母血管の屈曲が高度でも血管壁への密着性が良いが，open-cell の特徴としてステントストラットにコイルが絡まり巻き取れなくなる場合があるので，注意が必要である．

Memo 10
Enterprise™ VRD は現在，改良型の Enterprise™ 2 VRD が使用可能である．これはマーカーバンドをタンタルからプラチナタングステン合金に変更することで視認性が向上され，ストラットデザインを変更することで最大拡張径が 4.5 mm から 5 mm に拡大し，また先端を no tip とすることで操作性が向上している．適応条件とサイズバリエーションは，Enterprise™ VRD と同様である．

VI-2 内頚動脈瘤（後交通動脈瘤・前脈絡叢動脈瘤）

長島　久

自然歴（UCAS-Japan 研究の結果[6]より）

内頚動脈後交通動脈分岐部動脈瘤

- 頭蓋内脳動脈瘤の 15.5% を占める．
- 破裂リスクは 1.72% / 年（3〜4 mm：0.41%，5〜6 mm：1%，7〜9 mm：3.19%，10〜24 mm：6.12%，25 mm 以上：126.97% / 年）．
- 破裂リスクは中大脳動脈瘤の 1.9 倍（7 mm 未満の中大脳動脈瘤と比較すると，7 mm 未満で 2.29 倍，7 mm 以上では 17.37 倍）．
- テント上の他部位と比較し，サイズが大きい傾向．

内頚動脈前脈絡叢動脈分岐部動脈瘤

- UCAS-Japan 研究では，内頚動脈後交通動脈分岐部動脈瘤を除く内頚動脈瘤に含まれる．
- 頭蓋内脳動脈瘤の 3.4% を占める．
- 破裂リスクは 0.3% / 年．

特　徴

- 形態的には side wall 型動脈瘤に分類される．
- 内頚動脈後交通動脈分岐部動脈瘤と内頚動脈前脈絡叢動脈分岐部動脈瘤では，自然歴に差がある．

内頚動脈後交通動脈分岐部動脈瘤

- 前交通動脈瘤とともにコイル塞栓術後の再開通率が高い傾向がある[7]．
- 後交通動脈が太い場合，その温存が重要である．
- 後交通動脈の血栓性閉塞や末梢塞栓に伴い，重篤な後遺症を呈する可能性がある．
- 後交通動脈が太い場合には，血栓性閉塞や末梢塞栓に伴うリスクが高まる．
- 後交通動脈起始部が動脈瘤ネックの一部を形成し，血管造影上，動脈瘤ネック部分から後交通動脈が起始する所見を示す症例も多い❶．

Memo 1
血管造影（二次元画像）では後交通動脈が動脈瘤から分岐しているように見えても，後交通動脈起始部周囲の構造を三次元（3D）画像で観察すると，実際に後交通動脈が動脈瘤壁から分岐している例は少なく，後交通動脈の起始部は温存可能な形状であることが多い．

- 後交通動脈が太い内頚動脈後交通動脈分岐部動脈瘤では，side wall 型というよりは terminal 型に近い血行動態となる．

内頚動脈前脈絡叢動脈分岐部動脈瘤

- 動脈瘤により前脈絡叢動脈が圧排され，動脈瘤壁に癒着していることがある．
- 前脈絡叢動脈は複数存在することがあり，前脈絡叢動脈と動脈瘤ネックを血管造影上で分離することは困難なことがある．

ワーキングアングル

内頚動脈後交通動脈分岐部動脈瘤

- 動脈瘤は後外側に突出し，後交通動脈は動脈瘤ネックの近位側，内側から分岐することが多い．
- ワーキングアングルは，動脈瘤ネックを内頚動脈から分離できる斜位と，後交通動脈起始部が動脈瘤ネックから分離できる頭側または尾側（caudal）への振り角を探す．

ワーキングアングル決定の実際

① 正面像から C アームを同側斜位へと傾けていき，動脈瘤ネックが内頚動脈から分離できる斜位を探す．
② 動脈瘤ネックの分離は，3D 画像などを参考に，外側と内側のネックラインがうまく重なる角度を探す❷．
③ 続いて，C アームを尾側に傾けていき，後交通動脈が動脈瘤ネックと分離できる角度を探す（ネック観察ワーキングアングル：図1）．
④ 対側斜位をワーキングアングルとしたほうが後交通動脈起始部と動脈瘤ネックとの分離が良好な場合もある❸（図2）．

> **Tips 2**
> 3D 画像で観察すると，大きな動脈瘤では内頚動脈そのものが変形し，母血管と動脈瘤との区別がつかないが，通常サイズの動脈瘤では，ネック部分に母血管から動脈瘤へと移行する"段"としてネックラインが確認できる．3D 画像で前面と後面のネックラインが重なる角度を確認すると，ワーキングアングルの決定に有効である．

> **Tips 3**
> 対側斜位で，動脈瘤のネックを内頚動脈の短軸方向に観察するワーキングアングルが有用な場合がある．この場合，内頚動脈はいわゆる "barrel view" になるので，長軸方向でも内頚動脈を観察する必要がある．

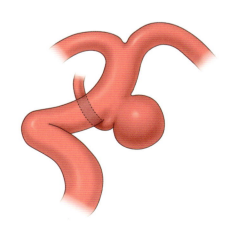

図1 内頚動脈後交通動脈分岐部動脈瘤のワーキングアングルの一例
同側斜位を尾側方向から観察する．後交通動脈は，起始部以外は母血管や動脈瘤と重なり観察困難な場合が多い．

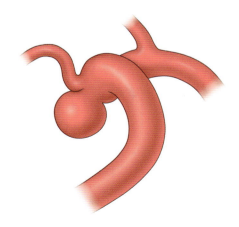

図2 対側斜位のワーキングアングルの一例
動脈瘤ネック部分の内頚動脈が barrel view となるワーキングアングル．この場合，動脈瘤周囲以外のオリエンテーションがつきにくいので，ほかの角度から内頚動脈の長軸方向や全体像を観察する．

複数方向からの観察

- 必要に応じて複数のワーキングアングルを設定し，複数方向から適宜観察を行う．
① ネック観察ワーキングアングルが動脈瘤の短軸方向となる場合には，長軸方向を観察するワーキングアングルも設定する（図3）．
② bleb などのコイル塞栓術実施において観察が必要な所見を認める場合には，これらが確実に観察できるワーキングアングルも設定する．
③ 動脈瘤サイズが大きい場合には，動脈瘤内のコイル分布を確認するためにも複数方向から観察する．
④ Biplane の血管造影装置(DSA)を使用する場合は，側面側の C アームをネック観察ワーキングアングルに用い，正面側の C アームを動脈瘤の前後方向の観察用に設定することが多い．

- コイル塞栓術中は，末梢塞栓の有無を観察するために，後交通動脈の末梢が X 線透視野に含まれるように絞りを調整する❹．

内頚動脈前脈絡叢動脈分岐部動脈瘤

- 動脈瘤は主に後方に突出し，前脈絡叢動脈は動脈瘤近位側から分岐することが多い．
- 前脈絡叢動脈は複数存在することもあり，動脈瘤の内側または外側を走行する．
- ワーキングアングルは，原則として内頚動脈後交通動脈分岐部動脈瘤と同様の，動脈瘤ネックと前脈絡叢動脈の起始部が観察できる方向に設定する．
- 前脈絡叢動脈が細く複数存在するなどの理由で，前脈絡叢動脈起始部の確実な描出が困難な場合も少なくない．
- 前脈絡叢動脈は動脈瘤と重なってしまうことが多いので，前脈絡叢動脈の血栓性閉塞などを把握するために前脈絡叢動脈の末梢が X 線透視野内で確認できるよう，絞りを調整する❹．

カテーテルシェイピング

- 内頚動脈から動脈瘤内に挿入するための先端形状に加え，内頚動脈サイフォン部の形状に合わせた立体的な形状付けが重要である（図4）．
- 内頚動脈サイフォン部の外周に沿って動脈瘤内にカテーテルが留置される状態をイメージして形状付けをする（図5）．

> **Pitfalls 4**
> コイル塞栓術は，拡大した画像の周囲を被曝低減のために絞った視野で行われ，注意が動脈瘤に集中するため，末梢での変化は気づかれにくい．時折広い画面で造影を行い，後交通動脈や前脈絡叢動脈末梢の描出状況を確認する．

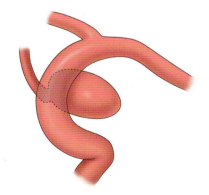

図3 動脈瘤の長軸像を観察するワーキングアングルの一例
動脈瘤の形状によっては，ワーキングアングルでは動脈瘤を短軸方向で観察することとなる．この場合，ほかの角度から動脈瘤の長軸方向の観察を行う．

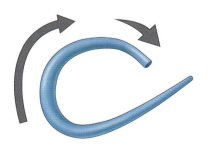

図4 マイクロカテーテルのシェイピング
内頚動脈の C3 部に対応する形状を付け，先端に動脈瘤の内頚動脈からの突出方向を考えた形状付けをする．

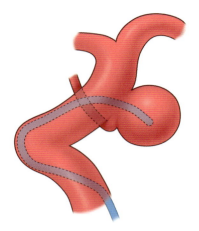
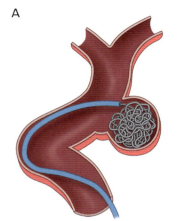

図 5. 内頚動脈内のカテーテルの走行
マイクロカテーテルは，母血管の屈曲の外周に沿って挿入される．

図 6. カテーテルの先端形状とカテーテルキックバック
A：マイクロカテーテル先端は，コイル塞栓術の後半で動脈瘤ネック遠位側にキックバックされる．B：プリシェイプのJ型や半径の小さな形状は，内頚動脈末梢側に押し出されやすい．

- 内頚動脈サイフォン部に対応する形状付けは，カテーテルコントロールのために緩やかで大きなカーブとする．
- 先端部形状は，サイフォン部に沿って留置されたカテーテルを動脈瘤方向に向けることを意識して形状付けをする．

コイル塞栓術の実際

内頚動脈後交通動脈分岐部動脈瘤のコイル塞栓術

- 後交通動脈の閉塞や血栓形成を防ぐために，後交通動脈起始部近傍のコイル形状や充填状況に留意する❺．
- コイル塞栓術の後半では，マイクロカテーテル先端が動脈瘤ネックの遠位側にキックバックされる傾向がある❻（図6）．

カテーテルコントロール

- マイクロカテーテルを挿入しても，カテーテルが母血管の外彎に沿った状態にならないと，先端は前進しない．
- マイクロカテーテルを引き戻しても，カテーテルが内彎側に移動するまで引き戻さないと，先端は動かない．
- マイクロカテーテルの挿入・引き戻し後にコイルを挿入すると，マイクロカテーテルの母血管内の変位などに伴い，予想外に先端が移動することがある．
- カテーテルコントロール後のコイル挿入は，コイル挿入に伴うカテーテルの動きを念頭に置いて行う．

- 後交通動脈の温存のために動脈瘤ネック周囲の閉塞が不十分となりやすく，再開通率も比較的高いので，アシストテクニックを積極的に使用する．
- コイル塞栓術に際しては，ネック観察ワーキングアングルだけでなく，複数の方向から動脈瘤内のコイルの分布や充填状況を観察する❼．

> **Tips 5**
> 後交通動脈起始部が動脈瘤のネック近傍にあっても，後交通動脈そのものが動脈瘤から直接分岐していることは少なく，温存可能な形状であることが多い．後交通動脈起始部にフレームコイルが突出したり，充填に従い後交通動脈起始部近傍に過剰にコイルが挿入されたりすると，血栓性閉塞などを起こしやすくなる．

> **Tips 6**
> マイクロカテーテル先端が動脈瘤ネックの遠位側にキックバックされることで，動脈瘤のinflow zoneがより確実に閉塞できる．プリシェイプのJ型や半径の小さな先端形状は，コイル塞栓術前半ではマイクロカテーテルの留置や操作が容易な反面，キックバックされたカテーテルが内頚動脈の末梢側にたわんでしまい，inflow zoneの閉塞に苦労することがある（図6）．

> **Pitfalls 7**
> ネック観察ワーキングアングルで均等にコイルが分布しているように見えても，別の方向から観察すると分布が不均等になっていることがある．不均等なコイル分布により動脈瘤内側の閉塞が不十分となりやすく，晩期の再開通や再増大につながる．

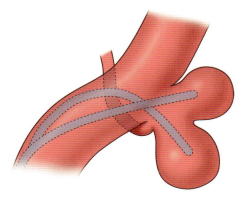
図7. ダブルカテーテルテクニック
複雑な形状や多葉型の動脈瘤の閉塞に有用．

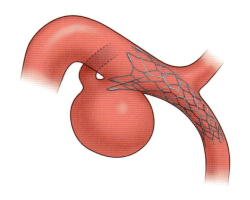
図8. 後交通動脈起始部温存のための"部分ステント法"
VRDの近位端を意図的に動脈瘤ネック内に留置し，VRD断端のフレア構造を利用して動脈瘤ネックを形成．

内頸動脈前脈絡叢動脈分岐部動脈瘤のコイル塞栓術

- 前脈絡叢動脈の血栓性閉塞などに注意を払いつつコイル塞栓術を行うことが重要である❽．

アシストテクニック

バルーンリモデリングテクニック

- 後交通動脈起始部を温存しつつ動脈瘤を確実に閉塞するために，バルーンによるリモデリングテクニックが有用である．
- Scepter XC®（テルモ社）などのコンプライアンスの高い（軟らかい）バルーンを用いることで，後交通動脈起始部を保護しつつ閉塞することが可能となる．
- バルーンカテーテル留置に伴い，マイクロカテーテルの動きが制限される．
- バルーンを拡張することでマイクロカテーテルが固定され，コイルの安定した挿入が可能になる❾．

ダブルカテーテルテクニック

- 複雑な形状や多葉型の動脈瘤の閉塞には，ダブルカテーテルテクニックが有用である❿（図7）．
- 後交通動脈にマイクロカテーテルを1本留置した状態で塞栓を行う"マイクロカテーテルアシスト法"が有用な場合がある．

ステント（vascular remodeling device：VRD）アシストテクニック

- VRDでは後交通動脈起始部の温存が困難となる場合が多いため，内頸動脈後交通動脈分岐部動脈瘤でVRDが有用となることは少ない．
- 後交通動脈起始部の温存が困難な症例において，VRDの近位端を動脈瘤ネック内に意図的に留置し，VRD断端のフレア構造を利用して動脈瘤のネック形状を変更する"部分ステント法"などの工夫が有用な場合もある[8)]（図8）．

> **Troubleshooting 8**
> 前脈絡叢動脈は起始部の確実な同定や十分な観察が困難である場合も多いので，前脈絡叢動脈の描出の程度（濃度）や造影タイミングの変化（遅れ）などに注意を払って観察する．

> **Troubleshooting 9**
> バルーンを拡張した状態でのコイル挿入に際しては，マイクロカテーテルの動きがバルーンによって妨げられ，コイルが予想外の部分に挿入されたり，動脈瘤壁に対する負荷が強くなったりするので，コイルの挿入部位や動きを慎重に観察する．

> **Memo 10**
> 動脈瘤内にマイクロカテーテルを2本留置した後にコイルを挿入すると，他方のマイクロカテーテルにコイルの動きが影響され，シングルカテーテルとは異なる形状のコイル塊が形成される．マイクロカテーテル1本のほうが良好なフレームが形成できるときは，カテーテル1本で目的とするフレームを形成した後に，他方のカテーテルをフレーム内に挿入する．

VI-3 中大脳動脈瘤

江面正幸

治療選択

開頭クリッピング術かコイル塞栓術か

- 中大脳動脈瘤は，相対的にネックが広い動脈瘤が多い，開頭術では浅い位置にある，コイル塞栓術ではネックを分離できる角度がとりにくいことがあるなどの理由により，全身合併症などの制約がない限り開頭クリッピング術が選択されることが多い．
- コイル塞栓術における近年の技術革新はめざましく，さまざまなコイルやコイル塞栓支援デバイスが開発されている．
- このため，開頭クリッピング術を行い難くコイルで対処せざるを得ない状況で，ある程度以上の不完全塞栓を許容できるならば，多くの動脈瘤はコイル塞栓術で対処できる．

コイル塞栓術の絶対適応

- 中大脳動脈瘤の治療において，コイル塞栓術が開頭クリッピング術に勝る点は，局所麻酔でも施行できることである．これが唯一の利点と言っても過言でない．
- このため根治治療が必要な症例において，全身麻酔が障壁になるような場合はコイル塞栓術の絶対適応となる．

コイル塞栓術の相対適応

- 患者本人や家族の希望❶．
- 破裂急性期例において，脳血管攣縮を合併している場合．このうち，内頸動脈やM1に脳血管攣縮があり，それに対しても血管内治療が必要な場合は，絶対適応に近い（図1）．
- 破裂急性期例において，多発性動脈瘤で両方の動脈瘤に破裂の疑いがあり，かつ中大脳動脈瘤ではないほうの動脈瘤はコイル塞栓術が適応となる場合（同側内頸動脈瘤や脳底動脈瘤との合併など）（図2）．
- 未破裂例において，ほかの合併病変が血管内治療の適応であり，それと同時治療が可能な場合❷（図3）．

> **Pitfalls 1**
> 医療知識のない市民レベルの判断には，単に髪の毛を切られたくないなど，医療者レベルとは大きな乖離があることがある．そのため，十分なインフォームドコンセントのもと，正しい判断をされることが前提である．

> **Tips 2**
> 例えば，症候性の右内頸動脈狭窄症をCASで治療する方針で同じ側に中大脳動脈瘤がある症例の場合，CASを行うと動脈瘤への血流は増加するのでCASと同時に動脈瘤根治を行えることは，コイル塞栓術の大きな利点といえる．

脳動脈瘤コイル塞栓術 VI

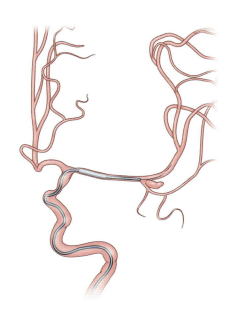

図1. くも膜下出血亜急性期，脳血管攣縮合併例
脳血管攣縮に対する血管形成術を行い，引き続き中大脳動脈瘤のコイル塞栓術を施行する．

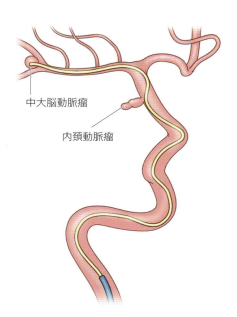

図2. 右に強いくも膜下出血急性期例
遠位側の中大脳動脈瘤を最初に塞栓し，引き続き内頚動脈瘤を塞栓した．

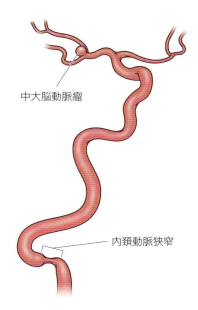

図3. 内頚動脈狭窄症と，同側中大脳動脈瘤の合併例
最初に中大脳動脈瘤の塞栓を行い，引き続き頚動脈ステント留置術を行った．

セッティング

術前処置

- 未破裂例においては，抗血小板薬を事前投与しておく．

麻酔

- 麻酔は施設の事情によって柔軟に対応する．
- 破裂急性期例の場合は全身麻酔が望ましい．

動脈穿刺

- 通常の大腿動脈穿刺を行う．
- 右病変では，右上腕動脈穿刺も有用である．
- 使用予定の親カテーテルに合ったシースを留置する．

全身ヘパリン化

- 未破裂例においては，シースが入ったあと ACT 値が 2 倍になることを目標に全身ヘパリン化を開始する．
- 破裂急性期例でも同様の方法が標準である．しかし，最初の血管撮影で造影剤の血管外漏出が確認されるなどの要因で，ヘパリン化を遅らせたり，行わなかったりする場合もある．

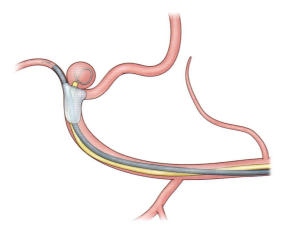

図 4. Supercompliant balloon を使用した塞栓術
一方の分枝内でバルーンを拡張しているが，バルーンが柔らかくフリースペースに膨らむ性質があるため，他方の分枝の温存にも寄与している．

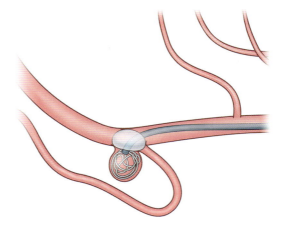

図 5. スーパー政宗を使用した塞栓術
スーパー政宗は，バルーンカテーテルであると同時にコイル留置用のマイクロカテーテルとしても使用可能である．1 本のスーパー政宗で，バルーンアシストとコイル留置の両方を行うことができる．

デバイス

親カテーテル

- 6 Fr ガイディングカテーテルが標準である．
- ただし，コイル用カテーテルのみを使用するのであれば 4 Fr で対応可能なので，6 Fr と 4 Fr のコアキシアルにする，あるいは上腕から 4 Fr を挿入するなどのバリエーションがある．
- サポート力を高めるため，8 Fr と 6 Fr のコアキシアルにする，あるいはマイクロカテーテルを 3 本以上入れるため（ダブルカテーテル＋バルーンなど）8 Fr ガイディングカテーテルを入れるなどの選択肢もある❸．

マイクロカテーテル

- 10 カテーテルが標準である❹．

アシストバルーン

- 中大脳動脈瘤のネックは相対的に広いことが多く，アシストバルーンは有用である．
- M1－M2 分岐部では，両方の M2 をプロテクションしたい場面が多く，一方の分枝に誘導しておき他方の分枝もプロテクションができる，supercompliant balloon が適している[9, 10]❺（図 4，図 5）．

ステント

- ステントも有力な支援デバイスである[11]（図 6）．しかし，M2 の径は保険適用上のステントが留置可能な必要最小径（2 mm）よりも小さいことが多く，ステント内血栓症を通常以上に考慮する必要がある．
- 動脈瘤コイル塞栓支援用ステントとしては，Enterprise™ VRD（Johnson & Johnson 社）と，

Memo 3
中大脳動脈は内頸動脈終末部でなめらかに分岐するので，中大脳動脈瘤にアプローチするには，前交通動脈瘤の場合よりもサポート力を必要としないことが多い．

Memo 4
中大脳動脈瘤では 18 コイルを使用する機会は少なく，10 カテーテルが入っていれば対応可能なことが多い．

Memo 5
Supercompliant balloon には，HyperForm™（Medtronic 社），スーパー政宗（富士システムズ社），Scepter XC®（MicroVention 社）などがある．HyperForm™ は先端孔をガイドワイヤーでロックするタイプのシングルルーメンであり，後二者はバルーンルーメンとガイドワイヤールーメンが分離しているダブルルーメンである．

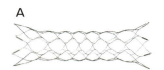 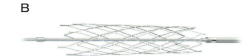 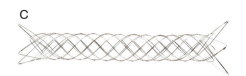

図.6 動脈瘤コイル塞栓術支援用ステント
A：Enterprise™ VRD．すべての strut が丸みを帯びたひし形を呈している． B：Neuroform EZ®．帯状の波型のリングが円柱状に並べられており，各リングは3ヵ所で結合されることにより一体化されている． C：LVIS® Jr．strut がひし形であるところは Enterprise™ に似ているが，ブレードを編み込んでいるため目が細かい．また編み込み型のため，ステントの形状を意識的にコントロールしやすい．

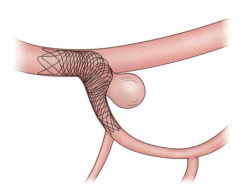

図.7 LVIS® Jr. 使用例
この症例では，ステントを押し込みぎみに置くことにより，ステントを置いていないほうの分枝もステントでカバーすることができた．

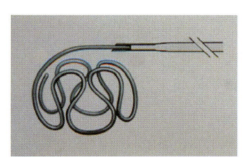

図.8 3D コイル
形状記憶によって，ある程度自律的に立体形状を形成する．

> **Memo 6**
> Neuroform EZ® は，最小適合血管径が 2 mm であるが，ガイディングマイクロカテーテルの先端径が 2.7 Fr とやや太い．一方，Enterprise™ VRD はガイディングマイクロカテーテル先端径は 2.3 Fr であるが，最小適合血管径が 2.5 mm である．中大脳動脈瘤に対しての使用は両者一長一短である．

> **Memo 7**
> Low-profile visualized intraluminal support device (LVIS®) Jr. は 2015 年 7 月に国内で使用可能となった．low-profile であり，中大脳動脈瘤には使いやすいデバイスと思われる．LVIS® Jr. は Scepter バルーンカテーテルから入れることができるので，最初はバルーンアシストで塞栓を行い，その後そのバルーンを使用してステントを留置することができる．

Neuroform EZ®（Stryker 社）がある❻．
- これらに加え，最近発売された LVIS® Jr.（MicroVention / テルモ社）はかなり有力なデバイスである[12]❼（図7）．
- M1−M2 分岐部動脈瘤で，両方の M2 にステントを留置する Y ステントというテクニックがあるが[13]，塞栓性合併症のリスクが高まるため，適応に関しては慎重を期すべきである．

コイル

- 各種のコイルが使用可能である．
- 広頚の動脈瘤が多いので，framing coil としては立体形状の 3D 系統のコイルが有用なことが多い❽（図8）．

> **Memo 8**
> コイルは，初期の外枠を形成するもの（framing coil），中盤の内部を充填するもの（filling coil），終盤のネック付近を充填するもの（finishing coil）に分類される．framing coil の選択はその塞栓術の成否を大きく左右するため，特に重要である．filling coil にはあまり形を主張せず，自律的に空隙に広がるようなコイルを選択する．finishing coil には，柔らかいコイルを使用する．Target® Nano（Stryker 社），ED coil（カネカメディックス社），MicroPlex® HyperSoft 3D（MicroVention 社）などがある．

手技

ワーキングアングル

- 3D-DSA で検討する．

- 基本的には，ネックが分離できる角度がよい**❾**．
- バイプレーン機器の場合，ネックの確認のために用いるX線管球はどちらか一方であるので，他方は別の目的に使用する**❿**．

コイルの挿入

- コイルの挿入は，ロードマッピング下に行う．
- 最初のコイルは，DSAをリファレンスとしたロードマッピング画像を使用する．
- 2本目以降のコイル挿入に際しても同様の画像を使用するが，造影剤を入れずに画像を作成して（ブランクロードマップ），新たに入ったコイルの分布を確認する方法も有用である**⓫**．
- バイプレーン機器では，バイプレーンロードマップが可能である．術者が監視できる画面は一方であるが，助手以下は別の画面を確認できる．そのため，バイプレーンロードマップを基本とし，術者と助手が監視する画面を別にして，役割分担するとよい．
- バルーンを使用する場合は，適宜エダラボンの静注を考慮する．

コイル挿入の終了

- コイル挿入の終盤では，柔らかい finishing coil を使用する．
- 最終盤では2 cm程度の短いコイルを挿入するが，それでもマイクロカテーテルの先端が母血管に戻される状況となる．これをどうにか入れきると終了の状況が近い．
- まだ入る可能性を考えて，2 cmもしくは1 cmのコイルを挿入してみて，完全には入りきらない，あるいは完全に入りきったがマイクロカテーテルの先端は明らかに母血管側に戻されている，という状況が終了のタイミングである．
- 完全に入りきらない場合は，そのコイルを抜去する．完全に入りきったがマイクロカテーテルの先端は明らかに母血管側に戻されている状況では，そのコイルは留置し手技を終了する．

術後管理

ヘパリンの中和

- 破裂急性期例では，終了後にヘパリンを中和する．
- 未破裂例では，テイパリングオフとする．

抗血小板薬

- 施設ごとに定めた抗血小板療法を行う．

Tips 9
塞栓術のワーキングアングルは，同じ動脈瘤でも使用するデバイスや塞栓の進行状況によって変化する．例えばシンプルテクニックであれば，両方のM2の確認が必要な場合でも，一方のM2にステントを入れてしまえば，コイル挿入中に確認が必要なのは他方のM2となる．その場合はステントが入ったM2を確認する必要はほとんどなく，ワーキングアングルは他方のM2を確認できるアングルとなる．

Memo 10
術中の透視で最も必要なのは母血管の温存であるが，確認が必要なことはほかにも多くある．親カテーテルが落ちてこないか，セカンドマーカーの確認，バルーンアシストの際ガイドワイヤーの先端が血管に当たっていないか，などである．バイプレーン機器では，母血管を確認しないほうの管球で，その症例において母血管の次に重要な事項を確認する．確認したい内容によって，拡大率も異なる．

Tips 11
ロードマップは，実際の透視画像からあらかじめ収集したマスク画像を差し引いて差分を表示する技術である．マスク画像に血管情報があれば，その部分のみが血管画像として映し出される．透視画像をマスク画像とすると，両者の差分がないので真っ白な画像が映し出される．この状況でコイルを挿入すると，コイルが入った部分が黒くトレースされコイルの分布が描出される．

VI-4 前交通動脈瘤・前大脳動脈瘤

田中美千裕

前交通動脈の発生と解剖

発 生

- 前大脳動脈は系統発生上，原始哺乳類からよく発達してきた古い脳動脈であり，旧皮質（paleocortex）の形成上重要な基軸動脈である．
- 大脳新皮質の急速な発達を遂げたヒトにおいて，前大脳動脈は新皮質（neopallium）の形成や発達にも重要な動脈である．
- 一方，中大脳動脈は lateral striate artery から発生してくる前大脳動脈や前脈絡叢動脈よりも新しい動脈であり，前大脳動脈の分枝と考えられている．
- これは，胎生期（体長 7〜12 mm）では前脈絡叢動脈のほうが，中大脳動脈よりも太く発達していることからもうかがえる．

叢形成と癒合

- 胎生の初期に，左右の前大脳動脈は叢（plexus）を形成しながら互いに架橋し，前交通動脈を形成する．
- この multichanneled vascular network の癒合により形成されるため，無形成はほとんど認められないが，窓形成（fenestration），duplication，triplication，plexiform などさまざまなバリエーションが認められる[14]．
- 特に窓形成は前交通動脈瘤のリスクファクターとされ，動脈瘤手術時の顕微鏡下での観察や，最新の MD-CT や cone beam CT 画像において，高い確率で窓形成が検出される．
- 剖検例では duplication が 30％前後で認められ，前大脳動脈が 3 本存在する triplication も 10％前後存在する．
- A1-A2 junction 周辺は原始動脈叢が癒合と退縮を経て発生するので，fenestration が多くみられる．

微小解剖

- 前交通動脈の直径は平均 1.2〜1.5 mm，長さは平均 2〜3 mm（0.3〜7.0 mm）であり，その径は 1.5 mm 以下が 44％，1.0 mm 以下が 16％と報告されている[15]．
- この直径は，A1 の径の左右差（発達度）に影響される．
- 具体的には，左右の A1 径の差が 0.5 mm 以下では，前交通動脈の径は 1.2 mm 程度とやや低形成となるが，左右の A1 径の差が 0.5 mm を超えると，前交通動脈径は 2.5 mm 程度に

拡張する．
- これは，前大脳動脈遠位部の皮質枝領域の血流を維持するうえで，A1に左右差があると，A1の低形成側の前大脳動脈遠位部への血流供給のために前交通動脈部の血流が増加するからである．
- 左右のA1が均等に発達している場合には，前交通動脈を介した血流が少ないことに起因する．

前交通動脈近傍の分枝

Heubner反回動脈（recurrent artery of Heubner）❶❷

- A1からA2へ移行する部位の外側壁より起始し，A2起始が78％，A1起始が14％，A1-A2 junctionからの起始が8％程度あると報告されている．
- Heubner反回動脈は尾状核（caudate nucleus），被殻（putamen），内包の低位前脚（anterior limb of the internal capsule）のsubpallium regionを栄養する重要な動脈である（図1）．
- この動脈梗塞では，上肢に強い麻痺をきたすことが知られている．
- Heubner反回動脈のバリエーションとして，主要な1本が28％，2本存在するものが48％，3～4本認めるものが24％ある．
- おのおの前有孔質から入って基底核に至るものや，そのままシルビウス裂の深部を通って前頭葉の皮質枝に至るものなどがある[15,16]．

前交通動脈瘤の疫学

- 頭蓋内脳動脈瘤の30％を占め，中大脳動脈瘤や内頚動脈瘤などと合併している多発脳動脈瘤の場合，破裂のリスクが最も高いのが前交通動脈瘤である．
- UCAS Japanのデータによると，前交通動脈瘤の年間破裂率（95％ CI：confidence interval）は，3～4 mmは0.90（0.45 － 1.80），5～6 mmは0.75（0.28 － 2.02），7～9 mmは1.97（0.82 － 4.76），10～24 mmは5.24（197 － 13.95），≧25 mmは39.77（9.95 － 159.00）であり，3～4 mmでは後交通動脈瘤より高い破裂率となっている[17]．

Tips 1
脳動脈瘤の治療成績と患者の術後QOLは，穿通枝をいかに温存できるかにかかっている．DSA所見を十分に検討し，前交通動脈近傍の機能解剖学を熟知したうえで塞栓術を行う必要がある．

Memo 2

Heubner反回動脈について
1872年，小児科医であったHeubnerは学位論文のなかで，前大脳動脈A2部の起始部近傍より起始し，線条体内側へA1の走行に逆行するように至り，尾状核頭部，被殻および淡蒼球腹側下部および視床下部の腹側や前交連の内側を支配する特徴的な動脈が存在することを報告した．

Heubnerは小児科医だった
Johann Otto Leonhard Heubner（1843～1926）は近代小児科学の先駆者として活躍．小児感染症学，消化器・腎疾患などで多くの業績をあげ，ドイツの大学で初の小児科教授となった．

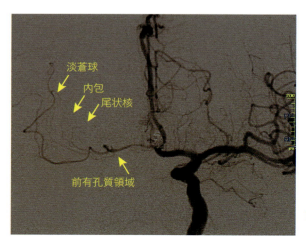

図1　Heubner反回動脈の灌流領域

- 動脈瘤に daughter aneurysm が認められたり，分葉（lobulation）を形成している場合，破裂リスクが高まる❸（図2）.

前交通動脈周辺の穿通枝

- 前交通動脈より起始する穿通枝（perforators）は，以下の3つのグループに分けられる．

脳梁下部への枝（図3）

- 単一の大きい分枝（平均径0.5 mm）．
- 前交通動脈の後および後上方より起始する分枝．
- 脳梁中央を走行する動脈に相同する分枝と，奇前大脳動脈で，脳梁膝部を越えないもの．

脳梁吻側部周囲への動脈支配

- 透明中隔，終板傍回，脳梁下野．
- 前交通，脳弓柱，終板．
- 脳梁吻側部と脳梁膝部．

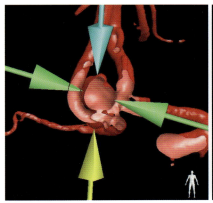
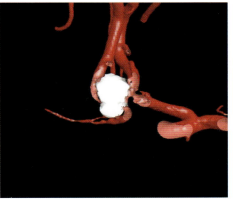

図2．前交通動脈瘤 3D 回転 DSA 像
分葉に対する塞栓術では，真の前交通動脈と両側 A2 起始部および Heubner 反回動脈の起始部を同定することが重要である．

Memo 3
くも膜下出血症例で，CT 上，出血の分布に左右差がなく，かつ，脳底動脈先端部動脈瘤と前交通動脈瘤を有している場合（多発脳動脈瘤），前交通動脈瘤が破裂している確率がやや高い．

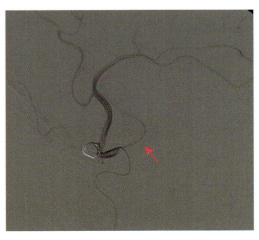
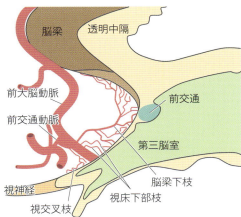

図3．超選択的血管撮影　側面像
前交通動脈近傍からのマイクロカテーテルによる造影．脳梁下枝（→）が描出されている．

視床下部枝

- 平均3.2本（平均径0.19 mm）．

視交叉枝

- 視交叉に至る小さな枝（平均径0.1 mm）．

- 上記3つのグループはいずれも重要な穿通枝であり，障害されると意識障害，視野障害，記憶・記銘力の障害などをきたす．

前交通動脈瘤・前大脳動脈瘤の治療において必要な画像

- 前交通動脈瘤は周辺解剖の複雑さとfenestrationなどのバリエーションの多さから，三次元的な構造を把握するには3D画像が有用である．
- 特に，左右のA1・A2が確実に描出される3D-CT画像が有用である[18]（図4）．
- 一方，脳血管撮影の場合，通常の内頚動脈撮像では一側ずつしか撮像できない．そのため，前交通動脈周囲では対側からの血流により造影剤が希釈され，関心領域の描出が不良となることが多い．
- 脳血管撮影時には適宜，対側の頚動脈を用手的に圧迫（Matas test）するなどして，前交通動脈を描出する工夫が必要である．
- 視床下部動脈，脳梁下部への枝などの細いが重要な穿通枝の描出には，high resolution cone beam CTも有用である❹．

前大脳動脈A1部に発生する動脈瘤

前大脳動脈A1部に発生する病変

- 前大脳動脈A1部に動脈瘤が発生することはきわめてまれであるが，この部位にはfenestrationや解離性動脈瘤が存在する場合がある（図5）．

> **Pitfalls 4**
> 前大脳動脈遠位部の動脈瘤は，MRAなどの画像であると3D再構成したときの関心領域から外れてしまい，スクリーニング検査でも検出されないことが多いので注意を要する．また，通常の脳血管撮影でも，Willis動脈輪近傍ばかり注視すると見逃す可能性があるので気をつけたい．

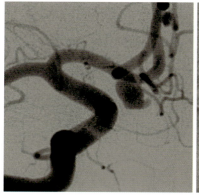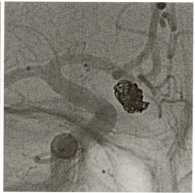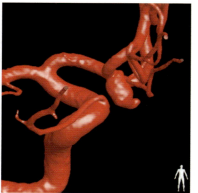

図4．前交通動脈破裂動脈瘤に対するコイル塞栓術DSAと3D-RA画像
3D-RA画像をもとに，適切なワーキングアングルを求めて，ロードマップを作ることが重要である．

前大脳動脈遠位部に発生する病変

- A2 より遠位，特に脳梁周囲動脈にできる動脈瘤は，解離性の可能性が高い．
- 特に，閉鎖性頭部外傷後に発生する動脈瘤は前大脳動脈の遠位部に多い．この部位は大脳鎌（falx）近傍に位置することから，組織的には解離性の動脈瘤である．
- 明らかな頭部外傷の既往がなくても発生することがある．

前交通動脈瘤へのカテーテルアプローチ

- 前交通動脈は周辺解剖の複雑さに加え，遠位での操作になることから，ほかの動脈瘤と同様，ガイディングカテーテルの安定性が重要となる．
- ガイディングカテーテルの先端は内頸動脈の遠位まで可及的に上げて，安定性をもたせる．
- さらにセルリアン（メディキット社）などのカテーテルを同軸に使用して，マイクロカテーテルの支持性を高める工夫が有用となる．
- マイクロガイドワイヤーは可能な限り，A2 の遠位側に誘導する．
- マイクロカテーテルの先端も安全な A2 に誘導したうえで，ゆっくり引いてくる途中で，マイクロカテーテルの先端が動脈瘤内に入るのが安全で理想である．

前交通動脈瘤コイル塞栓術のためのセットアップ

ワーキングアングルの重要性

- 前交通動脈瘤コイル塞栓術は，両側の A2 および前交通動脈そのものを温存しながら，いかに可及的に動脈瘤内を塞栓できるかが重要である．

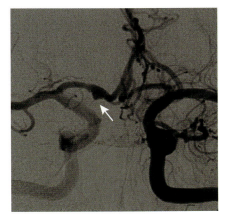

図5 右前大脳動脈 A1 部の解離性動脈瘤
壁の不整と釣鐘形の異常な拡張を認める．

Memo 5

- 脳血管内治療が比較的安全にできる動脈瘤として，以下の条件が挙げられる．
  ① 内頸動脈と A1 部の角度が相対的に大きく，急峻ではない…マイクロカテーテルを誘導しやすい．
  ② 動脈瘤の頭部が下方を向いている…マイクロカテーテルの安定度が増す．
  ③ A1 の前交通動脈へのベクトルと動脈瘤の頭部の軸が一致している…マイクロカテーテルの先端を動脈瘤内に誘導しやすい．
- 逆に，塞栓術が不向きな前交通動脈瘤は，以下の条件が挙げられる．
  ① 内頸動脈と A1 部の角度が急峻．
  ② 動脈瘤の頭部が上方を向いている…A1 のベクトルに対し，直角に上向きの場合は特にマイクロカテーテルが安定しない．
  ③ fenestration があり，動脈瘤内にマイクロカテーテルの先端を誘導できない．
  ④ A1 の前交通動脈へのベクトルと動脈瘤の頭部の軸が一致していない（図6）．

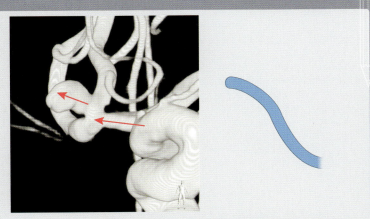

図6 母血管と動脈瘤の基軸にずれがある前交通動脈瘤の 3D 回転 DSA 像
A1 の軸と動脈瘤の頭部の軸がずれている場合，左の A2 遠位部にマイクロカテーテルを誘導後，引いてくる途中で先端が動脈瘤内に入るようにマイクロカテーテル先端のシェイプを工夫する必要がある．

- そのためには，アプローチ側の A1・A2，両側 A2 の起始部，および前交通動脈を同一術野で確認できるワーキングアングルが必要である❻．

頭位ポジショニングの重要性

- 最適なワーキングアングルを得るためには，しばしば患者の頭位を大きく屈曲あるいは伸展させる必要がある．
- 屈曲させるには，X線透過を妨げない素材でできた頭部固定具や枕が必要である．
- 大きく伸展させるためにはX線透過に干渉しない肩枕を入れると，理想のワーキングアングルを得ることができる❼．

> **Tips 6**
> 3D-RA から動脈瘤と両側 A2 の起始部が観察できるワーキングアングルだけでなく，内頚動脈と A1 起始部の角度と位置関係が良好に描出されるアングルも選択しておく．このアングルで作成したロードマップは，マイクロカテーテルを誘導する際に使用する．

必要なデバイスとテクニック

マイクロカテーテル誘導が困難な例に対するアプローチの工夫

- マイクロガイドワイヤーを A2 の遠位に送り込み，支持性を高める．
- マイクロガイドワイヤーの種類やサイズを変えてみる．0.014 inch でうまくいかないときでも，0.010 inch に変更することでカテーテルの追従性が高まることがある．
- 内頚動脈と A1 のなす角度が大きい場合や，それより近位部の内頚動脈の屈曲や動脈硬化性変化が強い場合，マイクロカテーテルが M1 へ流れてしまうことがある．この場合，マイクロガイドワイヤーを十分遠位の A2 に誘導しておく．マイクロカテーテルを進める際にワイヤーを引くことで，角度が若干鈍角となり，マイクロカテーテルの先端が前交通動脈へと進みやすくなる❽❾（図8）．

> **Pitfalls 7**
> - 脳血管撮影において，左右の A1 がほぼ同じ太さの場合，一側の内頚動脈撮影では前交通動脈に十分な造影剤が流入せず，結果として同部の動脈瘤や穿通枝の描出が不良となることが多い．その対策として，より細い A1 と同側の頚動脈を用手的に圧迫（Matas test）しながら撮像を行う必要がある．
> - 3D 回転 DSA では，用手的圧迫ができない場合が多いので，注意を要する．
> - 前述の理由により，前交通動脈周辺の血管描出には，DSA よりも 3D-CT 画像のほうが有用な場合がある．

> **Troubleshooting 8**
> - 術中破裂のリスクが高い動脈瘤は，上方向き，ワイドネックの小さな動脈瘤，ネックから頭部までの長さが 3 mm 以下の小さな動脈瘤などである．術中破裂した場合は，ほかの部位の動脈瘤と同じく，ヘパリンの中和を即時行い，血圧を管理しながら，あせらずに追加のコイルを留置することを目指す．マイクロカテーテルの先端がまだ動脈瘤内に位置していれば，柔らかく短いコイルを数本追加することで容易に止血できる（図7）．
> - 前交通動脈瘤からの術中出血は終板槽や視交叉槽への造影剤流出がみられるが，少量の出血だと，DSA で確認しにくい場合があるので注意を要する．すでに動脈瘤内にある程度コイルが充填されている状態で破裂した場合，短いコイルが追加できればよいが，追加することでかえって傷口を広げる可能性もあるので，挿入時のプッシャーワイヤーの抵抗に常に注意を払いながらコイルを挿入する．1 つでも追加できれば，止血できる場合も多い．

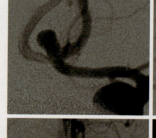
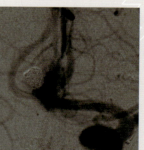
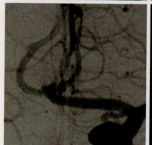
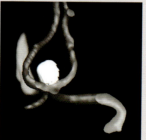

図7　前交通動脈術中破裂
術中破裂したが，2 mm × 2 cm のコイルを追加した時点で出血は止まり，周辺の重要穿通枝も温存された．

- マイクロカテーテルを安全に標的動脈瘤へ挿入するテクニックとして，sheep technique がある（図9）．これは，0.014 inch や 0.010 inch のマイクロガイドワイヤーを A2 の遠位に誘導することにより，前交通動脈瘤と A1，および内頸動脈と A1 のなす角度が相対的に鈍角となり，その後のマイクロカテーテルの誘導を容易にする．
- ダブルカテーテルを用いる場合にも有用である．

> **Tips 9**
> - Simple technique では，内頸動脈－A1 移行部の角度と動脈瘤の向きを考慮に入れて三次元的にシェイプすることで，安定した塞栓術が可能となる．
> - マイクロバルーンを M1 の近位部に誘導しバルーンを拡張させることで，M1 にマイクロカテーテルが流れるのを防ぐ方法がある．
> - Double catheter technique…マイクロカテーテルを 2 本使用し，1 本目のマイクロガイドワイヤーを十分遠位の A2 に誘導しておいて，2 本目のマイクロカテーテルとマイクロガイドワイヤーでアプローチする．1 本目のマイクロガイドワイヤーにテンションを与えることにより，A1 と内頸動脈の角度が鈍角になり，マイクロカテーテルをよりスムーズに誘導できる．先行するマイクロガイドワイヤーに誘導されるように後続のマイクロカテーテルやガイドワイヤーが追従する様子は，羊飼いに誘導される羊に例えて "sheep technique" とも呼ばれる．

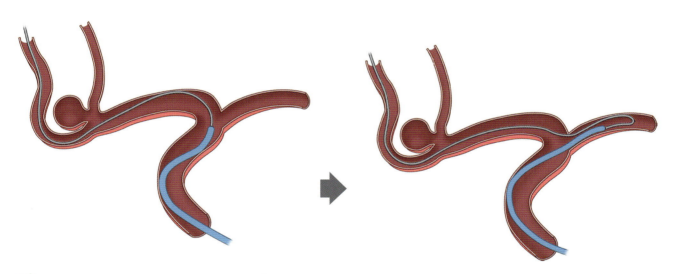

図.8. 前交通動脈瘤に対するマイクロカテーテル誘導
この状態でマイクロカテーテルを押しても，M1 方向へのベクトルとなってしまう．そこで，マイクロガイドワイヤーにテンションを与えることでマイクロカテーテルの先端を A1 側に誘導する．

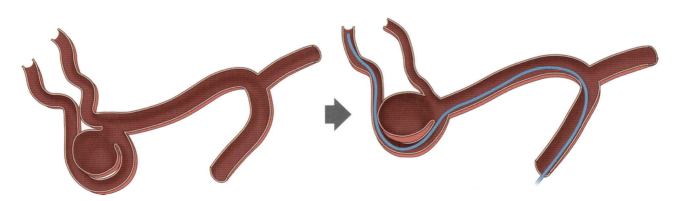

図.9. Sheep technique
先行するマイクロガイドワイヤーにテンションを与えることで，動脈瘤と A1，および内頸動脈と A1 のなす角度が若干鈍角となり，その後のマイクロカテーテルの誘導が容易になる．ダブルカテーテルを用いる場合にも有用である．

まとめ

- 前交通動脈瘤コイル塞栓術において，最適なワーキングアングルを得る工夫と，重要穿通枝の把握が必要である．通常，A1へのアプローチに最適なアングルと，瘤内塞栓時に使用するアングルは異なる．
- バルーンアシストやステントの併用は，標的病変と母血管の偏位とゆがみを引き起こし，穿通枝障害や血管内皮障害のリスクが高まる．術前の3D画像に基づいて，マイクロカテーテルをあらかじめ三次元的にシェイプして，simple technique あるいは double catheter technique のような血管壁に低侵襲なアプローチを駆使して治療することが推奨される．
- 前交通動脈瘤は，fenestration や duplication などのバリエーションの合併頻度が高い．術前に必ず，頸動脈の用手的圧迫下での内頸動脈撮像とMD-CTによる3D画像を参照しながら，治療戦略を立てることが重要である．

VI-5 脳底動脈先端部動脈瘤の血管内治療

宮地 茂

はじめに

- 脳底動脈先端部動脈瘤は，術野の展開，脳の牽引，穿通枝障害などにかかわる開頭クリッピング術の技術的困難性が高いことから，血管内治療への依存度は現在 100％に近い．
- 最近 10 年間のコイル塞栓術の報告例では，59〜71％で完全閉塞が得られ，治療に起因する症候性の合併症は 1.3〜7.6％[19〜21]である．しかし，これらの成績は前世紀の報告例[22]における合併症の割合（5.5〜6.6％）と比較して，必ずしも改善していない．
- 理由としては，後述するステントアシストなどの高度な adjunctive technique が登場し，以前は手がつけられなかった困難症例が治療可能となったものの，それに伴い広柄ネックの遺残や，虚血性合併症もある程度増加していることが挙げられる．
- 全例に完璧な治療結果と良好な予後が得られるのがもちろん理想であるが，技術や戦略の進歩によりハイリスク例を治療可能とし，破裂・再破裂を防げる恩恵は，合併症の発生リスクを相殺して余りあるものと思われる．
- 本稿では，脳底動脈先端部動脈瘤に対する最新の治療法を，特に技術的側面から詳説する．

アクセス

- 他部位の脳動脈瘤塞栓術と同様，6Fr のガイドカテーテルを一方の椎骨動脈に留置し，マイクロカテーテルを動脈瘤まで誘導する．
- アシストデバイスを用いるときは，通常同軸に入れて作業を行う．優位側の椎骨動脈からアプローチすることが多いが，起始部の屈曲やコイリング，アクセスルートの狭窄❶，大動脈弓や鎖骨下動脈の形状や走行，脳底動脈の傾きなどによって，総合的に判断してアクセス側を決定する❷．

> **Tips 1**
> 椎骨動脈が両側とも十分な径がない場合でアシストテクニック（ダブルカテーテル法以外）が必要なときは，両側椎骨動脈から別々の細径ガイドカテーテルを挿入したり，一方を造影用カテーテルとして使用することもある．

戦略とテクニック

- ワーキングアングルの設定は，動脈瘤のネックが最もわかる正面に近い像と両側の後大脳動脈起始部（P1）が同じ高さになるような側面像（可能であれば一側 P1 から対側 P1 が一直線に見通せる view〔tunnel [barrel] view〕）が望ましい．

> **Tips 2**
> カテーテルを 3 本用いるときには，8Fr のガイドカテーテルか両側アプローチで行う．また，高齢者のきわめて動脈硬化が強い大動脈の場合は，経腕アプローチによる右椎骨動脈経由が有用である．椎骨動脈起始部の屈曲やコイリングの強い例では，ガイドカテーテルがウエッジしやすいので注意する．

Simple technique（シングルカテーテル）

- 主に破裂例で，ネックのしっかりある小動脈瘤を治療する場合には，simple なコイリングを行う（図1）.
- 径が 2 mm 程度の極小動脈瘤に対しては，カテーテル先端を動脈瘤外（脳底動脈内）に置いてコントロールし，コイルを慎重に 1〜2 個入れるのみで，十分な止血効果が得られる．

Adjunctive technique

ダブルカテーテル法

- T 字形の脳底動脈と P1 の complex のつきあたりから突出した中〜大型の広柄脳底動脈瘤で有用である．
- 通常は，先端形状の異なる 2 本のカテーテルを動脈瘤内の別の位置に置き，片方から入れたコイルを離脱せず，他方よりそれに絡ませるように 2 個目のコイルを留置して，強固なフレームを形成する（図2A：frame in frame 法）．
- 先行コイルが途中から herniate する場合には，他方のコイルをうまくからませたり，支えとして用いる（scaffold technique）こともある．

塞栓前

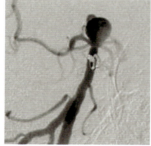 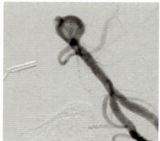 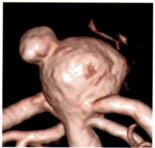

塞栓後

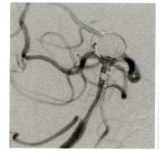 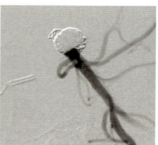 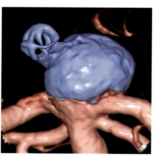

図1. Simple technique で塞栓を行った，bleb を有する破裂動脈瘤

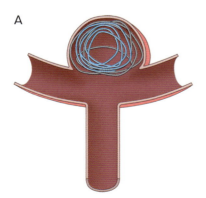 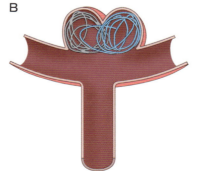

図2. ダブルカテーテル法によるフレームの作り方
A：合体フレーム（frame in frame）．B：2 つのフレーム塊（frame with frame）．

- 動脈瘤の形がダンベル形など2こぶになっている場合には，それぞれのsacの中にカテーテル先端を入れ，別々のフレームを形成する（図2B：frame with frame法）．
- 両側後大脳動脈，上小脳動脈がreversed branch型になっている超広柄動脈瘤（いわゆる"タコ型"動脈瘤）では，動脈瘤のドームの奥側のみヘルメット型に詰める必要があるが，この場合も本法は有用である[23]．

バルーンアシスト法（図3）

- アシストバルーンをネックが乗っている側のP1に置き，コイルの突出を抑え，親動脈や分枝の閉塞を防ぐ方法である❸．
- 両側P1にまたがる動脈瘤の場合には，両側のバルーンアシストを行ったり❹，super

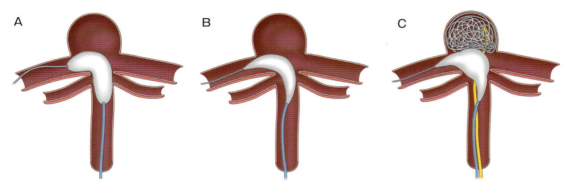

図3．バルーンアシスト法におけるアシストのしかた
A：完全に拡張してネックをカバーする．B：segment assistでネックを形成する．C：herniation techniqueでコイルを押し上げる．

> **Memo 3**
>
> 広柄脳底動脈先端部動脈瘤は，P1がreversed branch型（P1が動脈瘤のネックから下［尾］側にUターンするように分岐するもの）であることが多く，アシストデバイスの誘導はきわめて困難である．この場合には，先端がJ字形のマイクロカテーテルを用いたガイドワイヤーの誘導や，動脈瘤内を一周させてP1に挿入した後，たわみをとる方法（瘤内まわし法）が有用なことがある[23]（図4）．
>
>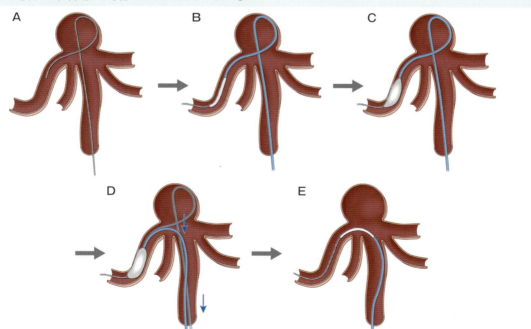
>
> 図4．Reversed branch型の脳底動脈先端部動脈瘤におけるアシストバルーンカテーテルの渡し方（瘤内まわし法）
> A：ワイヤーを動脈瘤内で1回転させて，P1へ挿入する．B：バルーンを追従させてかなり遠位まで送り込む．C：バルーンを拡張させる．D：バルーンをアンカーとして，カテーテルを引き下げて，たわみをとる．E：バルーンを引いて，適切な位置に留置する．

compliant balloon を用いて，バルーンの一部を動脈瘤内または対側 P1 にまで及ぶように過拡張する方法（herniation technique）でネックをカバーすることがある（図3）．

ステントアシスト法（図6）

- Aspect 比が 1 以下の超広柄動脈瘤で，親動脈の確実な温存がバルーンでは困難な場合に用

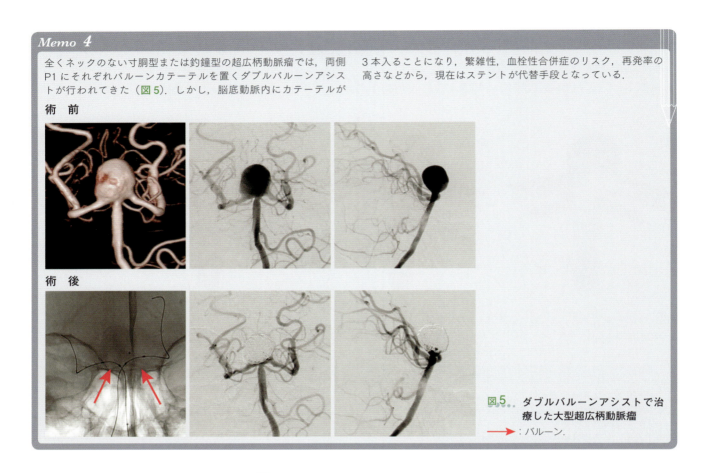

Memo 4

全くネックのない寸胴型または釣鐘型の超広柄動脈瘤では，両側P1 にそれぞれバルーンカテーテルを置くダブルバルーンアシストが行われてきた（図5）．しかし，脳底動脈内にカテーテルが3本入ることになり，繁雑性，血栓性合併症のリスク，再発率の高さなどから，現在はステントが代替手段となっている．

術前

術後

図5．ダブルバルーンアシストで治療した大型超広柄動脈瘤
→：バルーン．

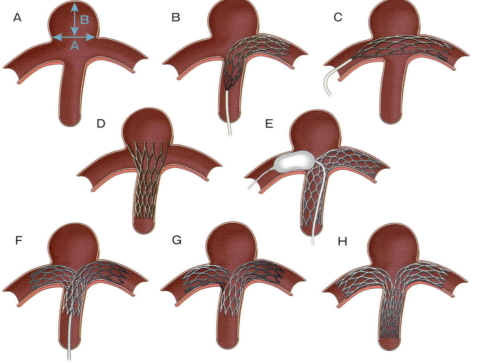

図6．脳底動脈先端部動脈瘤に対するステントアシストテクニック

A：aspect 比＝B/A．B：single-stent．C：horizontal（cross-over）stent．D：waffle cone．E：stent＋balloon．F：Y-stent．G：T-stent．H：kissing stent．

いられる.

- アシストバルーンと同様,ネックの首座がある側のP1から脳底動脈にかけてステントを展開する❺(図7).
- Closed-cell stentであるEnterprise™(Cordis社)またはbraided stentのLVIS®(テルモ/MicroVention社)を用いることが多いが,屈曲の強い場合や対側にもネックがかかっている場合には,open-cell stentであるNeuroform™(Stryker社)を使用することもある.
- 通常は塞栓用のマイクロカテーテルは,あらかじめ動脈瘤内に挿入しておいてからステントを留置する(Jailing法)❻.
- ステント留置後には,留置用カテーテルは抜去するため,同軸でカテーテルをもう1本挿入することができ,ほかのアシストテクニックの併用も可能となる.
- ダブルカテーテル法を併用するときは,支持性の強いマイクロカテーテルをステントのstrutの隙間から動脈瘤内にもう1本挿入する(Trans-cell法).
- バルーンアシスト併用の場合には,最初にバルーンを一方のP1に留置し,その後にTrans-cell法でマイクロカテーテルを入れると,作業しやすい[24](図8).
- 両側P1にまたがる広柄動脈瘤では,特殊な置き方をしたり❼,複数ステントを用いることがある.combination stent techniqueとして,Y-stentとT-stentがある(図6).

Tips 5
Closed-cell stentの場合には,長めのステントを動脈瘤末梢側に多くかけるように留置する.これにより脳底動脈とP1の作る角度がより鈍角となり(straightening),血流がスムーズに後大脳動脈へ向かう(整流効果)ようになり,動脈瘤内への血流のinflowを減じて,再発予防に寄与するといわれている.網目が細かく軟らかいbraided stentでは,親動脈への密着性がよくなるので,整流効果はさらに期待できる.

Tips 6
大型動脈瘤の場合には,Jailing法で挿入したカテーテルを動脈瘤内で一周させ,コイルを挿入しながら次第に詰め戻ってくることで,inflowとoutflow zoneのどちらも密に塞栓することができる(1回転半挿入法〔名古屋巻き〕)[25].

術前

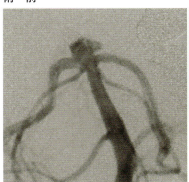
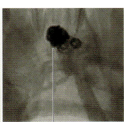

初回留置されたコイル

術後

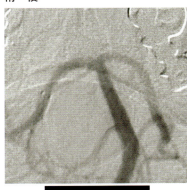
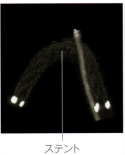
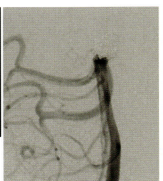

ステント

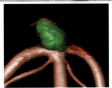
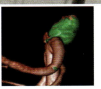

図7. ステントアシストで治療した再発動脈瘤

術前

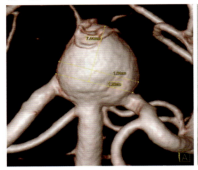
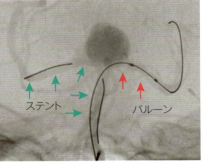

術後

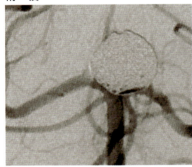
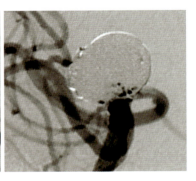

図8. ステント＋バルーンアシストで塞栓した未破裂広柄動脈瘤

> **Memo 7**
>
> 難易度の高い留置法として，horizontal (cross-over) stent technique と waffle cone technique がある（図6）．前者は，後交通動脈経由で一側のP1からネック部を通って，対側P1までステントをかける方法である．解剖学的にかなり特殊な situation が必要なうえ，P1の確保はしやすい反面，整流効果は期待できない．後者はステント末端の flare（ラッパ状に開いた部分）を動脈瘤内に展開し，その strut の開きを利用してコイルを支える方法である．しかし，ステントの中心部は空いているうえ，本来の使用法から逸脱している．ただし terminal type 専用のネックブリッジステントも開発され，臨床応用が始まっている．

- Y-stent は一側P1にかけたステントの網目を通して，対側P1にステントをもう1本わたす．両方のステントの交差部は strut の密度が高く，動脈瘤内への血流抑止効果は高い．しかし，網目を通過するステントは通過部位で砂時計様に変形するため，血流が阻害されて血栓合併症が生じやすい．
- 2本のステントを別々に留置して，脳底動脈内に並べて置く方法（kissing stent）もあるが，サイズ的に無理があり親動脈に過大な負荷がかかるため，現在は行われない．
- ステントの重複による不具合を解消したのが，T-stent である．対側にかける2本目のステントは短めのものを用いて，その尾部がちょうど1本目のステントの背の部分に接するように landing させる．1本目に短いステントを置く場合もある．

Flow diverter と flow disruptor

- Flow diverter は網目がきわめて細かいステントで，整流効果により動脈瘤のみを血栓化させるデバイスである．
- わが国で承認されている Pipeline™（Medtronic 社）は適応部位に含まれないが，今後導入されるほかのデバイスについては適用も検討されている．
- Flow disruptor は flow diverter を丸めたような形状をもち，動脈瘤内に留置することで inflow を阻止する効果をもつ塞栓デバイスである．欧米で臨床試験が行われているが，適用実績はまだ出ていない[23]．

合併症と対処法

術中破裂

- マイクロガイドワイヤーまたはコイルの動脈瘤壁穿通により生じる．動脈瘤内へのアクセス時の穿孔については，アシストバルーンがあればすぐに拡張して動脈瘤口を塞ぐ．

- 穿通したデバイスはそのままにして，可及的速やかにマイクロカテーテルを動脈瘤内にもう1本挿入し，動脈瘤を充填した後，穿通デバイスを抜き去る．
- マイクロカテーテルが動脈瘤の外に出た場合には，動脈瘤外でコイルを少し巻いてから動脈瘤内に引き戻し，残りを穿孔部付近で巻く（サンドイッチ法）．
- 塞栓終盤にフレーム外でコイルが穿通した場合も，同様の処理をする．

虚血性合併症

- 広柄動脈瘤の場合，コイルの血管内突出や血栓の動脈瘤外への押し出しにより，親動脈内に血栓が形成されることがある❽．ヘパリンの強化，オザグレルの急速静注（時に動注）などで対処する❾．
- 破裂動脈瘤では禁忌であるが，未破裂の場合にはウロキナーゼの局所動注が行われることもある．

再 発

- 脳底動脈先端部動脈瘤は terminal type であるため，血行力学的に血流ストレスを受けやすい．塞栓後の再発率は17～35％とされており[19～21]，特に大型広柄動脈瘤の再発率は高い．
- 巨大動脈瘤では塞栓術後に部分血栓化動脈瘤に変化し，コイルは増大した血栓部に沈み込んで体積が徐々に増大する例もある（動脈瘤の悪性転化）[23]．
- 予防としては，tight packing を心がけることと，ステントを用いた整流効果に期待する．
- 圧迫所見（mass effect）による脳幹症状や，中脳水道圧迫による水頭症を呈する例については，減圧，脳室腹腔シャント，トラッピング（＋頭蓋内外バイパス術）も含めた外科的治療，または塞栓術との combination therapy が必要である[23]．

Tips 8
アシストステント内の血栓形成では，薬物による線溶療法に加え，バルーンによる再開通も試みる．再開通が得られない場合には，ステントを重ねることも考慮する．

Memo 9
後交通動脈を介する側副血行が良好で，重要な穿通枝がない場合には，意図的に P1 を sacrifice できる場合もある．血管構築を確かめて，適切に判断する．

VI-6 脳底動脈本幹部・椎骨動脈の動脈瘤に対するコイル塞栓術

松丸祐司

脳底動脈・椎骨動脈の動脈瘤の特徴

- 後頭蓋窩動脈瘤はまれな疾患であるが，バリエーションが多い．
- 症候性動脈瘤は脳幹症状を呈し重篤．
- 脳深部にあること，穿通枝・脳神経が多いことより血管内治療が選択されることが多い．
- 脳動脈瘤の原因として，テント上と比較し血管解離が多い．
- 椎骨動脈は対側が発達していれば治療のために閉塞できるが，脳底動脈はリスクが高い．
- コイルによる母血管閉塞はある程度の距離が必要であり，母血管からの穿通枝閉塞が生じることがある．

脳底動脈

脳底動脈本幹部囊状動脈瘤

- 血管分岐と関係する場合と関係しない場合があるが，多くの囊状動脈瘤は脳底動脈の外側に突出するいわゆる lateral type の動脈瘤である（図1）．
- 動脈瘤のネックが狭い場合，通常L型にシェイプしたマイクロカテーテルからコイルを留置し根治する．
- 動脈瘤がワイドネック型である場合，ダブルカテーテルテクニック❶，バルーンアシストテクニック，ステント併用（図1）を考慮する．
- ステントの併用はコイル塊の維持のみでなく，母血管の走行を直線化し動脈瘤内への血流を減少する血流変更効果が期待され，大型動脈瘤の再発を減らせる可能性がある❷（図2）．
- 巨大動脈瘤や部分血栓化動脈瘤に対してはこれらのテクニックを用いても根治が困難なことが多く，血流改変ステント（フローダイバーターステント）による治療が期待される．しかし，わが国では椎骨脳底動脈部位の動脈瘤には適応がなく❸，海外からもその他の部位に比べ穿通枝に伴う合併症が多いことが報告されている❹．

Pitfalls 1

ダブルカテーテルテクニックを行う場合，各々のマイクロカテーテルが左右の椎骨動脈から挿入されているときに動脈瘤内でコイルが絡まるとコイルの回収が困難になるため，1本のガイディングカテーテルから2本のマイクロカテーテルを導入するほうが安全である．

Pitfalls 2

ステント併用コイル塞栓術は，塞栓術の適応を広げ塞栓状態を安定化するが，遅発性の虚血性合併症や，抗血小板薬による出血性合併症の懸念がある．虚血性合併症は抗血小板薬の減量または終了時に多く，出血性合併症は高血圧の併発例に多い．

Memo 3

フローダイバーターステントであるMedtronic社のPipeline™ Flexフローダイバーターシステムのわが国の適応は，内頚動脈の錐体部から上下垂体部における大型（最大瘤径が10～25 mm）または巨大（最大瘤径が25 mm超），かつワイドネック型（ネック長が4 mm以上）の破裂急性期を除く頭蓋内動脈瘤である．

Memo 4

KallmesらはPipeline™ embolization device を使用した906動脈瘤の治療成績を報告した[26]．神経学的な後遺症と死亡は8.4％で，後頭蓋窩動脈瘤に多く（16.4％），10 mm未満の内頚動脈瘤に少なかった（4.8％）．効果が期待されている後頭蓋窩の巨大動脈瘤に対しての神経学的な後遺症と死亡は40％程度あり，後頭蓋窩動脈瘤はこのデバイスを用いても治療が困難である．

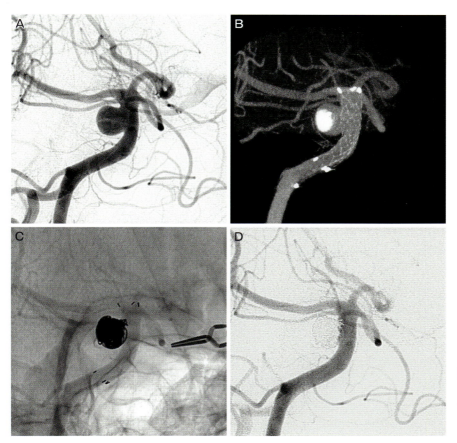

図1 脳底動脈本幹部動脈瘤に対するステント併用コイル塞栓術

動脈瘤はワイドネック型で分岐に関係ない (A). Enterprise™ VRD (B) とコイルを留置し (C), 閉塞した (D).

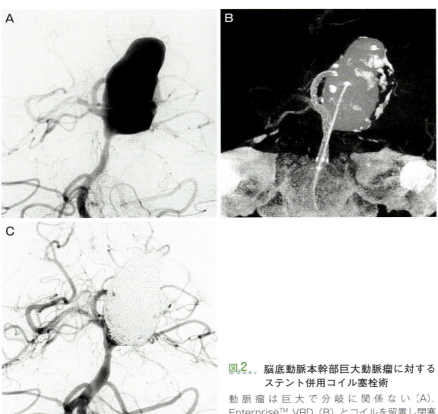

図2 脳底動脈本幹部巨大動脈瘤に対するステント併用コイル塞栓術

動脈瘤は巨大で分岐に関係ない (A). Enterprise™ VRD (B) とコイルを留置し閉塞した (C).

脳底動脈窓形成に伴う動脈瘤

- 脳底動脈は1対の longitudinal neural axis の融合により発生するが，その融合が不完全な部分が窓形成である．同様に発生する前脊髄動脈にもしばしば認められる．
- 脳底動脈では椎骨動脈融合部近くに多発する．
- 脳底動脈の腹側または背側に突出する動脈瘤には，その基部に窓形成があることが多く，terminal type の動脈瘤であることが多い❺（図3）．
- 椎骨動脈融合部の動脈瘤は開頭クリッピングが困難であるため，血管内治療で根治する必要があり，ワイドネック型や大型動脈瘤ではステントを併用し根治を目指す（図4）．

> **Memo 5**
> 脳底動脈の連続性を保ちながら治療上必要であれば窓形成の一部を閉塞することが行われるが，発生学的に各々の脳底動脈には同側脳幹への穿通枝が存在し，必ずしも一側の閉塞は安全ではない．

椎骨動脈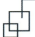

後下小脳動脈分岐部動脈瘤

- 椎骨動脈の囊状動脈瘤のネックは完全に分岐部にあるわけではなく，後下小脳動脈側にあることが多い（図5）．そのため椎骨動脈に留置したバルーンによるバルーンアシストテクニックの効果は少なく（図6），単純に椎骨動脈にステントを留置しても効果がない．
- 後下小脳動脈は小径であるため虚血性合併症も容易に発生し，小型でも治療困難な動脈瘤である．
- 椎骨動脈の動脈瘤は開頭クリッピングや後下小脳動脈へのバイパスの併用なども選択可能であり，血管内治療に固執するべきではない．

> **Troubleshooting 6**
> 椎骨動脈は内頚動脈より細いため，ガイディングカテーテルが wedge することがある．カテーテルを近位に留置するか，より細径のものを用い解除することを試みる．解除できない場合は，対側椎骨動脈が発達していればそのまま用いることも可能である．その場合持続灌流を行い，塞栓性合併症を回避する．造影時は，注入の圧力がすべて血管にかかるため，注意を要する．それを回避するためには造影専用のカテーテルを対側に留置する．

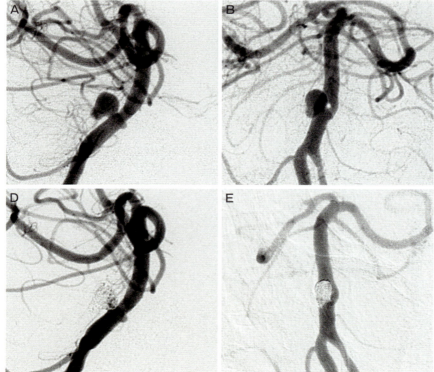

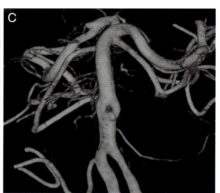

図3 脳底動脈窓形成部にできた脳動脈瘤に対するコイル塞栓術
脳底動脈本幹部で背側に突出する動脈瘤を認める（A）．そのネック部の遠位には窓形成を認める（B）．また窓形成の腹側にも膨瘤を認める（C）．同部をコイルで閉塞した（D・E）．

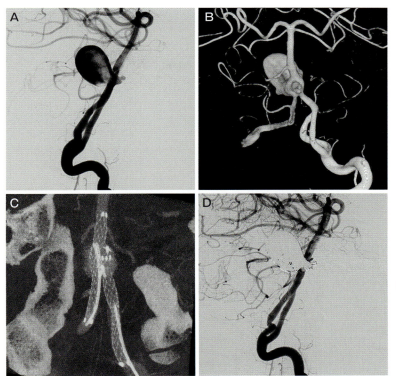

図.4 脳底動脈窓形成部にできた大型脳動脈瘤に対するステント併用コイル塞栓術

脳底動脈本幹部の窓形成の遠位で背側に突出する大型動脈瘤を認める（A）．また，腹側にも小さな動脈瘤を認める（B）．両側の椎骨動脈から窓形成部に2本のEnterprise™ VRDを留置し（C），動脈瘤にコイルで閉塞した．その結果，腹側と背側の動脈瘤を閉塞することができた（D）．

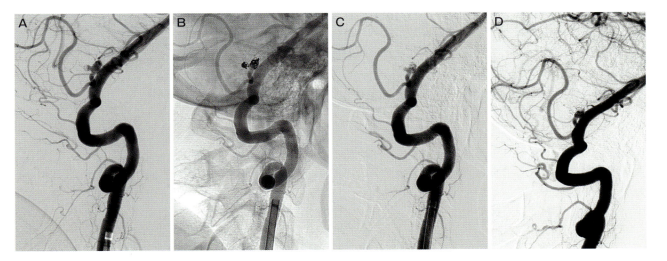

図.5 椎骨動脈後下小脳動脈分岐部動脈瘤

椎骨動脈より分岐直後の後下小脳動脈に，小型で2こぶの動脈瘤を認める（A）．各々の動脈瘤にコイルを留置し（B），直後には造影を認めるが（C），1年後の血管造影では閉塞を確認した（D）．

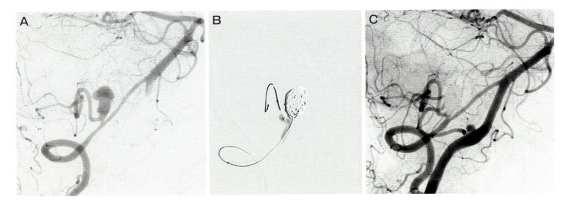

図.6 椎骨動脈後下小脳動脈分岐部大型動脈瘤

椎骨動脈より分岐直後の後下小脳動脈に，大型の脳動脈瘤を認める（A）．バルーンカテーテルを椎骨動脈から後下小脳動脈に誘導し（B），バルーンによるアシスト下にコイルで閉塞した（C）．

Tips 7

コイルによる母血管閉塞は容易ではない．漫然とコイルを留置すると，コイル留置時の抵抗によりカテーテルが戻されるため，長い区間にコイルが疎に留置され，多くのコイルを留置しても結局血管は閉塞できない．短い区間に密にコイルを留置しなければならず，カテーテルが戻されないように工夫する必要がある．そのためにバルーンカテーテルを併用することは有用である（図7）．バルーンを拡張しカテーテルやコイルが押し戻されないようにしながら留置する．特に，Scepter（テルモ社）はダブルルーメンになっており，バルーンを拡張しながらワイヤールーメンからコイルを留置できる．

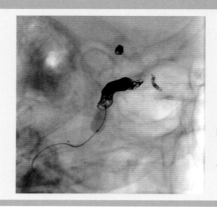

図7 バルーンカテーテルからのコイル留置による母血管閉塞
バルーンを拡張することにより，コイルを密に充填し，短い区間で血管を閉塞できる．

椎骨動脈解離性動脈瘤

- 解離性動脈瘤の自然経過は嚢状動脈瘤とは異なる．
- 一般的に無症候の安定した解離性動脈瘤の自然経過は良好で，治療適応はない．しかし破裂急性期動脈瘤は超急性期再破裂が多く，ただちに対処が必要である．
- また，症候性動脈瘤や増大しつつある動脈瘤も治療すべきであろう．しかし，虚血で発症した場合の血管内治療の適応は限定的である．
- 嚢状動脈瘤と異なり母血管を温存した単純な瘤内塞栓は困難であり，確実な破裂予防には解離部の trapping が必要になる．
- 対側の椎骨動脈が発達し，後下小脳動脈が解離部より起始していない場合，解離部にコイルを充填し閉塞する internal trapping が行われる❼．
- 閉塞部に穿通枝がある場合これも閉塞するため，延髄外側症候群を呈することがある．
- 解離部から後下小脳動脈が起始する場合，後頭動脈後下小脳動脈バイパス後の trapping や，後下小脳動脈を温存し破裂の可能性の高い部分のみの internal trapping も考慮される．
- 対側の椎骨動脈が未発達の場合は母血管を温存した治療が必要であり，ステントとコイルの併用による塞栓術や血流改変ステントによる治療も報告されている．

まとめ

- 脳底動脈は母血管閉塞が困難であるため，ステントやバルーンアシストテクニックを用いて，母血管を温存する治療を心がけるべきである．
- 椎骨動脈は母血管閉塞が可能な場合も多く，症例によってはその温存に固執するべきではない．
- 後下小脳動脈は，近位部では閉塞できないが遠位部では閉塞可能であり，本稿では記述しなかったが遠位部では母血管閉塞を考慮すべきである．
- 血流改変ステントは穿通枝閉塞の危険性があるため，後頭蓋窩動脈瘤には不向きであり，現在は適応外である．

第 VI 章 文　献

1) Davies A, Dale O, Renowden S : Spontaneous rupture of an intra-cavernous internal carotid artery aneurysm presenting with massive epistaxis. *J Laryngol Otol* **125** : 1070-1072, 2011.
2) Raymond J, Guilbert F, Weill A, et al. : Long-term angiographic recurrences after selective endovascular treatment of aneurysms with detachable coils. *Stroke* **34** : 1398-1403, 2003.
3) Murayama Y, Nien YL, Duckwiler G, et al. : Guglielmi detachable coil embolization of cerebral aneurysms: 11 years' experience. *J Neurosurg* **98** : 959-966, 2003.
4) Nakajima N, Nagahiro S, Satomi J, et al. : Prevention of Retrograde Blood Flow Into Large or Giant Internal Carotid Artery Aneurysms by Endovascular Coil Embolization with High-Flow Bypass: Surgical Technique and Long-Term Results. *World Neurosurg* **83** : 1127-1134, 2015.
5) The UCAS Japan Investigators, Morita A, Kirino T, et al. : The natural course of unruptured cerebral aneurysms in a Japanese cohort. *N Engl J Med* **366** : 2474-2482, 2012.
6) Morita A, Kirino T, Hashi K, et al. : The natural course of unruptured cerebral aneurysms in a Japanese cohort. *N Engl J Med* **366** : 2474-2482, 2012.
7) Gallas S, Januel AC, Pasco A, et al. : Long-term follow-up of 1036 cerebral aneurysms treated by bare coils : a multicentric cohort treated between 1998 and 2003. *AJNR Am J Neuroradiol* **30** : 1986-1992, 2009.
8) 大島共貴，長倉正宗，田島隼人，他：広頚脳動脈瘤に対するステント片端による頚部形成：部分ステント法．*JNET* **8**：172-178, 2014.
9) 江面正幸，松本康史，髙橋　明：HyperForm occlusion balloon system を使用した脳動脈瘤の瘤内塞栓術．脳卒中の外科 **34**：270-273, 2006.
10) 江面正幸，木村尚人，上之原広司：スーパー政宗（第二報）―初期臨床経験―．*JNET* **9**：192-196, 2015.
11) Fields JD, Brambrink L, Dogan A, et al. : Stent assisted coil embolization of unruptured middle cerebral artery aneurysms. *J Neurointerv Surg* **5** : 15-19, 2013.
12) Feng Z, Li Q, Zhao R, et al. : Endovascular treatment of middle cerebral artery aneurysm with the LVIS Junior stent. *J Stroke Cerebrovasc Dis* **24** : 1357-1362, 2015.
13) Won YS, Rho MH, Kim BM, et al. : Various techniques of stent-assisted coil embolization of wide-necked or fusiform middle cerebral artery aneurysms : initial and mid-term results. *J Korean Neurosurg Soc* **53** : 274-280, 2013.
14) 小宮山雅樹：詳細版 脳脊髄血管の機能解剖．メディカ出版，2011, p207.
15) Serizawa T, Saeki N, Yamaura A : Microsurgical anatomy and clinical significance of the anterior communicating artery and its perforating branches. *Neurosurgery* **40** : 1211-1218, 1997.
16) Perlmutter D, Rhoton AL Jr. : Microsurgical anatomy of the anterior cerebral-anterior communicating-recurrent artery complex. *J Neurosurg* **45** : 259-272, 1976.
17) Morita A, Kirino T, Hashi K et al. : The natural course of unruptured cerebral aneurysms in a Japanese cohort. *N Engl J Med* **28** : 2474-2482, 2012.
18) 田中美千裕：最新技術による画像診断（CTD, MRA, DSA）．*Pharma Medica* **26** : 21-26, 2008.
19) Sekhar LN, Tariq F, Morton RP, et al. : Basilar tip aneurysms : a microsurgical and endovascular contemporary series of 100 patients. *Neurosurgery* **72** : 284-298, 2013.
20) Chalouhi N, Jabbour P, Gonzalez LF, et al. : Safety and efficacy of endovascular treatment of basilar tip aneurysms by coiling with and without stent assistance : a review of 235 cases. *Neurosurgery* **71** : 785-794, 2012.
21) Henkes H, Fischer S, Mariushi W, et al. : Angiographic and clinical results in 316 coil-treated basilar artery bifurcation aneurysms. *J Neurosurg* **103** : 990-999, 2005.
22) 杉生憲志，徳永浩司，菱川朋人，他：脳底動脈先端部動脈瘤に対するコイル塞栓術．脳神経外科 **40**：765-774, 2012.
23) 宮地　茂：技之章〈A〉動脈瘤．"脳血管内治療兵法書"メディカ出版，2015, pp66-199.
24) Miyachi S, Matsubara N, Izumi T, et al. : Stent/balloon combination assist technique for wide-necked basilar terminal aneurysms. *Interv Neuroradiol* **19** : 299-305, 2013.
25) Miyachi S, Matsubara N, Izumi T, et al. : The 'one and a half round microcatheterrization technique' for stent-asisted coil embolization of intracranial aneurysms : technical cases series *J Neurointerv Surg* **6** : 357-362, 2014.
26) Kallmes DF, Hanel R, Lopes D, et al. : International retrospective study of the pipeline embolization device : a multicenter aneurysm treatment study. *AJNR Am J Neuroradiol* **36** : 108-115, 2015.

第VII章

難易度の高い動脈瘤の治療

VII-1 巨大内頚動脈瘤のクリッピング：Suction decompression 法の併用とクリップの選択

伊達　勲

はじめに

- 巨大内頚動脈瘤に対する外科治療には，EC-IC（頭蓋外－頭蓋内）バイパス術を併用した手術と，親動脈の血流を温存して動脈瘤を直接クリッピングする手術，およびコイルを用いた血管内治療がある．
- 本稿ではその中で，動脈瘤を直接クリッピングする手術について述べる．
- 動脈瘤を直接クリッピングする手術が選択されるものの多くが paraclinoid の大型ないし巨大動脈瘤であり，動脈瘤の圧を減じながらクリッピングをする suction decompression 法の併用が有用である[1]．
- Suction decompression 法を行うためには，そのセッティングも非常に重要である．
- また，クリッピングに際して fenestrated clip（有窓クリップ）や long clip（長いクリップ）の選択，方法として tandem clip などのテクニックが必要である．
- 本稿では，suction decompression 法のセッティング，巨大動脈瘤のクリッピング，およびクリップの選択について解説する．

適応

- Paraclinoid の大型・巨大動脈瘤である．
- 同側の視神経を圧迫して視力視野障害を呈していることが多い．
- 視神経の機能回復のためには，症状出現後3ヵ月以内に手術が行われることが望ましい[2] ❶．

術前検査

- 巨大内頚動脈瘤のクリッピングに際しては，脳血管撮影は必須である．
- 脳血管撮影時に，Allcock test（動脈瘤と後交通動脈の関係を観察），同側の頚動脈を compression した状態での前交通動脈を介しての側副血行の確認を行う．
- 加えて，動脈瘤と同側の内頚動脈のバルーン試験閉塞を行う．
- バルーン試験閉塞時に同側の総頚動脈撮影を行い，外頚動脈から眼動脈が造影されるかどうかを確認しておく．巨大動脈瘤のクリッピング時に内頚動脈から眼動脈への血流に異常が生じても外頚動脈からの血流が期待できるかどうかは，術前の重要な情報である．

> **Memo 1**
> 視神経に限らず脳神経は，動脈瘤による圧迫が長く続くと機能障害を不可逆的に起こしやすい．これは，心拍と同期した拍動が四六時中伝わる影響が大きいと考えられる．筆者らの分析あるいは過去の報告をみると，症状が出現してから3ヵ月以上経過すると神経症状は治りにくくなると考えてよいであろう．良性の脳腫瘍の場合は，徐々に腫瘍が大きくなり脳神経を圧迫する場合でも，動脈瘤と異なり拍動はみられない．そのため，良性脳腫瘍の圧迫の場合は，症状出現後1年程度でも脳神経の機能が回復することが経験される．

手術体位・セッティング

- 右側の巨大 paraclinoid 動脈瘤の例で示す（図1）.
- 体位は仰臥位とし，頭部を約40度左に振って，3点固定する．動脈瘤側の患者頸部は総頸動脈，外頸動脈，内頸動脈を確保できるよう，スペースをとっておく（図2）.
- Chin-up, chin-down にせず，neutral position がよい❷.

> **Tips 2**
> 頭部の位置
> Chin-up にするとシルビウス裂は開放しやすいが，前床突起を削除する際に前床突起先端がより奥に向かい，超音波骨メスでの操作が行いにくい．chin-down にすると前床突起は削除しやすくなるが，シルビウス裂は開放しにくくなる．neutral position がよい．

術　前

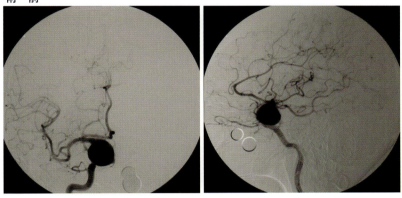

術　後

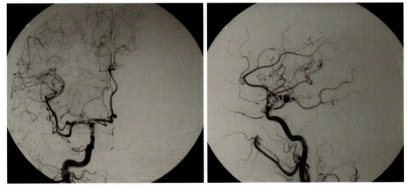

図1. 右巨大眼動脈瘤の血管撮影（術前, 術後）
Suction decompression 法併用によるクリッピングで，動脈瘤は消失している．

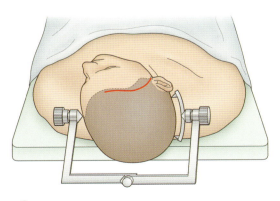 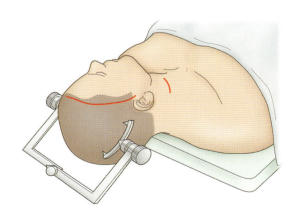

図2. 右側の手術例の体位
頭部を約40度左に振る．──：頭部と頸部の皮膚切開.

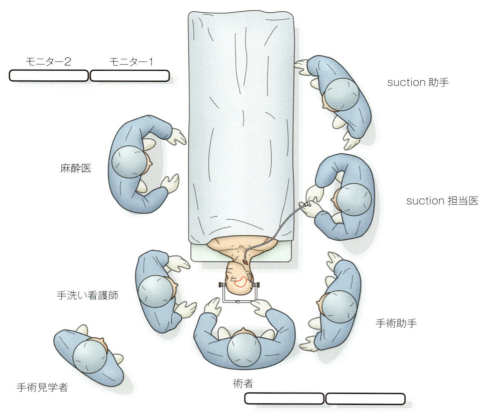

図3．手術チームの位置関係
右側の手術の場合を示す．多くの手術スタッフの共同作業が必要となる．また，情報共有のための画面モニターが重要である．

手術チームの位置関係（図3）

- Suction 担当医は，その助手とともに，患者の右下に位置する．
- Suction decompression 施行中は，顕微鏡での動脈瘤操作映像と，suction decompression が行われている患者頚部の状況を同時に手術チーム全員が把握することが大切で，手術野の前後にモニター画面が2面ずつ配置されていることが理想である．

Suction decompression 法に備えた頚部の露出

- 首の皮膚の皺に沿って皮膚切開を入れ，総頚動脈，内頚動脈，外頚動脈を露出し，それぞれに血管テープをかける．
- Suction decompression 法を行う際は，総頚動脈からエラスター®（八光社）を挿入し，内頚動脈内に留置する❸．

開頭・頭蓋底手術手技

- モニタリングは運動誘発電位（motor evoked potential：MEP）を行う．
- 通常の右前頭側頭開頭を行い，右のシルビウス裂を大きく開放する．
- 巨大動脈瘤によって，右視神経が伸展しているのが認められる（図4）．動脈瘤のすぐ遠位

Pitfalls 3
Suction decompression 法を大腿動脈から挿入したカテーテルで行う報告例もあるが，筆者らは患者頚部からの穿刺で行っている．大腿動脈から長いカテーテルをあげていると，いざ suction をするときにカテーテルの先端が内頚動脈の壁に当たって suction できなかったり，カテーテル先端の位置が総頚動脈に降りてきて，外頚動脈からの back flow で suction が十分効かないことがあるためである．患者頚部の総頚動脈から行えば 6 cm 長のエラスター®で行えるので，このようなトラブルが起こる可能性が低い．

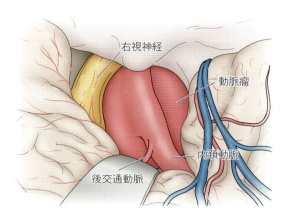

図4. 巨大動脈瘤によって伸展された右視神経
動脈瘤による伸展と拍動のために，視力視野障害を生じている．

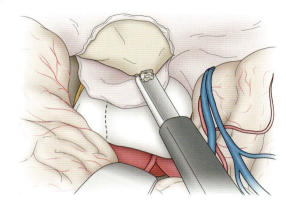

図5. 超音波骨メスで視神経管上壁，前床突起を削除
動脈瘤や視神経を綿片で保護した状態で超音波骨メスを用いる．short burst を心がけることが大切である．

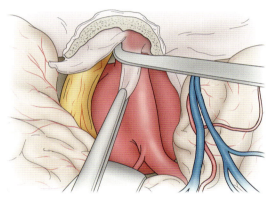

図6. 視神経の外側に沿って硬膜を切り上げる
骨削除が終わったら，硬膜を視神経の外側に沿ってできるだけ長い距離を切り上げる．

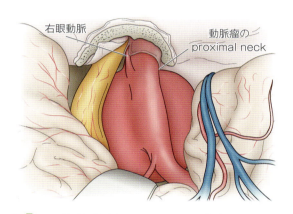

図7. 眼動脈と動脈瘤の proximal neck を確認
硬膜を視神経の外側に沿って切り上げると，眼動脈と動脈瘤の proximal neck が確認できる．

部に後交通動脈を確認する．
- 視神経管上壁と前床突起を覆う硬膜を切開し，骨を露出する．超音波骨メスを用いてまず視神経管上壁を削除し，次いで前床突起，optic strut を削除する（図5）．
- 超音波骨メスを使用の際は，short burst に心がける❹．
- 骨削除が終了したら，視神経の外側に沿って，falciform fold から硬膜を切り上げる（図6）．この操作は視神経の可動性を高め，視神経の外側に触れた際の損傷のリスクを下げるために行う．
- さらに硬膜輪を切開すると内頚動脈の可動性が高まり，クリッピング操作がしやすくなる．
- 以上の操作で，視神経の下にある眼動脈が同定され，動脈瘤の proximal neck を確認できる（図7）．
- Suction decompression 法の操作がここから始まる．

> **Pitfalls 4**
> 超音波骨メスは回転モーメントがなく，綿片などの巻き込みがない点で安全性が高い．しかしながらやはり熱は発するので，特に視神経管上壁を削除する際は，short burst を心がける必要がある．short burst を行えば，熱だけでなく振動による悪影響も避けることができる．根気強く short burst で骨削除をすることが，視神経への損傷を避けるために大切である．

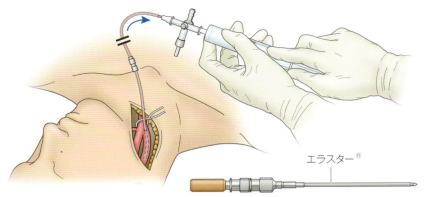

図8. 右頚部頚動脈から血液を suction しているところ

Suction 助手は suction 担当医が持続的に suction できるよう，新しいシリンジを用意しておきすばやく手渡す．

エラスター®

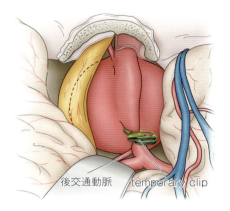

後交通動脈　temporary clip

図9. Temporary clip をかけ suction 開始

後交通動脈のすぐ近位部に temporary clip をかけ suction 開始．頚部から血液を suction すると，動脈瘤がへこんでくる．

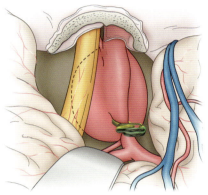

図10. 右の視神経もともに減圧される

Suction decompression を行うと，動脈瘤によって弓なりに持ち上げられていた右視神経が動脈瘤とともに減圧される．

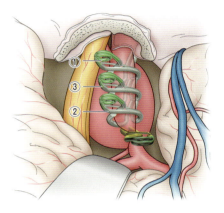

図11. 3本の fenestrated clip で temdem clipping

本例では，①→②→③の順序でクリップし，その後 temporary clip を外した．

Suction decompression の操作

- 6 cm 長のエラスター®を総頚動脈から内頚動脈の方向に挿入する（図8）．
- 総頚動脈，外頚動脈を遮断できたら，脳内では後交通動脈のすぐ近位部に temporary clip をかける（図9）．
- Suction を開始すると，動脈圧の減少により，上方に引き伸ばされていた視神経が動脈瘤とともに下方に下がり，減圧される（図10）．
- ここからクリッピング操作に入るが，suction 担当医は持続的に suction を行うことが大切である❺．

> **Pitfalls 5**
> Suction は持続的に行うことが大切である．そのためには，suction 担当医についている助手は，新しいシリンジを常に用意して手早く渡し，持続的 suction がとどまることがないようにする．クリップが数本かかった状態で suction が止まり動脈瘤が再度膨張してくると大変危険である．

クリッピング操作

- 多くの例では，複数本の fenestrated clip で内頚動脈を形成するようにクリッピングを行う．
- 本例では，3本の fenestrated clip で tandem clipping を行った．内頚動脈の形状に合わせて，短めで有窓，上から見るとやや右曲がりのクリップを3本使用した（図11）．

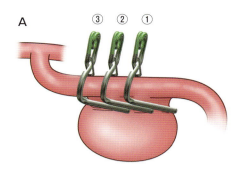 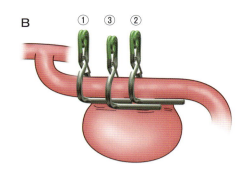

図.12 Tandem clip の方法
Aのように一方向から重ねていく方法と，Bのように両端を先にかけておき，最後に間をとめる方法がある．①～③はクリップする順．

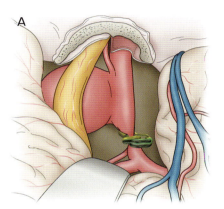 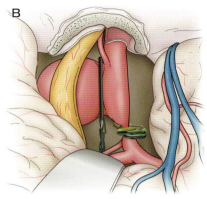 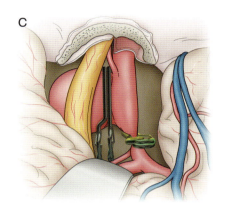

図.13 上向きの動脈瘤に対しては long straight clip 2本でクリッピング
図 11 までの場合と同様，suction decompression 法で減圧を続けながらクリップする．1本目と parallel に2本目をかける．

- クリッピング操作が終了したら，ドップラー血流計，ICG 蛍光脳血管撮影，DSA などを用いて，内頚動脈の血流が良好で動脈瘤内に血流が入っていないことを確認する．
- Tandem clipping にはさまざまな方法がある．横から見た図としては，図 12A のように近位部あるいは遠位部から順に tandem にかける場合，図 12B のように近位部と遠位部にまず fenestrated クリップをかけておき，その間にもう1本のクリップをかける場合，などがある．動脈瘤の形状に応じてさらに工夫が必要なことがある．
- Long straight clip を用いて行う場合を図 13 に示す．巨大 paraclinoid 動脈瘤で上向きのものには，long straight clip が適している場合がある．
- 通常1本のクリップでは閉鎖圧が十分でないことが多く，parallel に2本かけることが多い．

まとめ

- Suction decompression 法を用いた巨大動脈瘤のクリッピングでは，術者と suction 担当医の連携が非常に重要である．
- 術前にバルーン試験閉塞を行い，側副血行路の状況を十分に把握しておく必要がある．
- クリップは fenestrated clip ないし long straight clip を用いるが，それぞれ tandem clipping や parallel clipping のテクニックを用いるのが成功の鍵である．

VII-2 内頚動脈瘤の橈骨動脈グラフトを用いた治療

太田仲郎，谷川緑野

はじめに

- 内頚動脈は部位によって C1－C7 に分類され，動脈瘤の発生部位によって治療選択肢は異なる．
- 本稿では，これら内頚動脈瘤に対する橈骨動脈グラフト（radial artery graft：RAG）を用いた治療法について詳述する．
- 橈骨動脈グラフトの使用法は，一般的にハイフローバイパスと呼ばれている EC－RAG－M2 バイパスと，これを interpositional graft として用いる 2 種類がある．
- さらに，EC－RAG－M2 バイパスは内頚動脈の完全遮断を目的とした主幹動脈再建としてのバイパスと，動脈瘤へのアプローチによる遮断中の遠位部血流補償としてのバイパスの 2 種類がある❶．

橈骨動脈グラフトの採取

- 橈骨動脈グラフトの採取は，頭側の手術と並行して行う．
- 術前に Allen test を行い，採取可能かどうか評価する．Allen test では，10 秒以上かかるものを Allen positive とする❷．
- 皮膚切開の遠位側は橈骨動脈の直上を触知してデザインし，近位側は上腕動脈に至るようデザインする❸（図 1）．
- 橈骨動脈は 18～20 cm 程度採取できれば十分である．
- 橈骨静脈も温存する❹．

内頚動脈瘤の部位による治療 strategy の違い

- 治療 strategy は，動脈瘤の部位によって異なる❺．
- 特に C1 および C2 部動脈瘤では，EC－RAG－M2 バイパスは前提でありその後の strategy が大切となる．
- これらの部位では眼動脈，後交通動脈，前脈絡叢動脈が存在し，それぞれの温存が必要となる．
- Strategy をたてるうえで注意しなければならないのが，盲端化による遅発性血栓化である．
- すなわち，後交通動脈の太さによって治療 strategy が変わる．太ければ

Memo 1

厳密には，EC－RAG－M2 バイパス＝ハイフローバイパスではない．ハイフローバイパスとは，内頚動脈の代替となりうる高流量を運搬可能なバイパスのことである．例えばもとの内頚動脈の径が 5 mm であるのに 2 mm の橈骨動脈グラフトであったらどうだろう．これが浅側頭動脈（STA）－中大脳動脈（MCA）バイパスと大差がない low flow bypass であることがわかる．筆者らの経験からは虚血性合併症が起こらない，もとの血流の 80％ 以上を補償できるグラフトを用いた EC－M2 バイパスをハイフローバイパスとしてよいと考える[3]．これが補償できないのであれば，橈骨動脈グラフトにこだわらずより径の太い大伏在静脈グラフトを使用することになる．

Pitfalls 2

橈骨動脈も anatomical variation があることを忘れてはいけない（図 1D 参照）．このような橈骨動脈の場合は，手首ではなくもっと近位を遮断したうえでテストしないと意味がない．

Memo 3

上腕動脈に至るまでの皮膚切開は，橈骨動脈の直上よりは尺側になるようにすることで，普段の立位や歩行時に傷が目立ちにくく美容的に有利である．直上に切開を入れなくても前腕の皮膚はよく伸びるため，皮下脂肪まで垂直に切った後に橈骨動脈の直上まで皮弁を牽引することで問題なく採取可能である．ここで中途半端に皮下脂肪と皮膚を剝離してしまうと縫合の際にうまく寄せられなくなるため，基本的に皮下脂肪と皮膚は分離させてはいけない．また，皮膚切開の近位端で尺側皮静脈を損傷しないようにする．

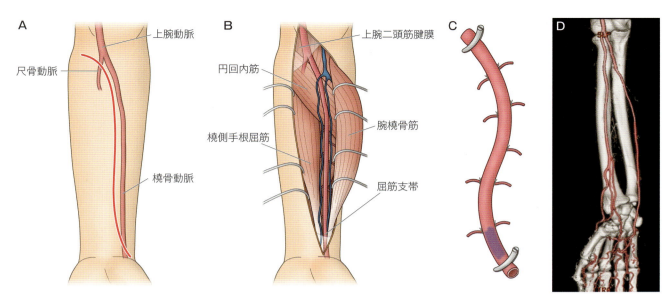

図1. 橈骨動脈の解剖と皮膚切開（左）
A：皮膚切開．遠位端は橈骨動脈直上に置き，近位端は尺側に彎曲するゆるい弧状にデザインする．途中は橈骨動脈直上より尺側にデザインする．B：遠位端から皮膚切開を置き橈骨動脈を確保する．そこから近位へ剝離を進めるが，腕橈骨筋の下を橈骨動脈が走行するため腕橈骨筋に切り込まないように橈側にフックで牽引し，橈骨動脈を露出する．遠位端は屈筋支帯を傷つけないように，近位端は尺骨動脈分岐部まで採取が可能である．橈骨静脈は橈骨動脈の両脇を走行するconcomitant veinである．これらを温存することで後に橈骨動脈の再建に使用できる．C：採取したら，アルブミンによって十分に圧をかけ，漏れがないことを確認する．漏れた場合には縫合やバイポーラ凝固が必要となるが，ムカデの足のように処置をしておくことでこれが容易になる．孔があいてしまっている場合には，長軸方向に縫合し狭窄を防ぐ．また，流れの方向（遠位端）はピオクタニンでマークしておくこと．D：橈骨動脈が3分岐している症例（右）．Allen testでは，これら分岐前の位置を圧迫しないと評価したことにならない．術前に，これら血管のvariationや尺骨動脈がどこで分岐するかも確認しておくことが大切である．採取する際は，遠位端にピオクタニンでマークして方向を間違えないよう留意する．

flow outの血管として使用でき，細ければ遅発性血栓化のリスクがある[4]．

EC－RAG－M2バイパスの手術手技

体位と皮膚切開

- 麻酔器の配置的に，手術側と同側の橈骨動脈グラフトの採取が容易である（図2）．
- Allen test positiveの場合では，対側の橈骨動脈グラフトを用いる．

> **Memo 4**
> 必ずしも必要ではないが，橈骨動脈を採取後どちらかの橈骨静脈を用いて橈骨動脈を再建することが可能である．橈骨静脈を剝離してこれを採取し，弁をもつため近位と遠位を入れ替えて橈骨動脈の断端に端々吻合する．橈骨静脈と橈骨動脈の径や壁の厚さが異なるなど難易度が高く，当施設ではこの手技が完璧にできることがSTA－MCAバイパスを施行できる術者の一つの基準となっている．

> **Memo 5**
> **動脈瘤部位による治療strategyの違い**
> ①頚部内頚動脈瘤：
> 　1）内膜剝離術．
> 　2）橈骨動脈や伏在静脈のinterpositional graftでの内頚動脈の直接再建．
> 　3）外頚動脈（external carotid artery：EC）－中大脳動脈M2バイパスによる主幹動脈再建と頚部内頚動脈遮断．
> ②頭蓋底部（C5, C6）および海綿静脈洞部（C3, C4）：EC－RAG－M2バイパスと頚部内頚動脈遮断．
> ③C2部動脈瘤：EC－RAG－M2バイパスに加えて，
> 　1）眼動脈遠位，後交通動脈近位でのトラッピング．
> 　2）トラッピングの後にinterpositional graftを用いた内頚動脈の直接再建（C2－RAG－C1バイパス）．
> 　3）保険としてのEC－RAG－M2バイパスの後に，血管形成的クリッピング．
> ④C1部動脈瘤：保険としてのEC－RAG－M2バイパスに加えて，
> 　1）neck clipping．
> 　2）血管形成的クリッピング．
> 　3）トラッピング．
> トラッピングを選択した場合，前脈絡叢動脈が盲端となる可能性がある．また，後交通動脈がadult typeだった場合には後交通動脈が盲端となりこれら前脈絡叢動脈，後交通動脈の遅発性血栓化による脳梗塞の懸念がある．可能であればflow outを作る目的で浅側頭動脈などをinterpositional graftとして使用し，内頚動脈C1－STA－前側頭動脈バイパスなども検討されるが，実際それが可能となる症例は限られる．

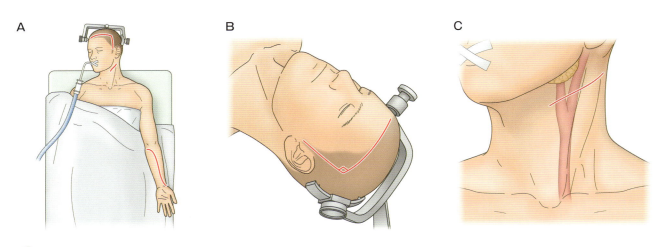

図2. 体位と皮膚切開
A：左側アプローチ．麻酔器は右下に下げ，左頭部，頚部および左前腕にそれぞれ皮膚切開をデザインする．頭部は30度程度対側に回旋させ，tiltをかけることで頚部も十分に伸展させる．対側の内頚静脈の還流にも留意し，圧迫されないようスペースを作る．B：頭部皮膚切開．浅側頭動脈頭頂枝直上をドップラー血流計で評価し，ここからほぼ垂直となるように正中線に至る．単純なEC-RAG-M2バイパスであれば，頭頂枝は圧モニターのみなので短くてよい．こうすることで皮弁の虚血による術後トラブルを避けることができる．一方で，浅側頭動脈前頭枝を深部のバイパスに使用する可能性がある場合は，STA-MCAバイパスとして浅側頭動脈頭頂枝を使用することになるため，より長くデザインする必要がある．長さは症例によって適宜調整するが，浅側頭動脈頭頂枝剥離の長さが長いほど皮弁の虚血リスクが増す．C：頚部皮膚切開．体表から乳様突起，胸鎖乳突筋前縁，耳下腺を確認しマークしておく．術前評価した総頚動脈分岐部の高さで，正中方向は皮膚の皺に沿った切開，外側はやや頭側，乳様突起後方を目指す皮膚切開をデザインする．

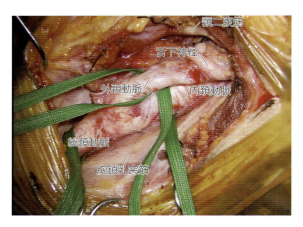

図3. 頚部血管および周囲構造の露出
総頚動脈，内頚動脈，外頚動脈には血管テープをかけておく．橈骨動脈グラフトは顎二腹筋の外側（下顎骨側）を通すため，これも術野で確認する．

頚部血管の露出

- 皮膚切開は，術前に総頚動脈分岐部の高さを評価しておく．
- 皮膚の皺に沿った切開をおく（図2C）．橈骨動脈グラフトを通すために総頚動脈，内頚動脈，外頚動脈および顎二腹筋も確認する必要がある（図3）．

浅側頭動脈の剥離

- 皮膚切開は浅側頭動脈頭頂枝直上におき，そこからほぼ垂直な角度をもって正中線に至るデザインとする（図2B）．
- 単純なEC-RAG-M2バイパスと頚部内頚動脈遮断で治療可能な動脈瘤では，back up bypassとしてのSTA-MCAは前頭枝を用いればよいため，頭頂枝は短くてもよい❻．

Memo 6
こうすることで皮弁の虚血を最小限にすることができる．一方で前頭枝を長く採取し，前脈絡叢動脈などが万が一損傷した場合に備える際は頭頂枝も長く採取する必要がある．この場合でも垂直となるよう皮膚切開することで皮弁の虚血を最小限にできる．

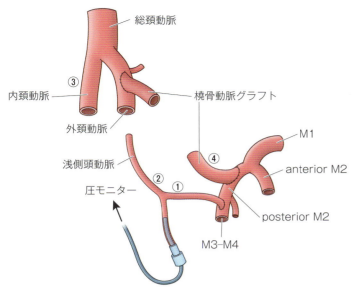

図4 STA-MCAバイパス，EC-RAG-M2バイパスのデザインと圧モニター

STA-MCAバイパスが完成したら圧モニターを浅側頭動脈頭頂枝へ挿入し，モニタリングを開始する．モニターは基本的に平均血圧で評価する．

①を遮断すると浅側頭動脈圧が測定できる．通常は体血圧と同等である．

②次に①を解除し浅側頭動脈本幹を遮断すると，中大脳動脈圧となる．通常は体血圧と同等である．巨大動脈瘤が近位に存在すると，wind kessel effectにより中大脳動脈圧が低い場合もある．ただし，ここで圧がほとんど測定できない場合は，STA-MCAバイパス自体に問題があると判断すべきである．以降はこの状態でモニタリングを継続していく．

③内頸動脈を遮断すると，圧波形が低下する．術前バルーン試験閉塞を行っていれば，これとよく相関する．

④次に，EC-RAG-M2バイパスを開放する．圧波形がすみやかに回復することを確認する．橈骨動脈グラフトの太さが十分であるのに圧上昇が不十分である場合は，狭窄やねじれ，吻合に不具合がある可能性を考慮しなければならない．

開頭

- 前頭側頭開頭をおく．
- 橈骨動脈グラフトは側頭骨底部から入るため側頭骨は十分に削除し，骨でグラフトが圧迫されないように留意する．

Transsylvian approach と recipient artery の選択

- シルビウス裂を大きく開放し，M1-M4を確認する．
- そのうえでSTA-MCAバイパスおよびEC-M2吻合のrecipient arteryを選択する❼（図4）．
- STA-MCAバイパスを置いたらもう一方の浅側頭動脈の枝から22G静脈留置針を挿入し，圧モニターを行う．

RAG-M2吻合と頸部へのグラフト誘導，解剖❽

- M2バイパスを置いた後，顎二腹筋より外側で下顎骨内側縁を触れながら指を頭側に進める．
- 茎状突起を触知したらこれを骨折させる．
- グラフトルートの解剖を理解しながら行う（図5）．
- EC-RAG-M2バイパスで唯一のブラインド操作である．ねじれを防ぐ手順が重要である（図6）．

EC-RAG吻合（図7）

- 外頸動脈に吻合する橈骨動脈グラフトは通常のfish mouseではなく1：2の割合で切り上がる．
- 各端から連続縫合する．血管壁の厚さを理解する❾．

Memo 7

基本的にはM2-RAG吻合を置く下流のM3またはM4でSTA-MCAバイパスを置けばM2バイパス遮断中のバックアップとなる．ただし，強い動脈硬化などで困難な場合は別の枝に吻合することもある．それでも，EC-RAG-M2バイパスが機能しなかった場合の保険および圧モニタリングとなり，必ず置くべきバイパスである．

Memo 8

橈骨動脈グラフトは，
①顎二腹筋外側
②内側翼突筋を下方から貫通
③茎突舌骨筋（stylohyoid ligament）外側
④外側翼突筋より外側，側頭筋内を走行することになる．

Memo 9

外頸動脈壁は非常に厚いため，血管壁の厚さの2倍の距離をとるように大きく縫合する．こうしないと内膜同士で合わず閉塞の原因となるため，大げさなくらい大きくとってよい．外頸動脈がplaqueで狭窄している場合は，外頸動脈の頸動脈内膜剥離術を先におくことが望ましい．

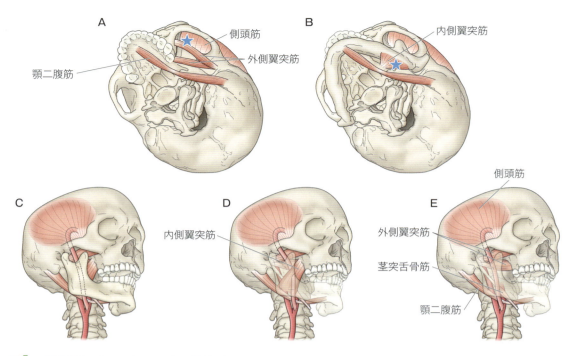

図5 頸部グラフトルートにかかわる解剖スキーマ

A・B：グラフトは★部分を通過．C〜E：橈骨動脈グラフトは顎二腹筋外側，茎突舌骨筋（stylohyoid ligament）外側，外側翼突筋より外側で側頭筋内を走行する．

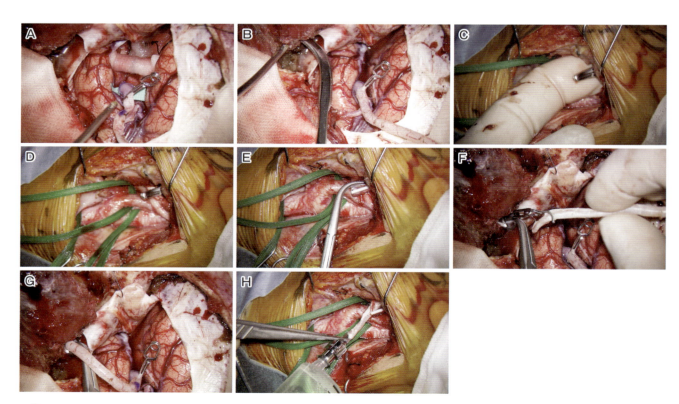

図6 グラフトルート作成の手順

A：M2-RAGバイパスを完成させる．B：頭側より側頭筋を貫通させるようにケリーを挿入する．まず，写真のように外側（9時方向）に向けてケリーを進め，頸部から進めた指で先端を触れる．C：12時方向，時計まわりにケリーを回旋させながら頸部へ誘導する．D：顎二腹筋より外側にルートが形成されていることが確認される．E：chest tubeを誘導したら適切な長さに切断し，両端をケリーで把持しておく．F：724Tなどの強彎クリップで把持した橈骨動脈グラフトを頸部に誘導する．G：このとき頭部でねじれがないことを確認しながら自然な形で頸部に誘導する．H：chest tubeを入れたままpressure distentionをかけ，適切に圧がかかることを頭側で確認する．次にchest tubeを抜去し，再度同様に確認する．

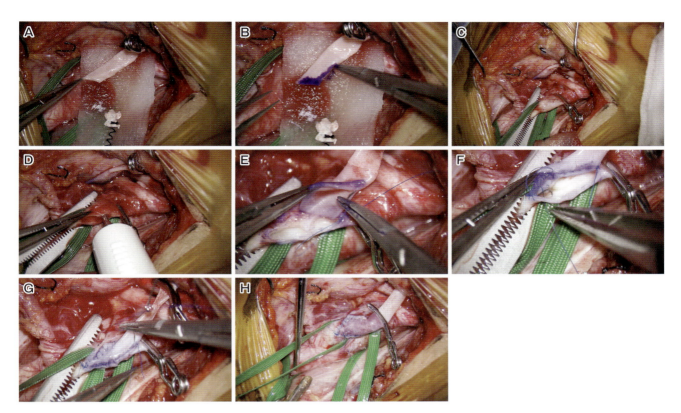

図7. EC−RAG吻合の手順
A・B：橈骨動脈グラフトは，1：2の長さに切り上がる⑩．頸部では，バイパスの角度が急となるためである．またその際ねじれないよう，ぎりぎりの位置にクリップをかけ固定しておく．C：外頸動脈を遮断する．D：動脈切開を置いたあと血管パンチで開窓する．E：stay sutureをheelとtoeに置き，7-0プロノバ®で両端を固定し連続縫合で反対の端に至る．F：外頸動脈の壁は厚く，十分に幅をもたせて針をかける．G：各端から連続縫合を行う．十分に外反させるとこのように橈骨動脈グラフトが中に落ちくぼむように見える．H：吻合のすぐ遠位にクリップをかけ，遮断を解除する．十分に吻合部が広がっていることが確認される．

バイパスの開放と圧モニタリング

- 外頸動脈の吻合が終了したら吻合部のすぐ遠位にクリップをかけ，遮断したままにしておく．
- この状態で圧モニタリングに注意を向ける（図4）．
- EC−RAG−M2バイパスの圧が術前の予測値と同等であれば，バイパスは問題なく開通している⑪．
- EC−RAG−M2バイパスが完成したら，頸部内頸動脈遮断もしくはそこから動脈瘤repairへ移る．

Suction and decompression

- 保険としてのEC−RAG−M2バイパスを置いた後に内頸動脈瘤の治療に移る場合，suction and decompressionが有効な場合が多い．
- 内頸動脈を直接穿刺して行う．
- ゼルフォーム®とフィブリン糊を内頸動脈の穿刺部直上におき，この上から穿刺する．16Gの静脈留置針が有効である．

閉　頭

- 髄液漏のない硬膜閉鎖と骨弁によるグラフトの圧迫を避ける．

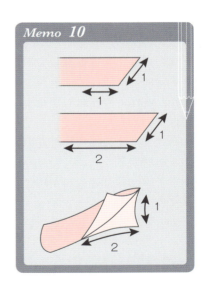

Memo 10

Memo 11
5mmの内頸動脈に対して5mmの橈骨動脈グラフトである場合には，100％戻ることを意味する．これが不十分であった場合にはグラフトが機能していない可能性があり，原因を探す必要がある[4, 5]．大抵の原因はグラフトのねじれか，外頸動脈側の問題である．

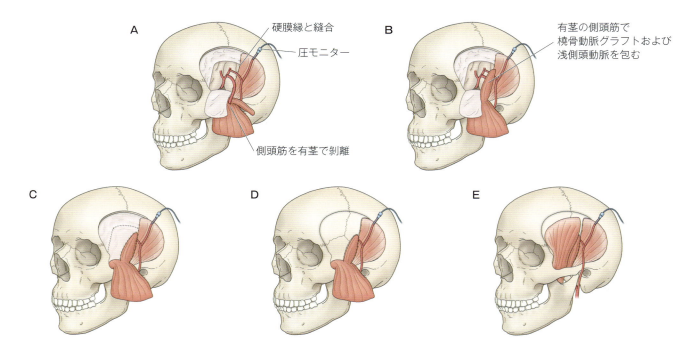

図 8. 閉頭のスキーマ
A：閉頭の段階で側頭筋断端と側頭側の硬膜を縫合しておく．閉頭の際に有茎にして側頭筋を剝離翻転する．この後，皮膚の縫合に移るまで圧モニターを継続する．B：有茎の側頭筋で橈骨動脈グラフトおよび浅側頭動脈を包むようにする．橈骨動脈グラフトに関しては頭蓋底側は完全に覆うことは困難であるので適宜フィブリン糊＋ゼルフォーム®などで補強する．C：硬膜を water tight に閉鎖する．D：骨弁を戻し固定する．このとき側頭骨による圧迫で圧モニターが低下しないことを確認しながら行う．低下した場合は圧迫している部分の骨を削除する．E：側頭筋を骨に固定し，閉創する．

- 側頭筋を使用した閉頭，圧モニター，ドップラー血流計が有用である（図 8）．

麻酔

> **Memo 12**
> ニカルジピン持続投与は血腫の十分な洗浄と併用することで，くも膜下出血の痙攣防止にもきわめて有効である[6]．

- 周術期血圧管理が重要である．
- 手術中の血圧は，くも膜下出血例でない限り低血圧麻酔にする必要はなく，normo-tension が望ましい．平常時の血圧でモニタリングしなければ，正確な評価ができないからである．
- バイパス吻合操作中の遮断時には，遠位への側副血行路からの血流を期待して，血圧は高めで維持する．
- バイパス後に過還流が懸念されれば低血圧とする．
- グラフトやレシピエントの vasospasm を予防する目的でニカルジピンを経静脈 0.25 μg/kg/min で持続投与し，術 3 日目を目処に終了する **12**．

おわりに

- EC-RAG-M2 バイパスにおける手術手技と注意点について詳述した．可能な限り具体的にイメージできるよう記載したつもりではあるが，本手技を読むのみでは実際に手術に応用するのは残念ながら不可能と思う．
- 本稿の詳細なポイントを把握したうえで見学・助手などで実際に経験を積んだ後，施行するのが望ましい．

VII-3 内頚動脈瘤の静脈グラフトを用いた治療

清水宏明, 國分康平

はじめに

- 内頚動脈瘤のうち, 海綿静脈洞部内や傍鞍部の大型動脈瘤, 血豆状動脈瘤などは, クリッピング術・瘤内塞栓術いずれも困難で, 頭蓋外内バイパス術と親動脈（内頚動脈）閉塞術が選択される場合がある[7~9].
- 本稿では, 大伏在静脈を用いた高流量静脈グラフトバイパス術および親動脈閉塞術の手技, 注意点などを述べる.

術前評価

- 筆者らは, 術前頚動脈のバルーン試験閉塞で虚血症状が出現するもの, 症状がなくてもバルーン試験閉塞中の脳血流 SPECT で対側と比較し 70~75％以下の血流低下を示すものに, 静脈グラフトバイパス術を選択している[8] ❶.
- 患側内頚動脈のバルーン試験閉塞中に同側総頚動脈撮影を行い, 頭蓋底での外頚-内頚動脈間側副血行を評価する[10]. 眼動脈以遠の動脈瘤では, 前・後交通動脈の cross flow を把握する. これらは, バイパス術選択以外にも, 親動脈の閉鎖部位, 万一の術中破裂時の対処などをあらかじめ考えるために重要である ❷.
- 眼動脈より近位で内頚動脈を閉塞しようとする場合は, 網膜が内頚動脈の逆行性血流か外頚系側副血行で描出されることを確認する.
- 中大脳動脈の分岐状況を把握し, どの部位にグラフトを吻合するかのおおよその計画をたてる. 実際には, 術野を観察して決定する.
- 頚部頚動脈の分岐の高さや動脈硬化の程度を評価する. 分岐が高い場合は, グラフトの吻合を総頚動脈に行う場合もある. 動脈硬化の強い部位の遮断や吻合を可能な限り避ける.
- 海綿静脈洞内動脈瘤や破裂動脈瘤などを除き, 抗血小板薬を術前から使用することを考慮する.

手術体位

- 図1に基本的な体位を示す. 頚部操作がやりやすいように伸展し, 頭部は vertex down を基本としている. しかし, 前床突起削除を要する場合は vertex down の程度を軽くする.
- 頭部を手術側と反対側に傾けて, 術者や助手のワーキングスペースを広くする.

Memo 1

バイパス術の併用にあたっては, バルーン試験閉塞などに基づいて選択的に高・低流量バイパス術を行う selective approach と, 頚動脈閉塞を行う全例に高流量バイパス術を行う universal approach がある[7~9]. 低流量バイパス術では浅側頭動脈を中大脳動脈 M3-M4 部へ, 高流量バイパス術では橈骨動脈または大伏在静脈のグラフトを外頚動脈から M2 部へ吻合する.

Memo 2

バルーン試験閉塞中の同側総頚動脈撮影でのみ確認できる頭蓋底部における外頚動脈から内頚動脈への側副血行（vidian artery など）が約20％に存在する[10]. この血流が比較的豊富な場合, 筆者らはその末梢の内頚動脈をコイル塞栓により閉塞している. この場合, バルーン試験閉塞中の脳血流は過小評価となることを考慮して, 流量が多めのバイパス術を選択する.

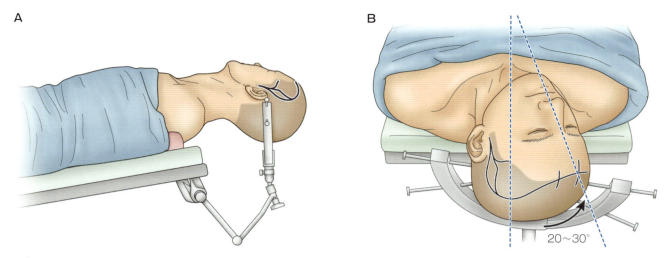

図1. 左内頚動脈瘤の手術体位
A：仰臥位で健側に頭部を30〜45度回旋しchin-up, vertex downとし，患側頚部を伸展させ，背板を挙上する．前床突起を削るときはvertex downを弱く，削らないときは強くする．B：健側に首をかしげるようにして患側のワーキングスペースを広くとる．

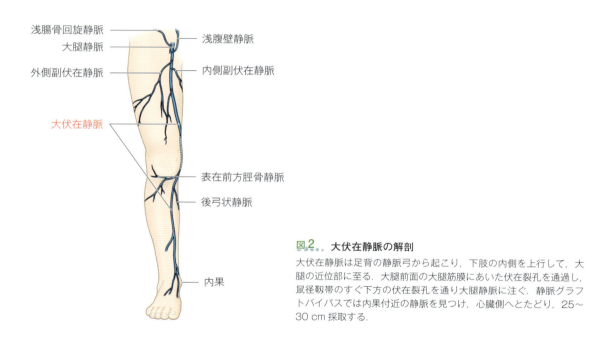

図2. 大伏在静脈の解剖
大伏在静脈は足背の静脈弓から起こり，下肢の内側を上行して，大腿の近位部に至る．大腿前面の大腿筋膜にあいた伏在裂孔を通過し，鼠径靱帯のすぐ下方の伏在裂孔を通り大腿静脈に注ぐ．静脈グラフトバイパスでは内果付近の静脈を見つけ，心臓側へとたどり，25〜30 cm採取する．

- 大伏在静脈は走行や太さにバリエーションが多いが，一般的解剖を図2に示す．通常，右足首内果付近から下腿・膝・大腿の内側を通るので，膝を軽く屈曲させてこれらが上面にくるように下肢を固定する．静脈は通常下腿から採取するが，ドレーピングは念のため大腿中ほどまで行う．
- 必要に応じ，硬膜内（または頭蓋外）運動誘発電位（MEP）モニターを設置する．特に，眼動脈より末梢の動脈瘤でトラッピングする場合に行っている．

手術手技

大伏在静脈の剝離・準備

- レシピエントとなる中大脳動脈M2部との径の不一致を小さくするため，大伏在静脈は下腿から採取する．

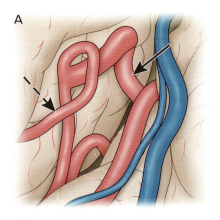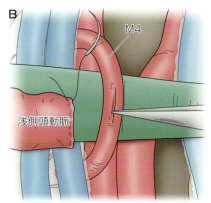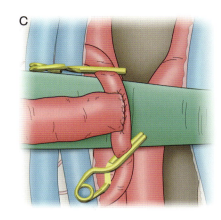

図3. Double insurance バイパス
浅側頭動脈を，後に静脈グラフトを吻合する予定の M2 の末梢の M4 に吻合する．A：シルビウス裂開放後．浅側頭動脈を吻合する M4（--▶）と，後に静脈グラフトを吻合する予定の M2（→）を示す．B：浅側頭動脈の M4 への吻合前．C：吻合後．

- バイパスを開通させると静脈グラフトは拡張するため，静脈径として 3 mm 程度以上あれば十分である❸．
- 長さは 25〜30 cm 準備する．長さを自由にとれることが，静脈グラフトバイパスの利点の一つである❹．
- 大伏在静脈の剝離は，頸部や頭部の操作と並行して行うのが望ましい．枝の処理を行って両端以外を free とした後，塩酸パパベリン（5〜10 倍希釈）を浸したガーゼで覆っておき，頸部や頭蓋内の準備が整ってから両端を切断する．

頸部頸動脈の確保

- 血管撮影で確認した頸部頸動脈分岐部の高さで胸鎖乳突筋の前縁に沿って入り，総頸・内頸・外頸動脈を確保する．

頭部皮膚切開・開頭，double insurance バイパス[11]

- 通常，浅側頭動脈頭頂枝を用いて double insurance バイパスを行うため，浅側頭動脈頭頂枝に沿った皮膚切開をおき 7〜8 cm 剝離する（頭頂枝が細い場合は前頭枝を用いる）．
- 通常の前頭側頭開頭を設け，シルビウス裂を開放して，中大脳動脈 M3 から両側 M2 を確認する．
- 未破裂動脈瘤や破裂点がアプローチルートから離れている動脈瘤では，この時点で M1，内頸動脈，さらに動脈瘤を確認してもよいが，血豆状動脈瘤など破裂点がアプローチ沿いにある動脈瘤では，バイパス完成後に M1 より中枢側を確認する．
- 静脈グラフトのレシピエントとなる M2 を選択する．通常，5 mm 程度の動脈切開が必要となるため，分枝，穿通枝，シルビウス裂内の位置などを考慮し最も吻合しやすい部位を選択する．M3 が早期に分岐し十分太い場合はレシピエントになることもある．
- 静脈グラフトのレシピエントとなる M2 を決定したら，その末梢の M4 をレシピエントとして，STA-MCA バイパス術をおく[11]（図3）．

Tips 3
- 既往歴に大伏在静脈への頻繁な点滴歴がないことを確認しておく．まれに下腿の大伏在静脈が細く，大腿まで剝離して初めて十分な径の静脈が採取できることがある．
- バイパス完成後は「動脈」となることから，静脈としては細くみえる分枝でも丁寧に処理する．およそ 0.5 mm 以下の枝はバイポーラで凝固・切断し，それ以上の枝は 6-0 絹糸で二重結紮後切断する．

Memo 4
橈骨動脈グラフトと比較した大伏在静脈グラフトの利点として，①必要に応じた長さのグラフトが採取でき，頸部や頭蓋内の吻合部位がグラフトの長さによる制限を受けない，②必要に応じた太さの静脈を採取でき，一般に橈骨動脈グラフト（約 60 mL/min）より高流量（約 100 mL/min），③創部が下肢であり目立ちにくい，などが挙げられる．一方，欠点として，①ねじれによる閉塞をきたしやすい，②静脈弁の存在に注意する必要がある，などが挙げられる．

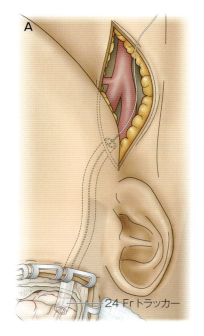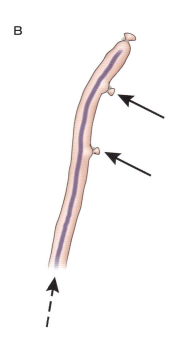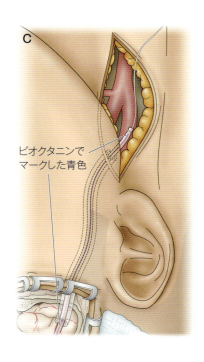

図4．静脈グラフトの皮下通し
A：頭側から頚部に向けて，浅側頭動脈本幹が通る層のすぐ上のloose connective tissueを慎重に必要最小限剥離し，24Frトラッカーを通す．皮下トンネル部分を残して切断，中に30 cm程度の2-0絹糸を通しておく．この段階で，剥離しておいた大伏在静脈を切断するが，その前に特徴ある枝にマークするなどして，静脈の足首側と心臓側を区別できるようにしておく．また，静脈最前面にピオクタニンで線を引きマーキングする．切断後，足首側静脈端から内腔をヘパリン加生理食塩水で洗浄する．次に心臓側端を4-0絹糸で結紮し，再度内腔をヘパリン加生理食塩水で満たして静脈を緊満させる．これにより，静脈の枝からの漏れの有無を確認し，あれば縫合などで処理しておく．B：採取した静脈グラフト．→：太い枝は6-0絹糸で結紮．--▶：採取前にピオクタニンでマークした青色．静脈弁があるため，足首側を頚部に，心臓側（下腿から採取の場合は膝側）をM2に吻合する必要がある．C：静脈グラフトの足首側の端に4-0絹糸を結び，トラッカーの頭側から頚部側へ通す．このとき，グラフトはできるだけ緊満させた状態を保つとともに，採取前にピオクタニンでマークした青色を常に視認しながらねじれないように通す．静脈グラフトの足首側が頚部にきており，ねじれがないことを確認してトラッカーのみを抜去する．

静脈グラフトの皮下通し（図4）

- 静脈グラフトに関連した手順と留意点は，静脈の足首側が頚部に，心臓側が頭蓋内にくるようにすること，静脈グラフトがねじれないようにすることである．そのため，ピオクタニンを用いたマーキングを利用する．
- 静脈グラフトはバイパス開通後ただちに動脈圧がかかるので，枝は確実に処理して出血しないように準備する❺．

頚部での吻合操作（図5）

- 通常，遮断時間を気に掛けず吻合できる外頚動脈をレシピエントとする．
- 吻合では，しばしば動脈硬化がある外頚動脈の壁に糸を通す際，確実に全層にかけることが重要である❻．
- 吻合後，頭側のグラフトを軽く引いて，頚部のグラフトをたるみがない長さに調整する．
- 筆者らは，静脈グラフトバイパス術に伴う全身ヘパリン化は行っていない．
- 動脈分岐部が高位の場合，無理に外頚動脈をレシピエントとすると，グラフトの屈曲が起きることがあるため，総頚動脈への吻合も考慮する（図6）．

> **Tips 5**
> 採取した静脈グラフトを緊満させる際に，圧調節バルーン付き注射器セットを用いると便利である．静脈内腔に合う太さの通常の鈍針を用いてもよい．緊満させた状態でもう一度ねじれ防止のマーキングを確認する．

> **Tips 6**
> - 外頚（または総頚）動脈は，多少とも動脈硬化があることが多いため，解離をきたさないよう，血管パンチを用いてorificeを形成すること，縫合の際に一針ごとに動脈壁全層を通すことが重要である．
> - たとえば4 mmのパンチで5 mmのorificeを作るには，いったん4 mmの孔をあけた後，もう一度パンチで1 mmだけ追加する．

VII 難易度の高い動脈瘤の治療

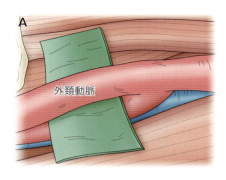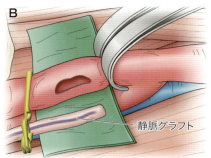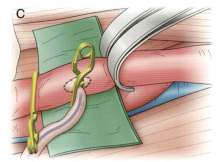

図5. 頚部での吻合操作
A：外頚動脈を剝離し、レシピエントとして準備する．グラフトは血流が通ると1〜2割長くなることを考慮したうえで、長すぎないように調整する．
B：グラフト先端を整えると多くの場合、約5 mmの吻合径となる．外頚動脈（または総頚動脈）に血管パンチを用いて動脈切開をおく．グラフトは吻合後、拡張するので静脈径よりわずかに大きく開窓する．再度グラフトのねじれがないことを確認して7-0プロリーン®で連続あるいは結節縫合する．
C：吻合後、吻合部に可能な限り近いところでグラフトに一時遮断クリップを置いて、レシピエントを再開通させる．頭側のグラフトを軽く引いて、頚部のグラフトをたるみがない長さに調整する．

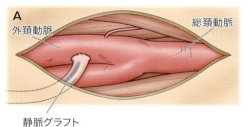

図6. 頚動脈と静脈グラフトの吻合
A：通常は外頚動脈に端側吻合する．B：総頚動脈分岐部が比較的高い場合は、無理に外頚動脈に吻合すると★部分でグラフトが屈曲することがあり、総頚動脈に吻合したほうがよい場合がある．

> **Troubleshooting 7**
> M2側に動脈切開をおいた時点で内膜が剝がれてしまうことがある．それ以上剝がれないように、動脈切開をハサミで完成させ、内腔を洗浄するときは鈍針の先を内腔内に入れてからヘパリン加生理食塩水を注入する．ドナー壁の外から内へ針を通し、M2壁に針を通す際は、内から外へ剝離した内膜を含めて全層をとらえる．

> **Pitfalls 8**
> 手術操作に関係した合併症は、グラフトのねじれ、double insuranceバイパス無施行例、グラフトとレシピエントとなるM2の径の不一致、頚部頚動脈や中大脳動脈吻合部の動脈硬化などの際に起きやすいことを意識して、予防対策をとることが大切である．

頭側の吻合操作

- 吻合するM2の位置を確認し、静脈グラフトを適切な長さ（吻合操作の際に裏面を見やすいようグラフトを動かせるが、長すぎない）に切断する．先端を整えると5 mm程度となることが多い．
- M2を一時遮断し、グラフトのorificeよりわずかに長い動脈切開をおいて吻合する．M2に動脈硬化があると内膜が容易に剝がれるため、慎重に全層縫合を行う❼（図7）．
- 吻合が完成したらM2を開放し、次いで頚部のグラフトのクリップを外して全体を開通させる．超音波装置や蛍光血管撮影でバイパス開存に問題がないことを確認する❽．

親血管閉塞

- 海綿静脈洞部動脈瘤では、頚部内頚動脈を複数の絹糸で結紮して閉塞する．
- なお、❷に記載したバルーン試験閉塞中の同側総頚動脈撮影でみられる頭蓋底部の外頚動脈－内頚動脈間側副血行が豊富な場合、バルーン試験閉塞の結果の解釈や実際の手術で内頚動脈のどの部位を閉塞するかなどを慎重に検討する必要がある[10]．
- 眼動脈より末梢の動脈瘤では、親動脈である内頚動脈を遮断した場合の眼動脈、後交通動脈、バイパスからの動脈瘤への血流を考慮し、頭蓋内でクリップによりトラッピングする

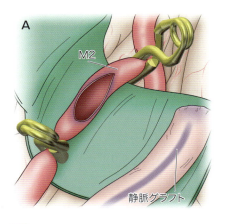 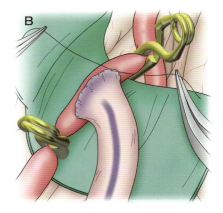 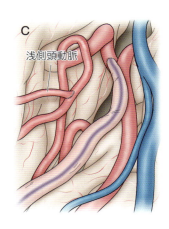

図7． M2への吻合
A：図4Aで示したM2にピオクタニンで切開範囲をマークした後，動脈切開．グラフト径と同じかわずかに長くする．B：両側の吻合終了時．
C：閉頭前．浅側頭動脈，静脈グラフトの開存を確認．

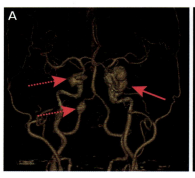 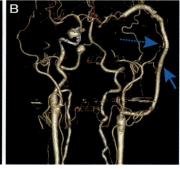

図8． 左側の静脈グラフトバイパス術後，親動脈閉塞を行った症例
56歳，男性．A：術前MRAにて，症候性の左内頚動脈海綿静脈洞部の巨大動脈瘤（……▶）がみられる．対側内頚動脈，右椎骨動脈にも動脈瘤がある（→）．左側において，STA-M4バイパスに引き続き，静脈グラフトを用いたハイフローバイパスを頚部外頚動脈からM2に吻合し，頚部内頚動脈を結紮閉塞した．B：術後MRAにて，浅側頭動脈（……▶），静脈グラフト（→）ともに開存しており，左内頚動脈瘤は描出されない．術後経過は良好で，合併症なく退院した．

か，血管内手術で動脈瘤内から親動脈を閉塞するかなどを選択する❾．

閉　頭

- 側頭筋や骨弁で浅側頭動脈および静脈グラフトが圧迫されないよう，筋肉の部分切除や骨削除を追加する．
- 皮膚縫合終了まで，時々超音波装置などでバイパス開存を確認しながら閉頭を行う．

術後管理

- 正常血圧を維持し，術直後にCTで出血などの問題がないことを確認する．
- その後も神経症状に問題がない場合は，術翌日にCT・脳血流SPECT，術後2日目にMRI/MRAを行い，新たな出血，梗塞，バイパス開存，脳血流を総合的に勘案しながら，数日後の離床を目指す．
- 術前に抗血小板薬を使用していない場合は手術後の血流動態を考慮し，使用するかどうかを検討する．特に頭蓋内動脈をコイルで閉塞した場合や，閉塞した頚部内頚動脈がstumpを形成している場合は積極的に使用する❿．
- 図8に，代表症例の術前後MRAを提示する．

Pitfalls 9
血管内治療で頭蓋内の内頚動脈をコイルで閉塞する場合，その近傍の穿通枝閉塞による合併症が起こりうる．可能な限りクリップでの親動脈閉鎖を行う．やむを得ず血管内治療で閉塞する場合は，術前からの抗血小板薬内服を積極的に行う．

Pitfalls 10
巨大内頚動脈傍鞍部動脈瘤に対し静脈グラフトバイパス術後，頚部内頚動脈をコイル塞栓した症例において，術後3日目，内頚動脈のstump部分に血栓を形成し，塞子となってM1を閉塞した症例を経験した．抗血小板薬は使用していなかった．頚部内頚動脈は可能な限り正常内膜を寄せるように糸で結紮すべきと思われた．やむを得ずコイルで塞栓する必要がある場合は，十分な抗血小板療法を行ったうえで慎重に経過をみる必要がある．

VII-4 硬膜内大型・巨大内頚動脈瘤に対する血管内治療

大石英則

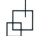 治療適応

- 10 mm 以上の硬膜内未破裂内頚動脈瘤は，破裂リスクが高く，原則治療適応である．
- 周辺構造物，特に視神経に対する圧迫症候を呈する場合，その早期解除も治療目的の一つとなる．

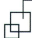 理学所見／画像所見

- 部分血栓化大型・巨大脳動脈瘤は，コイルの血栓内迷入などによる再開通・増大のためコイル瘤内塞栓術は適応外となる場合が多く，MRI や CT による壁在血栓有無およびその量の評価は必須である．
- 造影 MRI による動脈瘤壁の造影効果は，栄養血管（vasa vasorum）発達の目安となり，コイル瘤内塞栓術や母血管閉塞術（internal trapping）後も増大することを示唆する[12]．

 治療法の選択

- 硬膜内未破裂大型ワイドネック型内頚動脈瘤に対する血管内治療は，ステント支援下コイル瘤内塞栓術を考慮する．
- 圧迫症候が強い動脈瘤に対するコイル瘤内塞栓術は，挿入されたコイル塊の影響により圧迫症候の軽減が得られにくいだけでなくかえって増悪する場合もあり，慎重な治療適応の検討が必要である．
- 巨大動脈瘤や紡錘状動脈瘤に対する血管内治療では，コイルによる母血管閉塞術を考慮すべきであるが，今後は後述するフローダイバーター治療も重要なオプションとなる[13]．

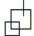 手術解剖

- Willis 動脈輪（後交通動脈，前交通動脈）を介する側副血行評価は必須で，内頚動脈分枝である眼動脈，後交通動脈，前脈絡叢動脈の評価も大切である．
- 上下垂体動脈も内頚動脈の ophthalmic segment から起始するが，この動脈の閉塞が血管内治療において問題となることは少ない[14]．

手術手技

- 通常，全身麻酔ないし深鎮静下に経大腿動脈到達法でガイディングカテーテル（6-7Fr）を標的頚部内頚動脈に留置し，塞栓用およびステント誘導用マイクロカテーテルの操作性を高めるために，適宜ディスタルサポートカテーテル（5-6Fr）を用いて triple coaxial system とする．
- 手技中は，活性化凝固時間（ACT）がコントロール値の 2〜2.5 倍に延長するように全身へパリン化を行う．

ステント支援下コイル瘤内塞栓術

- ステント誘導用マイクロカテーテルを用いて，ステントがネックを十分にカバーするように展開留置する❶❷．
- 動脈瘤内への塞栓用マイクロカテーテル挿入法は，ストラットを通してカテーテルを挿入する Trans-cell 法と，先にカテーテルを動脈瘤内に挿入しておく Jailing 法がある（図3）．
- ステント支援下コイル瘤内塞栓術では，塞栓用マイクロカテーテルのコントロールがしばしば困難なので，三次元形状コイルを用いることが偏りなく塞栓を行うのに有利である．
- ステント支援下であっても，再開通回避のため密なコイル塞栓を行う必要がある❸（図4）．

> **Memo 1**
> ステントには open-cell タイプの Neuroform™ (Stryker 社) と closed-cell タイプの Enterprise™ (Johnson & Johnson 社) がある（図1）．前者の誘導には Excelsior XT-17® (Stryker 社)，後者には Prowler select plus (Johnson & Johnson 社) を用いる．
>
>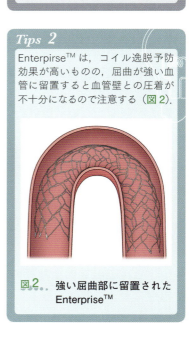
>
> **図1** コイル塞栓術支援用頭蓋内ステント
> A：Neuroform™，B：Enterprise™．

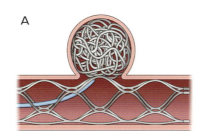 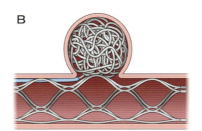

図3 ステント支援下コイル瘤内塞栓術におけるマイクロカテーテル挿入法
A：Trans-cell 法，B：Jailing 法．

> **Tips 2**
> Enterpirse™ は，コイル逸脱予防効果が高いものの，屈曲が強い血管に留置すると血管壁との圧着が不十分になるので注意する（図2）．
>
> **図2** 強い屈曲部に留置された Enterprise™

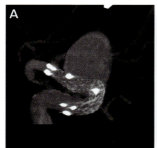 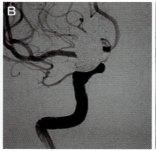 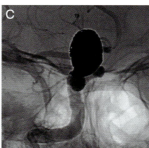

図4 Enterprise™ ステント支援下コイル瘤内塞栓術での密な塞栓
A：cone-beam CT 画像，B：治療後 DSA 画像，C：治療後 Native 画像．

> **Tips 3**
> 極端なワイドネック型動脈瘤や紡錘状動脈瘤では，通常のコイル挿入角度ではコイルがステント内に逸脱しているのか否かの判断が難しいときがある．この場合，ステント内腔を短軸で視認できる down-the-barrel view をとるとわかりやすい（図5）．

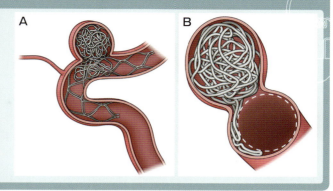

図5．著しい広頸動脈瘤や紡錘状動脈瘤でのコイル挿入
A：通常のワーキングアングル，B：down-the-barrel view．

母血管永久閉塞術

- コイルを用いるが，ネック前後でのトラッピング，瘤内から近位側内頸動脈を閉塞，近位側内頸動脈のみの閉塞法がある❹（図6）．
- 動脈瘤と周囲分枝との解剖学的関係，および，後交通動脈，眼動脈，時に上下垂体動脈からの側副血行を考慮して閉塞部位を選択すべきである．

後治療および予想される術後成績

- ステント支援下コイル瘤内塞栓術では，通常，治療約1週間前から抗血小板薬2剤併用療法（アスピリン・クロピドグレル）を開始し術後半年間継続，治療後1年までは抗血小板薬単剤療法を行う．
- クロピドグレルは低反応者や高反応者がいるため，VerifyNow®（メディコスヒラタ社）などを用いた抑制効果の評価を行うことが望ましい❺❻．
- 大型動脈瘤に対するコイル瘤内塞栓術は再開通・増大のリスクが高いので，綿密かつ長期的なフォローアップが必要である[15]．

> **Memo 4**
> - 母血管閉塞術を行う場合，バルーン試験閉塞で永久閉塞に対する虚血耐性を検討し，虚血耐性が乏しければSTA-MCAやハイフローバイパス術を設置する．
> - バルーン試験閉塞は実際に閉塞する部位で行うことが望ましい．
> - 母血管永久閉塞術での再開通はきわめて少ないが，残存動脈への血行力学的負荷により新生動脈瘤が発生する場合があるので注意が必要である．

> **Troubleshooting 5**
> - 大型・巨大動脈瘤に対する瘤内塞栓術は血栓性合併症のリスクが高い．多量のコイル挿入，ステント留置，長時間にわたる手技などが原因と考えられる．
> - 手技中にコイル表面の血栓形成，ステント内血栓，塞栓による末梢血管閉塞などが認められた場合，適切な抗血小板薬や抗凝固薬の追加投与に加え，マイクロカテーテルからの線溶薬動注，血栓回収デバイスの使用やバルーンカテーテルなどによる血栓破砕も考慮する．

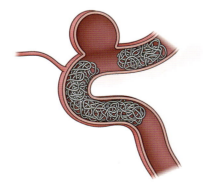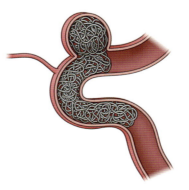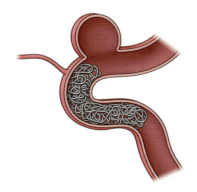

図6．脳動脈瘤に対する血管内治療での母血管閉塞術（internal trapping）

フローダイバーター治療

- 現在，わが国において薬事承認されているフローダイバーターはPipeline™（Medtronic 社）のみで，動脈瘤内への血液流入阻害効果がある（図7）．
- フローダイバーター治療では，正常血管への高い密着性とともにネックを十分にカバーすることが大切である❼．
- フローダイバーターは動脈瘤の完全閉塞までに少なくとも6ヵ月から1年を要する（図9）❽．

Pitfalls 6
ネック近傍から眼動脈が起始する場合，コイル表面に形成された血栓が眼動脈の順行性血流で網膜中心動脈末梢塞栓症を起こし視野障害の原因となることがあるので，眼動脈起始部も閉塞して外頚動脈系からの側副血行に期待するほうが安全な場合もある．

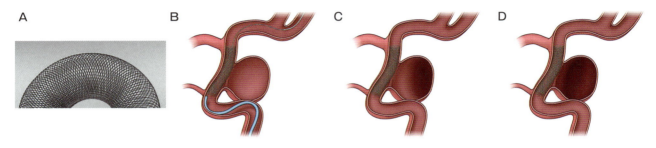

図7． Pipeline™（A）とフローダイバーター治療のイメージ（B〜D）

Tips 7
フローダイバーターは，誘導用マイクロカテーテル（Marksman™；Medtronic 社）とデリバリーワイヤーの手元操作における展開留置テクニックが重要で，System push，System pull，Push the wire，Pull the wire，Unsheath を使い分ける必要がある（図8）．

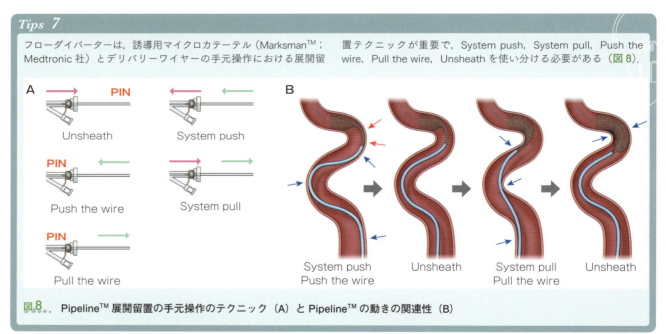

図8． Pipeline™ 展開留置の手元操作のテクニック（A）と Pipeline™ の動きの関連性（B）

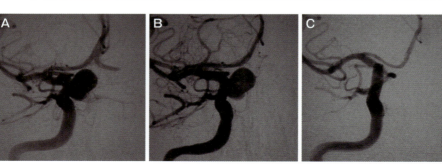

図9． 実際の Pipeline™ 治療症例
A：治療前，B：治療直後，C：6ヵ月後．

Memo 8
- フローダイバーター治療後，動脈瘤の完全血栓化が得られるまでは破裂リスクが残されるので注意が必要である．
- 術後破裂のリスクファクターは，巨大，症候性，アスペクト比<1.6，動脈瘤内にジェット状血流があるものとされる[16]．

VII-5 STA-MCA anastomosis を用いた中大脳動脈瘤の治療

安部 洋，井上 亨

手術適応

- 動脈瘤のネックやドームから中大脳動脈（middle cerebral artery：MCA）の枝が分岐している大きな囊状動脈瘤．
- 中大脳動脈紡錘状動脈瘤などで，通常のクリッピングやコイリングでは中大脳動脈末梢枝を温存した治療が困難な動脈瘤．
- 動脈瘤の処置中に中大脳動脈の一時遮断時間が長くなることが予測される動脈瘤 ．

画像診断

- 3D-CTA，脳血管造影にて動脈瘤の形態，中大脳動脈の分枝，浅側頭動脈（superficial temporal artery：STA）の状態を把握する．
- 造影CT，MRIにて動脈瘤内の状態，周囲脳組織・脳槽との関係を把握する．

手術法の選択

- 血行再建が必要な中大脳動脈の部位や本数に応じて，必要なdonor arteryを検討する．
- 浅側頭動脈の頭頂枝と前頭枝，さらにはその分枝を使用することで，通常は2～3本の大きめのdonor arteryが得られる ．
- 中大脳動脈の可能な限り中枢側にanastomosisを行ったほうが良好な血流が得られるが，巨大動脈瘤などでは動脈瘤の裏側でのanastomosisは困難なため，中大脳動脈末梢（M3, M4）をrecipient arteryとする．
- M1穿通枝の末梢で中大脳動脈を盲端化すると穿通枝領域の虚血が生じる可能性があり，anterior temporal arteryなどのflow outの分枝が可能な限り残るような戦略を立てる ．

手術体位

- 仰臥位で上体を10度程度挙上し，頭部を健側に45度程度回転する ❹．

Tips 1

中大脳動脈動脈瘤はネック径が広いことが多く，大型になるほどその傾向が強い．一見，ネッククリッピングが可能な動脈瘤でも，実際には動脈硬化などで中大脳動脈分枝の温存が困難な場合もある．そのため，10 mm程度を超える大きめの動脈瘤ではSTA-MCA anastomosisを常に念頭に置く必要がある．

Tips 2

中大脳動脈のsuperior trunk, inferior trunk両方の血行再建が必要なときに，浅側頭動脈が細い場合には中大脳動脈領域全域の血流を補う血流が得られない可能性がある．そのような場合には，橈骨動脈などのグラフトを検討する必要がある．

Troubleshooting 3

M1を盲端化せざるを得ない場合には，術後の虚血性合併症予防のため術前からの抗血小板薬投与を検討する．

Tips 4

頭部の回転やvertex downが強すぎると，中大脳動脈動脈瘤の操作やanastomosisを行いづらくなる．

- 動脈瘤中枢側の動脈確保が困難な場合には，頚動脈確保ができるように頚部も術野に入れておく．

皮膚切開，浅側頭動脈剥離 ❺

- 耳珠前方から前頭部に，円弧上の皮膚切開を行う．
- 通常，浅側頭動脈は耳珠前方から 6 cm 程度の確保で十分であるが，必要に応じて 8〜10 cm 浅側頭動脈を確保する．
- 浅側頭動脈頭頂枝が後方を走行する場合には，浅側頭動脈頭頂枝直上の皮膚切開を行う（図 1）．
- 浅側頭動脈頭頂枝が前方を走行する場合には，浅側頭動脈頭頂枝の後方に皮膚切開を行う（図 2）．
- 浅側頭動脈を剥離温存しながら皮弁を翻転し，次いで側頭筋を切開して翻転する（図 3）．

> **Troubleshooting 5**
> - 浅側頭動脈剥離による皮弁壊死に注意する．
> - 浅側頭動脈頭頂枝直上を切開する場合は，前頭部に向かう皮膚切開のカーブをできるだけ緩やかにする．
> - 浅側頭動脈頭頂枝後方に皮膚切開を行う場合は，浅側頭動脈頭頂枝末梢側後方部分が皮弁壊死を起こしやすい．
> - 皮膚に過度の緊張がかからないように縫合し，プロスタグランジン製剤などの使用も検討する．

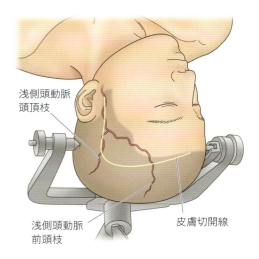

図 1. 皮膚切開 1
浅側頭動脈頭頂枝が後方を走行している場合は，浅側頭動脈頭頂枝直上に沿って皮膚切開を行い，そこから緩やかに前方にカーブをさせて浅側頭動脈前頭枝を皮弁内に入れるように前頭部正中まで皮膚切開を行う．

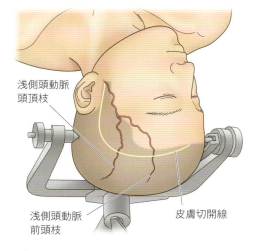

図 2. 皮膚切開 2
浅側頭動脈頭頂枝が前方を走行している場合は，浅側頭動脈の前頭枝と頭頂枝を取り囲むよう全体的に滑らかなカーブを描くように皮膚切開を行う．

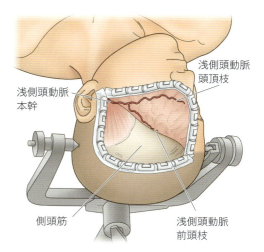

図 3. 皮弁翻転，浅側頭動脈の剥離温存
図 1 のような場合には，浅側頭動脈頭頂枝を cut down 法で剥離温存した後に皮弁を帽状腱膜下の創で翻転し，皮弁の内側から浅側頭動脈前頭枝を剥離する．前頭枝または頭頂枝の末梢を切断して内部をヘパリン加生理食塩水で充満させた状態にしてから側頭筋を切開翻転する．図 2 のような場合には，浅側頭動脈の前頭枝と頭頂枝の末梢を切断して皮弁を帽状腱膜下の創で翻転し，皮弁の内側から浅側頭動脈の前頭枝と頭頂枝を剥離した後に，浅側頭動脈の血流を維持した状態で側頭筋を切開翻転する．頭頂枝の末梢 1〜2 cm は，残したほうが皮弁の血流にはよい．

- 浅側頭動脈末梢端を切断する場合は，浅側頭動脈内をヘパリン加生理食塩水で充満させて拡張させた状態で temporary clip をかけておく．

開　頭 (図4)

- シルビウス裂が開頭野の中央になるように，前頭側頭開頭を行う．
- 動脈瘤中枢側確保のため，蝶形骨縁は上眼窩裂外側部分まで切除しておく．
- 巨大動脈瘤では，開頭を大きめに行う．

硬膜切開，シルビウス裂開放

- 硬膜を切開して頭蓋底側に翻転する．
- シルビウス裂を末梢側から sharp dissection して大きく開放する．
- シルビウス静脈は走行によって，前頭葉側や側頭葉側につけて温存する．
- シルビウス静脈が前頭葉と側頭葉にまたがる場合は，静脈周囲のくも膜を切開して静脈に可動性をもたせる．複数走行している場合は，シルビウス静脈の間を剝離することも有用である❻．

STA-MCA anastomosis (図5A・B)

- 中大脳動脈の recipient artery 周囲のくも膜を十分に剝離する．
- 前頭葉と側頭葉の間に俵状に巻いたベンシーツ®を挟み込み，anastomosis を行う術野を確保する．ベンシーツ®が妨げになる場合には，脳べらで脳を保持する．
- Recipient artery から分岐する微小動脈は凝固切断する．
- Recipient artery の下にラバーシートを敷き込み，さらにその下に小さく切断したゼラチンスポンジを詰め込むようにして recipient artery を安定させる．
- 浅側頭動脈のねじれに注意して recipient artery に持ち込み，適度な長さに切断する．

> **Tips 6**
> シルビウス裂の表層や深層の静脈が発達している場合は，シルビウス静脈周囲のくも膜を広範囲に切開して，静脈を犠牲にすることなく STA-MCA anastomosis や動脈瘤処置のための術野を得る．

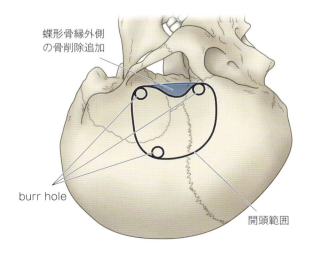

図4．開　頭
前頭側頭開頭に蝶形骨縁外側部分と中頭蓋窩側の骨削除を追加する．頭頂側頭側の開頭は，STA-MCA anastomosis を行う部位や大きな動脈瘤末梢部分が十分に開頭範囲に入るようにする．減圧が必要な場合以外には，前頭部正中側に開頭を大きくする必要はない．

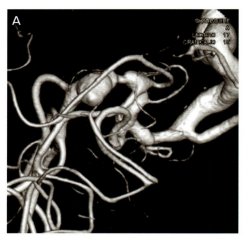
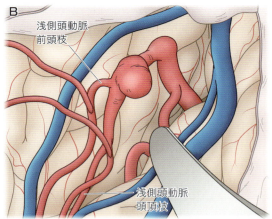
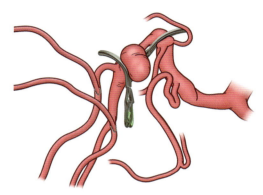

図5. 左中大脳動脈 M2 紡錘状動脈瘤
M2 inferior trunk 本幹の紡錘状動脈瘤．シルビウス裂末梢部分まで剥離して動脈瘤末梢の M2 に STA-MCA anastomosis を2ヵ所行い，クリップを用いて動脈瘤を trapping する．その後，動脈瘤中枢側の側頭葉への分岐動脈と superior trunk を温存する．

- 浅側頭動脈断端を fish mouth 状に処理し，ピオクタニンで染色して視認性を良くする．
- Stay suture 用の 10-0 縫合糸（非吸収性，モノフィラメント）2本を浅側頭動脈に通しておく．
- Recipient artery にピオクタニンで動脈切開のマーキングをしてから，recipient artery を一時遮断して STA-MCA anastomosis を行う ❼ ❽．

動脈瘤の処置

M2 紡錘状動脈瘤の場合（図5）

- 動脈瘤末梢に STA-MCA anastomosis を行った後，動脈瘤中枢側の温存すべき血管を確認する．
- 動脈瘤の中枢側と末梢側をクリップで閉塞する．
- 温存すべき血管近傍の動脈硬化や石灰化が強い場合には，その部分を避けてクリップする．
- 動脈硬化や石灰化により動脈瘤への血流遮断が不十分な場合には，有窓クリップなどで硬い部分を避けてクリップを追加する．

Troubleshooting 7
- M2 の inferior trunk と superior trunk の本幹に anastomosis を行う場合には，一時遮断時間が長くなると虚血性合併症のリスクが高くなる．
- 本幹から分岐した動脈を recipient artery とすると，20分程度の一時遮断では脳梗塞を起こす可能性は非常に低い．
- Recipient artery は可能な限り動脈硬化が少ない部位を選ぶ．

Tips 8
深くて狭い部位においてある程度太い血管を anastomosis する場合には，10-0 縫合糸よりも 9-0 縫合糸のほうが操作しやすく遮断時間の短縮につながる．

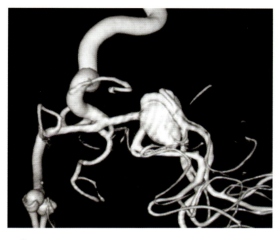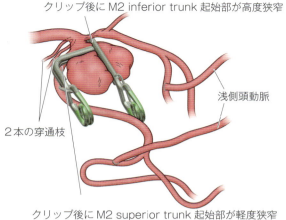

図6 右破裂大型中大脳動脈瘤
動脈瘤のネックからM2末梢枝が分岐しており，クリッピングに伴って狭窄や閉塞をきたすことが予測されるため，まず動脈瘤末梢のM2 superior trunkとinferior trunkの分枝にそれぞれSTA-MCA anastomosisを行う．その後，M1 distalとanastomosisの中枢側にtemporary clipをかけて動脈瘤の圧を減弱してクリッピングする．

大型中大脳動脈分岐部動脈瘤の場合（図6）

- 動脈瘤ネックから分岐する中大脳動脈のinferior trunkとsuperior trunkのM2末梢側の分枝にSTA-MCA anastomosisを行い，M1遠位部とM2近位部を一時遮断して動脈瘤周囲の剝離を十分に行う．
- 動脈瘤はネック部分が動脈硬化で硬く，先端部分に壁が薄いblebがある状態である．
- Multiple clipで動脈瘤を閉塞する．
- 動脈瘤ネック部分の動脈硬化によりinferior trunkはほぼ閉塞し，superior trunkは軽度狭窄状態で順行性血流を温存する❾．
- M1末梢から分岐している穿通枝が温存されていることを確認する．

Tips 9
中大脳動脈末梢の分枝を極力残して，M1が穿通枝で盲端にならないように工夫する．

Tips 10
- Recipient arteryが動脈瘤の裏側にあったり起始部がわからない場合は，浅側頭動脈を1本残しておき，動脈瘤の処置を行いながら必要なanastomosisを追加する．
- 硬い瘤内血栓の除去は，超音波吸引装置が有用である．
- 動脈瘤内からの出血で動脈瘤裏側から分枝する中大脳動脈の部位が予測できる．

血栓化巨大動脈瘤の場合（図7）

- 動脈瘤と脳実質の間を剝離した後，動脈瘤から分岐する中大脳動脈のsuperior trunkとinferior trunkの末梢部分を確保して，それぞれにSTA-MCA anastomosisを行う．
- 動脈瘤の中枢側と末梢側の中大脳動脈をtemporary clipで遮断する．
- 動脈瘤を切開して瘤内血栓を除去しながら，動脈瘤周囲の剝離を進める．
- 中枢側中大脳動脈や動脈瘤裏側の末梢側中大脳動脈が確保困難な場合は，内頚動脈などの遮断できる部分で一時遮断して，瘤内血栓を除去しながら動脈瘤周囲の剝離を進め，temporary clipの部位を適時変えながら周囲血管を確認する❿．
- 動脈瘤から分枝する中大脳動脈を切断していき，M1の穿通枝を確認して中枢側の中大脳動脈を切断または遮断する．
- 周囲との癒着が剝離できれば動脈瘤を摘出するが，動脈瘤が静脈などに強く癒着している場合は動脈瘤壁の無理な摘出は行わない．
- 動脈瘤摘出後にM1遠位部の切断部とM2近位部の切断部の距離が短ければ，端々吻合での血行再建を試みる．
- ICG蛍光脳血管撮影，ドップラー血流計でSTA-MCA anastomosisの血流を確認する．

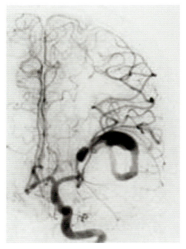
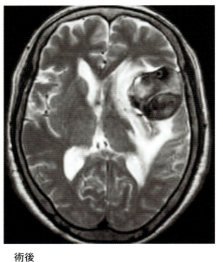

術前　　　　　　　　　　　術後

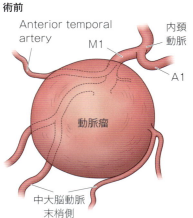
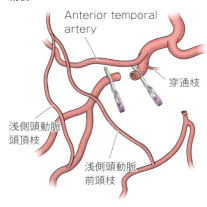

図7. 左血栓化巨大中大脳動脈瘤
中大脳動脈の superior trunk と inferior trunk の分岐部そのものが大きく膨らむような巨大動脈瘤で，動脈瘤内の尾側は大半が血栓化している．シルビウス裂を大きく剝離して動脈瘤の頭頂側と前頭側の深部に M2 inferior trunk と superior trunk の分枝を確保し，それぞれに STA-MCA anastomosis を行う．動脈瘤中枢側の M1 に temporary clip をかけて動脈瘤内の血栓を除去しながら周囲を剝離する．その後，STA-MCA anastomosis を行った部分の中枢側の動脈を切断して動脈瘤を除去する．動脈瘤中枢側の M1 から側頭葉に分岐する血管と穿通枝は温存する．

閉創

- 止血と，STA-MCA anastomosis の血流が良好であることを十分に確認してから，閉創にうつる．
- 浅側頭動脈の硬膜貫通部は，側頭筋に一部で襟巻き状に緩く覆う．
- 側頭筋の浅側頭動脈貫通部周囲の筋膜縫合は行わない．
- 浅側頭動脈本幹直上の皮下，皮膚は浅側頭動脈が直視できる状態で閉創する．
- 閉創終了時まで浅側頭動脈本幹の血流をドップラー血流計で確認する．

> **Troubleshooting 11**
> 術後の過灌流症候群や脳虚血を早期に判断するため，MRI の MRA，DWI，ALS などの所見を参考に，血管造影や脳血流シンチグラフィなどを適時追加する．

術後管理

- 血圧管理は，通常血圧を目標に行う．
- 大きな動脈瘤で動脈瘤内に血流が停滞していたような症例では，STA-MCA anastomosis により過灌流症候群を起こすことがあるため，血圧上昇に注意する **11**．
- 穿通枝分岐部末梢で中大脳動脈が盲端になっているような場合には，術後出血の有無やリスクを考慮しながら抗血栓療法を行う．
- 術創の皮膚虚血，創傷治癒障害がないかを適時確認する．

VII-6 血栓化大型・巨大脳底動脈先端部瘤の外科治療：Flow alteration

髙木康志

はじめに

- 大型・巨大脳底動脈先端部瘤は，治療困難な動脈瘤の一つである．脳底動脈瘤の破裂リスクは，UCAS Japan 研究によると直径 7 mm 以上で年間 5％を超え，破裂しやすい動脈瘤の一つである．
- 部分血栓化巨大脳動脈瘤は最も治療困難な頭蓋内疾患の一つであり，自然予後はきわめて不良である[17]．これまで脳底動脈永久遮断（Hunterian occlusion）が行われてきたが，治療不応例も多い[18]．
- Flow alteration（図 1）は単純な母血管閉塞＋バイパス術ではなく，複数の上部脳底動脈分枝の起始部遮断と脳底動脈遮断を組み合わせることで動脈瘤周囲の血流動態を大きく変化させ，動脈瘤の完全血栓化を誘導して動脈瘤の縮小を図る方法である[19] ❶．

手術適応

- 部分血栓化大型脳底動脈瘤．
- 有症候性または拡大傾向．
- 十分なインフォームドコンセントが得られていること．

画像所見

- MRI，3D-CTA，脳血管造影で下記の事項を確認する．
- 動脈瘤形状と血栓化の状況，動脈瘤内血流腔形状．

Memo 1

Flow alteration には，4 分枝中 3 本を分離して動脈瘤を盲端化させ血流を最大限減弱させる方法（"blind-alley transformation"，図 1B）と，2 本を分離し動脈瘤を terminal type から sidewall type に変換する方法（"slow-flow, sidewall-type transformation"，図 1C）の 2 通りがある．

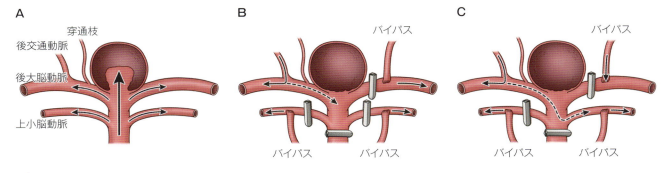

図 1. Flow alteration treatment の概念
A：治療前．B：blind-alley transformation（4 分枝中 3 本を分離して動脈瘤を盲端化させ血流を最大限減弱させる）．C：slow-flow, sidewall-type transformation（2 本を分離し動脈瘤を terminal type から sidewall type に変換する）．

- 浅側頭動脈の発達状況とその走行．
- 脳底動脈先端部の高さ，上小脳動脈と後大脳動脈の走行．
- Labbé静脈，temporobasal veinの発達状況と横静脈洞への流入部位．
- 浅大脳静脈の流出路の破格であるsphenopetrosal veinあるいはsphenopetrosal sinus（図2）の有無❷．

治療法の選択

- 上小脳動脈への吻合はsubtemporal approachで可能であるが，後大脳動脈の場合は中脳外側面上でさらに高位にあるため，側頭葉の圧排も強くなり，吻合操作は困難である．
- そこでSTA-PCA bypassの際には後部錐体骨削除，presigmoid spaceの硬膜切開，上錐体静脈洞切断，テント切開よりなる「posterior transpetrosal approach」を用いる．

手術体位

- 麻酔導入後，スパイナルドレナージを設置する．体位は側臥位でpark-bench positionとし，上半身を挙上するとともに頸部を側屈してvertex downとする（図3）．

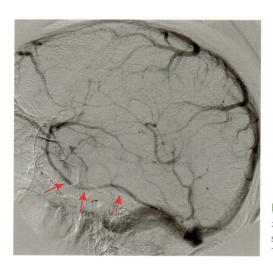

図2. Sphenopetrosal veinの発達
右内頚動脈造影静脈相．Superficial sylvian veinから連続する静脈が側頭葉下面を走行し，横静脈洞に流入している．

Pitfalls 2
浅大脳静脈の流出路の破格であるsphenopetrosal veinあるいはsphenopetrosal sinus（図2）が存在する場合は，後述するように温存が必要である．

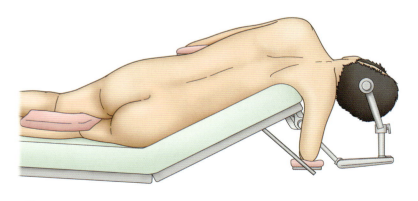 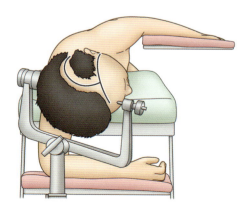

図3. 左STA-SCA bypass, SCA clipping, BA clippingのための体位
Park-bench positionで上半身を挙上し，vertex downとする．スパイナルドレナージチューブが留置されている．

手術手技

皮膚切開・開頭（図4）

- 浅側頭動脈頭頂枝を囲むU字型皮膚切開を後頭下まで延長するが，頬骨弓を外す場合や前頭枝も用いる場合には前方成分をh字型またはクエスチョンマーク型とする．
- 浅側頭動脈頭頂枝を長く採取できるよう，頭頂側の皮膚切開は十分高く設定する．
- Mastoid processを露出してその骨皮質を約5 mmの厚さで採取した後（osteoplastic mastoidectomy），錐体骨をmastoid antrumまで削除しpresigmoidの硬膜および上錐体静脈洞を露出する．
- 後頭蓋窩の手術操作はないので，S状静脈洞より後方の開頭範囲を広くとる必要はない❸．

浅側頭動脈の採取

- Single bypassの場合，皮弁内側側から浅側頭動脈頭頂枝を剝離する．
- 浅側頭動脈長は長いほうが深部での取り回しが良いため，11～12 cmを剝離する．

硬膜切開

- 硬膜を弧状に切開し，Labbé静脈のbridging pointをサージセル®＋フィブリン糊で補強したのち，スパイナルドレナージから髄液を排出させつつ側頭葉下に進入する．
- 側頭葉下面を後方に走行し横静脈洞に向かうtemporobasal veinがしばしば中頭蓋底硬膜に癒着しており，これを硬膜から剝離する．
- 前述のsphenopetrosal veinが大きく発達している場合，これを犠牲にして側頭葉圧排を加えると脳実質損傷を招くので，時間がかかっても丁寧に剝離・温存する❹．
- 引き続きpresigmoid duraを切開し，上錐体静脈洞を二重結紮またはhemo-clipで遮断して切断する（図5A）．ここからテントを自由縁に向けて上錐体静脈洞に平行に切開し（図5B），テント縁まで到達させたのちテントに糸をかけて翻転する（図5C）．

> **Tips 3**
> 開頭は前後に長く，後方はLabbé静脈のbridging pointまで開頭野に含めるが，上方に広げる必要はない（頭蓋底より4横指程度）．

> **Tips 4**
> Sphenopetrosal veinがsinusよりかなり手前で硬膜内に移行している場合は，硬膜を短冊状に切開して硬膜ごと頭蓋底から分離する．

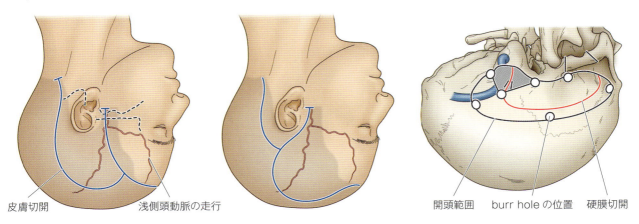

図4．左posterior petrosal approachによる深部吻合のための皮膚切開・開頭
錐体骨削除を行ってpresigmoid spaceを露出し，上錐体静脈洞を離断する．後大脳動脈への操作が必要な場合は，頬骨弓を外して中頭蓋底まで骨削除を行う．

レシピエントの準備

STA-SCA bypass

- 中脳外側面において滑車神経，上小脳動脈本幹および分岐する上下2分枝（rostral trunk と caudal trunk）を確認する（図5C）．
- 上小脳動脈周囲のくも膜を剝離しつつ中枢側にたどり（図6A），上小脳動脈本幹かあるいは rostral trunk と caudal trunk のうちのいずれかを吻合部位に選定する．
- 脳幹への穿通枝は少ない❺．

STA-PCA bypass

- 側頭葉を追加挙上して，後大脳動脈の P2 部を同定する❻（図6A）．
- P2 部から分岐する peduncular perforating arteries，長・短回旋枝，視床穿通動脈，外側および内側後脈絡叢動脈，hippocampal artery は温存しなければならない．

吻合操作（図6B・C）

- 術野奥に持続吸引チューブを留置して吻合部の環境を保ち，10-0 モノフィラメントナイロン糸を用いて，stay suture 2針と片面3～5針ずつで側端吻合を行う．

> **Tips 5**
> 動眼神経との解剖学的関係から上小脳動脈または後大脳動脈であることを確認する．

> **Memo 6**
> P2 前半部で吻合部位を確保できない場合は，後頭葉下面を走行する中側頭動脈などの皮質枝を探してレシピエントとすることができる．

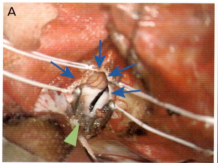 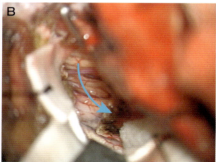 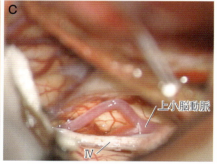

図5．左 posterior petrosal approach による上小脳動脈の露出
A：presigmoid dura を開き（→），上錐体静脈洞を hemo-clip で遮断して切断する（▶）．B：上錐体静脈洞切断部からテント自由縁に向けてテントを切開していく（→）．C：中脳外側面で上小脳動脈本幹と rostral, caudal branch への分岐部を確認する．

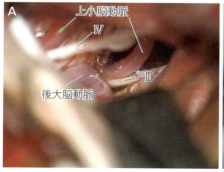 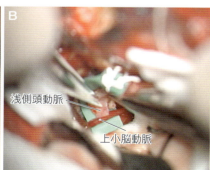 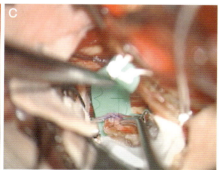

図6．左 posterior petrosal approach による後大脳動脈の確認，STA-SCA anastomosis
A：上小脳動脈を前方にたどっていくと，動眼神経および後大脳動脈の crural segment が露出される．B：上小脳動脈 caudal branch をレシピエントに選定．浅側頭動脈を深部術野に導入する．C：深部吻合操作．

難易度の高い動脈瘤の治療 VII

- この場合，深部吻合術野では先端が屈曲した長めの鑷子が有用である．また結紮時にループを作る動作も，右手に先曲がりの鑷子を持てば操作がやさしくなる．

脳底動脈遮断，分枝遮断

- 上小脳動脈または後大脳動脈を近位部でクリップ遮断する．
- また，脳幹前面で脳底動脈を確認し，上小脳動脈のすぐ尾側でこれを遮断する．

閉　頭

- Posterior transpetrosal approach では，術後髄液漏と感染に注意が必要である．
- Presigmoid dura は，有茎筋肉弁で閉鎖する ❼．
- 採取した mastoid process の皮質骨をほかの骨弁とプレートで接合したのち，一塊として骨弁を戻して固定する．
- 皮下ドレーン留置後に皮下，皮膚を閉創して手術を終える．

術後成績

- Miyamoto らは，本治療実施後に 1 年以上フォローアップしている症例 9 例で検討している[20〜22)]．うち 4 例は，Hunterian occlusion や瘤内塞栓などの先行治療が無効であった例である．
- 8 例で動脈瘤内血流腔の完全またはほぼ全域の血栓化が得られ，動脈瘤外径は 4 例で陰影消失または中等度以上の縮小を得ている．残り 4 例

> **Tips 7**
> 硬膜切開時に切開縁に針糸を 5〜6 針かけて牽引しておき，閉頭時に削除した錐体骨断面を覆うように有茎の側頭筋を頭蓋底に敷き込む．これらの針糸で筋肉と硬膜端を縫合することで，硬膜閉鎖，air cell の被覆，骨削除により生じた死腔充填，の 3 つを同時に行う．

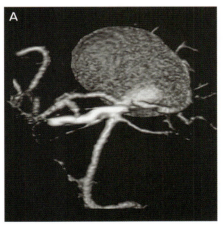
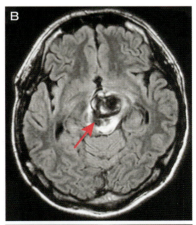
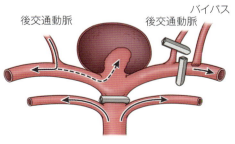
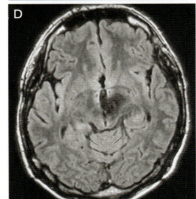

図 7．Blind-alley transformation による動脈瘤著明縮小例

29 歳，男性．部分血栓化巨大脳底動脈先端部動脈瘤．
A：過去に脳底動脈遮断術が行われたが，両側後交通動脈からの側副血行により，動脈瘤の完全血栓化および動脈瘤縮小には至らなかった（本例では両側上小脳動脈分岐部が低く，後大脳動脈と上小脳動脈の間で遮断された）．B：経過観察中に動脈瘤壁からの出血を生じ（➡），脳幹浮腫が増強した．C：左 STA-PCA を行い，左 P1 および血流腔近傍に流入する左後交通動脈を遮断し，動脈瘤内血流腔を盲端化した．D：完全血栓化が得られ，7 ヵ月後の MRI で動脈瘤の著明な縮小と脳幹浮腫消失が確認された．

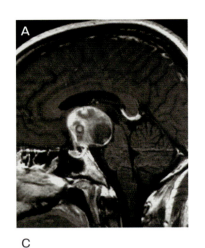
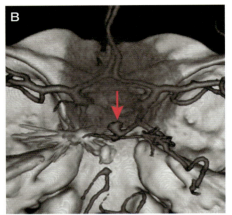
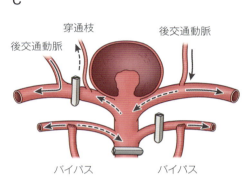
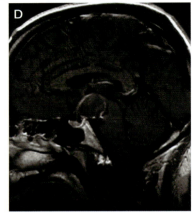

図8．Slow-flow, sidewall-type transformation による動脈瘤縮小例

37歳，女性．部分血栓化巨大脳底動脈先端部動脈瘤（動脈瘤径45 mm）．A：過去にコイルによる脳底動脈本幹の塞栓術を受けているが，サイズ増大が続き，巨大な mass が脳幹，視床下部を圧排している．B：3D-CTA では小さな動脈瘤内血流腔が確認される（→）．C：まず左 STA-SCA bypass と左上小脳動脈遮断を行った．1週間後，右 STA-SCA bypass と右後大脳動脈（P1）遮断を行った．分枝2本が分離され，動脈瘤は sidewall type となっている．D：完全血栓化が得られ，15ヵ月後の MRI で動脈瘤の縮小が確認された．

も動脈瘤径増大をみていない．一方，動脈瘤内血流腔が消失しなかった1例は動脈瘤径が増大した．
- Blind-alley transformation により完全血栓化を経て病変自体がほぼ消失した例を図7に，sidewall-type transformation により完全血栓化と動脈瘤径縮小を得た例を図8に示す[19]．
- 本治療法の問題点として，侵襲性，動脈瘤内血流腔の完全血栓化に伴う近傍穿通枝の血栓性閉塞，完全血栓化が得られないケースの存在が挙げられる．
- 本治療法の確立には，今後さらなる症例蓄積が必要である．一方，従来法による先行治療無効例にも著効する例が存在している．
- 本治療法を適応するにあたっては，術前に十分に検討し，その効果，限界をよく理解したうえで用いるべきである．

VII-7 大型・巨大脳底動脈瘤の血管内治療

佐藤健一，松本康史

背景

- 大型・巨大脳底動脈瘤は，破裂によるくも膜下出血や圧迫による脳幹病状ならびに脳梗塞を呈しうる予後不良な疾患で，未治療での2年生存率は約20%とされる[23～25]．
- 血管内治療としては，親血管を閉塞するトラッピング術，ステント支援下瘤内塞栓術，フローダイバーターを用いた治療が選択されるが，いずれも治療成績は芳しくない[24]．
- 現時点で大型・巨大脳底動脈瘤における血管内治療は，外科的治療に対する優位性が証明されていない[23, 24]．
- 紡錘状動脈瘤を呈することが多く，親血管である脳底動脈に何らかの処置を要することが多い．
- 再発・再増大が多く，治療後に綿密なフォローアップを要する．

治療適応

- 大型・巨大脳底動脈瘤は予後不良疾患であるため積極的治療が望ましいが，治療合併症の発生率もまた高いため，厳密な治療適応基準は存在しない[23, 24]．
- 個々の症例で病変の形態学的特徴と症状から自然歴と治療合併症を見積もり，治療リスクが自然歴を下回ると判断された場合に治療を行う．

画像所見

MRI

- 周囲脳組織侵襲：脳幹の浮腫，梗塞病巣，圧迫所見の有無．
- 動脈瘤：血栓化の有無，血管壁造影増強効果の有無．

脳血管撮影 ❶

- アクセスルートの状態：頚部椎骨動脈の狭窄，屈曲，蛇行など．右椎骨動脈へのカニュレーションには右上腕動脈からのアプローチが有用なことがある．
- 3D-DSAによる動脈瘤の形態評価：ネック径，最大ドーム径，形状，

> **Tips 1**
> 必ず両側椎骨選択撮影を行うこと．片側の椎骨動脈撮影のみでは造影剤の層流効果（laminar flow effect）により動脈瘤や穿通枝の描出が十分に造影されないことがある．また，頭蓋内外バイパス手術を併用する場合を考慮し，両側外頚動脈撮影にて浅側頭動脈，後頭動脈の発達程度を確認する．

- bleb の有無，分枝血管との関係，適切なワーキングアングルの設定，穿通枝などの細い血管の描出は，3D-DSA 元画像や cone beam CT 画像が優れる．
- 側副血行の確認：後交通動脈の発達の程度を頸動脈用手圧迫遮断下の椎骨動脈撮影により確認する．

バルーンカテーテルを用いた両側椎骨動脈遮断試験 ❷

- 動脈瘤に対する順行性血流遮断を企図する場合，バルーンカテーテルを用いた両側椎骨動脈試験閉塞を行うことで，後方循環系の遮断耐性を確認する．
- 遮断中の神経脱落症状の出現の有無，生理学的検査，脳血管撮影所見などを用いて虚血症状の有無を検討する．

Memo 2
後方循環系の動脈遮断耐性試験は，前方循環系の遮断耐性試験に比較して検査項目や手技などが確立していない．筆者らの施設では，30 分間の遮断と遮断中低血圧負荷試験中の臨床症状の変化と，遮断中の脳血管撮影所見にて判定している．

治療法の選択 ❸❹

両側椎骨動脈閉塞術[25] ❺（図 1）

- 両側頭蓋内椎骨動脈をコイル塞栓することで，動脈瘤への順行性血流を遮断し，動脈瘤の血栓化，器質化，縮小効果を期待する．
- 前下小脳動脈より近位の脳底動脈で発生した動脈瘤に適応がある．
- 両側の後下小脳動脈が発達している場合，一方は後下小脳動脈分岐部より近位の椎骨動脈で，他方は同血管分岐部よりも遠位で閉塞する ❻．
- 後交通動脈が未発達の場合，頭蓋内外バイパス術の併用を考慮する．

Tips 3
脳底動脈や椎骨動脈近位部遮断による脳動脈瘤流入血管遮断術は，閉塞部位と動脈瘤との間の距離が短いほど，動脈瘤に対する治療効果が期待できる．同時に，動脈瘤周囲から分岐する穿通枝閉塞やコイル周囲の続発性血栓症による脳梗塞の危険性も高い．

動脈瘤を含む脳底動脈トラッピング術[26, 27]（図 2）

- 最も根治的であるが，脳底動脈から分岐する穿通枝梗塞の危険を伴う．

Memo 4
脳底動脈本幹動脈瘤の発生部位は，椎骨動脈合流部から前下小脳動脈分岐部までの「低位」と，前下小脳動脈分岐部から上小脳動脈分岐部までの「中位」，上小脳動脈分岐部から脳底動脈先端部までの「上位」に分類される[25]．

Tips 5
一方の椎骨動脈を閉塞してから，他方の椎骨動脈を閉塞するまでの期間は短いほど動脈瘤に対する治療効果は大きい．また，この間に後方循環系の血流動態は急激に変化しているため，動脈瘤破裂の危険性も高い．片側椎骨動脈閉塞のみでは，動脈瘤流入血流減少効果はほとんどない．

Pitfalls 6
両側椎骨動脈を後下小脳動脈分岐部より遠位で閉塞すると，動脈瘤だけでなく脳底動脈本幹にも血栓化が生じる危険がある．一方，両側とも後下小脳動脈分岐部より近位で閉塞すると，後交通動脈からの血流により両側後下小脳動脈までが灌流されることになるため，動脈瘤内血流が減少しにくいとされる[25]．

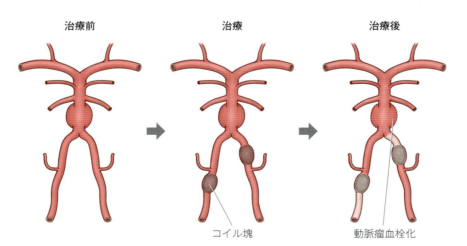

図 1．低位脳底動脈瘤に対する両側椎骨動脈閉塞術
椎骨動脈からの順行性血流を遮断すると，後交通動脈由来の側副血行により後方循環系が灌流され，灌流圧が下がることで動脈瘤内圧が下がり，動脈瘤の血栓化を期待できる．一方，コイル塊による血管の盲端化は，クリッピングによる血管閉塞よりも血栓形成を促進しやすいとされ，脳底動脈血栓性閉塞などの重篤な合併症をきたしうる．分枝血管を温存して血流を停滞させないような術前計画が必要である．

- 前下小脳動脈分岐部より遠位で，上小脳動脈分岐部よりも近位の脳底動脈で発生した脳底動脈本幹部動脈瘤に適応がある．
- 後交通動脈が未発達の場合，頭蓋内外バイパス術を併用する必要がある．

脳動脈瘤塞栓術 ❼ (図3)

- 囊状動脈瘤に適応がある．
- 動脈瘤塞栓術支援ステントを併用することが多い．脳底動脈に塞栓術支援ステントを留置することによる，脳幹部穿通枝梗塞の危険はほとんどない[24]．

ステントによる動脈瘤内 flow diversion ❽ (図4)

- 脳底動脈に動脈瘤をまたぐようにステントを留置することで，動脈瘤内血流を停滞させ血栓化，縮小効果を期待する．

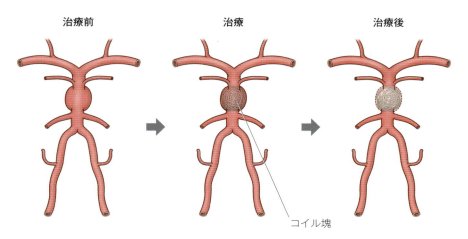

図2．中位脳底動脈瘤に対するコイルトラッピング術
上位脳底動脈以遠の血流は，後交通動脈からの側副血行により灌流されることが期待できる．

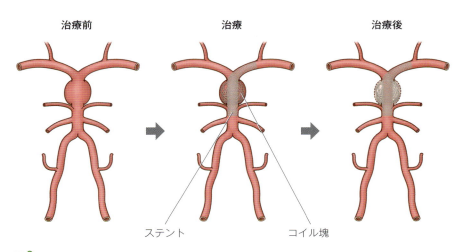

図3．上位脳底動脈瘤に対するステント支援下瘤内塞栓術
後方循環系の順行性血流を温存できるため，穿通枝梗塞などの虚血性合併症の危険性は最も低いが，動脈瘤の再開通・再増大の危険性が高い．

Pitfalls 7
血栓化大型・巨大動脈瘤では，原則として瘤内塞栓術のみでは病態を制御することが困難であるのみならず，逆に病態を増悪させることがある．

Pitfalls 8
後方循環系に発生した脳動脈瘤に対するフローダイバーターの使用成績は，前方循環系に比べて悪く，術後脳幹梗塞，ステント内血栓症による脳底動脈閉塞，動脈瘤破裂などの報告がある．その使用は，ほかの方法では治療不可能で，治療合併症が自然歴による症状悪化を下回ると見積もられた場合に限定すべきである．

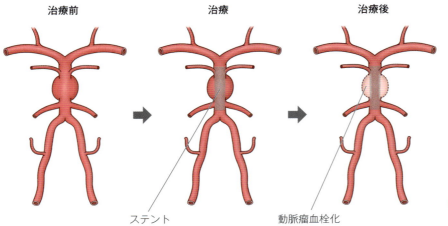

図4. 中位脳底動脈瘤に対するステントによるflow diversion

- 動脈瘤内flow diversion効果は，ステントに存在する空間の割合（porosity）によって左右される．すなわちporosityが低い（金属率が高い）ほど瘤内血流は停滞するが，穿通枝梗塞のリスクも上がる．

術後管理

- 抗血小板薬内服やヘパリン静脈投与など，術後抗血栓療法は必須である．
- 抗血栓療法を継続するため，大腿動脈穿刺部トラブルが生じやすい．初期止血を確実に行う．
- 瘤内血栓化には炎症が伴うため，ステロイド投与により急性期増悪を予防する❾．
- 動脈瘤再開通や再増大の危険性が高く，長期にわたる綿密な画像フォローアップが肝要である❿．

Tips 9
瘤内塞栓術後は特に，塞栓術による動脈瘤内炎症惹起により脳幹圧迫症状が増悪することがあるため，術前からステロイド投与を開始することが望ましい．

Memo 10
3T以下のMRIであれば，血管内治療後でも安全に施行可能であり，血管内治療デバイスによるartifactも少なく脳幹や動脈瘤の描出は良好である．

Tips 11
脳底動脈から右椎骨動脈にかけて塞栓術支援ステントを留置したことで，動脈瘤母血管が直線化したことがわかる．このようにステント留置には，母血管の走行の変化による動脈瘤内血流減少効果が期待できる．

代表症例

 その1：45歳，女性

- 破裂脳動脈瘤に合併した，無症候性脳底動脈左前下小脳動脈分岐部大型動脈瘤．
- 最大径12 mm，ネック径5.2 mmでネック下壁から左前下小脳動脈が分岐している（図5A・B）．
- 動脈瘤内に2本のマイクロカテーテルを挿入しコイル塞栓した（図5C・D）．
- 半年後の脳血管撮影にてコイルコンパクションによる動脈瘤内再開通の所見が認められた（図5E・F）．
- 再治療では，脳底動脈にステントを留置したうえで瘤内追加塞栓した．治療後再開通は認められていない（図5G・H）⓫．

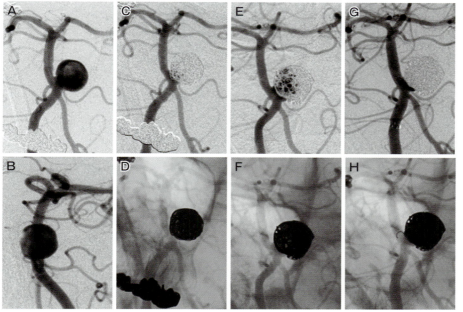

図.5 脳底動脈左前下小脳動脈分岐部大型動脈瘤に対する血管内治療

A：術前正面像．B：術前側面像．C・D：1回目術後正面像．瘤内塞栓術を施行し，左前下小脳動脈を温存した．E・F：1回目治療後半年後．コイルコンパクションによる動脈瘤再開通と増大傾向を認めた．G・H：2回目治療後．脳底動脈にステントを留置し，瘤内塞栓を追加した．ステントを留置したことで脳底動脈－右椎骨動脈の走行が直線化した．

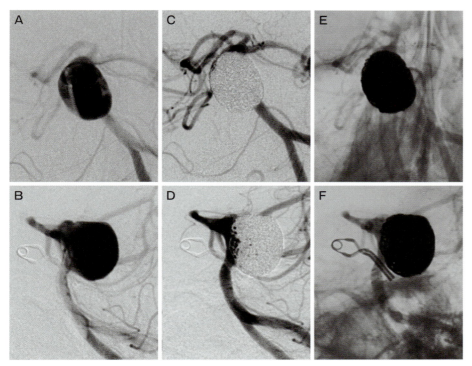

図.6 上位脳底動脈本幹部大型動脈瘤に対する血管内治療

A：治療前正面像．B：治療前側面像．C・E：治療後正面像．D・F：治療後側面像．左後大脳動脈－脳底動脈にステントを留置し，瘤内塞栓術を施行した．穿通枝の良好な描出を確認した．クリップは約20年前に治療されたものである．

その2：73歳，男性

- 約20年前に脳底動脈瘤に対してクリッピング術施行．最近になり左脳幹梗塞を発症した上位脳底動脈本幹部大型動脈瘤．MRI上明らかな瘤内血栓は認められない．
- 最大径17.6 mmで，動脈瘤は上位脳底動脈後壁より発生し後上方に進展する（図6A・B）．
- 左後大脳動脈から脳底動脈にかけて動脈瘤支援ステントを留置し，動脈瘤内をコイル塞栓した（図6C～F）．
- 術後画像上明らかな穿通枝閉塞は認められず，左脳幹症状の改善を認めた．

VII-8 ハイフローバイパスによる脳底動脈瘤の治療：V3-RA-PCA

中冨浩文

手術適応

- クリッピング，瘤内塞栓術ともに困難な椎骨脳底動脈系の紡錘状，血栓化，大型・巨大動脈瘤治療において，両側椎骨動脈閉塞術，脳底動脈閉塞術と併用する．
- 以下，①〜③の3条件をすべて満たす場合に，適応となりうる．

①動脈瘤タイプ

- 症候性紡錘状，血栓化動脈瘤で壁内出血を伴い，増大歴がある場合．
- 部位としては，椎骨脳底動脈合流部，脳底動脈本幹部，対側椎骨動脈閉塞を伴う椎骨動脈の3つがある（図1）．

②側副血行路タイプ

- 両側椎骨動脈のバルーン試験閉塞にて，toleranceなしと判断される場合．

③血管内治療困難と判断されるタイプ

- 瘤内血栓，壁内出血の存在が明らかで，ステント併用瘤内塞栓術ならびにフローダイバーターが適応でないと判断される場合．

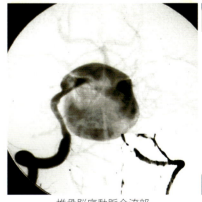 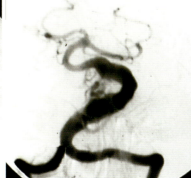 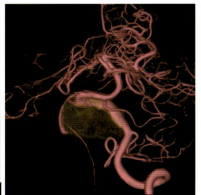

椎骨脳底動脈合流部　　　脳底動脈本幹部　　　対側椎骨動脈閉塞を伴う椎骨動脈

図1 3タイプの症候性紡錘状，血栓化動脈瘤に対するV3－RA－PCAバイパス

理学所見／画像所見

- 血栓化巨大動脈瘤の慢性増大による，脳幹圧迫症状，脳神経症状，小脳失調を認める．
- 特に巨大化した場合，意識障害，呼吸・循環器障害を伴いうる．
- MRIは，動脈瘤内の陳旧性，新規壁内出血や血栓を描出する．
- 多くの症例で，動脈瘤の内部が血栓となっている．

治療法の選択

- 母血管閉塞と血行再建の2つが治療の根幹をなす．
- 母血管閉塞として，動脈瘤ネックでの直前閉塞（immediate proximal occlusion）と，より心臓側の頭蓋外椎骨動脈での閉塞（remote proximal occlusion）の2種類を区別して用いる．
- 直前閉塞では，動脈瘤への心臓側からの血流を完全遮断し，完全血栓化を誘導しやすい．
- 頭蓋外椎骨動脈の閉塞では，動脈瘤壁への血行力学的ストレスを減弱し，椎骨動脈への頭蓋外側副血行路を維持する．完全血栓化に伴う脳底動脈穿通枝梗塞のリスクを減少させうる．
- 側副血行路には，マクロとミクロの2つがあることに十分な注意が必要である．

マクロ側副血行路

- マクロ側副血行路は，両側の後交通動脈を介したものであり，血管撮影上での後交通動脈の太さが両側ともに1mm以上の場合は，側副血行路がよい可能性を示唆する．
- 最終的には，両側の椎骨動脈または脳底動脈のバルーン試験閉塞にて，20分の試験閉塞中，神経症状の悪化，スタンププレッシャーの低下，バルーン試験閉塞下での血管撮影上の椎骨脳底動脈部の描出遅延に基づき判断する．
- このマクロ側副血行路が不十分な場合に，脳底動脈再建を目的として，頭蓋外椎骨動脈：V3－RA－PCAバイパスが適応となる．

ミクロ側副血行路

- ミクロ側副血行路は，椎骨脳底動脈合流部や脳底動脈背側より脳幹に血流を送っている穿通枝側副血行路である．
- 特に前脊髄動脈がどこから，どの太さで出ており，バルーン試験閉塞下では，どのように描出されたかが重要である．
- 動脈瘤血栓化に伴って，前脊髄動脈の血栓化が高率に予測される場合には，治療は適応とならない．
- 前脊髄動脈以外の穿通枝は評価が非常に困難であるが，高血圧，糖尿病，脂質異常症があり，細動脈硬化症が大脳深部でみられる場合は，ミクロ側副血行路は非常に乏しいと考えられる❶．

> **Pitfalls 1**
> 巨大動脈瘤において，脳幹が菲薄化していても，動脈瘤外側のvasa vasorumと脳幹内部の穿通枝が血流を共有している場合がある．このとき，動脈瘤血栓化とともに脳幹梗塞を誘発する結果となり，最も避けなければいけない事態の一つである．

手術解剖

- 後大脳動脈P2部位に対して橈骨動脈を用いたバイパスを行う場合には，posterior petrosal transtentorial approachが有効である❷．

手術体位，皮膚切開，後頭蓋窩 condylar fossa approach と V3 の確保

- 体性感覚誘発電位（SEP），運動誘発電位（MEP）と聴覚脳幹反応（ABR）をモニタリングする．

体 位

- Park bench position にて transcondylar fossa approach ＋ posterior transpetrosal approach の combined approach を行う．
- Spinal drainage を入れ，背板を 15～30 度挙上しつつ，vertex down とする（図 2）．

アプローチ

- Root of zygoma 直上 6～8 cm から胸鎖乳突筋後縁をたどり，C2 spinous process へ至る V3 の露出が十分となる大きな S 型で行う（図 3）．

> **Memo 2**
> Posterior petrosal transtentorial approach では，後頭下アプローチを併用して，presigmoid space で三半規管ぎりぎりまで骨削除を行う．次に，後頭蓋下硬膜を内耳道までフリーにする．次に硬膜外から側頭葉下面，superior petrosal sinus, sinodural angle を確認する．これで，中頭蓋窩硬膜，後頭蓋窩硬膜が同一視野で確認される．この状態で，テント上とテント下の両方から硬膜を切開し，中心のテントを切開すると，三叉神経，滑車神経，動眼神経，上小脳動脈，後大脳動脈の P2－P3 部，脳底動脈が術野に出現する．

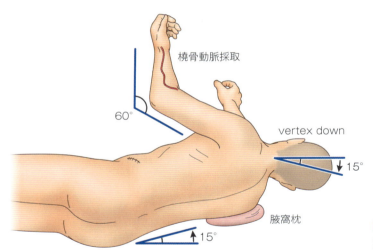

図 2．体位の実際
開頭の術者と手の術者が相対する体位をとる．

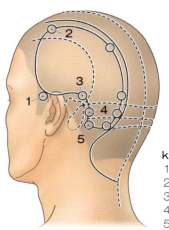

key hole
1. root of zygoma
2. supra squamosal suture
3. supramastoid crest
4. asterion
5. retro digastric groove

図 3．頭皮上からの anatomical landmark
1. root of zygoma, 2. squamosal suture の 1 cm 上方のポイント（supra squamosal suture），3. supramastoid crest, 4. asterion の 4 点である．one-piece temporo-occipital craniotomy を 1→2→3→4 の順に行う．

椎骨動脈の確保

- Transcondylar fossa approach により，胸鎖乳突筋後縁から semispinalis の骨付着部を十分に内側下方へ向けて剥離する．
- 後頭下三角を下外側よりとらえ，V3 を露出する．
- 後頚筋群を一塊として，内尾側へ牽引する．
- Condylar emissary vein が流入する condylar foramen を同定し，同部で condylar emissary vein を凝固切断する❸．
- 続いて C1 lamina を同定し，正中側より C1 lateral mass に向けて C1 lamina の J groove に乗るように位置する椎骨動脈と椎骨動脈の静脈叢を一塊として剥離する．
- 8 mm 程度が静脈叢ごと剥離できた段階で，この静脈叢の 2 枚膜を焼き縮めつつ切開し，5 mm 程度椎骨動脈を全周性に露出する．
- この際に後頭蓋窩硬膜を S 状静脈洞に沿って 5 cm ほど切開し，グラフトの通り道を作成しておく．

Posterior petrosal approach, one-piece temporo-occipital craniotomy

- Key hole は 1．root of zygoma，2．squamosal suture の 1 cm 上方のポイント（supra squamosal suture），3．supramastoid crest，4．asterion の 4 点である．
- 1→2→3→4 の順に burr hole を穿ち，one-piece temporo-occipital craniotomy を行う❹（図 3）．

Cosmetic mastoidectomy（図 4）

- Mastoid process の皮質骨を骨のこぎりで全周性に切断した後に，骨のみで持ち上げる．
- 上縁は supramastoid crest まで，前縁は外耳道の上方まで，下端は乳様突起先端まで，後縁は S 状静脈洞が十分露出されるまで行う．
- 最初に乳様突起洞を確認する．
- 細かな air cell の中で突然大きな空間が開けてくるのが，乳様突起洞である．

> **Pitfalls 3**
> Condylar emissary vein は椎骨動脈周囲静脈叢と連続した 2 枚の膜でできた袋状となっており，椎骨動脈を全周性に取り巻いている．このため外側の膜に孔をあけただけでは椎骨動脈を観察できず，静脈性出血がとどまることなく続くことになる．

> **Tips 4**
> Mastoid emissary vein の mastoid 流入部を損傷しないように，S 状静脈洞を mastoid より剥離する．この際，middle fossa 側から sinus を jugular isthmus まで丁寧に剥がすことがコツである．mastoid emissary vein が大きな場合は，この部分だけを drilling によって露出し，S 状静脈洞への流入部まで追跡した後に結紮するか凝固する．

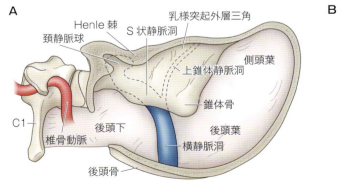
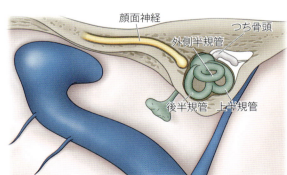

図 4． Posterior petrosal approach の骨内・硬膜外ランドマーク
C1 lamina 外側下方まで後頭筋群が展開の妨げにならないくらい，筋体の牽引が可能となるように尾側の皮弁を大きめに取る．A：cosmetic mastoidectomy 前，B：cosmetic mastoidectomy 後．

- Air cellの中から硬い緻密骨を出すようにdrillingしていくと，自然と外側半規管が露出される．
- 顔面神経は，外側半規管のすぐ下方（乳様突起側）を通る．次に後縁のS状静脈洞を露出する **❺**．
- Posterior fossa dural triangleを露出するために，後半規管，endolymphatic sac（ELS），jugular bulb（JB），fallopian canal（FC）が露出されるまで，乳様突起骨を深く外側に十分にdrillingする．

硬膜切開とLabbé静脈の処理

- 次の4ステップで行う **❻**（図5）．

ステップ1

- Middle fossaのできるだけ骨縁に沿う，前方から硬膜切開を開始し，trigeminal impressionのすぐ後方に向けて切開する．

ステップ2

- Subtemporal approachにてLabbé静脈のテント進入部位を確認する．
- このとき，Labbé静脈周囲のくも膜を十分に剥離する．静脈が硬膜を貫通する部位は，ベリプラスト®青液付きのサージセル®コットンで保護しておく．

ステップ3

- 後頭蓋窩側硬膜を骨縁ぎりぎりで切開し，テントへの錐体静脈の進入部を確認し，テント切開時に傷つけないようにする．

ステップ4

- Trigeminal impressionのすぐ後方へ向けてテントを切開する．

> **Tips 5**
> Sinusをmiddle fossa側の吻内側から尾側へ向けて骨とsinusを剥離するとsinus損傷をきたしにくく，リュールにて骨弁を除去できる．

手術手技

吻合術野の形成と止血

- ここで硬膜内操作に入るが，この段階で，4つのことを確認する．
  ①側頭葉が自重で落ちるようにvertex downとなっているか．
  ②側頭葉が重く移動しづらい場合は，後角穿刺による脳室ドレナージを考慮する．

> **Troubleshooting 6**
> テント内部の静脈洞よりある程度出血する覚悟をしておく．テントの切開は球体状の高周波メスを用いて，テントにすり鉢状の孔を穿って，小脳上面を確認する．その後，求心性に切開を広げると静脈洞よりの出血をコントロールしやすい．

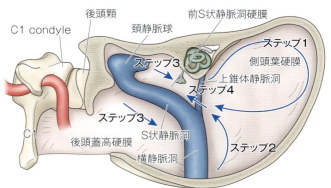

図5. Dural incision，テントのbulkの保持，Labbé静脈と錐体動脈の保存と剥離の実際

③硬膜外への持続吸引のための 8 Fr アトムチューブを留置する．
　　④十分な止血のため硬膜外のテンティングを追加する．

P2 の準備

- 錐体静脈処理の後，そのまま supracerebellar cistern, ambient cistern, crural cistern を Ⅳ（滑車神経）と上小脳動脈，後大脳動脈に沿って広く分ける．
- 後大脳動脈の P2−P3 部を広く長く剥離する．
- 大脳脚への穿通枝，posterior choroidal artery を含まない部分をゆっくりと尾側へ引きずり出してきて，ゼルフォーム®を敷き詰めながら，少しでも浅くなるように挙上する．
- 長めのラバーダムにより吻合部分を確保する（図 6）．

P2−P3 吻合の実際

- 吻合に際しては，3 つを直前に必ず確認する．
　　①吻合長径を 4.5 mm は確保する．
　　②間欠的縫合であれば，9-0 ナイロン系を 3 cm に短く切断しておく．
　　③吻合時の虚血に備える．
- 吻合時の虚血対策は，血流遮断中の意図的高血圧（患者の平常血圧の 20% 増を目安とする），脳保護のためのラボナール® 100〜200 mg の静脈ボーラス投与，35〜36℃の軽度低体温の 3 つを用いている．

深部吻合のコツ

- 吻合の実際では，
　　①運針の際，針を垂直にレシピエントとドナーの両者に通す．
　　②レシピエントのバイトとドナーのバイト比を 1：1.5 とする．
　　③グラフトの凸形状部分を吻合に選び，凹部分は避ける．
　　④糸結びでの鑷子の動きが左右ともに垂直方向となりやすいため，糸の最尾端をかなり短くして，鑷子の動きが最短距離ですむようにする（図 7）[7]．

> **Troubleshooting 7**
> 吻合部位内に動脈硬化性変化を含まないように重々注意すること，場合により P2−P3 に血管壁中央の切開ではなく，血管壁健常側寄りの切開を置き，side to side で吻合することも考えておく．また stay suture の完成に最大の時間と神経を払う．stay suture さえ成功すれば，次の行程に向け落ち着きを取り戻し，実力を発揮できる．

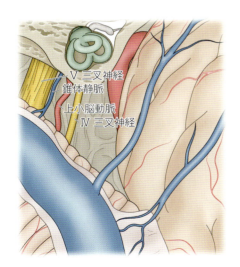

図 6． Posterior petrosal approach 脳槽でのランドマーク

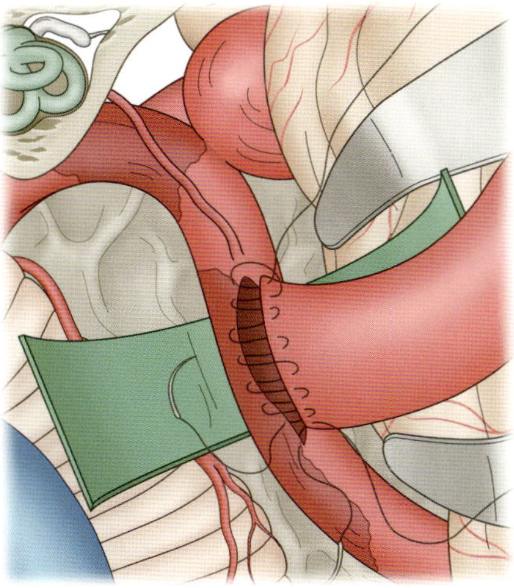

図 7． P2−P3 吻合

吻合術野の形成と止血を徹底し，術野を完成させる．

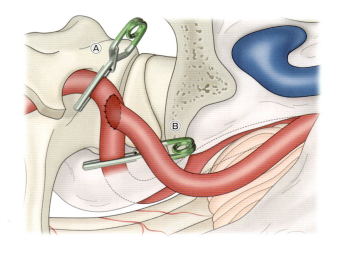

図8　V3の遮断と解除
V3の遮断には2本のクリップを用いる．吻合後，Ⓐを解除する．

- P2-P3吻合が終了したら，グラフトをS状静脈洞下へ設置し，V3準備およびV3吻合を行う．

P2-P3吻合終了時が最も危険

- 吻合終了直後から，グラフト内部に一切の血流が入り込まないようにする．吻合部直後のグラフトにtemporary clipを即座にあてがうことが大切である．

グラフトのS状静脈洞下への設置

- グラフトはS状静脈洞下へ設置するが，この際，蝸牛神経に触れないよう注意が必要である．

V3の準備

- V3の下にかなりのゼルフォーム®を敷き詰めて，吻合環境を浅くする．
- 椎骨動脈の一時遮断にはtemporary clipではなく，permanent clipを用いる（図8のⒶ，図8のⒷ）．

V3吻合の実際

- 11番メスと厚手のマイクロハサミで動脈を約5 mm切開する．その後，4 mmの大動脈パンチにて，楕円状に椎骨動脈を解離のないように切り取る❽．
- 間欠的吻合であれば，8-0ナイロン系を5 cmに切断したものを3本用いて吻合を開始する．
- 最後の1針の吻合を完了する直前に，P2-P3からグラフト，V3吻合部に向けて血流を逆流させ，グラフト内部の空気，血餅などをV3吻合部より排液する．
- その後，再びP2-P3吻合部直後にtemporary clipをあてがい，V3吻合を完了する．
- その後，P2-P3吻合直後のtemporary clipを開放し，次いで椎骨動脈の心臓側のクリップ（図8のⒶ）を開放する．
- 頭側のクリップ（図8のⒷ）は，最終で1-0絹糸による二重結紮に置き換えてもよい．

> **Troubleshooting 8**
> ハイフローバイパスの場合，頭蓋外椎骨動脈または頭蓋外外頸動脈がグラフトの近位端となるが，近位端吻合部の血栓形成は最も避けるべき事態である．この対策として，近位端の頭蓋外血管内腔をヘパリン原液で洗浄している．Barrow Neurological InstituteのSpetzler教授よりご教示いただいたコツである．

母血管閉塞

- 両側椎骨動脈閉塞の場合は，バイパス施行時に患側椎骨動脈をクリップにて閉塞する．反対側は，1〜3ヵ月後に血管内アプローチにて閉塞する．
- 脳底動脈閉塞の場合は，バイパス施行時に脳底動脈をクリップで閉塞する．
- 穿通枝を閉塞部近傍に含まないように最大限注意する．
- 片側椎骨動脈閉塞の場合は，バイパス施行時に患側椎骨動脈をクリップで閉塞する．

術中抗凝固療法

- グラフトと頭蓋外椎骨動脈の吻合部では，ヘパリン原液で内腔を洗浄する．
- グラフト内部は，ヘパリン1万単位＋生理食塩水150 mL＋25％アルブミン50 mL組成の溶液で，内腔を加圧状態で満たす．
- 椎骨動脈または脳底動脈遮断直前には，全身のヘパリン化を行い，ACTを正常時の2倍程度に延長させる．
- 永久閉塞に先立ち，まずはtemporary clipによる試験閉塞を行う．
- 遮断中はMEPモニタリング下に，四肢のMEP amplitudeが遮断前の50％以下にならないかを1分ごとに監視する．
- 椎骨動脈閉塞の場合は最低限30分，脳底動脈閉塞の場合は最低限60〜120分の試験遮断によって，MEP変化がないか，最小限であることを確定後に，permanent clipに変更して永久遮断とする❾．

後治療および予想される術後成績

- 動脈瘤の急速な血栓化に伴う，椎骨動脈合流部および脳底動脈の穿通枝梗塞を防ぐことが最重要である．このため，後療法が術後成績を大きく左右する．

術後抗凝固療法

- 手術終了後6時間が経過した時点から，ヘパリン点滴静注を行う．5,000単位/24 hrから開始する．
- 頭部CT上で，動脈瘤内部の血栓化状態を毎日確認する．急速な血栓形成が認められた場合は，抗凝固療法を強化する．
- 抗凝固療法を1週間継続する．

抗血小板療法

- 手術後よりプロスタグランジン E_1 の点滴静注を1週間継続する．
- 手術終了後24時間後より，シロスタゾール50〜100 mgの内服を開始する．
- プロスタグランジン E_1 点滴静注終了とともに，シロスタゾールの内服量を100〜200 mgに増量する❿．

Troubleshooting 9

試験閉塞時に，MEP amplitudeが低下してきたときが，最も深刻である．このとき以下の6つの手順を行う．
① ヘパリン化が十分であるか，ACTを即座に確認し，不十分であればヘパリンを追加静注する．
② 動脈瘤ネックの直下を閉塞するimmediate proximal occlusionを行っていた場合は，より心臓側に近い部位にクリップを移動させ，remote proximal occlusionとする．
③ 脳保護のため，エダラボン点滴静注を行う．
④ 微小循環動態改善のため，低分子デキストランの点滴静注を開始する．
⑤ 脳幹へのmass effectが顕著な場合は，ステロイドを点滴静注する．
⑥ 上記，①〜⑤によって改善がみられない場合は，ACTが十分延長していることを確認した後に遮断解除する．ヘパリン化が不十分であれば再度ヘパリン3,000単位の静脈ボーラス投与を行う．

Memo 10

紡錘状・蛇行拡張型動脈瘤16症例の臨床病理学的，放射線学的特徴を検討したところ，4つの病理学的変化が観察された．①内弾性板の断片化，②肥厚した内膜内の血管新生，③壁内出血と血栓形成，④血栓内に出現した新生血管からの反復する壁内出血である．慢性紡錘状動脈瘤は，内弾性板の断片化に始まる進行性病態で，壁内出血の形成が症候性・進行性病態への決定的な病理変化であり，MRIでこれを検出しうることがわかった．

VII-9 OA–PICA anastomosis による椎骨動脈瘤の治療

三上　毅, 鰐渕昌彦, 三國信啓

手術適応

- 虚血症例に対する適応はほとんどない.
- PICA involved type の血栓化巨大動脈瘤や解離性動脈瘤などの椎骨動脈瘤に対して, 血行再建術を併用して動脈瘤根治術を行う際に適応となる❶.

理学所見, 画像所見

- レシピエントとなる血管の吻合位置と必要なドナーの剝離範囲を決定するうえで, 術前の脳血管撮影や 3D-CTA が必須である❷.

治療法の選択

- 通常の後下小脳動脈 (PICA) 起始部近傍の病変においては, レシピエントとする後下小脳動脈の吻合位置は, cerebellomedullary fissure を後方へ向かい第Ⅸ, Ⅹ, Ⅺ脳神経に至る lateral medullary segment, もしくは第Ⅸ, Ⅹ, Ⅺ脳神経後方で小脳扁桃に沿った posterior medullary segment が吻合しやすい❸.
- 延髄外側へ向かう穿通枝を確認し, 可能ならば盲端にならないような吻合位置とする.

手術解剖

- 後頭動脈 (OA) を剝離するためには, 後頭動脈の解剖学的理解が必要である.
- 後頭動脈は上行する first segment (ascending segment), mastoid process の内側を水平に走行する second segment (horizontal segment), 遠位で上行する third segment (second ascending segment) に分けられる.
- ドナーとして必要な剝離部位は, second segment から third segment であり, この部位と後頭下筋群との関係が重要である❹.

> **Memo 1**
> 紡錘状動脈瘤の大多数は無症候性で破裂率も低く, 未破裂例での手術適応は厳密に判断する.

> **Tips 2**
> 外側後頭下開頭をする際に指標となる構造物についても検討しておく必要がある. 後頭下筋群の発達, 後頭骨の厚み, mastoid air cell の発達程度, S 状静脈洞の発達程度, occipitomastoid suture との位置関係, jugular bulb の厚さ, 脳槽の広さなどである. これらは手術の難易度に影響するため, 術前に確認しておく.

> **Pitfalls 3**
> 後下小脳動脈末梢部の動脈瘤では, 動脈瘤よりも末梢血管の血行再建のため, supratonsilar segment に吻合することもある.

> **Tips 4**
> 後頭動脈を同定・剝離するには 2 つの方法がある. 1 つは胸鎖乳突筋の後縁から遠位部を同定し近位へたどっていく方法であり, もう 1 つは頭板状筋の深部で直接同定する方法である.

- 後頭下筋群は表層から胸鎖乳突筋，頭板状筋，頭最長筋，上頭斜筋からなる[28, 29]（図1A）．
- 後頭動脈の third segment は，皮下の線維性結合組織の中を走行している（図1B）．
- 後頭動脈の second segment は，頭板状筋と下方の第3層との間に存在する厚い結合組織の中を走行して，多くの場合は頭最長筋の下層に入っていく（図1C）．
- 下顎レベルの first segment の剥離は，通常の症例においては不要である．
- 延髄外側への穿通枝は，Wallenberg 症候群の原因となる．
- 後下小脳動脈から分岐するのは 22〜50% と報告されているが，通常の脳血管撮影では確認できないことも多い．
- 後下小脳動脈が脊髄の pial artery と相同であることを踏まえると，後下小脳動脈近位部の走行が腹内側であるほど ventral radiculopial artery としての性格が強くなり，延髄外側への穿通枝が存在する可能性が高い[30]．
- 一方で，後下小脳動脈起始部が椎骨動脈近位であったり，椎骨動脈以外から起始する occipitocerebellar variant である場合，後下小脳動脈は dorsal radiculopial artery としての性格が強くなり，延髄外側への穿通枝が存在する可能性は低い．

手術体位

- 通常は外側後頭下開頭を行うべく，側臥位で腋窩部の除圧ができるように肩を落として固定する（図2）．
- 頭部は，顔面が床面に対して水平になるような neurtral position とし，わずかに vertex down とする⑤．
- 術者側の肩が邪魔にならないように軽く牽引する．
- 後下小脳動脈末梢部の動脈瘤において，supratonsilar segment への吻合が必要な場合は，腹臥位とし正中後頭下開頭を行う．

進入，展開

- 胸鎖乳突筋の後縁で上項線より頭側にある後頭動脈の third segment は，触知やドップラー血流計で検出が可能であり，この部位の直上から皮膚

> **Tips 5**
> 軽度の vertex down により，後頭骨と上位頚椎との間隙が広くなり，後頭顆の部分的骨削除がしやすくなる．

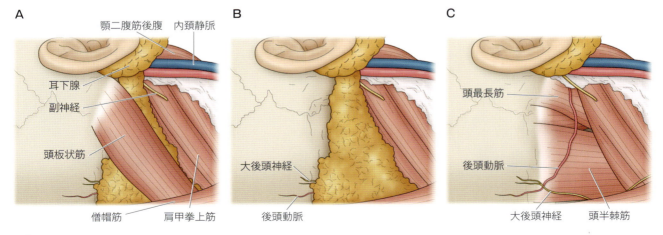

図1. 後頭下筋群の解剖
A：胸鎖乳突筋を除去したところで，頭板状筋が確認できる．B：頭板状筋の深部には，脂肪と静脈に富んだ組織が存在し，この中を後頭動脈が走行する．C：脂肪組織から後頭動脈を剥離したところである．

切開を開始し，乳様突起を取り囲むようにV字状の皮膚切開とする❻（図3）.
- 尾側は皮膚割線に沿って頚部方向へ延ばすことで，後頭顆方向の展開が容易になる．
- 通常の外側後頭下開頭では後頭下筋群は一塊として剥離しているが，OA-PICA anastomosis に際しては，後頭動脈の orientation をよくするために筋層ごとに剥離していく．
- 頭板状筋を乳様突起から剥離し下方へ展開すると，後頭動脈の second segment が剥離可能になる．
- 頭最長筋を下方へ展開すると 10 cm 程度の後頭動脈が剥離される．
- 通常の lateral medullary segment もしくは posterior medullary segment への吻合においては，この程度で十分であるが，supratonsillar segment に対する吻合では，13 cm 程度と長めに準備しておくことが望ましい．
- 開頭は，十分に広い外側後頭下開頭を行う❼．
- 前方は mastoid emissary vein を処理してS状静脈洞の後縁を露出する❽．
- 尾側は大後頭孔を開放する．また，尾腹側は後頭顆の部分的骨削除（condylectomy）をすることで広い操作が可能になり，通常よりも深部での吻合がより安定して可能になる[31]（図4）．
- 初めに硬膜に小切開を加え，lateral medullary cistern から髄液を排出し，その後に硬膜切開を広げる．
- Lateral medullary cistern のくも膜を切開していくと，頚静脈孔へ入っていく副神経・迷走神経・舌咽神経が確認される．その頭側には顔面神経と聴神経が確認できる（図5）．
- 後下小脳動脈の吻合部分を確保するには，顔面神経と聴神経を露出する必要はないので，これらの神経を覆うくも膜は切開せずに残しておく．
- 迷走神経と舌咽神経は，延髄外側まで剥離しておくと，小脳が十分に牽引できるようになる．
- 吻合部位としては，lateral medullary segment の迷走神経尾側が最も望ましい．穿通枝などにより，この部位が困難な場合は posterior medullary segment を選択する．

Memo 6
V字状とするのは，整容面からの配慮であり，毛流に対して可能な限り直交するような切開線をとる．また，皮膚割線に沿って切開することで，傷が目立ちにくい．

Pitfalls 7
脳槽が狭い場合は，あらかじめスパイナルドレーンの挿入も考慮する．

Tips 8
Mastoid emissary vein が発達している場合は，bone wax などで仮止血しておき，骨孔の全貌を露出してから，凝固切断する．逆に出血がみられない場合には空気塞栓の危険があるため，水をかけながら頭部を下降させ，吸引管で制御できる程度の出血にしてから止血操作を行う．

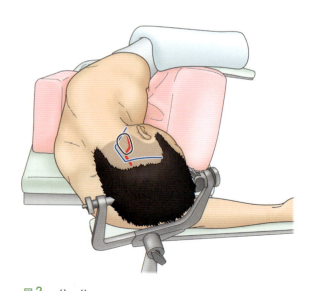

図2. 体 位
側臥位で肩を落として，3点ピンで固定している．頭位はやや vertex down としている．

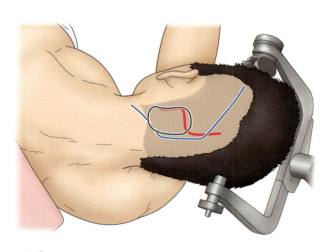

図3. 皮膚切開
―― が皮膚切開線，―― が後頭動脈の走行をそれぞれ表している．
―― はおおよその開頭位置である．

手術手技

- 後頭動脈周囲の結合組織は比較的硬く，また蛇行が強いので剝離が難儀である．
- 剝離の際に結合組織がドナーへ過剰に付着しすぎると，ドナーとしての自由度が低く，吻合がしにくくなる．
- このような結合組織は，吻合操作の際に絡まりやすく操作の妨げになるしておいたほうがよい．
- ドナーの長さは，無理に短くすると小脳側を縫合するのが困難になるので，ある程度余裕をもって準備しておく．
- ドナーの先端を fish mouth 状に切開し，捻じれがないか確認して，レシピエントの傍に置いておく．
- レシピエントを遮断し，血管を切開する．吻合口の切開は，ドナーと同程度の長さを意識する．吻合部分の外膜はピオクタニンで染色すると内膜が認識しやすい[32]（図 6）．
- 血管径は 1.2 mm 程度であり，10-0 ナイロン糸を使用する❾．

> **Memo 9**
> 吻合操作は，基本的に STA-MCA anastomosis と同様であるが，OA-PICA anastomosis はより深い位置での操作となる．可能な限り吻合しやすい環境をセットアップする．深部での吻合操作を容易にするためには，レシピエントの下側にゼルフォーム®などを敷き詰めて，可能な限り浅い位置に持ち上げる．

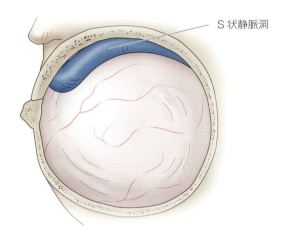

図 4．開　頭
大きめの外側後頭下開頭で，condylectomy を行って下方から見上げたところである．

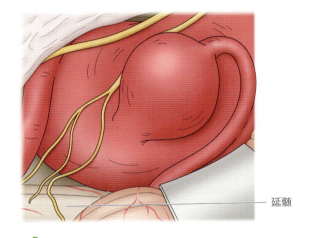

図 5．くも膜剝離後
第Ⅺ, Ⅻ脳神経を延髄外側まで剝離すると，十分に広い術野が展開される．

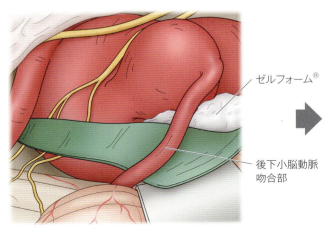

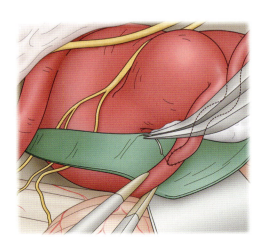

図 6．血管吻合
吻合操作の下側にゼルフォーム®を敷き詰めて，より操作しやすくする．

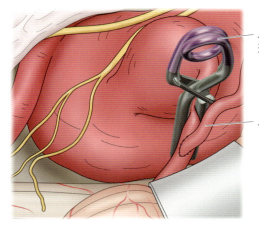
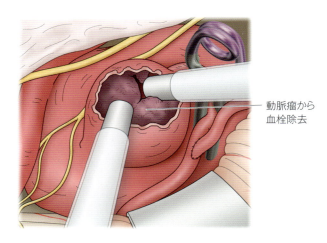

図7　血管吻合後
後下小脳動脈の posterior medullary segment に後頭動脈を吻合した状態である．

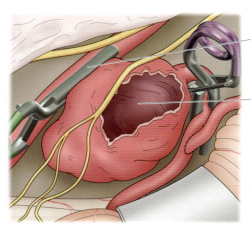

図8　動脈瘤の処置
椎骨動脈瘤は，最終的にクリッピングが可能であったため頚部クリッピングを行っているが，この状態でトラッピングを行うことも可能である．

- 彎曲した針を用いると，狭い術野の中でも針の把持が容易になる．
- あらかじめ両端の stay suture をかけた後，片面 6 針程度の吻合を行い，無理に密な吻合は避ける．
- 遮断解除後は，サージセル®を置いて圧迫止血を行う．吻合部分の狭小化を避けるため，極力追加縫合しない．
- 吻合の開通性は，ドップラー血流計と ICG 蛍光脳血管撮影で確認する（図7）．
- 最終的に目的とする動脈瘤の処置を行う（図8）．
- 閉創にあたって，後頭蓋窩の硬膜は薄く無理に寄せると針穴が広がるので，必要に応じて筋膜を併用し余裕をもって縫合する．
- 後頭動脈が硬膜を貫通する部分は密に縫合することが困難なため，ネオベール®を覆いフィブリン糊を塗布して髄液漏を予防する⑩．

> **Tips 10**
> 後頭下筋群は死腔を作らないよう，深部から元に戻すように縫合する．

後治療および予想される術後成績

- 翌日まで頭皮下ドレーンを留置する．
- 後頭動脈が硬膜を貫通する部分からの髄液漏を予防するため，スパイナルドレーンを数日間挿入する．
- 後下小脳動脈から延髄外側への穿通枝の血流が悪くなると，Wallenberg 症候群をきたす．早期に術後の画像評価を行う．

VII-10 再発動脈瘤に対する外科治療

森田健一，飯原弘二

動脈瘤の再発

- 治療後の動脈瘤再発は，以下の2つに分けられる．
  ① 初回治療時に残存した動脈瘤頸部が増大するタイプ．
    動脈瘤頸部近傍の解剖学的因子（頸部からの分枝血管，親血管の動脈硬化）により意図的に動脈瘤の一部を残した，もしくは術中に術者が認識できていない部位に動脈瘤が残存し，術後の血管造影・3D-CTA で確認．
  ② 初回治療の際には存在しなかった部位に，新たに動脈瘤が発生するタイプ（de novo aneurysm）．
    初回治療時に，ほぼ完全に治療し得た部位そのもの，あるいはごく近傍から発生，または全く無関係の部位に形成された動脈瘤．

再発動脈瘤の発生頻度

- 脳動脈瘤手術後，定期的な画像フォローアップで動脈瘤の再発がみられることはまれである．
- 破裂・未破裂脳動脈瘤に対し，開頭クリッピング術施行後に同部位に再発する動脈瘤は，10年で1％弱である[33]．
- コイル完全塞栓術後の動脈瘤再増大・再発は，4～10 mm 以下の動脈瘤では1.1％，11 mm 以上では30％以上である[34]．

再発動脈瘤に対する治療方法

クリッピング術

- クリッピング術後の再クリッピング術．
- コイル塞栓術後のクリッピング術．

血行再建術

- クリッピング術後のバイパスを併用した血行再建術．
- コイル塞栓術後のバイパスを併用した血行再建術．

コイル塞栓術

- クリッピング術後の追加コイル塞栓術．
- コイル塞栓術後の追加コイル塞栓術．

- 動脈瘤再手術は，初回の手術より難易度が高くなることを認識する．
- 再治療時には，動脈瘤周囲の状態を術前に十分に検討して治療法を選択する．
- 動脈瘤に対する再クリッピング術が困難であると判断される場合は，バイパス術を併用した親動脈の近位部閉塞，トラッピングが選択される．
- 再手術例，特にくも膜下出血で再発動脈瘤が見つかった症例の再クリッピング術は難易度が高くなり，困難なことが多い（クリッピング術後の再クリッピング術，コイル塞栓術後のクリッピング術）．そのため，少なくとも急性期には血管内治療が可能であれば，動脈瘤コイル塞栓術が選択されることが多い❶．
- コイル塞栓術後の再発例に追加塞栓を行う場合，再発予防の観点から，長期的に十分な塞栓が得られる可能性を十分に検討する❷．頭蓋内ステントの併用は追加塞栓術における重要な治療選択肢である．

クリッピング術後の再クリッピング術

- 再発動脈瘤の手術は，術野の癒着が強く，動脈瘤頸部近傍にある初回手術時のクリップやコーティング材が再クリッピングを妨げるため，一般的に難易度が高い[35, 36]❸．
- 癒着した術野を回避するために，手術進入方向を変更する方法もあるが，これは正中に位置する前交通動脈瘤，脳底動脈瘤に適応が限られる．例えば初回に pterional approach で手術を行った前交通動脈瘤の再発では，再手術を interhemispheric approach に変更することは可能であるが，術者の手の入る方向が制限され，前回のクリップを外すことができず，不完全なクリッピング術となる可能性も十分ありうる．
- 術前の血管造影画像をよく検討し，前回のクリップを外さずに再手術が行えるか，外す必要があるかよく検討する必要がある．
- 初回手術から長期間が経過している場合には，クリップやコーティング材が反応性の肉芽組織に硬く覆われており，容易には除去できない．この肉芽組織を可能な限り鋭的に少しずつ切離し，動脈瘤の周囲の解剖を十分に理解しながら慎重に剝離を進めることが大切である．
- クリップを外すときは，アプライヤーで過度の力をかけずにクリップを緩めて外す．
- 前回のクリップを外さずに，クリップを追加して十分な動脈瘤の閉塞を得ることは，必ずしも可能ではない．

クリッピング術後の再クリッピング術のポイント

- 術前の血管造影で，側副血行路（cross flow）の評価を必ず行っておく．
- 手術の初期の段階で，前回手術による癒着が少ないところで親動脈の近位部確保を行う．内頚動脈瘤の場合，頸部で内頚動脈を確保できるようにしておく．中大脳動脈瘤では，中大脳動脈近位部または内頚動脈，前

Pitfalls 1

コイル塞栓術に適していない状態，例えばワーキングアングルが十分にとれない症例，強い動脈硬化のためカテーテル留置が困難な例，巨大動脈瘤，極小動脈瘤（1.5mm 以下），部分血栓化動脈瘤では，根治性の観点からコイル塞栓術を無理に選択すべきではない．

Tips 2

- 初回コイル塞栓術後，coil compaction，あるいは動脈瘤の再増大が認められる場合で，かつ再発動脈瘤の高さが 3～4mm 以上みられた場合は，追加治療（コイル塞栓術）を考慮する．
- 初回治療時，最大径が 10 mm 以上の動脈瘤で動脈瘤全体が増大してきたような場合は，再塞栓術を行ってもさらに動脈瘤が増大していく可能性が高い．そのため，クリッピング術やバイパス術を併用した親動脈閉塞術を検討する．

Tips 3

- 再開頭の開頭範囲，シルビウス裂や半球間裂溝の癒着により，動脈瘤までの進入経路が開きにくい．通常の手術より丹念な剝離操作が必要となる．必要に応じて，再開頭範囲，硬膜切開範囲を広げて，癒着の少ない到達経路を確保する．
- 前回のクリップの除去操作が，動脈瘤頸部の損傷をきたす危険性が高いと判断した場合は，クリップの除去を行わずに，再発部を複数のクリップで閉鎖する戦略に切り替える．

交通動脈瘤では，前大脳動脈近位部または内頚動脈を確保しておく．
- 動脈瘤周囲の癒着部を剝離する際には，常に術中破裂の可能性が高いことを認識しておき，その際の対処を想定しておく．
- 初回手術時に，術野で内頚動脈の裏側・内側に位置する動脈瘤に対してクリップをかけた後に再発した場合，直視下で確認しながら，クリップを安全に外すことは一般的には困難であるが，個別に対応する必要がある．
- 術前には側副血行路の評価を行って，トラッピング＋バイパス術を行えるよう，準備をしておくことが大切である．
- 破裂の危険性が十分に高いと判断した場合には，あらかじめ何らかの insurance bypass をおいておく必要がある場合がある．

内頚動脈－後交通動脈分岐部動脈瘤の例（図1，図2）

- 再発時に内頚動脈の裏側に動脈瘤が進展した場合には，前回留置したクリップはやや手前側に回転している場合もあり，クリップ全体は視認しやすくなっている場合もある．しかし動脈瘤の全貌を確認することは困難で，クリップを安全に外すことができないと，完全なクリッピングを行うことは難しくなる．

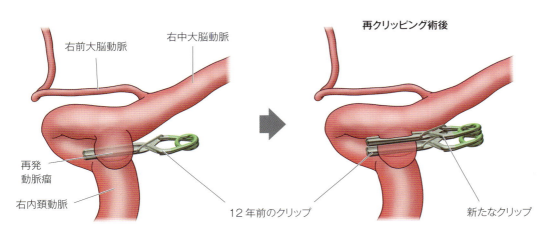

図1. 右内頚動脈－後交通動脈分岐部動脈瘤クリッピング術後再発に対する再クリッピング術（手前に再発した場合）
右動眼神経麻痺で発症．12年前に施行された破裂内頚動脈－後交通動脈分岐部動脈瘤クリッピング術のクリップ上方に動脈瘤再発あり，再クリッピング術を施行．

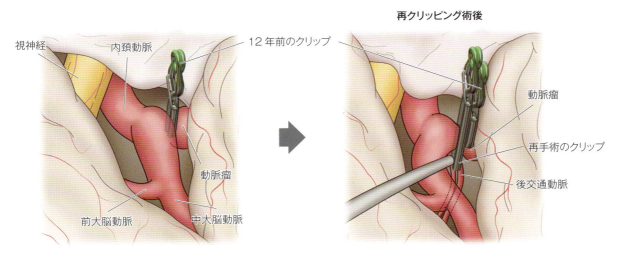

図2. 右内頚動脈－後交通動脈分岐部動脈瘤クリッピング術後再発に対する再クリッピング術（裏側に再発した場合）

- 動脈瘤が術野の手前側に再発した場合には，クリップは再発動脈瘤の奥に位置することになりクリップ全体を視認することは難しいが，再発動脈瘤そのものは視認しやすい．クリップを外さず，クリップを追加することで対処可能か，まず検討することも肝要である．
- 剝離中やクリップを外した際に動脈瘤が破裂した場合には，いつでも内頸動脈を一時的にトラップできるようにしておくことが大切である．

コイル塞栓術後のクリッピング術

- コイル塞栓術後のクリッピング術は，初回で挿入したコイルで動脈瘤が硬くなっており，動脈瘤自体を動かすことができないため，動脈瘤の裏側の穿通枝の確認などが困難である（図3，図4)[35]．
- 可能な限り，動脈瘤を周囲の組織から十分に剝離する．顕微鏡を十分に振ってさまざまな角度から観察するとともに，マイクロミラーや内視鏡を駆使して，動脈瘤周囲の血管・神経を十分に観察する必要がある．
- 可能であればコイルを摘出せずにクリップをかける❹．動脈瘤壁の開放は出血・血管内膜損傷のリスクが伴う．そのため，術前の血管造影で安全にクリップを挿入できる隙間があるかどうか十分に検討する❺．

Memo 4
コイル塞栓術後の再発動脈瘤で頸部に十分なスペースがある例で，根治性を考慮した場合，コイル摘出をせずにクリッピング術を選択することが望ましい．

Pitfalls 5
血管造影上，動脈瘤頸部にクリップが入る隙間を認めても，動脈瘤頸部が硬い場合にはクリップが挿入できないことがあるので注意を要する．

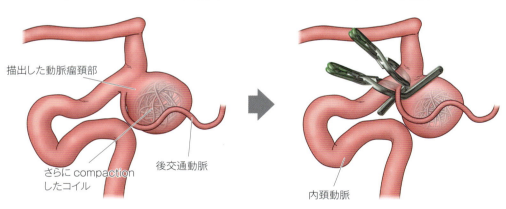

図3. **左内頸動脈－後交通動脈分岐部動脈瘤（径10 mm）**
左内頸動脈－後交通動脈分岐部動脈瘤（径10 mm）に対し，2回コイル塞栓術を施行．さらに coil compaction が進行，動脈瘤が増大し，初回治療から6年後，動脈瘤頸部から体部の描出があるため開頭クリッピング術施行．術後，動脈瘤は描出されず，後交通動脈は温存．

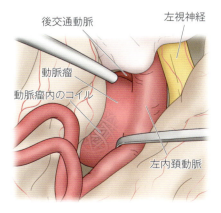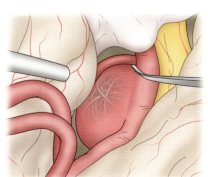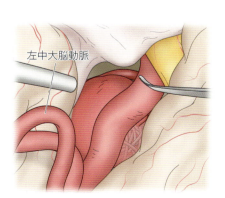

図4. **左内頸動脈－後交通動脈分岐部動脈瘤　コイル塞栓術後**
内頸動脈の外側・内側・後方の動脈瘤内にコイルが透見．内頸動脈は動脈硬化性変化があり，動脈瘤の可動性は乏しい．

- コイルを摘出せずにクリップをかける場合，動脈瘤内に挿入されたコイル塊から動脈瘤頸部にクリップが入る十分な隙間がないと，クリップが親動脈にスリップインするために，親動脈が狭窄する可能性がある．クリップをかけた後のドップラー血流計，ICG蛍光脳血管撮影などを使用して十分に注意深く観察を行う❻❼（図5）．
- やむを得ず動脈瘤からコイルを摘出する場合は，動脈瘤壁にコイルが埋没していることもあるため，ギザギザ刃のハサミでコイルを切断しながら，少しずつ摘出していく．コイルを摘出してクリッピングを行う際には，動脈瘤頸部の隙間を損傷しないように残すと，クリップをかけることができる❽．

Tips 6
コイル塞栓術後は動脈瘤内に血栓がある．クリッピング時には，動脈瘤内のコイル・血栓が親動脈に逸脱しないように，慎重かつ静かにクリップを閉鎖していく．

Pitfalls 7
コイル塊をクリップで挟むとコイル塊が親動脈に突出するだけでなく，動脈瘤内の血栓が親動脈に突出し塞栓性合併症が発生する危険性があることを十分に認識する．

Troubleshooting 8
万が一，動脈瘤頸部を損傷した際には縫合することも可能であるが，実際には困難な局面となる可能性が高いため，親動脈を犠牲にせざるを得ないこともありうる．事前にトラッピング＋バイパス術の戦略も用意しておく．

バイパスを併用した血行再建術

- 再手術時に，動脈瘤の直接処置が困難と判断される場合に，トラッピングや親動脈閉塞が行われる[37]❾．
- 例えば，部分血栓化巨大動脈瘤は最も治療困難な病変の一つであり，特に破裂例では治療方針の決定に際し特別の注意が必要である．最も重要なことは，破裂予防のために早期に完全な血栓化を誘導することと，可能であれば順行性の血流を保つことで動脈瘤頸部周囲から分岐する重要な穿通枝を温存することである（図6～図8）．

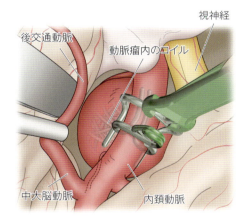
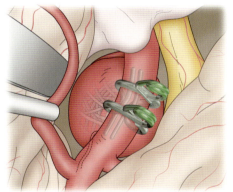

図5．クリッピング術
Sugita Elgiloy fenestrated clip（ミズホ社）を2本使用し，内頸動脈を形成するようにクリッピングを施行．内頸動脈の狭窄なし．後交通動脈，前脈絡叢動脈，内頸動脈穿通枝の障害はなし．

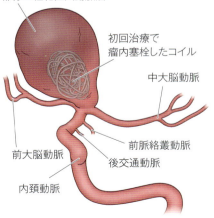
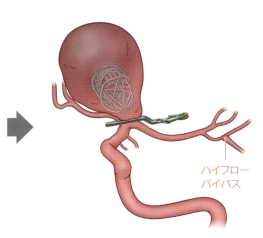

図6．左血栓化巨大内頸動脈終末部動脈瘤
左血栓化巨大内頸動脈終末部動脈瘤破裂．血流描出部分に対するコイル塞栓術が施行され，当院紹介となった．前脈絡叢動脈の温存目的に，外頸動脈－橈骨動脈グラフト－左中大脳動脈（M2）のハイフローバイパスを行い，順行性の血流を維持．さらに左中大脳動脈（M1）側から左前大脳動脈（A1）を含む形でクリップを挿入し，内頸動脈から中大脳動脈への順行性血流を確認．術後，抗血小板療法を施行．

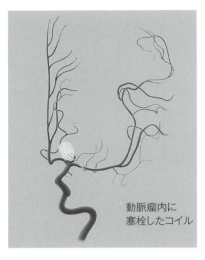

図7. 左内頚動脈造影　前後像（術前）
左血栓化巨大内頚動脈終末部動脈瘤が部分的に抽出される．

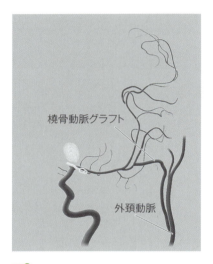

図8. 左総頚動脈造影　前後像（術後）
術後の左総頚動脈より動脈瘤の描出はなし．ハイフローバイパスにより左中大脳動脈 M2 distal は描出．左内頚動脈より前脈絡叢動脈は描出．内頚動脈，左中大脳動脈からの穿通枝も描出．

- 部分血栓化動脈瘤はしばしば占拠効果による症状を呈するが，くも膜下出血をきたして致死的となることもある．破裂例に対して一時的な再出血予防目的の部分的なコイル塞栓術は妥当な選択肢であるが，coil compaction による再発をきたす可能性があり，治療の根治性は高くない．
- 部分血栓化動脈瘤に対するネッククリッピング術は30％程度の症例で可能との報告もあるが，部分的なコイル塞栓術後ではその可能性はさらに低くなると考えられる．
- Flow alteration や flow isolation 治療における最も重大な合併症の一つとして，重要な穿通枝や分枝（前脈絡叢動脈やレンズ核線条体動脈など）の閉塞がある **10**．
- 母血管の動脈硬化性変化が強い症例などで，順行性もしくは逆行性の血流が高度に減少した場合には，遅発性に母血管の閉塞や血栓の distal migration が起こり，合併症を生じる可能性がある．
- 患者の年齢や動脈硬化性変化の程度により，周術期に抗血小板薬を適切に使用することが大切である．

Memo 9
トラッピングや親動脈閉塞をしなければならないと判断される場合や，STA-MCA bypass では血流が補えないと判断される場合がある．この場合は，橈骨動脈や伏在静脈を使用したハイフローバイパスが必要となり，こうした手技をいつでも行える技術と心構えが必要である．

Tips 10
穿通枝や前脈絡叢動脈などの重要な細い血管を温存するために，トラッピングではなく，次善の策として，内頚動脈の近位部閉塞を選択する場合がある．

第 VII 章 文　献

1) Date I : Symptomatic unruptured cerebral aneurysms : features and surgical outcome. *Neurol Med Chir* **50** : 788-799, 2010.
2) Date I, Asari S, Ohmoto T : Cerebral aneurysms causing visual symptoms : their features and surgical outcome. *Clin Neurol Neurosurg* **100** : 259-267, 1998.
3) Matsukawa H, Tanikawa R, Kamiyama H, et al. : Risk factors for neurological worsening and symptomatic watershed infarction in internal carotid artery aneurysm treated by extracranial-intracranial bypass using radial artery graft. *J Neurosurg* **13** : 1-8, 2015.
4) Ota N, Tanikawa R, Eda H, et al. : Surgical treatment for giant or thrombosed aneurysms: Safe reconstruction of the main trunk and perforating artery. *Surgery for Cerebral Stroke* **43** : 267-274, 2015.
5) Katsuno M, Tanikawa R, Izumi N, et al. : The graft kinking of high-flow bypass for internal carotid artery aneurysm due to elongated styloid process : a case report. *Br J Neurosurg* **28** : 539-540, 2014.
6) Matsukawa H, Tanikawa R, Kamiyama H, et al. : Effects of clot removal by meticulous irrigation and continuous low-dose intravenous nicardipine on symptomatic cerebral vasospasm in patients with aneurysmal subarachnoid hemorrhage treated by clipping. *World Neurosurg* **84** : 1798-1803, 2015.
7) 清水宏明, 冨永悌二 : 内頚動脈瘤治療における親動脈閉塞およびバイパス術. 脳神経外科 **5** : 763-770, 2007.
8) Shimizu H, Matsumoto Y, Tominaga T : Parent artery occlusion with bypass surgery for the treatment of internal carotid artery aneurysms : Clinical and hemodynamic results. *Clin Neurol Neurosurg* **112** : 32-39, 2010.
9) Ishishita Y, Tanikawa R, Noda K, et al. : Universal extracranial-intracranial graft bypass for large or giant internal carotid aneurysms : techniques and results in 38 consecutive patients. *World Neurosurg* **82** : 130-139, 2014.
10) Hongo K, Horiuchi T, Nitta J, et al. : Double-insurance bypass for internal carotid artery aneurysm surgery. *Neurosurgery* **52** : 597-602, 2003.
11) 清水宏明, 冨永悌二, 江面正幸, 他 : バイパス併用による脳動脈瘤手術における Balloon occlusion test 特異的な EC-IC 側副血行路. 脳卒中の外科 **31** : 269-272, 2003.
12) Iihara K, Murao K, Sakai N, et al. : Continued growth of and increased symptoms from a thrombosed giant aneurysm of the vertebral artery after complete endovascular occlusion and trapping : the role of vasa vasorum. Case report. *J Neurosurg* **98** : 407-413, 2003.
13) Becske T, Kallmes DF, Saatci I, et al. : Pipeline for uncoilable or failed aneurysms : results from a multicenter clinical trial. *Radiology* **267** : 858-868, 2013.
14) Chalouhi N, Tjoumakaris S, Dumont AS, et al. : Superior hypophyseal artery aneurysms have the lowest recurrence rate with endovascular therapy. *AJNR Am J Neuroradiol* **33** : 1502-1506, 2012.
15) 大石英則, 山本宗孝, 野中宣秀, 他 : 大型未破裂脳動脈瘤に対するコイル瘤内塞栓術. 脳卒中の外科 **41** : 102-109, 2013.
16) Kulcsár Z, Houdart E, Bonafé A, et al. : Intra-aneurysmal thrombosis as a possible cause of delayed aneurysm rupture after flow-diversion treatment. *AJNR Am J Neuroradiol* **32** : 20-25, 2011.
17) Drake CG : Giant intracranial aneurysms : experience with surgical treatment in 174 patients. *Clin Neurosurg* **26** : 12-95, 1979.
18) Steinberg GK, Drake CG, Peerless SJ : Deliberate basilar or vertebral artery occlusion in the treatment of intracranial aneurysms. Immediate results and long-term outcome in 201 patients. *J Neurosurg* **79** : 161-173, 1993.
19) 宮本 享, 髙橋 淳, 舟木健史, 他 : 複雑な椎骨・脳底動脈瘤の手術－上部脳底動脈部分血栓化巨大動脈瘤. "ビジュアル脳神経外科7 頭蓋底2：後頭蓋窩・錐体斜台部" 斉藤延人担当編集. メジカルビュー社, 2012.
20) Takahashi JC, Murao K, Iihara K, et al. : Successful "blind-alley" formation with bypass surgery for a partially thrombosed giant basilar artery tip aneurysm refractory to upper basilar artery obliteration. Case report. *J Neurosurg* **106** : 484-487, 2007.
21) 宮本 享, 舟木健史, 髙橋 淳, 他 : 後頭蓋窩巨大脳動脈瘤に対する flow alteration treatment. 脳神経外科 **37** : 1179-1190, 2009.
22) Miyamoto S, Funaki T, Iihara K, et al. : Successful obliteration and shrinkage of giant partially thrombosed basilar artery aneurysms through a tailored flow reduction strategy with bypass surgery. *J Neurosurg* **114** : 1028-1036, 2011.
23) Kalani MY, Zabramski JM, Nakaji P, et al. : Bypass and flow reduction for complex basilar and vertebrobasilar junction aneurysms. *Neurosurgery* **72** : 763-776, 2013.
24) van Oel LI, van Rooij WJ, Sluzewski M, et al. : Reconstructive endovascular treatment of fusiform and dissecting basilar trunk aneurysms with flow diverters, stents, and coils. *AJNR Am J Neuroradiol* **34** : 589-595, 2013.
25) Steinberg GK, Drake CG, Peerless SJ : Deliberate basilar or vertebral artery occlusion in the treatment of intracranial aneurysms. Immediate results and long-term outcome in 201 patients. *J Neurosurg* **79** : 161-173, 1993.
26) Wenderoth JD, Khangure MS, Phatouros CC, et al. : Basilar trunk occlusion during endovascular treatment of giant and fusiform aneurysms of the basilar artery. *AJNR Am J Neuroradiol* **24** : 1226-1229, 2003.
27) Kai Y, Hamada J, Morioka M, et al. : Successful treatment of a ruptured dissecting basilar artery aneurysm. Case report. *J Neurosurg* **100** : 1072-1075, 2004.
28) 鰐渕昌彦 : 特装版 頭蓋底 局所解剖アトラス. メディカ出版, 2009, p172.
29) Wanibuchi M, Friedman AH, Fukushima T : Photo Atlas of Skull Base Dissection. New York, Thieme, 2008.
30) 吉岡正太郎 : PICA (posterior inferior cerebellar artery). "脳動脈コンプリート" 波出石弘, 石川達哉, 田中美千裕 編著. 中外医学社, 2014.

31) 鰐渕昌彦, 秋山幸功, 三國信啓：Lateral suboccipital retrosigmoid approach とその variation. 脳外誌 23：802-811, 2014.
32) 三上　毅, 三國信啓：もやもや病に対する血行再建術—安全, 確実な血行再建術を遂行するために. 脳外速報 25：916-922, 2015.
33) Tsutsumi K, Ueki K, Usui M, et al.: Risk of recurrent subarachnoid hemorrhage after complete obliteration of cerebral aneurysms. *Stroke* 29：2511-2513, 1998.
34) Murayama Y, Tateshima S, Gonzalez NR, et al.: Matrix and bioabsorbable polymeric coils accelerate healing of intracranial aneurysms: long-term experimental study. *Stroke* 34：2031-2037, 2003.
35) 清水宏明, 柳澤俊晴, 遠藤英徳, 他：開頭術または血管内塞栓術後の残存・再発脳動脈瘤に対する開頭術. 脳卒中の外科 43：212-217, 2015.
36) 佐々木雄彦, 大里俊明, 他：クリッピング後再発脳動脈瘤の手術. 脳卒中の外科 35：47-51, 2007.
37) 森田健一, 飯原弘二：クリップ・コイル術後の再発例に対する手術. "NS NOW 20 ワンステップ上をめざした脳動脈瘤手術" 塩川芳昭 編. メジカルビュー社, 2012, pp53-65.

第VIII章

特殊な動脈瘤

VIII-1 内頚動脈血豆状動脈瘤のラップクリップ

橋本幸治，吉岡秀幸，木内博之

はじめに

- 内頚動脈前壁に血管分岐部と関係なく発生する動脈瘤は，病理学的および臨床的特徴から通常の囊状動脈瘤と血豆状動脈瘤に大別される[1,2]．
- 囊状動脈瘤はほかの部位と同様にネッククリッピングが可能であるが❶，血豆状動脈瘤は動脈瘤壁が薄く，通常のネッククリッピングでは危険である．
- 内頚動脈のトラッピングとバイパス術を組み合わせた方法は，その高い再破裂防止効果において推奨される治療法の一つであるが[3]，虚血性合併症のリスクは無視できない．
- これに対しラップクリッピングでは，比較的シンプルな手技で動脈瘤の確実な閉塞が得られ，また，順行性の血流を保持できる利点がある[4]．本稿では，このラップクリッピングの手術手技の要点について述べる．

適応と作用機序

- 本治療の本質は，内頚動脈の正常部分をクリッピングすることである．そのため，比較的小型の動脈瘤が適応となる．
- 本法を行っている最中に破裂し，動脈をトラッピングしなければならない事態に陥ってからハイフローバイパスに移行するのでは，通常間に合わない．そのため，術者の経験と技量を勘案し，厳密に適応を絞らなければならない．

ラッピングの目的

- 万が一，クリッピングにより血豆状動脈瘤部分がとらえられていなかった場合に，それを覆うことで破裂防止の保険とすること．
- 内頚動脈を一周させることにより，クリップがスリップアウトしないようにラッピング素材で支えを作ること．

術前検査

- 一般の動脈瘤と比較し，親血管のテンポラリークリッピングが長引く危険や，場合によっては血行再建が必要になる事態を考慮し，digital subtraction angiography（DSA）で頚部頚動脈の状態，浅側頭動脈の発達の程度，頭蓋内の側副血行の評価を十分に行う．

> **Tips 1**
> 血管撮影上囊状に見えても血豆状動脈瘤のことがあるので，注意を要する．

画像所見

- 血豆状動脈瘤は内頚動脈前壁を中心に，前床突起から内頚動脈分岐部までのいずれの部位からも発生する．DSA や 3D-CTA にて，分岐血管や明瞭なネックを有さない半球状あるいは三角状の突出として描出される．
- 血管撮影上の突出部分のみが脆弱な血管壁とは限らないので注意を要する．動脈瘤周囲の内頚動脈壁に解離状の変化がないか注意する．
- 術前に，前床突起から動脈瘤までの距離，前脈絡叢動脈や後交通動脈と動脈瘤との位置関係を把握する．

手術支援

- 運動誘発電位（motor evoked potential：MEP），神経内視鏡❷，ドップラー血流計，ICG またはフルオレサイトによる蛍光血管撮影，および術中 DSA が有用である．

体位

- 仰臥位で上体を約 20 度挙上させ，一般のテント上動脈瘤と同様に，頭部をほぼ水平に保ち約 30 度回旋させる．
- 血豆状動脈瘤の近位側に十分な距離がない場合は，頚部内頚動脈を露出させ確保しておく．また，内頚動脈を温存することができない場合に備えて，浅側頭動脈，伏在静脈あるいは橈骨動脈を採取できるよう準備する．

手術手技

頚部内頚動脈の確保

- 脳内での内頚動脈近位部の確保前に発生する術中出血に備え，頚部内頚動脈の確保を行う❸．
- 経皮的に用手圧迫または頚部切開により，総頚動脈，内頚動脈，外頚動脈を確保しテーピングしておく．遮断の際には総頚動脈と外頚動脈を閉じてもよい．

アプローチ

- 脳圧が亢進している場合は，脳室ドレーンを挿入し，髄液を排出させてから処置を進める．
- 動脈瘤の位置が前床突起より離れている場合には，シルビウス裂を開ける前に subfrontal にアプローチし，前床突起の傍で内頚動脈の近位側を確保する❹（図1）．
- 前床突起と近位側ネックとの間にテンポラリークリップをかける十分な余裕がない場合は，あえてこの部位に最初にアプローチせず，proximal

> **Tips 2**
> 動脈瘤は前壁にあるが，内頚動脈を一周するラッピング素材の位置や穿通枝の状態の確認に神経内視鏡が有用である．

> **Troubleshooting 3**
> 内頚動脈を確保していないときに premature rupture が生じた場合，頚部頚動脈を経皮的に用手圧迫して出血を減らし，迅速に動脈瘤に到達し，前床突起付近で内頚動脈起始部にテンポラリークリップをかける．

> **Pitfalls 4**
> ここで不用意に脳べらで前頭葉を引いて動脈瘤周囲の血腫に力が加わると，術中破裂を招くことになる．そのため，内頚動脈の頭蓋内起始部にテンポラリークリップが入るだけでよい．

control は頚部頚動脈で行う．

シルビウス裂の開放から前頭葉底面と血腫の鋭的剥離まで（図2）

- シルビウス裂を遠位側より剥離し，中大脳動脈に沿うようにシルビウス裂を中枢側へと進み，内頚動脈の分岐部を確認する❺．
- 前頭葉の圧排は軽度に留め，内頚動脈前方の血腫に可能な限り緊張を加えないように注意しながら，内頚動脈側壁を伝って剥離を進める．
- 次に，前頭葉を内頚動脈と視神経から剥離していく．血腫に包まれた動脈瘤は前頭葉底面や視神経に癒着していることが多いため，マイクロ剪刀を用いて必ず鋭的に剥離する．場合によっては，血腫もハサミで切離する❻．
- 前頭葉底面に強く癒着している場合は，subpial dissection を行う．
- さらに，血腫と視神経との間の剥離を行う．ただし，動脈瘤壁が視神経に直接癒着している場合は剥離で容易に出血するので，トラッピングできる段階まで残しておく．

内頚動脈周囲の剥離（図3）

- 血腫で覆われた状態で動脈瘤を剥離し終えたら，ラッピングに向けて内頚動脈を全周性に露出する．
- 後交通動脈や前脈絡叢動脈の分岐部および周囲の穿通枝を必ず確認する❼．

ラッピング素材による内頚動脈周回操作からクリッピングまで

- 筆者らはラッピング素材に，延伸ポリテトラフルオロエチレン（ePTFE）

> **Tips 5**
> 可能であれば，中大脳動脈（M1）と前大脳動脈（A1）にテンポラリークリップがかけられるように剥離していく．

> **Pitfalls 6**
> 剥離の際に血腫を血豆状動脈瘤から離さないことが肝要であり，絶対に鈍的操作を行わない．

> **Troubleshooting 7**
> 神経内視鏡を用いて，顕微鏡の死角に存在する後交通動脈や前脈絡叢動脈の分岐部および穿通枝の位置を確認することにより，ラッピング素材を周回したときの血管閉塞や損傷を回避できる．

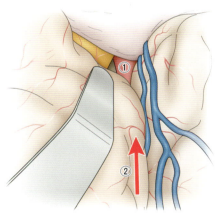

図1．内頚動脈近位部の確保
①subfrontal にアプローチし，前床突起の傍で内頚動脈を剥離し確保する．
②その後にシルビウス裂を広く開放する．

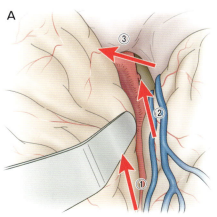
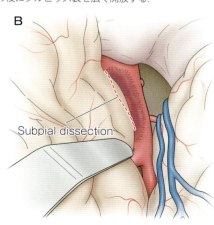

図2．シルビウス裂の開放と動脈瘤周囲の剥離
A：①広くシルビウス裂を開放して，②動脈瘤近傍には触らず内頚動脈の側壁をたどる．③視交叉前槽へは，マイクロ剪刀を用いて鋭的に剥離を行う．
B：前頭葉底面に強く癒着している場合は，subpial dissection を行う．

製のシート（Gore-Tex®；0.1 mm 厚，W. L. Gore & Associates 社）を用いている．その他の素材として，硬膜，筋膜，Dacron mesh coated silastic sheet（0.7 mm 厚，東レ・ダウコーニング社）[5]，木綿ガーゼ，あるいはベンシーツ®（川本産業社）[4] が報告されている❽．

- ePTFE シートは，動脈瘤が覆える程度の幅に短冊状に切り，内頚動脈を周回してから引っ張りやすいように先端部を tapering させる（図4）．
- 後交通動脈や前脈絡叢動脈を巻き込まないよう注意する．
- 鑷子でシートの両端を上方に牽引しながら，頭蓋底方向（前方）から直角あるいは彎曲のクリップを挿入し，正常な動脈壁をつかむようにかけて，動脈瘤を閉塞させる❾❿（図5〜図7）．

Memo 8
ラッピング素材として硬膜や筋膜などの生体材料を用いると，変性や吸収のため長期間にわたる補強効果は期待できない．木綿ガーゼやベンシーツ®を全周性に巻いた場合，炎症性変化により長期的に内頚動脈の狭窄や閉塞を誘発することが報告されている．

Tips 9
動脈瘤ネックで正常な血管壁も一部含めてクリッピングするため，内頚動脈は軽度狭窄することとなる．

Troubleshooting 10
クリップ終了後に脳べらを解除すると前頭葉が戻ってくるため，クリップヘッドが動く可能性があるので，頭蓋底方向（前方）からクリップをかけるとよい．

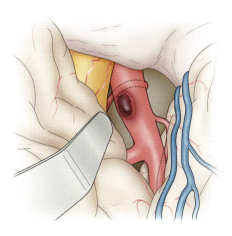

図3．内頚動脈周囲の剥離
マイクロ剪刀を用いて必ず鋭的に剥離を行い，内頚動脈の周囲を十分に露出する．

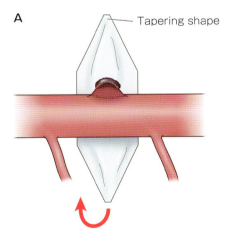

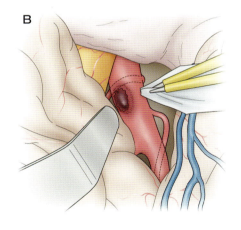

図4．ラッピング素材の挿入
動脈瘤が覆える程度の幅に短冊状に切り，両端を tapering shanpe に切り整えたラッピング素材を，後交通動脈や前脈絡叢動脈を巻き込まないように挿入する（A：模式図，B：顕微鏡図）．

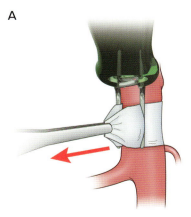

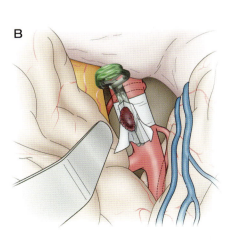

図5．クリッピング（顕微鏡図）
鑷子にてラッピング素材の両端を上方に牽引しながら，頭蓋底方向（前方）から直角あるいは彎曲のクリップをかける（A：強拡大，B：弱拡大）．

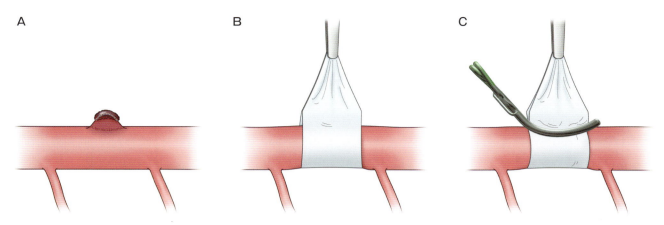

図6. クリッピング（模式図）
A：クリッピング前．B：鑷子にてラッピング素材の両端を上方に牽引する．C：動脈瘤ネックで正常な血管壁も一部含めて，頭蓋底方向から直角あるいは彎曲のクリップをかける．

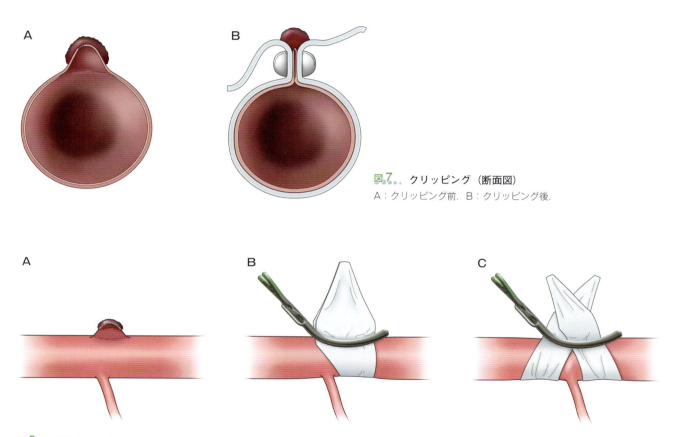

図7. クリッピング（断面図）
A：クリッピング前．B：クリッピング後．

図8. 動脈瘤と分岐血管との距離が短い場合
ラッピング素材により，分岐血管の狭窄や閉塞が危惧される場合の対応．
A：クリッピング前．B：軽度な場合には，ラッピング素材に切開を入れる．C：重度な場合には，ラッピング素材をたすき掛けにする．

- ePTFEシートが前脈絡叢動脈や後交通動脈の起始部を圧排し，狭窄や閉塞が危惧される場合には，シートに切開を加えたり，たすき掛けにする[4]（図8）．
- ドップラー血流計および蛍光血管撮影により，血流が保たれていることを確認する．

VII-2 椎骨脳底動脈解離性動脈瘤の外科治療：腹臥位によるmid lateral suboccipital approach

水谷　徹

手術適応

- 破裂急性期の椎骨動脈解離性動脈瘤が基本．くも膜下出血のgrade，全身状態に基づく❶．

理学所見／画像所見

- CTA, DSAを施行し，動脈瘤の形状と高位レベル，正中からの距離，後下小脳動脈との位置関係，対側椎骨動脈の発達の程度を検討する❷．

治療法の選択（図1）

- 後下小脳動脈との位置関係，高位レベル，正中からの距離を勘案して治療方法を決める．
- Post PICA typeの場合は，動脈瘤をtrapするあるいは，椎骨動脈の近位部クリップによって動脈瘤部分を盲端化して血栓化を図る．
- PICA involved typeで特に動脈瘤中心部付近から後下小脳動脈が分岐するものは，後下小脳動脈を含む動脈瘤のtrappingあるいは，近位VA clip + PICA clipによって動脈瘤を盲端化し，OA-PICA bypassを施行する❸．

手術解剖と手術体位，皮膚切開，開頭

- 単純な腹臥位で頭部を前屈し，動脈瘤の位置により0～20度の回旋を加える（図2A）．動脈瘤遠位端が正中に近いほど回旋の角度を強くする．術者は患者頭側に位置する．
- 動脈瘤側にカーブしたJ型の皮膚切開を行う（図2B）．減圧開頭を考慮するときは，縦の部分は正中を越えるようにする．
- カーブする部分はsuperior nuchal lineをやや越えてこの部分の骨膜を閉頭時の硬膜閉鎖に使用できるようにする．くも膜下出血例では，safety burr holeをルーチンに設ける．

Pitfalls 1

破裂例では急性期再破裂率は高く[6]，可能な限り早急な手術が必要であることはコンセンサスが得られている．未破裂例の手術適応はコンセンサスが得られたものはないが，解離性脳動脈瘤発生病理は内弾性板の広範囲の断裂によって生じ，時間経過とともに内膜新生による組織修復機転が働くため，ほぼ破裂することが皆無になっていくという自験データ[7]と，くも膜下出血例において，破裂を生じる時期は，発生を示唆する頭痛の時期から3日以内が96.7%，遅くとも11日であったという自験データ[8]に基づき，筆者は未破裂で診断された椎骨脳底動脈解離性動脈瘤は，少なくとも発生を示唆する頭痛から2週間以上経過したものは，経過観察を基本としている．

Tips 2

骨位置のランドマークは，頭蓋骨側面像で，後床突起と斜台の下端のほぼ真ん中が内耳道の高さ，下から1/4がほぼ頸静脈結節の高さである．動脈瘤の遠位端が頸静脈結節より上方で内耳道に近づくほど，頸静脈結節や低位脳神経が視野の妨げとなり，また椎骨動脈は延髄の腹側に走行していくため，正中に近づくほど，深く狭い術野となる．

Tips 3

動脈瘤遠位端の確保は症例により困難であるため，その操作により低位脳神経を損傷する可能性が高い場合には，近位VA clipにとどめる．対側椎骨動脈が未発達であっても，両側P1-Pcom，前下小脳動脈の発達がよければ椎骨動脈を閉塞し，頸動脈系から脳底動脈，前下小脳動脈に逆行性にflow outする血流が残り，穿通枝領域の梗塞も生じることなく閉塞可能であった例を数例経験している．

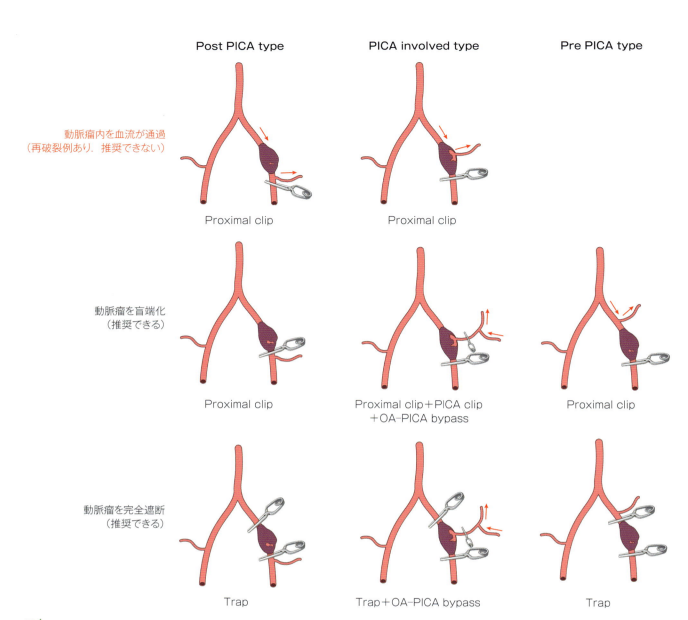

図1. 椎骨解離性動脈瘤の各種治療パターン

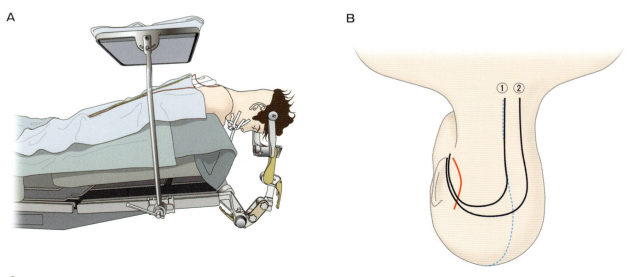

図2. 体位と皮膚切開
B：脳腫脹を認めない場合は①の皮膚切開で行うが，減圧開頭を施行する場合は②の皮膚切開で行う．—— は後頭動脈の走行．

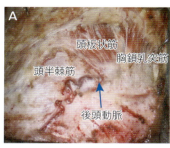 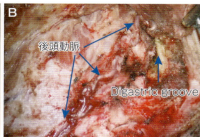 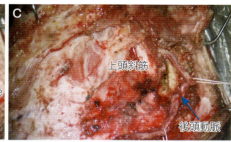

図3. 後頭動脈の剥離のポイント
A：まず胸鎖乳突筋を筋膜からたどり，次にこれと交差する頭板状筋を露出し，その正中側後縁にもぐり込む後頭動脈を同定する．B：頭板状筋を起始部から切断，翻転し，下を走行する後頭動脈を露出する．C：後頭動脈は切断せず皮膚切開縁に寄せて開頭する．

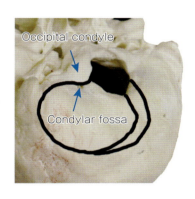

図4. 開頭

- 後頭動脈を皮膚の上からマーキングしておく（図2B）．
- 後頭動脈を確保する（図3）．皮膚切開と後頭動脈が交わる点から後頭動脈の剥離を進める．
- 後頭動脈は superior nuchal line の直下，頭板状筋の後縁で，頭半棘筋との境界部から浅部に出る．近位部は頭板状筋の下を走行するので，頭板状筋を持ち上げるようにこの筋肉を切離する．さらに剥離を進め，上頭斜筋を乗り越え，digastric groove の部分まで後頭動脈を露出することができる．
- 確保した後頭動脈は切断せず，皮膚切開側に寄せておいた状態で開頭に移る❹．
- 開頭は，後頭骨正中で foramen magnum を開放し，ここから occipital condyle の直前まで外側に広げる（図4）．
- C1 の上縁を走行する椎骨動脈の損傷を避けるため，後頭下筋群，項筋群の剥離は，正中から行うようにする．
- 頭側と頚椎側の両方から剥離を進め，C1 と後頭骨の間の硬膜の露出は最後に行う．頚椎側では，正中で C2 の棘突起が触れるので，これを landmark にして C2，C1 の椎弓を剥離して露出する．
- C1 の椎弓は，頭部の回旋によって，C2 に対して回転しており（C1 と後頭骨の間は回転していない），まず C1 の正中の棘突起を触れてから椎弓を外側へ露出していくと，比較的容易に椎骨動脈が C1 上縁の硬膜外で確保できる．このような手順で行うと，椎骨動脈を損傷することはない．
- 開頭は，後頭骨正中で foramen magnum を開放し，ここから occipital condyle の直前まで外側に広げる．筆者は，開頭外側縁は S 状静脈洞が露出するまでとしている❺❻．

> **Tips 4**
> バイパスで使用する後頭動脈の長さは，digastric groove より約7〜8cm で十分である．後頭動脈の剥離は頭板状筋の正確な分離がポイントであるが，胸鎖乳突筋と頭板状筋は筋腹の部分で区別がつかないことがあり，このためには胸鎖乳突筋を起始部の筋膜から正確に露出していくことがよい（図3）．この筋膜はより浅部にあり白いのでわかりやすいためである．

> **Tips 5**
> 通常 occipital condyle は削除しないが，削除する必要があるときは，C1 の片側椎弓切除術を施行して椎骨動脈に可動性をもたせてからのほうがやりやすい．

> **Tips 6**
> このアプローチは，単純な体位取りで，肩がさまたげにならず視野が大きくとれる．両側椎骨動脈を確保することができる．減圧開頭やバイパスに対応できる．厚い凝血塊に覆われていても disorientation に陥らず，椎骨動脈が確実に硬膜貫通部から確保できる．などの利点がある．

進入／展開

- 硬膜を切開し，まず，小脳扁桃下端を延髄に沿って上方正中寄りに retract すると，最短距離で椎骨動脈が硬膜貫通部より確認できる．また，対側椎骨動脈も硬膜貫通部から確保することができる（図5）．
- 動脈瘤側では，近位部の椎骨動脈を硬膜貫通部で確保してこれを少したどり，後下小脳動脈起始部，解離性動脈瘤の変色部位を確認する．
- Post PICA type では，後下小脳動脈起始部と動脈瘤は接近していることが多く，この時点では後下小脳動脈と動脈瘤の間はまだあまり剝離せずに，先に遠位部の椎骨動脈の確保のため視野を変える（図6）．
- 小脳半球を外側から retract し，まず，jugular tubercle, jugular foramen を landmark にして，第9-11脳神経を触らないようにして視認するだけにしておく．
- 遠位椎骨動脈は動脈瘤がよほど正中，高位でない場合（jugular tubercle の上縁まで）は，第9-11脳神経の尾側で確保できることが多い❼．

手術手技

Post PICA type に対する trapping

- 後下小脳動脈起始部より近位の椎骨動脈にまずクリップをかけ，動脈瘤に変化のないことを確認する．それとほぼ同時に，遠位部の椎骨動脈にクリップをかける．
- この際，椎骨動脈 union が近いので，対側椎骨動脈や脳底動脈に遠位クリップがかかっていないかどうか十分に注意する．
- 前脊髄動脈や椎骨動脈からの穿通枝の存在が確認できれば，なるべくクリップを動脈瘤側にかけて温存する．
- 筆者はクリップをかける順番を逆にして，最初に奥で視野が狭い遠位の椎骨動脈にクリップをかけ，その次にクリップがかけやすい近位の椎骨動脈にクリップをかけることもよく行っている．

> **Tips 7**
> 遠位椎骨動脈を確保するコツは，第9-11脳神経より尾側で，画像上の破裂点を避けて反対側の椎骨動脈の壁をたどる．筆者の印象では，破裂点（DSA 上での膨隆突出部）は椎骨動脈の尾側にあることが多く，椎骨動脈の背側をたどって遠位端に到達できるケースのほうが多い．ワーキングスペースは第9-11脳神経，第11脳神経脊髄枝，第12脳神経で囲まれたエリアとなる．第9-11脳神経の障害は嚥下困難をきたすので，動脈瘤へのアプローチは必ず上記のエリア内で行い，第9-11脳神経の頭側からは行わない．

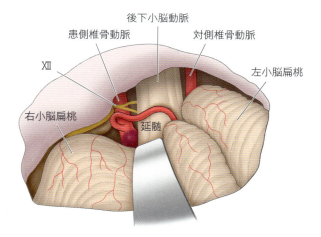

図5．標準的術野　近位椎骨動脈とバイパス吻合部の後下小脳動脈の確保

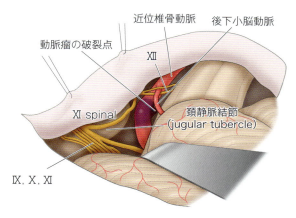

図6．標準的術野　動脈瘤処理

- この時点で，後下小脳動脈起始部と動脈瘤の間を剥離して，この部位の椎骨動脈にクリップをかける．最後に3つのクリップのうち，一番近位のクリップを外してtrappingを完成させる（図7）[9]．最終的に正常な椎骨動脈から出る穿通枝は，両方のクリップの間に残らないように注意する．
- 椎骨動脈に解離が及んでわずかに変色していることがあるが，病理構造上，拡大がなくわずかな変色のみの部分は内弾性板が全周を覆っており[10]，trapによってエントリーは閉鎖されるため，必ずしも無理して正常動脈の部分まで追跡してtrapする必要はない❽．

PICA involved typeに対するtrapping（図8）

- Trappingの手順は前述のpost PICA typeとほぼ同様であるが，PICA involved typeはpost PICA typeと異なり，後下小脳動脈起始部周辺の椎骨動脈にクリップをかける必要がなく，その点操作面からは安全である．
- Post PICA typeと同様に，遠位椎骨動脈を確保する際第9-11脳神経に牽引の負荷がかかる可能性が高いときは，近位VA clip + PICA clipとして盲端化を図る．

Pitfalls 8

Trappingの際に気をつけることは，視野が奥になる遠位クリップが対側椎骨動脈や脳底動脈，穿通枝を挟んでいないかよく確認することである．いったんクリップがかかった後は，動脈瘤部分から穿通枝が出ていないか，正常部分からの穿通枝が近傍に存在するか，あるいはそのような穿通枝が避けられる状況か，また前脊髄動脈，対側椎骨動脈をクリップが挟んでいないかどうか椎骨動脈unionの方向までよく観察する．穿通枝や前脊髄動脈を温存するには，もう1本のクリップを隣にかけて，先のクリップを外す，tandem clip techniqueを用いることが有用である．

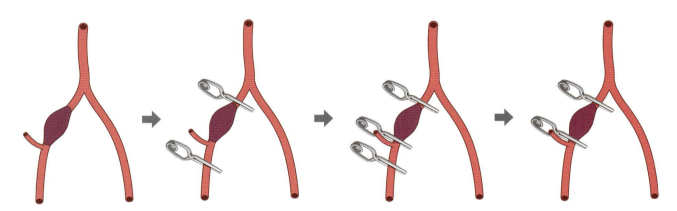

図7 Post PICA typeに対する安全なtrappingの手順
Post PICA typeは，動脈瘤が後下小脳動脈分岐部直後から発生している場合が多く，trappingの際に，proximalのクリップを最初からかけるのは危険である．そこで，まず図のように後下小脳動脈分岐部より近位と遠位椎骨動脈の間でtrappingを行い，次に動脈瘤と後下小脳動脈の間の部分にクリップを追加し，最初にかけた最も近位のクリップを外してtrappingの最終形とする．

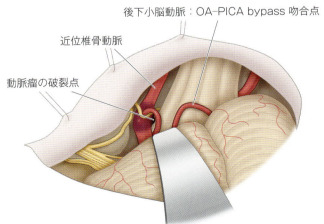

図8 PICA involved type

OA − PICA バイパス

- 小脳扁桃部を延髄に沿って上方に retract すると，後下小脳動脈の caudal loop を容易に露出することができる．
- 後頭動脈との吻合は延髄の直上の部分で行うと，後下小脳動脈が水平に走行し，奥行きがないのでやりやすい．
- 後下小脳動脈の遮断時間を短縮するためには，後頭動脈の preparation と後下小脳動脈吻合部の露出を先に行って準備してから，動脈瘤の trapping を行う．それを確認した後，後下小脳動脈を遮断し，OA−PICA の吻合を行う❾．

後治療および予想される術後成績

- 血管攣縮の予防など，くも膜下出血に準じた術後管理を行う．
- 1985〜2012 年に手術を行った 80 例のくも膜下出血発症椎骨解離性動脈瘤における転帰は mRS 0〜2：42 例（56%），mRS 3〜5：17 例（22.7%），mRS 6：16 例（21.3%）であった[11]．
- mRS 0〜5 の 59 例で，一時的な嚥下困難，失調歩行を認めたものは 5 例（8.5%），1 年以上経過して恒久的に嚥下困難，失調歩行が残存し，椎骨動脈閉塞に起因する穿通枝障害が原因と評価されたものは 2 例（3.4%）であった．

Pitfalls 9

OA−PICA バイパスを先に施行してから動脈瘤を trap するという考え方もあるが，バイパスを施行する際にシートで動脈瘤が覆い隠されてしまう．bypass graft が trap するための視野を制限してしまうので，trap がやりにくくなるというマイナス面がある．このため筆者は先に trap を施行してから，バイパスを施行する場合がほとんどである．動脈瘤を trap した時点から後下小脳動脈は遮断されるが trap に要する時間は 5 分程度であり，後頭動脈の preparation をしっかり行っておけば，後下小脳動脈の遮断時間の差は 5〜10 分延長するのみである．また，後下小脳動脈の近位部から穿通枝が出ていることも多く，動脈瘤を trap する際に後下小脳動脈にかける最終クリップはなるべく動脈瘤側にかけて，バイパスから穿通枝に flow out する構造にしておく．

VIII-3 椎骨脳底動脈解離性動脈瘤の血管内治療

近藤竜史，松本康史

はじめに

- 脳動脈解離は，動脈壁の内弾性板断裂と中膜平滑筋層を中心とした動脈壁全層（内膜/中膜/外膜）の亀裂を特徴とする病態である[12]．
- 動脈本来の内腔を「真腔」，解離によって動脈壁内に生じた腔を「偽腔」と称する．解離部の形態は，下記のように多様である．
    - ①偽腔による血管径の拡張
    - ②血栓化した偽腔による真腔の狭窄
    - ③拡張と狭窄の混在
- 解離性動脈瘤は，解離部が瘤状に拡張した状態を指す用語であり，上記①または③に相当する．
- 解離性動脈瘤の病理は，親動脈に正常血管構造を残した嚢状動脈瘤と異なり，治療適応と治療方法も特有である．

発症様式と治療適応

- 椎骨脳底動脈解離の発症様式は，出血，虚血，無症候に大別される．
- 出血発症例は，急性期再出血の頻度が高いため，血管内治療を含む外科的治療の絶対的適応である．
- 虚血発症例は保存的治療が第一選択である．
- 無症候性動脈解離は経過観察が基本だが，解離性動脈瘤が経時的に増大する場合は破裂予防目的に治療を行うことがある．

出血発症椎骨動脈解離性動脈瘤

治療のタイミング

- 出血性椎骨動脈解離は，初回出血後24時間以内に再出血をきたすことが多い．
- 再出血は転帰不良因子であるため，可及的速やかな再出血予防治療が必須である．

治療選択

Internal trapping

- トラッピングは，解離部を遠位側と近位側で遮断する手技である．
- 直達手術（クリップ）による遮断を surgical trapping，血管内治療（コイル）による遮断を internal trapping（または endovascular trapping）と称する❶．双方に一長一短があるが，いずれも確実な再出血予防手技である．
- Internal trapping の長所は，解離部遠位端への到達が確実かつ迅速な点である．短所は穿通枝障害のリスクである．
- 総体として，internal trapping は，出血発症椎骨動脈解離性動脈瘤の治療に最も適した技術である❷．

近位親動脈閉塞術（proximal occlusion）

- 近位親動脈閉塞術は，解離部の近位側のみを遮断する手技である．
- 解離部（破裂点）を未処置で残すため，対側椎骨動脈からの逆行性血流による再出血が起こりうる．
- 解離部から前脊髄動脈などの重要分枝が起始している場合に，次善の策として選択されることがある．

ステント支援瘤内塞栓術

- ステント支援瘤内塞栓術は，ステントによって真腔を確保し，コイルで偽腔を閉塞する手技である．
- 順行性血流を温存できる反面，再出血の可能性は残る．
- わが国においては保険適用外治療である．
- トラッピング困難例を中心に報告例が増えており，将来，標準治療の一つとなる可能性がある[13]．

Internal trapping の技術的要点

確実に真腔を確保する

- Internal trapping の要諦は，必要十分な長さを密に塞栓することである．
- 疎らな塞栓では，完全閉塞を得るために長いコイルマスが必要となり，塞栓区間が長くなると穿通枝障害が増加する．
- 短く密な塞栓を完遂するコツは，偽腔に偏った塞栓を避け，コイルマスを真腔から偽腔に一塊として広げることである．
- コイルが偽腔に偏ると真腔が閉塞されにくくなり，完全閉塞のために近位側正常血管までコイルマスを伸ばす必要が生じる．
- 偽腔は破裂点を有する脆弱な外膜で保持されているため[12]，偽腔塞栓は術中破裂のリスクを増大させる．
- 偽腔塞栓を回避するためには，マイクロカテーテル先端を真腔内に保持する工夫が必要である．
- X線透視や血管撮影で真腔と偽腔を識別することは難しいので，マイクロワイヤーやコイルの動きからカテーテル先端の位置を推測しなければならない．

Memo 1

Internal trapping の定義

Internal trapping の定義は文献によって異なるが，本稿では下記の2つの手技を包摂する用語として用いる．

- 狭義の internal trapping：解離部を挟み込むように，遠位側正常部と近位側正常部を塞栓して閉塞させる（解離部にコイルがあってもよい）手技．
- Intraaneurysmal and parent artery occlusion：解離部自体を密に塞栓して閉塞させる手技．遠位側正常部を塞栓しない点が狭義の internal trapping とは異なる．

Memo 2

Surgical trapping と internal trapping

- Surgical trapping（直達手術）：Surgical trapping の長所は，解離部の直視が可能で，穿通枝を含めた分枝の確認と温存が容易な点である．短所は，解離部が脳幹正中に近い症例では，アプローチ困難である場合が多い点である．代表的な合併症は下位脳神経障害である．そのような症例では，下位脳神経温存のため近位親動脈閉塞に終わる場合がある．
- Internal trapping（血管内治療）：Internal trapping の長所は，解離部へのアプローチが迅速かつ容易な点である．解離遠位端の位置にかかわらず遠位側遮断が可能であるため，トラッピングの確実性が高い．短所は，穿通枝の視認を血管撮影装置の空間分解能に依存する点で，穿通枝温存には解剖学的知識を応用した相応の工夫（後述）が必要である．

- 真腔確保の第一段階は，マイクロガイドワイヤーの解離部通過である❸．
- マイクロガイドワイヤーが解離部を通過したらマイクロカテーテルを追従させ，超選択的造影で真腔確保を確認してから塞栓を開始する．

1本目のコイルで動脈瘤全体をカバーするフレームを作る❹

- 1本目のコイル径が動脈瘤径より小さいと，フレームと動脈瘤壁の間に空隙が残り，フレーム内を密に塞栓しても完全閉塞を得にくくなる．
- 破裂点は拡張した偽腔の頂点にあることが多いため[12]，コイルマスと拡張部の頂点に空隙があると再破裂のリスクが残る．
- 1本目のコイルは動脈瘤壁に密着しうる径を選択し，瘤状拡張部をカバーするフレームを作るのが望ましい（図1B）．

塞栓開始後は短時間で詰めきる❺

- 塞栓開始から完全閉塞まではコイルマスを通過する順行性血流が残っており，遠位塞栓の危険がある．
- デタッチが確実迅速なコイルを使用し，一気呵成に完全閉塞まで持ち込むべきである．

穿通枝温存の工夫

Internal trappingの転帰と穿通枝障害

- 術後穿通枝障害による延髄梗塞は，患者転帰不良の危険因子となりうる❻[14]．
- 解離部の永続的閉塞を期す十分な塞栓と同時に，可能な限り穿通枝の温存が求められる．

穿通枝温存に留意したinternal trapping

- 穿通枝温存のためには，以下のような工夫を要する．

Tips 3
マイクロガイドワイヤーの解離部通過

マイクロガイドワイヤーを解離部に進める際，ワイヤー先端が何かに引っかかりたわむ動きが見えたら，剥離内膜に引っかかっている可能性がある．その場合は無理せずにいったん引き戻し，抵抗なく通過できる経路を探し直す．ワイヤーが解離部を通過して遠位側正常血管に到達したら，ゆっくりとワイヤーを回転させる．ワイヤー先端が自由に回転する場合は，真腔内にあることの傍証と考えられる．逆にワイヤー先端の動きに自由度が乏しい場合は，偽腔に入り込んでいる可能性がある．

Tips 4

解離性動脈瘤では，拡張部とその近位の塞栓によって再破裂阻止が可能である．また，遠位側正常血管の塞栓は穿通枝障害を誘発するおそれがある．したがって，トラッピングの手技としては，遠位側正常血管にはコイルを充填しない"intraaneurysmal and parent artery occlusion"（❶参照）が適している（図1C）．

Pitfalls 5

塞栓開始後もカテーテル先端の向きによっては，コイルが偽腔に偏る可能性がある．1方向のみの撮影ではコイルの偏在に気づきにくいため，2方向からの透視・撮影を使用し，コイルの動きと充填位置に留意しながら塞栓することが肝要である．

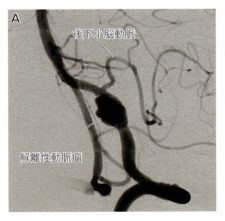
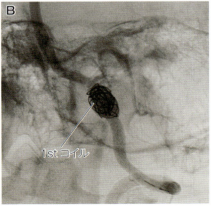
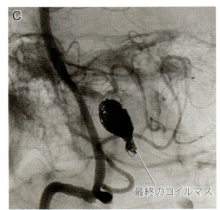

図1．両側後下小脳動脈が独立した分枝として硬膜内椎骨動脈から起始し，解離部が後下小脳動脈より近位にある症例
A：後下小脳動脈分岐部より近位の椎骨動脈に解離性動脈瘤を認める．B：解離性動脈瘤全体をカバーできる径のコイルでフレーミングした．C：解離性動脈瘤から近位側正常部までコイルを充填して完全閉塞を得た．

▶ 穿通枝描出能の向上
- Flat panel detector を用いた高解像度血管造影に，3D volume rendering 画像と 3D-MIP 画像を併用し，機能的に重要な穿通枝を可視化する．

▶ Short segment-tight packing
- 画像上認識しうる穿通枝を最大限温存しつつ，必要十分な長さを密に塞栓する．
- 穿通枝温存のために塞栓区間を短くした症例では，MRA・DSA で早期再開通の有無を頻繁に評価し，必要に応じて近位側に塞栓もしくはクリッピングを追加する．

後下小脳動脈分岐部と穿通枝の関係

- 現在の画像診断技術では，すべての穿通枝を可視化することは不可能である．
- 後下小脳動脈の起始部を基準に，穿通枝の存在を推測することは可能である[15]．
- 以下，田中の記述[15]に基づいて後下小脳動脈起始部と穿通枝の解剖学的位置関係を概説し，筆者らの経験を含めて解離部の位置による穿通枝温存の留意点をまとめる．

▶ 両側後下小脳動脈が独立分枝として硬膜内椎骨動脈から起始
- 椎骨動脈の穿通枝は，大部分が後下小脳動脈分岐部より遠位から起始する[15]．
- 解離部と後下小脳動脈分岐部の位置関係により，以下のような塞栓法の微調整が必要である．

解離部が後下小脳動脈起始部より遠位にある場合（図2）
- 解離部近傍から穿通枝が起始している可能性が高い ❼．
- 視認可能な穿通枝がない場合でも，瘤状拡張部のみを密に塞栓し，拡張部より遠位はもちろんのこと，近位側の正常血管にもコイルマスが極力及ばないようにする（図3）．
- このような塞栓法では，穿通枝温存の代償として早期再開通のリスクが増すため，厳密な画像フォローと必要に応じた二期的治療を計画する．

Memo 6

Internal trapping の転帰と穿通枝障害に関しては，出血発症椎骨動脈解離 38 症例 38 血管を対象とした Endo らの詳細な報告がある[14]．それによると，internal trapping 後の経過観察期間中（平均 16 ヵ月間）に再出血はなく，6 ヵ月後の臨床転帰良好（modified Rankin Scale：mRS 0〜2）患者比率は 60.5% であった．重症例（World Federation of Neurological Surgeons Subarachnoid hemorrhage scale：WFNS SAH scale Grade Ⅳ〜Ⅴ）が 50%（19 例）を占める患者群としては，良好な治療成績と考えられる．
一方，同報告においては，延髄梗塞合併率（術翌日の DWI 陽性率）が 47%（18 例）と高率であることも明らかにされた．延髄梗塞は，術前の再出血，糖尿病合併とともに，6 ヵ月後転帰不良（mRS 3〜6）の独立した危険因子であった．術後延髄梗塞発症の危険因子は，塞栓した部位が長いことと患者が高齢であることだった．この検討では，internal trapping が十分な再出血予防効果を有し，かつ，良好な臨床転帰を達成しうることが示された．一方で，さらなる転帰向上のためには，穿通枝障害が解決すべき課題であることも明らかとなった．

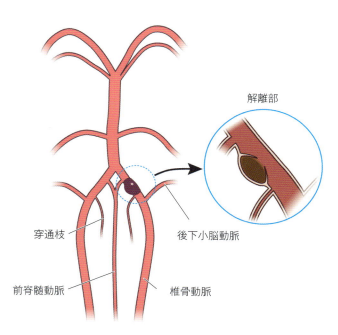

図2 両側後下小脳動脈が独立した分枝として硬膜内椎骨動脈から起始している症例
穿通枝は後下小脳動脈分岐部より遠位から起始する．解離部が後下小脳動脈分岐部より遠位にある場合，解離部周囲から穿通枝が起始している可能性が高い． （文献 15 を参照して作成）

Pitfalls 7

まれに前脊髄動脈が解離部から起始している場合があるため，3D 画像を参考にして前脊髄動脈と解離部を確実に分離できるワーキングアングルを選択する必要がある．

解離部が後下小脳動脈起始部より近位にある場合（図4）
- 解離部近傍から穿通枝が起始している可能性は低い．
- 再開通防止を優先した塞栓が可能である．
- 瘤状拡張部を十分塞栓したうえで近位側正常血管も2〜3 mmにわたって密に塞栓し，閉塞を完全にする（図1）．

▶ **一側後下小脳動脈が独立分枝として硬膜内椎骨動脈から起始／対側後下小脳動脈がAICA-PICA共通幹として脳底動脈から起始（図5）**
- 独立分枝の後下小脳動脈が起始する椎骨動脈の後下小脳動脈分岐部より遠位から，両側支配の穿通枝が起始することが多いとされる[15]．
- この場合の穿通枝障害は広範囲な延髄梗塞を惹起しうるため，視認可能な穿通枝の温存と短区間の塞栓に最も留意すべきである．

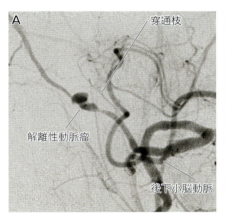
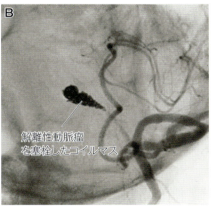
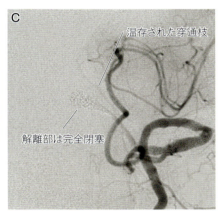

図3． 両側後下小脳動脈が独立した分枝として硬膜内椎骨動脈から起始し，解離部が後下小脳動脈より遠位にある症例
A：解離部の近位側から穿通枝が起始している．B：コイルは解離性動脈瘤にのみ充填し，動脈瘤の近位側にはコイルが及ばないようにした．C：解離部近位から起始する穿通枝を温存した．

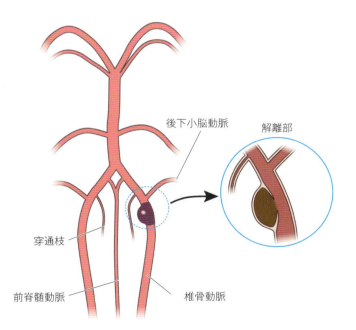
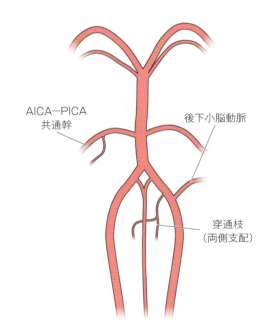

図4． 両側後下小脳動脈が独立した分枝として硬膜内椎骨動脈から起始している症例
穿通枝は後下小脳動脈分岐部より遠位から起始する．解離部が後下小脳動脈分岐部より近位にある場合，解離部周囲に穿通枝が存在する可能性は低い．
（文献15を参照して作成）

図5． 一側後下小脳動脈が独立した分枝として硬膜内椎骨動脈から起始／対側後下小脳動脈がAICA-PICA共通幹を形成している症例
両側支配の穿通枝が独立分枝側の後下小脳動脈分岐部より遠位から起始する．
（文献15を参照して作成）

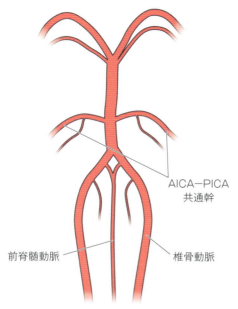

図6 両側とも AICA-PICA 共通幹を形成している症例
後下小脳動脈との位置関係から穿通枝の起始部を推測することは困難である.
（文献15を参照して作成）

▶ 両側とも AICA-PICA 共通幹として脳底動脈から起始（図6）
- 後下小脳動脈との位置関係から穿通枝の位置を推測することは困難である[15]).

出血発症脳底動脈解離性動脈瘤

- 脳底動脈に対するトラッピングは，脳底動脈本幹や穿通枝の閉塞という重大な合併症の危険があるため，標準治療とはなっていない.
- 脳底動脈の真腔を維持しながら再出血を防止する治療法として，ステント支援塞栓術が試みられているが，確実な根治療法とはなっていない.

おわりに

- Internal trapping による解離部閉塞は，必ずしも難しい手技ではない.しかし，良好な臨床転帰を得るためには，延髄外側梗塞など脳幹梗塞をきたさないよう穿通枝の温存に留意する必要がある.
- 穿通枝温存に必要な画像診断能力と解剖学的知識の習得が必須である.
- ステント支援塞栓術は，現在のところ internal trapping に匹敵する根治性を証明し得ていない.しかし，internal trapping 困難例を中心に報告例が増加しつつあり，将来的に標準治療の一角を形成する可能性がある[12])❽❾.
- 出血予防と血行再建を両立させうる技術として，ステント支援塞栓術の転帰向上に今後も注目する必要がある.

Memo 8

後下小脳動脈が解離部から起始している場合
術前造影で後下小脳動脈の灌流域を確認する．灌流域が狭い場合は，後下小脳動脈ごと閉塞しても重大な後遺症を残さないことがある．灌流域が広い症例では，後頭動脈－後下小脳動脈吻合術の併用が必要となる．最近では，ステントによって後下小脳動脈を温存しつつ解離部を塞栓する，ステント支援塞栓術の有効性が報告されており，将来的には主流となる可能性がある．

Memo 9

対側椎骨動脈が低形成の場合
対側椎骨動脈の閉塞や低形成を伴う症例では，単純なトラッピングは困難である．椎骨動脈のバルーン試験閉塞を行い，後交通動脈からの側副血行を確認する．両側椎骨動脈試験閉塞下で，後交通動脈から脳底動脈全長にわたる十分な側副血行が確認された場合には，解離部のトラッピングを行う．十分な側副血行の確証が得られない場合は，バイパス手術併用のトラッピングやステント支援塞栓術を考慮する．

VIII-4 部分血栓化巨大脳動脈瘤の外科治療

岩間 亨

手術適応

- 出血例は，再出血予防のため手術適応となる．
- 非出血例であっても，圧迫所見（mass effect）や瘤内血栓からの塞栓などによる症候性動脈瘤は手術適応となる．
- 非出血・無症候例であっても，すでに周囲脳に明らかな圧迫所見が認められる場合，経時的に増大傾向を示す場合，若年者の場合には，予防的な手術が考慮される．

画像所見，術前検査

- MRIによって，動脈瘤の周囲構造との関係，脳浮腫など動脈瘤の圧迫による周囲脳への影響とともに，瘤内血栓の評価を行う．
- 脳血管撮影により，動脈瘤内の開存部分，ネック近傍の親動脈，穿通枝の状態，動脈瘤より末梢部の循環動態を評価する （図1）．
- 血管構築の三次元的把握には，3D-DSA，3D-CTAが有用である（図1）．

治療法の選択

ネッククリッピング

- ネックを有する囊状部分血栓化脳動脈瘤に対しては，ネッククリッピングによる親動脈の温存と動脈瘤の閉塞が理想である．
- 部分血栓化脳動脈瘤では，動脈硬化性病変がネックや親動脈に及んでいることが多い．そのため，単純なネッククリッピングで対処できるのは，ネック径が狭く，かつネック近傍に瘤内血栓を認めない場合に限られる（図2）．
- 通常は親動脈を一時的に遮断し，動脈瘤壁を切開して手術用超音波吸引装置や下垂体鑷子を用いて瘤内血栓を除去したうえで，親動脈の閉塞をきたさないように十分にネックに余裕をもたせて，親動脈を形成するようにクリッピングを行う[16, 17]．
- 周囲脳から動脈瘤壁が剥離可能であれば，動脈瘤の摘出を行う（図3）．

Memo 1

内頸動脈や椎骨脳底動脈に発生した部分血栓化動脈瘤を含む大型脳動脈瘤に対しては，バイパスを併用したトラッピング，flow alterationが行われる．しかし，これらの詳細は他稿で記述されているため，本稿では中大脳動脈，前大脳動脈に発生した頭蓋内部分血栓化動脈瘤の外科治療に関して記述する．

Tips 2

- 部分血栓化動脈瘤の術前診断に，脳血管撮影は必須である．ネック近傍の親動脈の動脈硬化所見は，ネッククリッピングの際に親動脈閉塞の危険が伴うことを示す指標である．また，穿通枝の描出には，3D-CTAでは限界がある．
- 特に動脈瘤より末梢の血管描出は，病態の把握に重要である．大型の部分血栓化動脈瘤は，しばしば末梢血管描出が不良であるが，そのような場合には末梢部に他血管からの側副血行路が発達していることが多い．

Pitfalls 3

- トラッピングや中枢側親動脈閉塞，あるいは長時間の一時的親動脈遮断が必要となる場合には，バルーン試験閉塞も考慮される．しかし，部分血栓化動脈瘤におけるバルーン試験閉塞は塞栓症のリスクが高いため，その適応は慎重に判断すべきである．
- 術中に一時遮断を行い，ICG videoangiographyやMEPモニターの所見によりバイパスの必要性を判断することが可能である．

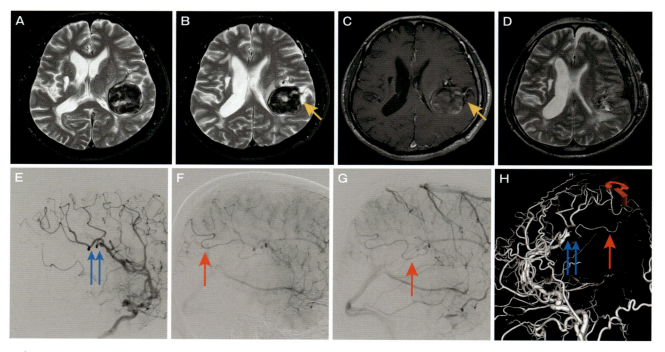

図1. 部分血栓化巨大中大脳動脈末梢部脳動脈瘤（未破裂，40 mm）

A・B：術前MRI T2強調画像．C：術前MRI T1強調造影画像．D：術後MRI T2強調画像．E～G：左内頚動脈撮影側面像．H：左総頚動脈撮影 3D-DSA．MRIにおいて左シルビウス裂内後方部に部分血栓化動脈瘤を認め（A～C），動脈瘤のドーム表面に分枝の分岐が確認される（B・C ➔）．内頚動脈撮影（E～G）および 3D-CTA（H）において，ネック（⇒）と逆行性に灌流される分枝（➔）が認められる．術後のMRIにおいて，部分血栓化動脈瘤の摘出が確認される．

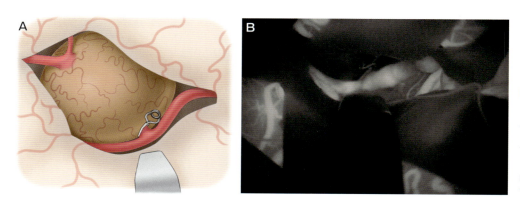

図2. 部分血栓化動脈瘤のネッククリッピング

A：ネック径が狭く，瘤内血栓とネックとの間にクリップを挿入可能なスペースが存在したため，ネッククリッピングを行った．B：ICG videoangiographyにて，親動脈の開存を確認した．

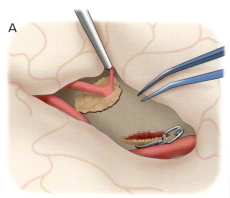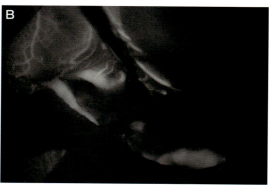

図3. 部分血栓化動脈瘤の摘出

A：動脈瘤を切開して瘤内血栓を除去し，ネックから動脈瘤を離断した．動脈瘤壁内のチャンネルで灌流される分枝は動脈瘤壁ごと切離して温存し，動脈瘤を摘出した．B：ICG videoangiographyにて親動脈および分枝の開存を確認した．

トラッピングおよび親動脈閉塞

- 囊状部分血栓化脳動脈瘤であってもネック径が広い場合，紡錘状部分血栓化動脈瘤ではネッククリッピングは困難であり，動脈瘤の確実な閉塞のためにはトラッピングを要する．圧迫所見を有する場合には動脈瘤壁を切開して瘤内血栓を除去し，周囲脳から動脈瘤壁を剝離することが可能であれば動脈瘤の摘出を行う．
- トラッピングによってレンズ核線条体動脈や Heubner 動脈などの重要な穿通枝が遮断されてしまう場合には，中枢側あるいは末梢側の親動脈閉塞に留めざるを得ない ❹．
- トラッピングあるいは親動脈閉塞のいずれの場合にも末梢部の虚血が問題となり，種々のバイパス術の併用が必要となることが多い．

バイパス術

- トラッピングおよび親動脈閉塞の場合のみならず，ネッククリッピングが可能であっても瘤内血栓の除去などに長時間の親動脈の遮断を要する場合，ネッククリッピングの際に親動脈を温存できない可能性がある場合などでは，親動脈一時遮断中の運動誘発電位（motor evoked potential：MEP）や ICG videoangiography の所見を参考に，あらかじめ末梢部にバイパスを設置する[17] ❺．
- 部分血栓化動脈瘤のドームから分岐する枝は，逆行性に灌流されている場合とそうでない場合とがあり（図1），後者の場合はバイパスや別の血管への転位による血行再建が必要である．

血管内治療の併用 ❻

- 部分血栓化大型動脈瘤で術中に深部の親動脈の確保が困難な場合には，バルーンカテーテルによる親動脈の一時遮断が選択肢となる．
- 穿通枝との関係でクリップによる親動脈閉塞やネッククリッピングが困難な症例では，バイパス術と血管内治療による親動脈塞栓術の併用も考慮される．

術中モニター

- MEP．
- ドップラー血流計．
- ICG videoangiography または術中 digital subtraction angiography（DSA）．

手術手技

開頭・アプローチ（中大脳動脈瘤）（図4）

- 耳介前方から前頭部に至る弧状の皮膚切開を行う．
- 皮膚切開の際に浅側頭動脈を剝離するか，皮弁内に浅側頭動脈を温存する．
- 通常の pterional approach の場合と比較して，開頭は大きめとする．

Troubleshooting 4

トラッピングが不可能な場合の親動脈閉塞は，穿通枝が動脈瘤の末梢側に存在する場合には中枢側閉塞，穿通枝が動脈瘤の中枢側に存在する場合には末梢側閉塞によって穿通枝の血流を残し，動脈瘤の完全血栓化を期待する．ただし，破裂動脈瘤の場合には，末梢側閉塞は再破裂の危険性が高く，根治性は低くとも血管内治療の可能性を考慮すべきである．

Tips 5

動脈瘤の処置により中大脳動脈分岐部が閉塞する場合，bifurcation であれば2本，trifurcation であれば3本のM2の血行再建が必要となる．単純な浅側頭動脈－中大脳動脈吻合で対応できない場合は，浅側頭動脈を長く剝離して浅側頭動脈グラフトを採取し，これを浅側頭動脈に端側吻合して枝数を増やす，後頭動脈あるいは後耳介動脈をドナーに用いる，M2－M2の側側吻合を行うなど，症例ごとの対応が必要である[18]．

Memo 6

部分血栓化脳動脈瘤における血栓形成には血管壁の vasa vasorum が関与している．そのため，血管内治療による瘤内塞栓や親動脈閉塞は血栓形成の防止や増大抑制に効果が不十分であり，血管壁の vasa vasorum を直接閉鎖しうるネッククリッピングやトラッピングが推奨されている[19]．しかし，それらが困難な症例に対しては，瘤内塞栓や術中の親動脈確保など，血管内治療は有用な選択肢となる[19]．

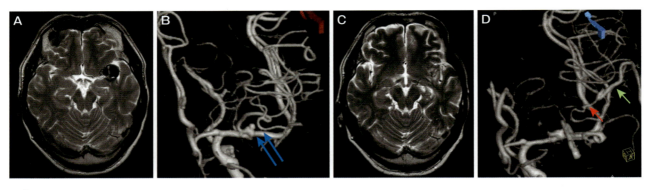

図4. 部分血栓化大型中大脳動脈 M1 部動脈瘤（未破裂，22 mm）
A：術前 MRI．B：術前 3D-DSA．C：術後 MRI．D：術後 3D-DSA．
MRI において左シルビウス裂内中枢側に部分血栓化動脈瘤を認める（A）．動脈瘤のネックは前頭眼窩動脈の分岐部であり（⇒），その中枢側に比較的太いレンズ核線条体動脈を認める（B）．術後の MRI において動脈瘤は消失し（C），3D-DSA では浅側頭動脈（→）から前頭眼窩動脈（→）が逆行性に灌流されている（D）．

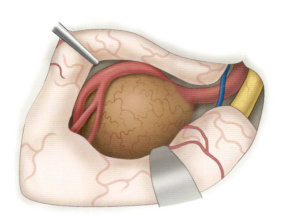

図5. 部分血栓化動脈瘤の露出
シルビウス裂を広く剥離し，動脈瘤と中枢側 M1，末梢側 M1，M2，前頭眼窩動脈を露出する．

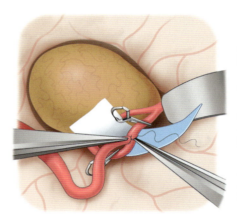

図6. バイパス術
比較的ネック径は狭く，動脈瘤内の血栓除去後にネッククリッピングは可能であろうと判断されたが，ネッククリッピングの際に前頭眼窩動脈が閉塞する可能性があると思われた．ネックより中枢側の M1，末梢側の M1 を一時遮断しても MEP に変化はなかったが，前頭眼窩動脈を遮断したところ2分30秒で MEP が消失したため，浅側頭動脈を前頭眼窩動脈に吻合した．

- シルビウス裂を末梢から広く剥離し，動脈瘤のネックおよび親動脈の中枢側，末梢側を確認する（図5）．
- 可能な範囲で動脈瘤を周囲組織から剥離し，ネック，親動脈，M1/M2 の場合にはレンズ核線条体動脈との関係を把握する．
- ICG videoangiography で，動脈瘤および関係する血管の循環動態を確認する．
- バイパスが必要と判断した場合には，動脈瘤の処置を開始する前に虚血が懸念される分枝に浅側頭動脈−中大脳動脈吻合を行う（図6）．

開頭・アプローチ（前大脳動脈瘤）

- 両側前頭部に冠状皮膚切開を行う．
- 浅側頭動脈を用いた血行再建を併用する可能性がある場合には，あらかじめ浅側頭動脈の採取を想定した皮膚切開を考慮する．
- 動脈瘤の位置によって開頭部位は異なるが，中枢側の親動脈が確保できるように両側前頭開頭を行う．
- 必要に応じて上矢状洞，大脳鎌を切開し，大脳縦裂を広く剥離し，動脈瘤のネックおよび親動脈の中枢側，末梢側を確認する．
- 可能な範囲で動脈瘤を周囲組織から剥離し，ネック，親動脈，A1/A2 の場合には Heubner 動脈との関係を把握する．

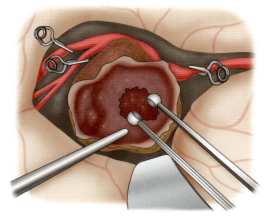

図7 瘤内血栓の除去
動脈瘤壁を切開し，瘤内血栓を下垂体鑷子や手術用超音波吸引装置を用いて除去していくと動脈瘤内から出血を生じた．そのため，この時点で中枢側M1と2本のM2にtemporary clipをかけて一時遮断し，血栓を完全に摘出して動脈瘤内からネックの開口部を確認した．

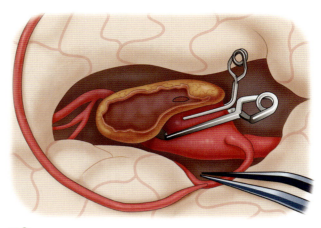

図8 ネッククリッピング
動脈瘤壁が厚いため，2本のクリップを用いて血管形成的にネッククリッピングを行った．ドップラー血流計にて，親動脈と前頭眼窩動脈の開存を確認した．

- ICG videoangiographyで，動脈瘤および関係する血管の循環動態を確認する．
- バイパスが必要と判断した場合には，動脈瘤の末梢側でA3－A3吻合あるいは浅側頭動脈を用いた血行再建を行う．

動脈瘤の処置

- ネック径が比較的狭く，ネック近傍に瘤内血栓がない場合には，ネッククリッピングを試みる．ドップラー血流計やICG videoangiographyで親動脈の開存を確認した後，動脈瘤を切開して血栓除去を行う．
- 単純なネッククリッピングが困難な場合，親動脈を一時遮断して，動脈瘤を切開し，瘤内血栓の除去を開始する[16, 17] **7**（図7）．
- ネック近傍の瘤内血栓を手術用超音波吸引装置や下垂体鑷子などで除去し，動脈瘤内から親血管の開口部を確認して，ネッククリッピングを行う[17] **8**（図8）．
- MEPをモニターしながら手術操作を進め[17]，ネッククリッピング後にはドップラー血流計，ICG videoangiography，術中DSAなどによって親動脈の開存と動脈瘤の閉塞を確認する．
- 可能であればネックから切断したドームを摘出するが，動脈瘤壁に正常血管が強く癒着している場合には，無理に剝離せず血管に動脈瘤壁の一部を付着させておく **9**．
- ネッククリッピングもしくは不可能であると判断された場合には，トラッピングもしくは親動脈閉塞とバイパス術の併用で対応する．

閉頭

- 硬膜を一次的に縫合閉鎖し，骨弁を還納し，形の如く閉創する．

術後管理

- バイパスを用いた場合には，創部の治癒障害に留意する．

Tips 7
末梢側にバイパスを施行した場合には問題ないが，そうでない場合は親動脈の遮断時間が問題となる．確実に親動脈が確保できていれば，遮断時間短縮のため，親動脈を遮断せずに瘤内血栓の除去を開始し，ネックから出血を生じた時点で親動脈の遮断を行う．

Pitfalls 8
部分血栓化動脈瘤は壁が厚く，外側からネックと思われる部位にクリップをかけると，往々にして親動脈の閉塞をきたす．動脈瘤内から本来のネックを確認し，ネックに十分な余裕をもたせてクリッピングを行う[16]．ドームを切断したほうが操作は容易だが，その場合ネック側の動脈瘤壁にクリップをかける余裕が十分にないと親動脈を閉塞しかねない．そのため，十分すぎるほどにネックから離れた位置で切断し，クリッピング後に不要な動脈瘤壁を切除する．

Memo 9
部分血栓化した動脈瘤のドーム上に近接する複数の分枝を認める場合がある．このような場合には，側副血行によって1本の分枝が末梢側から逆行性に灌流され，さらに動脈瘤壁内のチャンネルを通ってほかの分枝に流出することがある．ICG videoangiographyを用いて血流が確認されたら，動脈瘤壁内のチャンネルを閉塞させないように動脈瘤壁を分枝の根本に残した状態で離断する．

VII-5 血栓化巨大脳動脈瘤の血管内治療

杉生憲志

はじめに

- 血栓化巨大脳動脈瘤の自然歴・予後はきわめて不良である[20~23].
- 圧迫症状を呈することが多いが,くも膜下出血もきたす[20~23].
- 外科的治療(開頭術・血管内治療)は困難なことが多い[21,23].
- 従来,血管内治療は有効でないといわれてきたが,母血管閉塞例(血管内母血管閉塞+外科的バイパス)の治療成績は良いことがわかってきた[20].
- 最近はステント併用コイル塞栓術,さらにフローダイバーターに期待がかかる.

治療適応

- 自然歴不良のため,超高齢,悪性腫瘍などで余命が短い患者以外は原則治療適応となる.
- 開頭術(direct clipping ないし bypass & trapping or proximal ligation)か血管内治療かの明確な選択基準は,いまだない❶.

血管内治療の方法(図1)

① 母血管閉塞(parent artery occlusion)
② 母血管と動脈瘤の同時閉塞(internal trapping)
③ 瘤内塞栓術(aneurysmal coiling)
④ ステント併用コイル塞栓術(stent-assisted coiling)
⑤ フローダイバーターステント留置術(flow diverter stenting)

母血管閉塞(parent artery occlusion または internal trapping)

- 母血管閉塞可能例(側副血行十分な,椎骨動脈,proximal ICA, distal PCA など)では最も安全・確実で,圧迫症状の軽快も見込める[20]❷.
- 必要に応じてバルーン試験閉塞を行い,母血管閉塞の可否を検討する❸.

Memo 1
本疾患は比較的まれであり,両治療法に精通した経験豊富な開頭術者と血管内治療者が十分検討したうえで治療すべきである.バイパス術と血管内母血管閉塞術の combined approach も有用である.

Tips 2
母血管を残して動脈瘤のみを閉塞させたい誘惑にかられるが,母血管閉塞のほうが治療成績が良いのが実情である.バルーン試験閉塞で遮断可能と判断したら現状では第一に考慮すべき治療法といえる.

Memo 3
閉塞予定部位でバルーン試験閉塞を行うのが原則であるが,困難なことも多い.また,穿通枝の試験閉塞は事実上不可能なので注意が必要である.

Tips 4
動脈瘤内血流腔の部分はできるだけコイルを密に充填するよう心がける.一方,正常母血管は短区間で閉塞する.特に穿通枝が出る部分では要注意.

Tips 5
内頸動脈海綿静脈洞部の動脈瘤の場合には,バルーン試験閉塞で安全に閉塞可能と判断しても,若年者の場合にはバイパス術を併用することを常としている.

Tips 6
瘤内塞栓術においても血流腔を可能な限り密に閉塞するべき.この目的で hydrogel coated coil や large volume coil の使用も有用.

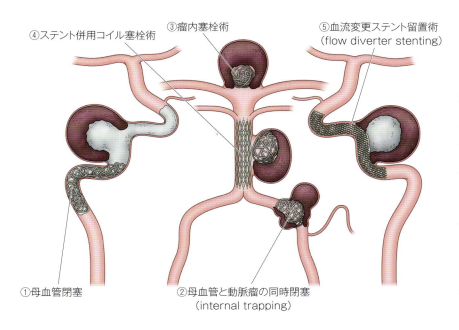

図.1. 血栓化動脈瘤に対する各種血管内治療法

大きな血栓化動脈瘤で，動脈瘤内の ■ 部分が血栓．中央は椎骨脳底動脈を，左右は内頚動脈を模している．中央の3つの動脈瘤では内部の血流腔をコイルで閉塞しており，ステント併用コイル閉塞術では脳底動脈にステントが留置されている．internal trapping では椎骨動脈（母血管）と血流腔をすべて閉塞している．flow diverter stenting では正常な内頚動脈にフローダイバーターステント（メッシュが細かい）が留置され，動脈瘤の血流腔は血栓化（■）している．母血管閉塞では動脈瘤の手前の内頚動脈がコイルで閉塞され，同部から動脈瘤内血流腔，さらにその上部の眼動脈起始部まで血栓化（■）している．

- 筆者らは，より確実な動脈瘤の閉塞を目指して internal trapping を第一選択とする❹．
- 将来の他部位への動脈瘤形成の不安が残る❺．

瘤内塞栓術（aneurysmal coiling, stent-assisted coiling）

- 通常の動脈瘤では母血管を温存して動脈瘤のみを閉塞する理想的治療だが，大型で血栓化の場合，高率に再発・再増大をきたす[20]❻．
- ステントを併用することで再発率は低下するが，それでも難治性のことが多い❼．

フローダイバーターステント留置術（flow diverter stenting）

- 2015年4月に薬事承認され，最新治療として期待されている❽．
- 母血管を温存して動脈瘤の自然な血栓化をもたらす理想的治療である．
- 一方で，取り扱いが難しく，治療合併症の発生率も低くない．

自験例の成績 ❾

母血管と動脈瘤の同時閉塞（internal trapping）（図2〜図4）

- 14例（椎骨動脈：7例，distal PCA：4例，IC-cavernous：2例，true PcomA：1例）．
- 合併症：椎骨動脈の1例で延髄内側梗塞（perforator infarction）により SD（severely disabled）❿（図3），後大脳動脈の1例で後頭葉梗塞（く

Memo 7
ステントの登場により，明らかに再発率は低下したが，依然として再発率は高い．フローダイバーターに期待がかかる所以である．

Memo 8
Pipeline™ Flex（Medtronic 社）の対象は後交通動脈分岐部より近位の内頚動脈に位置する最大径 10 mm 以上のワイドネック型動脈瘤（破裂急性期を除く）で，その他の部位への適応は承認されていない．また，これまで行われてきた外科手術や血管内治療により，安全に根治的治療が可能と考えられるものに対する適応は慎重に行うべきである（フローダイバーター適正使用指針より）．

Memo 9
25 mm 以上の血栓化巨大動脈瘤 10 例に，10 mm 以上のものを加えた計 36 例．

Pitfalls 10
古い症例で，当時は none-PICA type では，しばしば椎骨動脈から直接脳幹への穿通枝が出るという知識がなく，後下小脳動脈がないので ASA だけに気をつけていれば大丈夫と安易に正常椎骨動脈をバルーンまで使用して長区間閉塞してしまった．正常血管の閉塞は短区間で終わらせること，また術後の抗血栓療法の重要性を思い知らされた（当時は術後の抗血栓療法も不十分だった）．

も膜下出血急性期で半盲覚悟で閉塞したもの）により MD（moderately disabled）．
- 症候性 11 例中 8 例で症状軽快．
- 再発はなし．

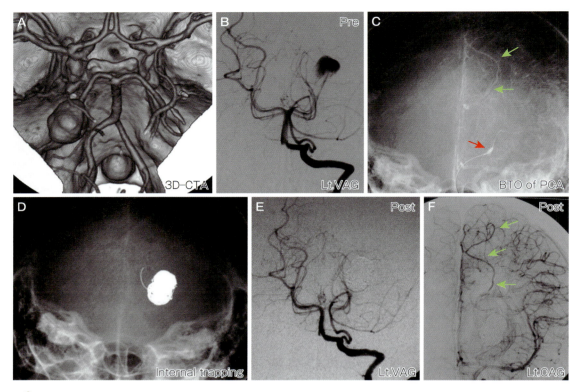

図.2. 左血栓化紡錘状後大脳動脈瘤の症例

29 歳，女性．くも膜下出血の家族歴あり，頭痛の精査にて，左後大脳動脈末梢に無症候性ながら 26mm 大の血栓化動脈瘤を認めた．A：3D-CTA にて大きな左後大脳動脈末梢瘤を認める．B：左椎骨動脈造影では動脈瘤の一部が血流腔として造影され，動脈瘤の末梢の正常後大脳動脈は遅い相で faint に写るのみであった．C：動脈瘤近位部の後大脳動脈をバルーン（→）で一時遮断し（バルーン試験閉塞），神経症状を確認したが半盲その他の異常なく，左頚動脈造影にて leptomeningeal anastomosis を介して左後大脳動脈の末梢は逆行性に造影される（→）ことを確認した．D・E：治療は血栓化動脈瘤の血流腔を含めた左後大脳動脈の internal trapping を行い，動脈瘤を含めて左後大脳動脈を完全に閉塞した．F：左後大脳動脈の末梢は術前の予想通り leptomeningeal anastomosis を介して逆行性に造影された（→）．神経症状を出すことなく経過，10 年以上のフォローアップで再発を認めず，経過良好である．

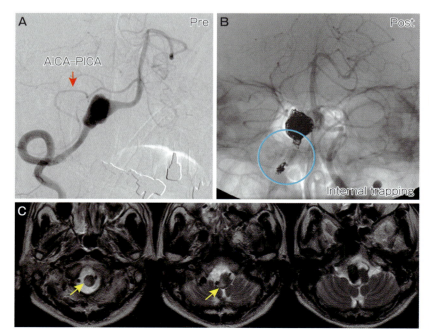

図.3. 右血栓化紡錘状椎骨動脈瘤の症例

65 歳，男性．徐々に進行する嚥下障害，右 Wallenberg 徴候で発症，精査の結果，右椎骨動脈に延髄を圧迫する 25 mm 大の血栓化紡錘状動脈瘤を認めた．A：右椎骨動脈は none-PICA type で右 AICA-PICA 様の形態となっていた．B：治療待機中に軽度右片麻痺が出現．治療は紡錘状の動脈瘤の血流腔を含めた internal trapping を行ったが，動脈瘤の近位部の正常椎骨動脈の閉塞区間が長くなってしまった．C：術直後から，右片麻痺が悪化しており，MRI にて右延髄内側に新規脳梗塞（→）を認めた．椎骨動脈から延髄への穿通枝障害による脳梗塞と考えられた．嚥下障害は徐々に改善したが，右片麻痺を後遺しリハビリテーション病院に転院となった．初期の症例でコイルに加えてバルーンまで使用して動脈瘤近位部の正常椎骨動脈を長区間閉塞してしまった（○）反省すべき症例である．

瘤内塞栓術（図5, 図6）

- 12例（BA-SCA：2例，脳底動脈先端部：2例，IC-cavernous：1例，中大脳動脈：1例，椎骨動脈：1例）．
- 手技合併症はなし，2例で動脈瘤からの遅発性脳塞栓も TIA で一過性．
- 症候性6例中4例で症状軽快．
- 再発5例，うち1例開頭術待機中にくも膜下出血をきたし D（dead），1例は悪性サイクルに入り増大を止められず，脳幹圧迫症状から寝たきりとなり肺炎で D（dead）**11**（図7, 図8），ほかの3例は追加コイル塞栓術後経過観察中．

> **Pitfalls 11**
> コイル自体が異物であり，おそらく何らかの異物反応ないしは炎症反応を惹起して，結果的に血栓化・増大を繰り返し悪性サイクルに入ってしまう．このように悪性化する例は少数ではあるが，血管内治療の限界を感じる．一方で，コイル塞栓のみで良好な経過をたどり，動脈瘤が縮小してくる例も経験しており，予後良好例と不良例の見極めが今後の課題である．MRI での造影の有無とその程度が指標になる可能性がある．

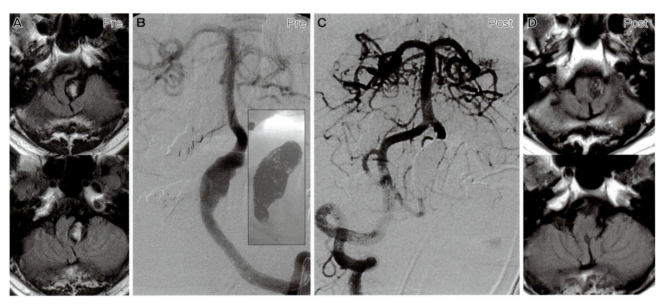

図4. 左部分血栓化紡錘状椎骨動脈瘤の症例
49歳，男性．徐々に進行する嚥下障害，右半身しびれ感を認め，精査にて左部分血栓化紡錘状椎骨動脈瘤と診断された．A：術前 MRI にて 22 mm 大の部分血栓化動脈瘤を認め，左方から脳幹を高度に圧迫している．B：術前左椎骨動脈造影では紡錘状動脈瘤を認め，左椎骨動脈は none-PICA type であった．C：コイルによる internal trapping を行い，紡錘状動脈瘤を椎骨動脈ごと短区間で閉塞した．術後右椎骨動脈造影にて後頭蓋窩への良好な血流を認める．D：神経症状は術後完全に消失．術後3ヵ月のMRIにて動脈瘤は閉塞され，圧迫も改善し軽度となっている．術後4年間の画像フォローで再発なく，経過良好である．

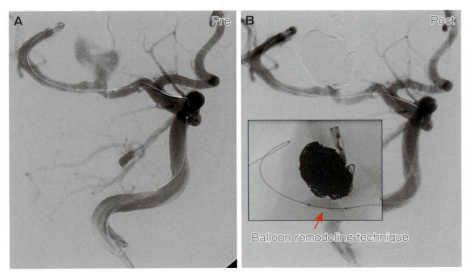

図5. クリッピング術後に再発した右血栓化巨大中大脳動脈瘤の症例
67歳，女性．20年以上前に右破裂中大脳動脈瘤のクリッピング手術を受け，術後に軽い左不全片麻痺を後遺していた．最近，左片麻痺が増悪し精査したところ，46 mm 大の血栓化動脈瘤が再発していた．A：右頸動脈造影にて右M1に上向きの動脈瘤を認め，血流腔は 15 mm 大で，ネックは比較的小さいものであった．B：balloon remodeling technique を使用して（→）血流腔内を完全に閉塞した．術前計画ではステント使用を予定していたが，抗血小板療法が十分効いていなかったため使用しなかった．術後経過は良好で，左不全片麻痺は以前のレベルまで軽快した．

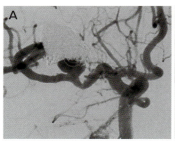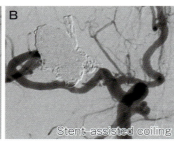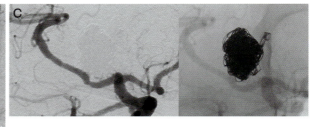

図6.　クリッピング術後に再発した右血栓化巨大中大脳動脈瘤の症例（図5のつづき）

症状に変化はなかったが，1年後のフォローアップ DSA で再発を認めたため（A），十分な抗血小板療法を行ったうえで，2回目の治療として stent-assisted coiling を行い，M1 に Enterprise™ ステント（Johnson & Johnson 社）を留置して，再発部をコイルで密に閉塞した（B）．2回目治療から1年後のフォローアップ DSA では良好な閉塞状況が確認され（C），患者の臨床経過も良好であった．本例では再発予防としてステントの有用性を再認識できた．

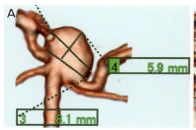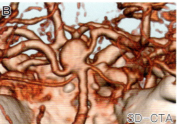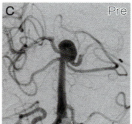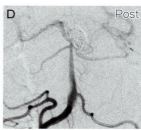

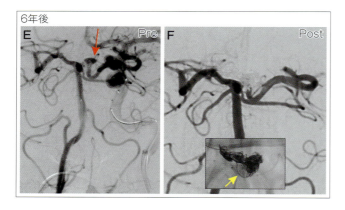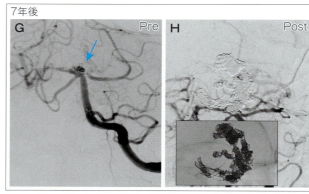

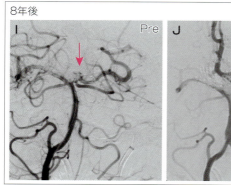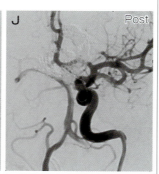

図7.　未破裂脳底動脈先端部動脈瘤，再発し血栓化増大した症例

初回治療時55歳，女性．偶然発見された 8 mm 大の未破裂 broad-neck 動脈瘤で（A），3D-CTA にて左 P1 にネックが騎乗する治療難度の高い動脈瘤であった（B・C）．当初は血栓化部分は認めなかった．balloon remodeling technique にて左 P1 部に neck remnant の状態で治療終了した（D）．術後経過は良好で MRI 上4年間は再発を認めなかった．5年後の MRI にて血流腔の再発は不明瞭であるが，血栓を伴っての動脈瘤の増大再発が疑われ経過をみていた．6年後の MRI にて血栓化部分が明らかに増大して脳幹への圧迫を認めたが，この時点で症状は認めなかった．DSA では左 P1 上方に血流腔を認める再発（→）を認め，コイル後の再発血栓化瘤（Lowton type 6）と診断した（E）．この時点（6年後）で，左内頸動脈から後交通動脈経由で左 P1 を通して，右後大脳動脈にバルーンを挿入し（→），balloon remodeling technique で左 P1 を温存しつつ，再発部をコイル塞栓した（F）．血管撮影上は良好な閉塞が得られたが，その後も MRI 上血栓化動脈瘤の増大は止まらず，この頃から脳幹圧迫症状，水頭症を併発し，いわゆる血栓化動脈瘤の悪性サイクルに入っていった．水頭症に対しては V-P シャントを行い，7年後の DSA では，動脈瘤内に火焰状に造影剤の流入部分（→）を認めた（G）．そこで，同部を可能な限りコイルで閉塞した（H）．しかし，症状の悪化，動脈瘤の増大は止められず，8年後の MRI ではさらに動脈瘤は増大し，周囲への圧迫・浮腫は著明となった．この時点（8年後）で動脈瘤の血流腔（→）はわずかであったが（I），脳底動脈から右後大脳動脈に Enterprise™ ステント（Johnson & Johnson 社）を留置して，左後交通動脈経由で意図的に左 P1 部を動脈瘤のネックとともにコイルで完全閉塞した（J）．左後大脳動脈への血流は左後交通動脈から温存され，動脈瘤の基部の左 P1 は造影されず，血管撮影上は予定通りの手技を終えたが，その後も症状は悪化の一途をたどり，最終的には嚥下障害から肺炎となり永眠された．

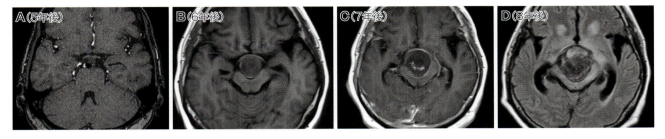

図 8. 未破裂脳底動脈先端部動脈瘤，再発し血栓化増大した症例：MRI での経過（図 7 のつづき）

A：5 年後の MRI にて血流腔の再発は不明瞭であるが，血栓を伴う動脈瘤の増大再発が疑われ経過観察していた．B：6 年後の MRI にて血栓化部分が明らかに増大し脳幹への圧迫を認めたが，この時点で症状は認めなかった．C：7 年後の MRI では血栓化動脈瘤の増大は止まらず，この頃から脳幹圧迫症状，水頭症を併発し，いわゆる血栓化動脈瘤の悪性サイクルに入っていった．D：8 年後の MRI ではさらに動脈瘤は増大し，周囲への圧迫・浮腫は著明となった．この間，血管内治療では動脈瘤の増大・悪化を抑制できず，最終的には嚥下障害から肺炎となり永眠された．いったん血栓化巨大動脈瘤の悪性サイクルに入ってしまうと，現行治療では手の施しようがないことを痛感させられた．

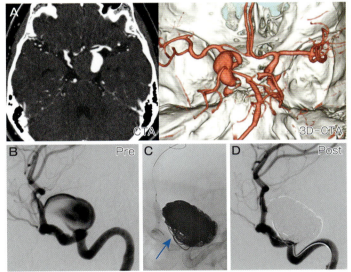

Balloon remodeling technique + stent placement

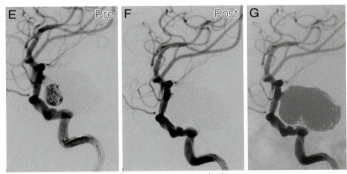

Retreatment using balloon in stent technique

図 9. 左血栓化巨大内頚動脈瘤の症例

66 歳，女性．左視力障害が徐々に進行し，約 1 年の経過で左光覚弁まで悪化した．CTA の結果，右内頚動脈に 30 mm 大の血栓化動脈瘤を認めた（A）．本例では血流腔は 18 mm 大でネックは比較的小さく（B），balloon remodeling technique を用いて可能な限り血流腔を閉塞し（C），最後に Enterprise™ ステント（Johnson & Johnson 社）を留置した（D）．術後臨床経過に問題なく，左視力は手動弁まで回復したが有効視力とはならなかった．動脈瘤全体の tight packing を心がけたが，out flow zone の coil packing がやや loose となっている（→）．臨床経過は良好であったが，1 年後のフォローアップで再発を認め（E），再治療を行った．すでにステントが留置されているので，そのステント内でバルーンを使用して，再発部を可能な限り tight にコイルで閉塞した（F・G）．術後経過に問題なく，引き続き画像フォロー中である．初回治療でステントの整流効果に期待して，最後にステントを留置したが，再発をきたした例であり，今後のフォローアップを厳重に行う予定である．後方視的に見ると，初回治療時における out flow zone のやや loose な coil packing が同部の再発につながっており，血流腔全体の tight packing が必要と再認識させられた．

ステント併用コイル塞栓術（図 5，図 6，図 9）

- 10 例（IC-cavernous：3 例，椎骨動脈：3 例，脳底動脈先端部：2 例，distal ICA：1 例，前交通動脈：1 例）．
- 合併症：椎骨動脈の 1 例で術後の浮腫により脳幹圧迫症状が悪化し SD（severely disabled）．
- 症候性 7 例中，上記 1 例以外の 6 例で症状軽快．
- 再発 4 例，再治療 2 例でその後再々発なし，2 例は小再発で経過観察中．

第 VIII 章 文　献

1) Abe M, Tabuchi K, Yokoyama H, et al. : Blood blister like aneurysms of theinternal carotid artery. *J Neurosurg* **89** : 419-424, 1998.
2) Ishikawa T, Nakamura N, Houkin K, et al. : Pathological consideration of a "blister-like" aneurysm at the superior wall of the internal carotid artery : case report. *Neurosurgery* **40** : 403-406, 1997.
3) 佐藤　章，本郷一博，杉山達也，他：内頸動脈「背側型」動脈瘤全国調査結果の解析— Part 2：出血例における治療を中心に．脳卒中の外科 **34**：372-376, 2006.
4) 藤岡正導，西　徹，古賀一成，他：背丈の低い動脈瘤に対する clipping on wrapping method．脳卒中の外科 **31**：375-379, 2003.
5) Fujitsu K, Ishiwata Y, Gondo G, et al. : Wrap-clipping with a Dacron mesh silastic sheet. Technical note. *J Neurosurg* **80** : 336-337, 1994.
6) Mizutani T, Aruga T, Kirino T, et al. : Recurrent subarachnoid hemorrhage from untreated ruptured vertebrobasilar dissecting aneurysms. *Neurosurgery* **36** : 905-913, 1995.
7) Mizutani T, Kojima H, Asamoto S : Healing process for cerebral dissecting aneurysms presenting with subarachnoid hemorrhage. *Neurosuregry* **54** : 342-348, 2004.
8) Mizutani T: Natural course of intracranial arterial dissections. *J Neurosurg* **114** : 1037-1044, 2011.
9) 水谷　徹：解離性椎骨動脈瘤の安全なトラッピング術．"脳神経外科 Advanced Practice 8 脳動脈瘤" 寺本　明 編．メジカルビュー社，2002, pp163-176.
10) Mizutani T, Kojima H, Asamoto S, et al. : Pathological mechanism and three-dimensional structure of cerebral dissecting aneurysms. *J Neurosurg* **94** : 712-717, 2001.
11) 水谷　徹：解離性脳動脈瘤の病理，病態と治療— Part II 開頭手術について—．昭和学士会誌 **74**：491-496, 2014.
12) Ro A, Kageyama N : Pathomorphometry of ruptured intracranial vertebral arterial dissection : adventitial rupture, dilated lesion, intimal tear, and medial defect : Laboratory investigation. *J Neurosurg* **119** : 221-227, 2013.
13) Nam KH, Ko JK, Cha SH, et al. : Endovascular treatment of acute intracranial vertebral artery dissection : long-term follow-up results of internal trapping and reconstructive treatment using coils and stents. *J Neurointervent Surg* **7** : 829-834, 2015.
14) Endo H, Matsumoto Y, Kondo R, et al. : Medullary infarction as a poor prognostic factor after internal coil trapping of a ruptured vertebral artery dissection. *J Neurosurg* **118** : 131-139, 2013.
15) 田中美千裕：穿通枝を読む．"脳血管内治療の進歩 2013" 坂井信幸，瓢子敏夫，松丸裕司，他 編．診断と治療社，2012, pp57-63.
16) 佐野公俊，加藤庸子，井水秀栄，他：部分血栓化巨大動脈瘤の手術．脳卒中の外科 **30**：429-433, 2002.
17) 斉藤延人，渡辺　孝，藤巻広也，他：大型血栓化動脈瘤の2手術例．脳卒中の外科 **33**：206-209, 2005.
18) Lawton MT, Zador ZE, Lu D：Current strategies for complex aneurysms using intracranial bypass and reconstructive techniques. 脳外誌 **17**：601-611, 2008.
19) 加納恒男，平山晃康，片山容一：血栓化を伴った未破裂巨大動脈瘤．脳卒中の外科 **31**：344-348, 2003.
20) Ferns SP, van Rooij WJ, Sluzewski M, et al. : Partially thrombosed intracranial aneurysms presenting with mass effect : long-term clinical and imaging follow-up after endovascular treatment. *AJNR Am J Neuroradiol* **31** : 1197-1205, 2010.
21) Iihara K, Murao K, Sakai N, et al. : Continued growth of and increased symptoms from a thrombosed giant aneurysm of the vertebral artery after complete endovascular occlusion and trapping : the role of vasa vasorum. Case report. *J Neurosurg* **98** : 407-413, 2003.
22) Lawton MT, Quiñones-Hinojosa A, Chang EF, et al. : Thrombotic intracranial aneurysms: classification scheme and management strategies in 68 patients. *Neurosurgery* **56** : 441-454, 2005.
23) Roccatagliata L, Guédin P, Condette-Auliac S, et al. : Partially thrombosed intracranial aneurysms : symptoms, evolution, and therapeutic management. *Acta Neurochir* **152** : 2133-2142, 2010.

索引

欧文

A

A2　*171*
　——確保　*175*
A3　*171*
　——確保　*174*
A4　*171*
ACT　*051, 084*
adjunctive technique　*230*
Allcock test　*244*
Allen test　*250*
anterior temporal approach　*124, 185*
anterior temporal artery　*180*
Axium™　*069*

B

balloon herniation technique　*076*
bare platinum coil　*066*
barrel view　*210*
basilar-SCA aneurysm　*179*
basilar tip aneurysm　*179*
bifrontal interhemispheric approach　*119*
blind-alley transformation　*277*
braided stent　*083, 233*
Bravo　*206*
broad-based remnant　*043*

C

carotid cavernous fistula　*206*
carotid cistern　*108*
Cashmere®　*069*
cerebellomedullary fissure　*197*
Cerecyte coil　*066*
CFD　*012*
choroidal point　*197*
closed-cell stent　*210, 233*
closure line　*044, 156, 189*
Codman 社コイル　*068*
combination stent technique　*233*
Complex　*069*
computational fluid dynamics　*012*
condylar fossa approach　*286*
condylectomy　*295*
cosmetic mastoidectomy　*287*
Cosmos®　*069*
cranial loop　*197*
CYP2C19 遺伝子多型　*054*

D

Dacron mesh coated silastic sheet　*309*
DAPT　*054*
Delta coil　*065*
Delta®　*069*
denude technique　*180*
disorientation　*171*
distal dural ring　*140*
dog-ear remnant　*044*
dome neck aspect 比　*021*
double catheter technique　*227*
double insurance バイパス　*259*
dural bridge　*104*

E

EC-RAG-M2 バイパス　*251, 253*
EC-RAG 吻合　*253*
ED coil　*070*
EL　*014*
endovascular trapping　*318*
energy loss　*014*
Enterprise™　*233, 264*
　—— VRD　*210, 218*
　—— 2 VRD　*078, 210*
ePTEE シート　*309*
extradural temporopolar approach　*125*
eyebrow skin incision　*114*

F

FCAG　*029*
fenestrated clip　*244, 248*
flow alteration　*273*
flow disruptor　*234*
flow diversion　*281*
flow diverter　*234*
fluorescein　*029*
fluorescence cerebral angiography　*029*
formation clipping　*045*
frame in frame 法　*230*
FRED®　*082, 206*
frontotemporal dural fold　*104*

G

Galaxy®　*068*
GDC™　*064, 068*
Gore-Tex®　*308*

H

half size coil　*068*
helical coil　*065*
heparin-induced thrombocytopenia　*052*
herniation technique　*080, 232*
Heubner 反回動脈　*160, 164, 222*
HIT　*052*
Hunt & Hess 分類　*019*
Hunterian occlusion　*273*
Hybrid study　*66*
HydroCoil®group　*069*
Hydrogel coil　*066*
HyperForm™　*086, 218*
hypothalamic artery　*160, 164*

I

ICG　*029*
inferior trunk　*270*
interhemispheric approach　*045, 160*
interhemispheric fissure　*161, 163*
interlocking tandem clipping　*044*
internal trapping　*318*
interpositional graft　*250*
ISUIA　*003*

J・L

Jailing 法　*264*
Labbé 静脈　*133, 288*
lamina terminal cistern　*108*
lateral medullary cistern　*294*

lateral suboccipital approach　*134, 198*
limen insulae　*154*
limen recess　*154, 159*
loading dose　*051*
long clip　*244*
long straight clip　*249*
LVIS®　*210, 233*
──── Jr.　*078, 210, 219*

M

M2 紡錘状動脈瘤　*270*
mastoid emissary vein　*294*
mastoid process　*292*
Matas test　*226*
Matrix™　*068*
Matrix coil　*066*
MCA　*267*
Medtronic 社コイル　*069*
meningo-orbital band　*104*
MEP　*024, 246, 258*
MFM®　*206*
MicroVention Complex coil　*065*
Micrusphere®　*068*
minor bleeding　*144*
MOB　*104*
multiple clipping　*045*

N

NCS　*020*
neck remnant　*043*
neck-bridging　*078*
Neuroform™　*233, 264*
Neuroform EZ®　*078, 210, 219*
NF-κB　*010*
nonconvulsive seizure　*020*

O

OA-PICA バイパス　*316*
OA-PICA anastomosis　*292*
one-piece temporo-occipital craniotomy　*287*
open-cell stent　*210, 233*
optic strut　*102, 141*
orbitotemporal periosteal fold　*104*

orbitozygomatic approach　*180*
orbitozygomatic osteotomy　*159*
Oscillatory shear index　*014*
OSI　*014*

P

paraclinoid　*244*
park bench position　*134*
Penumbra 社コイル　*071*
PGA　*066*
PGLA　*066*
pin point suction　*145*
Pipeline™　*266*
──── Flex　*082, 084, 206*
PLC　*015*
poor metabolizer　*054*
posterior medullary segment　*296*
posterior petrosal approach　*275, 287*
Presidio®　*068*
pressure loss coefficient　*015*
proximal occlusion　*318*
pterion　*107, 186*
pterional approach　*045, 107, 124, 165*
pull back 法，マイクロカテーテル　*094*

R

RAG　*250*
RAG-M2 吻合　*253*
rescue stenting　*080*
retrocarotid space　*188*
retrocarotid window　*179, 181*
retrograde suction decompression　*141*
RI 核種　*089*

S

S 状静脈洞　*294*
scaffold technique　*230*
Scepter XC®　*218*
SEP　*024, 028*
shank clipping　*044*
sheep technique　*227*

short burst　*247*
Short M1 動脈瘤　*159*
SHOURYU®　*209*
sidewall-type transformation　*278*
Silk　*206*
simple technique　*227, 230*
slow-flow　*278*
Soft, Exrasoft　*070*
Sonopet®　*182*
sphenoparietal sinus　*110*
SR 機構　*067*
STA　*267*
STA-MCA anastomosis　*267, 269*
STA-MCA バイパス　*253*
STA-PCA バイパス　*276*
STA-SCA バイパス　*276*
static pressre　*013*
stretch resistance　*067*
Stryker 社コイル　*067*
stump pressure　*089*
SUAVe　*003*
subtemporal approach　*124, 129, 191*
suction and decompression　*255*
suction decompression　*244, 248*
Sugita　*042*
superior trunk　*270*
supraorbital approach　*113*
supratonsilar segment　*293*
surface modified coil　*066*
surgical trapping　*318*
Surpass™　*082, 206*

T

T-stent　*234*
tandem clip　*244, 249*
tandem clipping　*044*
Target®　*068*
tempolopolar approach　*124*
temporal basal vein　*133, 193*
temporary clipping　*148*
tentative clipping　*047*
TNF-α　*011*
trans-cell 法　*233, 264*
transcondylar approach　*199*

transcondylar fossa approach　199
Transform®　209
transsylvian approach　107, 185
triple H 療法　020

U

UCAS Japan　004
uncal artery　180
unilateral interhemispheric approach　119

V

V3-RA-PCA　284
vasospasm，予防　256
VEP　024, 026
VerifyNow®　053, 083
VFC®　069

W

wagging　085
wall shear stress　012
　── gradient　014
Wallenberg 症候群　293
WFNS 分類　019
WSS　012
WSSG　014

X・Y

XL type　068
Y-stent　80, 234
Yasargil®　042

和　文

あ

アシストテクニック　074, 215
アスピリン　050
圧力　013
　── 損失係数　015
アポトーシス　010
アルガトロバン　050
アルテプラーゼ　050
アンシース手技　078
アンラベル　067

い

インドシアニングリーン　029
イントロデューサー　055
インナーカテーテル　084

う

ウロキナーゼ　050
運動誘発電位　024, 246, 258

え

疫学　002
　──，前交通動脈瘤　222
エネルギー損失　014
遠位側アプローチ　173
遠位部前大脳動脈瘤　171
延髄梗塞　201
エンドリーク　086

お

大型
　── 中大脳動脈分岐部動脈瘤　271
　── 内頚動脈瘤　263
　── 脳底動脈先端部瘤　273
　── 脳底動脈瘤　279
オザグレル　050
親血管閉塞　261
親動脈閉塞　325

か

ガイディングカテーテル　056
ガイドカテーテル誘導法　058
ガイドワイヤー　058
下位脳神経麻痺　201
海綿静脈洞　141, 206
解離性動脈瘤　311, 317
架橋静脈　177, 192
　── の損傷　177
活性化凝固時間　084
合併症　086
　──，試験閉塞　092
　──，ステントアシスト　080
　──，バルーンアシスト　076
カテーテル，サイズ　055
カテーテルアプローチ　225

カテコラミンサージ　018
カネカメディックス社コイル　069
鎌状靱帯　141
眼動脈，分岐部　143
顔面神経前額枝　109
関連遺伝子，脳動脈瘤　008

き

偽腔　318
嗅索　161
頬骨弓　130
胸鎖乳突筋　293
虚血性合併症　050, 097
　── の回避　051
巨大
　── 内頚動脈瘤　244, 263
　── 脳底動脈先端部瘤　273
　── 脳底動脈瘤　279
近位親動脈閉塞術　318
近位側アプローチ　174

く

クリッピング　149, 153, 177
　──，平行と直交　043
　── 術　298
　── 術，コイル塞栓術後　300
　── 術後の再クリッピング術　298
　── テクニック　045
クリップ　042
　──，ブレード長と開き幅　043
クロピドグレル　050
　── 不応症　054

け

蛍光色素　031
蛍光脳血管撮影　029
　──，内視鏡下　036
形成機序，脳動脈瘤　009
頚部血管，露出　252
血管内治療　055, 317, 328
血行再建術，バイパス併用　301
血行力学　012
血小板機能検査　053
血栓化巨大脳動脈瘤　271, 323, 328

血栓化動脈瘤　284, 328
血栓形成，症例　052
血栓症，術中　052
血流解析　012

こ

コイル　070
　――，特性　064
　――塞栓術，前交通動脈瘤　225
　――塞栓術後のクリッピング術　300
　――瘤内塞栓術，ステント支援下　264
後下小脳動脈　197, 292
　――分岐部　320
　――分岐部動脈瘤　041, 238
抗凝固療法　291
抗血小板薬2剤併用療法　054
抗血小板療法　291
抗血栓薬　050
抗血栓療法　050
後交通動脈　181
　――瘤　039, 147, 211
後視床穿通動脈　194
後床突起，削除　182
後頭下筋群，解剖　293
後方突出型動脈瘤　143
硬膜外アプローチ，前床突起の削除　102
硬膜内アプローチ，前床突起の削除　102
硬膜輪　140, 247
誤嚥性肺炎　201
骨削除　105
コンピュータ　012

さ

再クリッピング術，クリッピング術後　298
再発動脈瘤　297
削除，前床突起　102
三次元形状のコイル　065
三次元再構成画像　083

し

ジアグノグリーン®　031
シース　055
シェイピング　063, 207, 213
視覚誘発電位　026
止血，バルーン　96
試験閉塞　087
　――，その他部位　092
　――，椎骨動脈　090
　――，内頚動脈　087
視床穿通動脈　188
視神経管　102, 103, 141
視神経鞘　141
シミュレーション　012
周術期抗血栓療法　050
出血，術中　144
出血性合併症　050, 093
術後管理　201
術前シミュレーション　141, 170
術中
　――血栓形成，症例　052
　――血栓症　052
　――出血　144
　――神経モニタリング　024
　――破裂　148
　――分枝閉塞，症例　052
上眼窩裂　102
　――周辺の膜構造　106
上小脳動脈分岐部動脈瘤　191
上頭斜筋　293
小脳テント縁　132
小脳テント切開　132
静脈グラフト　257, 260
静脈処理　126
シルビウス静脈　167, 269
　――群　111
シルビウス裂　127, 166, 269
　――裂剥離　156
シロスタゾール　050
真腔　85, 318
シングルカテーテル　230
神経内視鏡　191
神経モニタリング，術中　024
深部シルビウス静脈　112
シンプルテクニック　074

す

髄液鼻漏　146
スーパーコンプライアントバルーン　075
スーパー政宗　218
ステント　210
　――アシスト　077, 080, 232
　――アシストテクニック　209, 215
　――支援下コイル瘤内塞栓術　264, 318
スリッピング，バルーン　075
スリップアウト　045
スリップイン　045

せ

舌下神経　200
前交通動脈　221
　――瘤　119, 160, 165, 221
　――瘤コイル塞栓術　225
穿刺，ピットフォール　055
前床突起　102, 141
全身管理　018
浅側頭動脈　267
　――頭頂枝　268
　――剥離　252, 268
前大脳動脈A1部　224
前大脳動脈瘤　119, 171, 221, 326
穿通枝　153, 194, 325
　――，前交通動脈周辺　223
　――障害　201, 319
前頭側頭開頭　107, 141
前頭洞　161
前方突出型動脈瘤　141
前脈絡叢動脈　152
　――瘤　039, 147, 152, 211

そ

叢形成　221
窓形成　221
　――，脳底動脈　238
側頭筋切開　155
側頭骨頬骨突起　130

た

代謝活性欠損者　054
体性感覚誘発電位　028
大脳縦裂　168
大脳半球間裂剥離　120, 122
大伏在静脈　258
ダブルカテーテル　081, 230
　——テクニック　209, 215
ダブルバルーンアシスト　077
たわみの調整，マイクロカテーテル　095

ち

チタン合金クリップ　042
血豆状動脈瘤　306
中枢側アプローチ　177
中大脳動脈　267
　——瘤　154, 216, 267, 325
超音波吸引装置　327
超音波骨メス　247
直接挿入法，マイクロカテーテル　094
治療指針　018
治療成績　086

つ

椎骨動脈
　——解離性動脈瘤　240
　——後下小脳動脈分岐部動脈瘤　136, 197
　——試験閉塞　090
　——閉塞術　280
　——瘤　236, 292
椎骨脳底動脈解離性動脈瘤　311, 317
椎骨脳底動脈合流部　284
ツイスト　085

て

低ナトリウム血症　020
デバイス関連トラブル　098
デリバリーワイヤー　085
テルモ/MicroVention社コイル　069
テント切痕　132

と

橈骨動脈，解剖・皮膚切開　251
橈骨動脈グラフト　250
頭最長筋　293
頭板状筋　293
動物モデル，脳動脈瘤　006
動脈硬化，内頚動脈　148
動脈瘤
　——，関連遺伝子　008
　——，形成機序　009
　——，再発　297
　——，動物モデル　006
　——，病理所見　005
　——，誘発モデル　007
トラッピング　325
トラネキサム酸　018
トラブル
　——，デバイス関連　098
　——回避法　093
　——シューティング　093

な

内頚動脈
　——海綿静脈洞部動脈瘤　206, 207
　——窩部動脈瘤　206, 208
　——眼動脈分岐部動脈瘤　206, 207
　——後交通動脈分岐部動脈瘤　211, 299
　——試験閉塞　087
　——前脈絡叢動脈分岐部動脈瘤　211
　——血豆状動脈瘤　306
　——傍鞍部動脈瘤　262
　——傍前床突起部動脈瘤　140
　——瘤　147, 206, 211, 244, 250, 257, 263
内視鏡　035
　——固定装置　036

に

ニカルジピン　256
二次元形状のコイル　065

ね

ネックブリッジング　078, 079
ネックレムナント　043
年間破裂率　003
　——，前交通動脈瘤　222

の

脳血管攣縮　020, 216
囊状動脈瘤誘発モデル　007
脳底槽　181
脳底動脈
　——永久遮断　273
　——上小脳動脈分岐部動脈瘤　195
　——上小脳動脈分岐部動脈瘤のクリッピング　189
　——先端部動脈瘤　040, 179, 185, 191, 194, 229
　——窓形成　238
　——トラッピング術　280
　——本幹部　179, 284
　——本幹部動脈瘤　236
　——本幹部囊状動脈瘤　236
　——瘤　284
脳梁下部　223
脳梁膝部　172
脳梁吻側部　223

は

バイパス，開放　255
バイパス併用血行再建術　301
ハイフローバイパス　250, 284
バルーンアシスト　074, 076, 231
　——テクニック　209
バルーン試験閉塞　087, 244, 257, 284, 323
　——，その他部位　092
　——，椎骨動脈　090
　——，内頚動脈　087
バルーンによる止血　096
バルーンリモデリングテクニック　215
破裂
　——，術中　148
　——相対危険度　003

―― 脳動脈瘤　002
　―― メカニズム　005
　―― 率，年間　003
半球間裂の癒着　177
半球間裂アプローチ　171

ひ

光透過法　053
非痙攣性てんかん発作　020
微小解剖　221
ピットフォール，血管径計測　083
ピットフォール，穿刺　055
表面被覆率　078
病理所見，脳動脈瘤　005

ふ

副神経　200
部分血栓化
　―― 巨大中大脳動脈瘤　324
　―― 巨大動脈瘤　301
　―― 脳動脈瘤　323
フルオレサイト®　031
フルオレセインNa　029
フローダイバーター　082
　――，展開　085
　―― ステント留置術　329
　―― 治療　266
プロタミン　051
分子機構，発生と破裂　008
分枝閉塞，症例　052

へ

壁面ずり応力　012
ヘパリン　050
　―― 起因性血小板減少症　052

―― 中和　097
片側アプローチ　173
片側前頭開頭　122

ほ

傍鞍部　102
傍床突起部　206
紡錘状動脈瘤　284
傍前床突起部動脈瘤　038
母血管永久閉塞術　265
母血管形成　046
母血管閉塞　328
　―― 試験　087
　―― 術　087

ま

マイクロガイドワイヤー　062
マイクロカテーテル　060
　――，pull back法　094
　――，たわみの調整　095
　――，直接挿入法　094
　―― 誘導　226
末梢側アプローチ　175
末梢性前大脳動脈瘤　122, 171

み

密着不良　085
未破裂脳動脈瘤　002

め・も

迷走神経　200
モニタリング　024, 255

や・ゆ

薬剤不応症　054

有窓クリップ　043, 045
誘発モデル，脳動脈瘤　007
癒合　221

ら

ラッピング　306
　―― 素材　308
ラップクリッピング　306

り・れ

瘤内血栓　327
瘤内塞栓術　329
瘤内まわし法　231
両側アプローチ　173
両側前頭開頭　120
レンズ核線条体動脈　159

わ

ワーキングアングル　084
ワイドネック型動脈瘤　074
ワイヤープッシュ手技　079
ワナ形成　128

数字・その他

2D coil　065
360・Helical standard, soft　068
360・Helical Ultra, Nano　068
α spiral®　070
∞（アンフィニ）®　070

プライム脳神経外科 1
のうしんけいげか

脳動脈瘤
のうどうみゃくりゅう

発　行	2017年3月20日　第1版第1刷 ©
監修者	木内博之　斉藤延人
	きのうちひろゆき　さいとうのぶひと
編集者	木内博之
	きのうちひろゆき
発行者	青山　智
発行所	株式会社　三輪書店
	〒113-0033　東京都文京区本郷6-17-9　本郷綱ビル
	TEL 03-3816-7796　FAX 03-3816-7756
	http://www.miwapubl.com
装　丁	齋藤久美子（カバー写真：Matthew Mullan/EyeEm/Getty Images）
印刷所	シナノ印刷　株式会社

本書の内容の無断複写・複製・転載は，著作権・出版権の侵害となることがありますのでご注意ください．

ISBN 978-4-89590-587-9　C3047

JCOPY　＜（社）出版者著作権管理機構　委託出版物＞

本書の無断複製は著作権法上での例外を除き禁じられています．複製される場合は，そのつど事前に，（社）出版者著作権管理機構（電話 03-3513-6969, FAX 03-3513-6979, e-mail: info@jcopy.or.jp）の許諾を得てください．